Top 3 Differentials in Neuroradiology A Case Review

Top 3 神经影像学鉴别诊断病例精粹

原　著　［美］William T. O'Brien Sr.
主　审　师　蔚
主　译　刘重霄
副主译　张秋娟　濮璟楠
译　者　（按姓氏笔画排序）
　　　　王敏娟　王睿智　毛翠平　刘　乐
　　　　刘重霄　吴宗涛　张　笃　张　蕾
　　　　张秋娟　陈　博　陈向荣　郭振宇
　　　　翟跃芬　濮璟楠

世界图书出版公司
西安　北京　广州　上海

图书在版编目（CIP）数据

Top 3 神经影像学鉴别诊断病例精粹/（美）威廉·奥布赖恩（William T. O'Brien Sr.）著；刘重霄主译.—西安：世界图书出版西安有限公司,2018.4
书名原文：Top 3 Differentials in Neuroradiology A Case Review
ISBN 978 - 7 - 5192 - 4397 - 5

Ⅰ.①T… Ⅱ.①威… ②刘… Ⅲ.①神经系统疾病—影像诊断—病案
Ⅳ.①R741.04

中国版本图书馆 CIP 数据核字（2018）第 050874 号

书　　名	**Top** 3 神经影像学鉴别诊断病例精粹
	Top 3 Shenjing Yingxiangxue Jianbie Zhenduan Bingli Jingcui
原　　著	［美］William T. O'Brien Sr.
主　　译	刘重霄
责任编辑	杨　菲　张　丹
装帧设计	绝色设计
出版发行	**世界图书出版西安有限公司**
地　　址	西安市北大街 85 号
邮　　编	710003
电　　话	029 - 87214941　87233647（市场营销部）
	029 - 87234767（总编室）
网　　址	http://www.wpcxa.com
邮　　箱	xast@ wpcxa.com
经　　销	新华书店
印　　刷	陕西金和印务有限公司
开　　本	889mm×1194mm　1/16
印　　张	39.5
字　　数	360 千字
版　　次	2018 年 4 月第 1 版　2018 年 4 月第 1 次印刷
版权登记	25 - 2016 - 0116
国际书号	ISBN 978 - 7 - 5192 - 4397 - 5
定　　价	398.00 元

原著作者
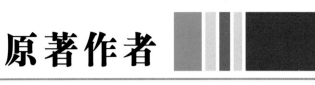
Author

William T. O'Brien Sr. , DO

Program Director, Diagnostic Radiology Residency

David Grant USAF Medical Center

Travis Air Force Base, California

Former Chairman, Department of Radiology

Wilford Hall USAF Ambulatory Surgical Center

Joint Base San Antonio-Lackland, Texas

Associate Clinical Professor

Department of Radiology

University of California, Davis School of Medicine

Sacramento, California

深切缅怀 Robert L. Meals 医生 (1928.3.12—2005.6.9)

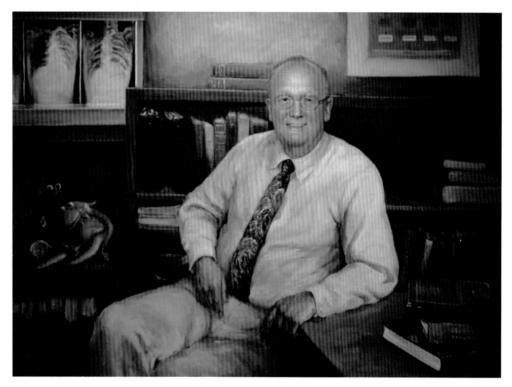

在担任费城骨科医学院放射学会主席的数十年间，Meals 医生以其独有的方式鼓舞了成千上万的医学生。Meals 医生不仅仅是一位导师，更是一位真正的朋友。

对于从事放射学工作的人员而言，他永远是一个传奇。

我们永远深切怀念他！

译者名单
Translators

主　审　师　蔚

主　译　刘重霄

副主译　张秋娟　濮璟楠

译　者（按姓氏笔画排序）

王敏娟　　西安医学院第一附属医院神经内科

王睿智　　西安交通大学第二附属医院神经外科

毛翠平　　西安交通大学第二附属医院影像科

刘　乐　　西安交通大学第二附属医院影像科

刘重霄　　西安交通大学第二附属医院神经外科

吴宗涛　　陕西省安康市中医医院神经外科

张　笃　　陕西省韩城市中心医院神经外科

张　蕾　　西安交通大学第二附属医院影像科

张秋娟　　西安交通大学第二附属医院影像科

陈　博　　陕西省人民医院神经外科

陈向荣　　陕西省安康市中医医院神经外科

郭振宇　　西安交通大学第二附属医院神经外科

翟跃芬　　西安交通大学第二附属医院神经内科

濮璟楠　　空军军医大学西京医院神经外科

主译简介
Main Translator

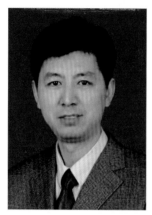

刘重霄，男，1972 年 11 月生，副主任医师、副教授、医学博士、硕士研究生导师。1999 年获西安医科大学（现西安交通大学）神经外科学硕士学位，并留校在西安交通大学第二附属医院神经外科从事医疗、教学和科研工作至今。于 2010 年晋升为副主任医师，同年获西安交通大学医学博士学位。现任中国微循环学会脑保护与康复专业委员会委员、陕西省保健协会神经外科委员会副主任委员、陕西省医学会神经外科分会内镜学组委员和陕西省医学会创伤学分会委员。担任《西安交通大学学报（医学版）》审稿专家。熟练掌握显微神经外科和神经内镜技术，在颅内和椎管内常见肿瘤、重型颅脑损伤和脑出血微创手术等方面积累了丰富经验，曾在卫生部神经内镜培训基地（北京天坛医院）专业培训，专注于多模态影像融合技术指导下功能区脑肿瘤和神经内镜下经鼻蝶垂体腺瘤的微创治疗。在国内外核心期刊发表学术论文 13 篇，其中 SCI 论文 2 篇；参编译著 2 部；主持陕西省科技发展项目 2 项，参与国家自然科学基金 3 项，参与"国家'十五'科技攻关协作项目" 1 项；参与并获得陕西省科技进步二等奖和三等奖各 1 项。

译者序

Foreword

　　影像学检查是外科医生的"眼睛"和"地图"，手术方案的选择在很大程度上取决于治疗团队对病变影像学的理解。如何快速提高影像学诊断水平是很多临床医生非常关心的问题，而我国尚未有从实战角度快速提高神经影像学鉴别诊断水平的图书。威廉·奥布赖恩博士的《Top 3 神经影像学鉴别诊断 病例精粹》在编排次序和内容展示方面很有特点。在每例病例中，首先简短地介绍患者的临床表现，再详细展示其主要的影像学表现，据此提出最可能的数项诊断，在随后的鉴别诊断讨论中，综合分析了可能影响诊断的影像学、病理学和临床特征。本书的编排方式符合临床思维，内容翔实，绝大多数的诊断均有病理学诊断依据和明确的影像学诊断依据。本书便于临床医生快速查阅，是一本绝佳的影像学诊断参考书。有机会翻译本书，我们深感荣幸，也希望本书能对我国神经内、外科，耳鼻咽喉科和头颈外科医生有所帮助。

　　参加翻译本书的同道均为常年工作在临床一线的中青年医生，他们临床工作繁重，牺牲了大量的休息时间进行翻译和审校，在此向他们热忱的工作表示诚挚的感谢。鉴于我们水平有限，不一定能将原书的精髓完全展示，瑕疵甚或错误在所难免，敬请各位读者批评指正。本书译校工作的顺利进行，离不开师蔚教授的关心和指导，从本书开始的译者安排到最后的内容审定，师蔚教授都付出了巨大的心血，谨在此向我最尊敬的老师表示衷心的感谢！

　　感谢世界图书出版西安有限公司推荐我们翻译这本书，并对他们辛苦的工作表示诚挚的感谢！

　　愿您在阅读本书时不要将其奉为经典，而是像与一位邻家兄长交谈，有所思，有所悟，感受到学习的快乐！

刘重霄

2018 年 2 月

审者序
Foreword

影像学技术的飞速发展极大地促进了临床诊治水平的提高，MRI 脑功能成像、多模态影像融合技术等都为精准神经外科诊疗奠定了坚实的基础，高水准的影像学阅片能力已成为众多优秀临床医生的基本功。目前国内优秀的神经影像学书籍如雨后春笋般层出不穷，为医学领域相关学科的发展作出了很大贡献，但就编排方式而言，国内此类医学书籍多采用传统的基于疾病的分类方式，这种排序有助于读者对疾病进行纵向系统的学习，但在现实临床工作中，当医生需要检索查阅资料、尽快对患者的疾病作出诊断时则深感此类排序方式应用不便。

本书在编排方式上独树一帜，从临床医生的实用角度出发，按照病变的影像学和临床特征，提出最可能的诊断，并结合病理和文献回顾展开讨论，其分析推理依据充分且逻辑性强，这种模式有利于医者对疾病及时进行横向鉴别和诊断，尤其有利于年轻临床医生的快速成长。同时，本书信息量大，涉及神经影像学诸多方面，可以为临床医生提供快速诊断参考，实为临床医生高效学习的良师益友。基于上述原因，本书的确是一本值得推荐的神经影像学参考书，尤其适用于神经内、外科，耳鼻咽喉科和头颈外科医生。

本译著的翻译、审校团队谦逊而务实，对医学事业都有着巨大的热忱，我很荣幸为他们的译著作序。最后，我谨对本书的著者和译者致以诚挚的谢意，并希望本书"书出有益"，能够极大地推动医学相关学科的发展。

师 蔚

2018 年 2 月

原　序

Foreword

独一无二！

就通往神经影像学临床实践的途径和快速扩展亚专业知识而言，独一无二是对本书最好的描述。在传统的临床实践中，无论是神经内科、神经外科还是整形外科医生，均是根据患者的病史、临床症状和体征提出可能的推断，再进行神经影像学检查以证实或否定先前的推断。

影像学医生的临床实践是一个逐渐深入的过程，最初要求在阅片时学会确认影像学异常，然后按照疾病分类，如肿瘤、脱髓鞘、缺血、感染和（或）退行性病变等，具体分析这些病例的影像学表现。事实上，这个过程需要反复思考，并结合已发表的文献资料进行分析，其结果就是鉴别诊断，只是不同的分析过程在准确性和深度方面有所不同。一些医生可能会列出最可能的三个诊断，另一些医生可能会列出可能的且必须被排除的最危险的诊断，还有些医生可能会列出易于被排除的诊断。

在传统上，我们如何培养神经影像学阅片者呢？通常，我们要确保初学者能发现各类疾病的典型影像学表现，并学习鉴别各类疾病的影像学表现。因此，我们的书籍和教程主要按照以下顺序排列相应内容：肿瘤、先天性疾病和感染等。然而，当阅片者碰到"未知"的影像学表现，其与阅片者既往熟悉的疾病都不相符，怎么办？不幸的是，即使阅片者已按疾病分类学习了绝大部分的影像学表现，影像学表现本身也无法导向其所属的疾病。此时，阅片者需要在以疾病分类为基础的教材中寻找"相似的特征"，可谓耗时费力，有时还会一无所获。

作为一名多年从事神经影像学诊断的医生，我以为在相关医生的临床实践和神经影像学阅片培养方面，奥布赖恩博士的《Top 3 神经影像学鉴别诊断 病例精粹》是独一无二的，与传统教科书完全不同。本书分为三部分：脑，头和颈，脊柱。在每一部分，依据病例的临床表现，作者将重点集中在最显著的影像学特征上，据此特征给出最可能的三个诊断，并阐明其鉴别要点。对于一些影像学表现，作者甚至考虑到一些不常见，但事实上却很重要的诊断，从而为一些非特异的影像学表现提供了不止三个的可能诊断。对每例病例，作者都凝炼出临床和影像学鉴别要点——"关键点"。同时，作者也选择性地提供了一些参考文献，以利于对该内容开展更为深入的学习。

在每一部分，都有一些病例的影像学表现是独特的，没有列出鉴别诊断和可能的前三位诊断，我们称之为"aunt minnies"。奥布赖恩博士认为它们对于完善学生的知识结构十分重要，因此该部分内容被安排在每部分的最后。本书对这些病例的病理生理学和影像学特征展开了广泛讨论，并附有推荐阅读的参考文献，这一点与有多种鉴别诊断的病例相似。

列举出最可能的三个诊断需要综合大量的临床知识，奥布赖恩博士是如何做到的呢？首先，对于所给影像学特征最可能的诊断进行广泛的研究；其次，咨询许多在神经影像学、头颈影像学或脊柱影像学领域有专长的影像学专家；最后，结合影像学总论和亚专业考试中易出现的考点。通过以上努力，本书基本成形。

本书将如何改变我们在神经影像学方面的实践和教学呢？神经影像学医生已经根深蒂固地认为，基本的神经病理学分类是最重要的，这样当碰到未知病例时，才能确保查找所有可能的疾病。然而，奥布赖恩博士的方法更易于在疾病分类的基础上使用。该方法快捷、准确，并排除了浪费读者时间的可能诊断，而不像传统教程那样试图涵盖所有疾病。本书阐述了快速、准确的鉴别诊断，提供了一种"彻底"的方法。

我发现阅读本书是一种享受。读者可以采用游戏的方式阅读本书，假定每种影像学表现均为未知的，确定最显著的表现，并做出自己认为的最可能的三个诊断。坦率地说，本书不仅适合住院医师或研究生阅读，也有益于专业人员的学习，就像我一样！

加利福尼亚大学大卫医学中心神经放射科放射学教授

Richard E. Latchaw，MD

前　言

Preface

出版《Top 3 神经影像学鉴别诊断 病例精粹》一书令人非常高兴。自从最初的《Top 3 影像学鉴别诊断》于 2010 年出版以来，在此基础上编写神经影像学方面的"Top 3"书籍——《Top 3 神经影像学鉴别诊断 病例精粹》的想法一直萦绕在笔者心头。这本亚专业版本，最初是为下列三类人员设计的：高年资影像科医生、神经影像学医生以及正在准备神经影像学认证考试的放射科医生。但事实上，本书对经常需要审阅神经影像资料的内科和外科医生也有帮助。

本书分为脑、头颈和脊柱影像三个主要部分，每个部分再进一步按照解剖部位或影像学异常分类。每部分均以未知的、需要鉴别的病例开始，并以"伦琴经典"结束，后者均具有影像学特点，且诊断唯一。

在每例病例中，首先，提供相关的影像学图片，并附以临床表现和图注。图片试图展示关键的影像学特征，这是随后病例讨论的基础。其次，通过分析关键的影像学特征，提出最可能的三个诊断，也包括"其他可能的诊断"。在每例病例的讨论中，针对所列出的可能诊断，对其重要的影像学和临床特征均有简短回顾，为后续诊断高效地建立平台。最后，提炼出影像学诊断要点，以便快速查阅。每例病例均有最终诊断，然而这绝不是本书的焦点所在。事实上，对于本书列举的许多病例，其最终诊断可能并未进入最可能的三个诊断。本书最主要的目的，在于帮助读者理解列出的鉴别诊断的排序理由，而绝非获得"正确的"答案。

至于较为早期的《Top 3 影像学鉴别诊断》，其鉴别诊断和讨论是基于所有疾病，因此并不需要列举病例，认识到此点非常重要。这种编排是有意为之的，因为建立在所有疾病和重要影像学基础之上的鉴别诊断和讨论更为高效，而非局限于所展示之病例。在对基于所有疾病的鉴别诊断深入理解后，医生就能在以后的鉴别中决定取舍。然而，建立在选择性影像学基础之上的鉴别诊断，在今后的应用中存在较多限制。

本书信息量巨大，涉及神经影像学的多个领域，但笔者不愿其仅成为一本综合性的参考书，相反，笔者希望本书在为临床实践提供快速参考的同时，也能为进一步学习提供高效平台。为此，在鉴别诊断的选择和安排上，本书综合考虑了临床实践和进一步学习中最可能遇到的诊断。为了在讨论中尽可能多地揭示诊断的本质，笔者选择了一些"其他的诊断"，而一些事实上更为常见的诊断却未予选择。

　　真诚地希望你们能发现以病例为基础的"Top 3"方法是令人愉快和有效的，同时也祝愿你们努力做最好的自己！

致 谢

Acknowledgments

如果没有导师和许多同行的无私帮助，本书不可能出版。首先，我将永远感激大卫·格兰特空军医疗中心、加利福尼亚大学和奥克兰儿童医院的所有教授，在此我完成了放射学住院医师培训。同时，我也要感谢辛辛那提大学和辛辛那提儿童医院医学中心，在此我完成了放射学专科医生培训。在我多年的培训生涯中，我的带教老师为我付出了很多心血，并对我的职业生涯产生了深远影响。在他们的激励下，我在学术上仍然满怀希望，并且希望能对年轻一代的放射学医生产生同样的影响。

我的一些同事也为本书提供了图片和病例，其中一些被用在原版的《Top 3 影像学鉴别诊断》。这些内容为本书增色不少。图片提供者均在图注后列出。十分感谢他们对本书的贡献。尽管要感谢的人员太多，难以一一列出，但我还是要特别感谢保罗·舍曼博士，他不但撰写了原版的《Top 3 影像学鉴别诊断》中的神经影像学部分，而且是我任住院医师期间的神经影像学培训导师，还是我近 4 年来在圣安东尼奥的神经影像科同事。

最后，我要感谢我的家人，感谢他们对我一如既往的爱与支持，以及在我完成本书期间的辛苦付出。他们是：我贤惠的妻子——安妮，我的两个儿子——帕特里克和利亚姆，我的女儿——香农。安妮和我在一起已近 20 年，我们为我们的三个孩子感到骄傲。感激他们为我生命中每一天所带来的欢乐！

郑重声明

由于医学是不断更新拓展的领域，因此相关实践操作、治疗方法及药物都有可能会改变，希望读者可审查书中提及的器械制造商所提供的信息资料及相关手术的适应证和禁忌证。作者、编辑、出版者或经销商不对书中的错误或疏漏以及应用其中信息产生的任何后果负责，关于出版物的内容不作任何明确或暗示的保证。作者、编辑、出版者和经销商不就由本出版物所造成的人身或财产损害承担任何责任。

目 录
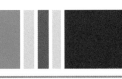
Contents

第一部分
脑

I

病例 1

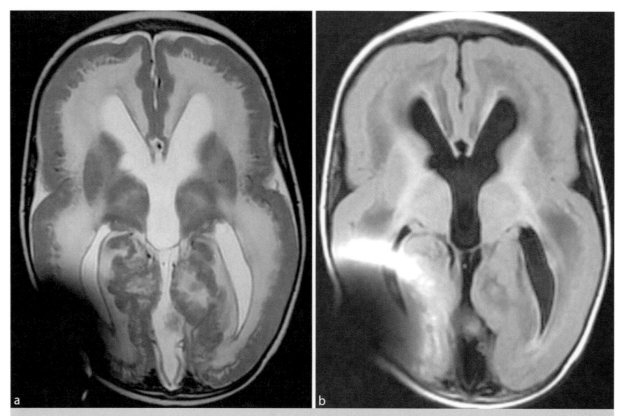

图 1.1 颅脑 MRI 轴位 T2（a）和 T1 图像（b）显示，脑组织呈"8"字形，皮质增厚，缺乏正常脑回和脑沟。皮质内面呈不规则"鹅卵石"样。脑实质内遍布弥漫性异常信号。右侧颞叶后方和枕叶，可见分流管的磁敏感性伪影

■ 临床表现

男婴，表现为癫痫发作、体弱和生长发育迟缓（图 1.1）。

■ 推荐阅读

Barkovich AJ, Chuang SH, Norman D. MR of neuronal migration anomalies. Am J Roentgenol, 1988, 150：179 - 187

Ghai S, Fong KW, Toi A, Chitayat D, et al.

Prenatal US and MR inaging findings of lissencephaly；review of fetal cerebral sulcal develoment. Radiographics, 2006, 26：389 - 405

■ 主要影像学表现

无脑回。

■ Top 3 鉴别诊断

• 1 型无脑回畸形　1 型或典型无脑回畸形是一种先天性畸形，由于神经元迁移紊乱造成脑皮质光滑，并缺乏正常的脑回和脑沟结构。大脑皮质可表现弥漫性（无脑回）或局灶性（巨脑回）受累。当弥漫性受累时，脑组织呈"8"字形，缺乏正常脑回和脑沟结构，外侧裂垂直于脑表面。在病理学上，弥漫性受累表现为增厚且光滑的四层皮质结构，以及皮质下带状灰质异位，而非正常的六层皮质结构。1 型无脑回畸形可能与巨细胞病毒感染、米 - 迪综合征（Miller-Dieker syndrome）和脑发育异常有关。巨细胞病毒感染后，可发现脑室周及脑实质内钙化。在米 - 迪综合征患者，可见中线钙化、小头畸形和特征性的颜面部畸形。

• 2 型无脑回畸形　2 型无脑回畸形又称"鹅卵石"样无脑回畸形，其特征性表现为神经元迁移过度、灰质严重紊乱、脑回和脑沟发育异常和弥漫性白质脱髓鞘。紊乱的灰质形成不规则的、"鹅卵石"样大脑皮质。本病与先天性肌营养不良有关，包括 Walker-Warburg 综合征和福山型先天性肌营养不良（FCMD），而肌 - 眼 - 脑病（MEBD）与本病的相关程度较轻。患者在幼年即表现出严重的肌无力、视力障碍、发育迟缓或智力低下，以及与脑畸形相关的症状。Walker-Warburg 综合征患者常有以下特征，如枕叶膨出、小脑和脑干发育异常，以及在影像学矢状位上显示的典型"眼镜蛇"样脑干扭曲。在本病患者，绝大多数可见脑积水。

• 带状灰质异位　灰质异位是指神经元在异常部位无序聚集，这是由于正常神经元的迁移被提前中断。神经元从侧脑室的室管膜向皮质周围迁移，然后排列为正常的六层皮质结构。如果迁移过程发生中断，就会出现灰质异位。灰质异位可分为结节状（最常见）或带状。结节状灰质异位常见于侧脑室边缘，而带状灰质异位则呈条带状，位于脑皮质下或白质深部。当表现为弥漫性且位于脑皮质下时，带状灰质异位与无脑回畸形相似。典型的患者表现为癫痫发作、发育迟缓和痉挛。

■ 其他鉴别诊断

• 早产儿　在妊娠 26 周前，由于脑回和脑沟尚未发育，胎儿的大脑表现为无脑回。在妊娠 26 周后，脑回和脑沟逐渐发育直至足月，表现为相对正常的外观。因此，在妊娠 26 周前不应诊断为无脑回畸形。当无法确诊时，随访检查也许对评估脑回和脑沟的形成有所帮助。

■ 诊　断

2 型无脑回畸形合并 Walker-Warburg 综合征

■ 关键点

• 妊娠 26 周前出生的早产儿通常表现为无脑回。
• 无脑回畸形是由于神经元迁移紊乱，造成的脑回或脑沟缺乏及皮质增厚。
• 1 型无脑回畸形皮质光滑，可能与巨细胞病毒、米 - 迪综合征和脑发育异常相关。
• 2 型无脑回畸形皮质呈"鹅卵石"样表现，与先天性肌营养不良相关。

病例 2

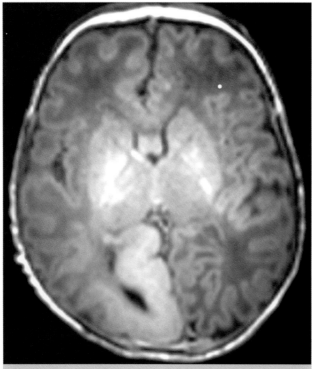

图 2.1　颅脑 MRI 轴位 T1 图像显示，右枕叶皮质异常增厚，缺乏正常的脑回和脑沟。右颞、枕叶皮质和皮质下可见异常信号

■ 临床表现

新生儿，男性，出生 2d，表现为癫痫发作和痉挛（图 2.1）。

■ 推荐阅读

Barkovich AJ, Chuang SH, Norman D. MR of neuronal migration anomalies. Am J Roentgenol, 1988, 150: 179 – 187

Broumandi DD, Hayward UM, Benzian JM, et al. Best cases from the AFIP: hemimegalencephaly. Radiographics, 2004, 24: 843 – 848

Hayashi N, Tsutsumi Y, Barkovich AJ. Morphological features and associated anomalies of schizencephaly in the clinical opulation: detailed analysis of MR images. Neuroradiology, 2002, 44: 418 – 427

■ 主要影像学表现

皮质畸形。

■ Top 3 鉴别诊断

● **巨脑回**　巨脑回是无脑回畸形的一种不完全性或局灶性表现形式。无脑回畸形是由于神经元迁移紊乱，导致不能形成正常的六层皮质结构。在病理学上，皮质原有正常结构被四层结构所代替；在影像学上，受累部分可见特征性的短、宽脑回，且缺乏脑沟。临床症状取决于受累脑实质的范围及位置，患者常表现为癫痫发作、发育迟缓、智力低下和（或）痉挛。

● **多小脑回**　多小脑回以神经元迁移紊乱，沿脑皮质表面分布异常为特征。多重的、小的脑回代替了正常的脑回和脑沟结构，这被认为是神经元到达皮质表面后发生的层状坏死所致，通常与巨细胞病毒感染有关。外侧裂周围区域常受累。MRI 可很好的显示多小脑回，脑白质下层常可见异常信号。临床上，患者表现为癫痫发作、

发育迟缓、智力低下以及偶见轻偏瘫。多小脑回与多种综合征相关，包括 Aicardi 综合征（胼胝体异常、婴儿痉挛和视网膜病变）和 Zellweger 综合征（脑肝肾综合征）。

● **半侧巨脑畸形**　半侧巨脑畸形是一侧大脑半球因神经元迁移紊乱程度不同，而导致部分或全部错构的过度生长所致，其被认为是神经元在迁移过程中受损的结果。该病表现为同侧大脑半球和脑室扩大，受累脑回增厚，可能出现脑回变浅或消失，与原始的无脑回表现相似。在脑白质下层，可见异常的密度降低（CT）和信号强度改变（MRI），钙化常见。临床上，患者表现为癫痫发作、发育迟缓、智力低下和（或）偏瘫。与其相关的综合征包括：I 型神经纤维瘤病、克－瑞－维氏综合征（Klippel-Trenaunay-Weber syndrome）、结节性硬化症和普罗特斯综合征。

■ 其他鉴别诊断

● **皮质下带状灰质异位**　灰质异位是指神经元在异常部位无序聚集，这是由正常神经元的迁移被提前中断所致。神经元从侧脑室的室管膜表面向皮质周围迁移，然后排列为正常的六层皮质结构，如果迁移过程中断，就会出现灰质异位。灰质异位可分为结节状或带状，结节状灰质异位常出现于侧脑室边缘；而带状灰质异位则发生在脑皮质下或白质深部。患者的典型表现为癫痫发作、发育迟缓与痉挛。

● **脑裂畸形**　脑裂畸形是一种以软脑膜表面延伸至脑室的灰质垫衬裂隙为特征的先天性畸

形，典型的裂隙位于外侧裂周围，且被多小脑回样灰质垫衬。I 型脑裂畸形（闭唇型）中，灰质垫衬与脑室隐窝（脑脊液流向裂隙所形成）并行排列；II 型脑裂畸形（开唇型）中，灰质垫衬中包含一巨大的囊性脑脊液区。脑裂畸形可同时发生在双侧，这与视隔发育异常相关。临床症状取决于损害的程度，I 型脑裂畸形患者在发育方面常无异常表现，但也可见癫痫发作与轻偏瘫；II 型脑裂畸形患者常表现为智力低下、肌张力减退、痉挛、不能行走或言语障碍以及失明。

■ 诊　断

巨脑回

■ 关键点

● 巨脑回表现为皮质增厚和四层皮质结构（而非正常的六层结构），是无脑回畸形的一种不完全性或局灶性的表现形式。

● 多小脑回表现为小脑回代替了正常的脑回

结构，这与巨细胞病毒感染有关。

● 灰质异位（结节状或带状）是指神经元在异常部位无序聚集。

病例 3

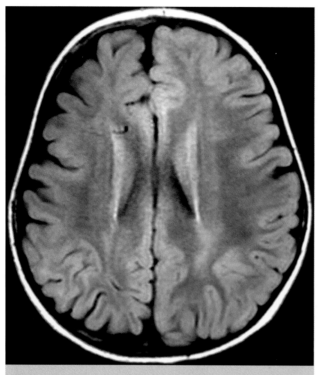

图 3.1　颅脑 MRI 轴位 FLAIR 图像显示，双侧大脑半球不对称，右侧半球较左侧小，且右侧脑沟较为明显。在右侧脑室前部，可见扩张的髓静脉。脑室旁白质模糊，其信号强度与髓鞘终末区相当

■ 临床表现

2 岁女孩，表现为发育迟缓（图 3.1）。

■ 推荐阅读

Shapiro R, Galloway SJ, Shairo MD. Minimal asymmetry of the brain: a normal variant. Am J Roentgenol, 1986, 147: 753 – 756

Sener RN, Jinkins JR. MR of craniocerebral hemiatrophy. Clin Imaging, 1992, 16: 93 – 97

■ **主要影像学表现**

双侧大脑半球不对称。

■ **Top 3 鉴别诊断**

• **正常变异** 在正常人群，双侧大脑半球轻微的大小变异并不少见。这种变异可见于整个大脑半球、一个或多个脑叶或个别脑沟，其发生率约为 10%。毫无疑问，正常变异的脑组织在形态、信号衰减和强度等方面是正常的，这种特征有助于鉴别病理性脑容积减少。在神经功能和发育方面，该类患者常与正常同龄儿无异。

• **脑软化症** 脑软化症是指某种损伤所致的脑容积减少，其中以缺血缺氧性损伤最为常见，其次为创伤、感染或炎症。缺血性软化灶通常按照血管供应区分布。在创伤急性期，常有局部水肿和肿胀；在慢性期，脑组织缺失区周围可见神经胶质增生。在不对称性一侧大脑半球缩小的患者，大面积脑梗死（大脑中动脉）是脑软化发生最可能的原因。

• **斯德奇－韦伯综合征**（Sturge-Webber syndrome，SWS；脑三叉神经血管瘤病） SWS 是一种散在的斑痣性错构瘤病，是由引流静脉异常发育所致，其特征性表现为皮肤鲜红斑痣（通常为三叉神经第一支分布区）和同侧大脑半球软脑膜血管瘤病。其静脉回流是通过扩张的髓静脉和室管膜下静脉。单侧皮质萎缩可由静脉高压所致。MRI 显示脑萎缩、软脑膜异常强化和同侧增生的脉络丛强化。受累的大脑半球可显示异常信号，如皮质强化和皮质"铁轨"样钙化。

■ **其他鉴别诊断**

• **梅森－戴克大卫杜夫综合征**（Dyke-Davidoff Mason syndrome，DDMS） DDMS 是指由于大脑半球发育异常或萎缩，继而引起的同侧颅骨、鼻旁窦和乳突气房代偿性扩大。同侧脑萎缩最常见的原因包括陈旧性大面积脑梗死和 SWS，其症状与病因相关。

• **半侧巨脑畸形** 半侧巨脑畸形是指由于神经元迁移紊乱，继而所发生的一侧大脑半球部分或全部错构性过度生长，这是神经元在迁移过程中受损的结果。表现为同侧大脑半球和脑室扩大，受累脑回增厚，可出现脑回变浅或消失，类似原始无脑回结构。同侧大脑半球白质在 CT 上可见异常衰减，在 MRI 可见异常信号，钙化常见。在临床上，患者表现为癫痫发作、发育迟缓、智力低下和偏瘫。与其相关的综合征包括：1 型神经纤维瘤病、血管骨肥大综合征、结节性硬化症和普罗特斯综合征。

• **拉斯姆森脑炎** 拉斯姆森脑炎是一种罕见的进展性炎性神经系统疾病，具体病因不明，可能与病毒感染或病毒感染后的自身免疫有关。在儿童期，患者表现为持续的、无缓解的局灶性运动性癫痫发作（持续性不全癫痫）、偏瘫和认知缺陷。在早期，MRI 可显示受累大脑半球异常水肿和 T2 高信号；在晚期可见特征性的异常表现，如不对称性脑萎缩、受累脑组织低灌注和代谢降低。治疗包括功能性大脑半球切除术。

■ **诊 断**

斯德奇－韦伯综合征

■ **关键点**

• 脑软化是指某种损伤所引起的脑实质容积减少，缺血为最常见原因。

• SWS 特征性表现为癫痫发作、皮肤鲜红斑痣和同侧大脑半球软脑膜血管瘤病。

• 半侧巨脑畸形是指一侧大脑半球部分或全部错构性过度生长。

病例 4

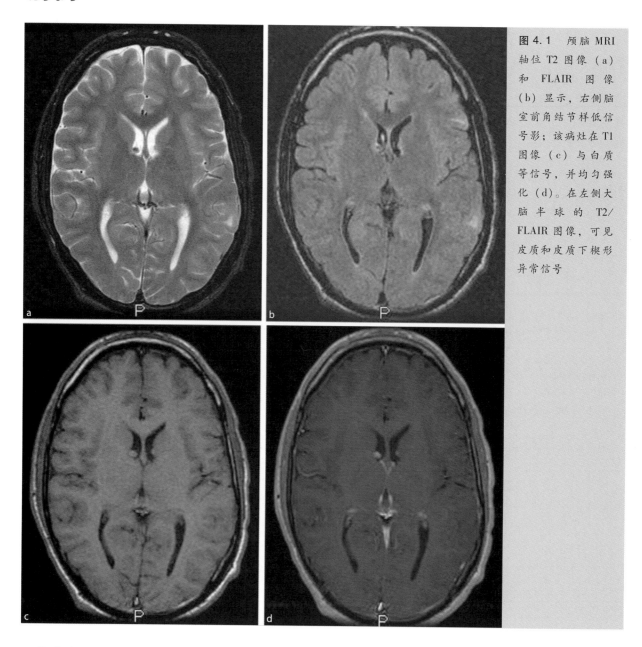

图 4.1 颅脑 MRI 轴位 T2 图像（a）和 FLAIR 图像（b）显示，右侧脑室前角结节样低信号影；该病灶在 T1 图像（c）与白质等信号，并均匀强化（d）。在左侧大脑半球的 T2/FLAIR 图像，可见皮质和皮质下楔形异常信号

■ 临床表现

青少年，表现为癫痫发作（图 4.1）。

■ 推荐阅读

Barkovich AJ, Chuang SH, Norman D. MR of neuronal migration anomalies. Am J Roentgenol, 1988, 150: 179 – 187

Braffman BH, Bilaniuk LT, Naidich TP, et al. MR imaging of tuberous sclerosis: pathogenesis of this phakomatosis, use of gadoentetate dimeglumine, and literature review. Radiology, 1992, 183: 227 – 238

Fink KR, Thapa MM, Ishak GE. Pruthi S. Neuroimaging of pediatric central nervous system cytomegalovirus infection. Radiograhics, 2010, 30: 1779 – 1796

■ 主要影像学表现

室管膜下结节。

■ Top 3 鉴别诊断

• **结节性硬化症（TS）** 结节性硬化症是一种神经皮肤综合征，由 9q34.3（编码错构瘤蛋白）和 16p13.3（编码 tuberin 蛋白）染色体中基因突变所致。其中 2/3 为散发患者，其余为常染色体显性遗传，外显率可不同。其典型的三联征包括面部血管纤维瘤、智力低下和癫痫发作，但仅在约 1/3 的患者中出现。在中枢神经系统，TS 可表现为皮质或皮质下结节、沿神经元迁移方向呈放射状分布的白质病损、室管膜下结节和室管膜下巨细胞星形细胞瘤（SEGAs）。皮质或皮质下结节是由杂乱的神经胶质和异位的神经元组成，表现为皮质和皮质下三角形异常信号，可见钙化，有时呈现强化。室管膜下结节在 T1 和 T2 图像上信号多变，但通常可见强化。当有钙化时，结节在 MRI 表现为低信号，而大多数钙化发生在 20 岁之前。SEGAs 为低级别肿瘤，在 TS 中的发生率为 10%～15%，好发于孟氏孔，持续性生长，并可见强化。有无间隔生长是鉴别 SEGAs 与室管膜下结节最好的标志。治疗通常倾向于脑脊液分流。与 TS 相关的常见病变很多，包括视网膜错构瘤、心脏横纹肌瘤、肾囊肿和血管平滑肌脂肪瘤、肺淋巴管平滑肌瘤病、甲下纤维瘤和皮肤病损，如灰叶斑和鲨皮斑。

• **灰质异位** 灰质异位是由于正常神经元从室管膜下区向皮质迁移的过程被中断所致，这种中断可由胎儿在发育过程中的某些损伤引起。灰质异位可表现为结节状或条带状。在 MRI 上，室管膜下的异位灰质结节与大脑灰质信号强度相同，无强化、无钙化。患者常表现为癫痫发作和发育迟缓，而轻症患者可无症状。

• **TORCH 感染** TORCH 感染包括弓形虫、风疹、巨细胞病毒和单纯性疱疹病毒感染。巨细胞病毒为最常见的 TORCH 感染，可致室管膜下和脑实质钙化，在 CT 上与结节性硬化症相似。弓形虫病也可致颅内钙化，但分布无规律，较少分布于脑室。该类患者通常可伴发小头畸形和神经元迁移异常，如多小脑回和巨脑回。患者通常表现为智力低下、癫痫和听觉受损。

■ 其他鉴别诊断

• **转移性疾病** 室管膜下转移瘤可继发于原发性中枢神经系统病变，或颅外恶性肿瘤经血行转移。易于向室管膜下播散的原发性中枢神经系统病变包括：多形性胶质母细胞瘤、髓母细胞瘤、室管膜瘤、原发性中枢神经系统淋巴瘤、生殖细胞肿瘤、松果体细胞瘤和脉络丛肿瘤。多种颅外肿瘤均可转移至室管膜下和脉络丛，尤其是乳腺癌。

■ 诊　断

结节性硬化症

■ 关键点

• 结节性硬化症可出现室管膜下结节，结节可钙化并强化。

• 胎儿期损伤可致灰质异位，其在 MRI 所有序列中均与正常灰质信号相同。

• 巨细胞病毒为最常见的 TORCH 感染，其可致室管膜下或脑实质钙化。

• 原发于中枢神经系统或颅外恶性肿瘤的转移，也可出现室管膜下结节。

病例 5

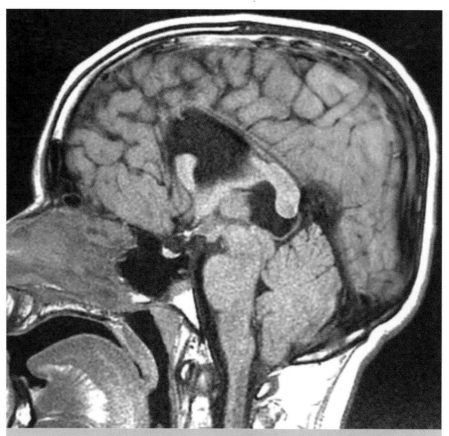

图 5.1　颅脑 MRI 矢状位 T1 图像显示，胼胝体的体前部缺如，相邻部位与侧脑室相交通的脑穿通畸形，而胼胝体膝部、体后部、压部和嘴部均存在。其他影像学表现包括：下丘脑区异常信号、第三脑室后部扩大、后颅窝容积减小和轻度的小脑扁桃体下移

■ 临床表现

16 岁男孩，表现为学习困难（图 5.1）。

■ 推荐阅读

Battal B，Kocaoglu M，Akgun V，et al. Corus callosum：normal imaging appearance，variants and pathologic conditions. J Med Imaging Radiat Oncol，2010，54：541-549

Sztriha L. Spectrum of corus callosum agenesis. Pediatr Neurol，2005，32：94-101

■ 主要影像学表现

胼胝体异常。

■ Top 3 鉴别诊断

● **胼胝体发育异常/发育不良（ACC）** 胼胝体正常的发育次序为从前向后，首先是膝部，其次为体部和压部，而位于膝部下缘的胼胝体嘴部最后形成。在影像学上，完全性发育异常包括胼胝体缺如和由于旋转失败所致的扣带回缺如。这种改变可使第三脑室上抬至侧脑室之间，在轴位影像学可见其与侧脑室并行排列，同时可见侧脑室的枕角扩大畸形。白质纤维穿过胼胝体，而非沿侧脑室内缘对齐，并自前向后分布，这些纤维即指 Probst 束。在冠状扫描，由于 Probst 束的内侧压痕和胼胝体膝部缺如，使得侧脑室额角呈"长角"状。大脑半球内侧脑回呈放射状延伸至第三脑室边缘。ACC 几乎均合并其他畸形。胼胝体发育不良表现为部分体部、压部和嘴部缺如。在鉴别胼胝体发育异常（嘴部缺如）和一些脑损害疾患时，其关键点就在于胼胝体嘴部是否缺如。

在胼胝体异常发育过程中，胼周脂肪瘤常见。

● **胼胝体损伤/脑损伤** 大多数胼胝体损伤是由于外科手术，多见于第三脑室内或鞍上占位切除，而创伤和出血在胼胝体损伤中少见。在影像学上，可见损伤区胼胝体缺如，而其余部分则完整。胼胝体嘴部存在即可排除胼胝体发育不良。

● **前脑无裂畸形** 前脑无裂畸形是指一组以双侧大脑半球独立形成障碍为特征的畸形。根据大脑镰和透明隔缺如程度不同，可分为 3 种类型：无脑叶型、半脑叶型和脑叶型。无脑叶型最严重，可见背侧巨大的大脑半球间囊肿（单一巨大脑室）；前部脑实质融合，呈扁平状；同时丘脑也融合，而胼胝体、大脑镰前部、纵裂和外侧裂均缺如。相关的颅面部畸形包括眶距过窄和腭裂。在半脑叶型中，胼胝体前部包括嘴部缺如，而胼胝体后部存在。

■ 其他鉴别诊断

● **胼胝体体积缩小** 胼胝体体积与幕上脑白质体积相关。在髓鞘形成前，胼胝体较薄。在髓鞘形成过程中，胼胝体形成其正常的体积与外形。当幕上脑实质严重受损时，可见部分或全部

胼胝体萎缩，因为胼胝体的体积是由参与形成的白质纤维束决定的。在严重脑积水时，由于继发于压力或胼胝体软化会有类似表现。

■ 诊 断

胼胝体损伤或脑损害（术后）

■ 关 键 点

● ACC 是指胼胝体全部或部分缺如，包括最后形成的胼胝体嘴部。

● 胼胝体损伤最常见于术后，其次为创伤和出血。

● 前脑无裂畸形是一种胼胝体膝部缺如，而压部存在的先天性异常。

病例 6

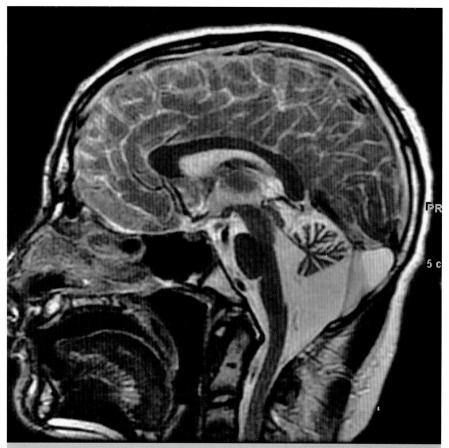

图 6.1 颅脑 MRI T2 矢状位图像显示，小脑蚓部体积显著缩小，脑沟明显，脑干大小和形态正常

■ 临床表现

20 岁男性，表现为慢性共济失调和进行性神经功能障碍（图 6.1）。

■ 推荐阅读

Fischbein NJ, Dillon WP, Barkovich AJ. Teaching Atlas of Brain Imaging. New York: Thieme, 1999

Huang YP, Tuason MY, Wu T, et al. MRI and CT features of cerebellar degeneration. J Formos Med Assoc, 1993, 92: 494－508

■ 主要影像学表现

小脑萎缩/体积缩小。

■ Top 3 鉴别诊断（后天性）

• **酒精滥用** 酒精滥用可导致进行性小脑功能退化。酒精具有神经毒性，可致小脑和皮质（主要为额叶）功能退化，同时导致外周神经病。小脑上蚓部和小脑的受累程度与大脑半球并不相符。相关异常还包括韦尼克脑病，表现为 T2 图像中脑导水管周围、乳头体、丘脑内侧和下丘脑灰质异常高信号，以及少见的原发性胼胝体变性，表现为胼胝体异常信号。

• **抗癫痫治疗** 癫痫状态和长期抗癫痫治疗可致小脑功能不可逆性退化，伴有与年龄不相符的小脑萎缩。患者表现为共济失调、眼震和外周神经病。苯妥英钠是最常用的抗癫痫药物，可引起弥漫性颅骨增厚。

• **副肿瘤综合征** 副肿瘤综合征可导致小脑功能退化。乳腺癌和肺癌为最常见的原发肿瘤，少见的恶性肿瘤包括胃肠道和泌尿生殖系肿瘤、霍奇金淋巴瘤和神经母细胞瘤。小脑功能退化被认为与浦肯野纤维自身抗体或 T 细胞相关的细胞毒性有关，称为副肿瘤性小脑功能退化，常在原发肿瘤诊断前发生。

■ Top 3 鉴别诊断（散发性或遗传性）

• **散发性橄榄体脑桥小脑萎缩（sOPCA）** sOPCA 为多系统萎缩，病因不明，好发于成人。在横断面成像，可显示脑桥腹侧和中脑萎缩，第四脑室扩大，小脑上脚及中脚增宽。小脑半球萎缩较蚓部更为明显，而大脑半球萎缩并不明显，额叶和顶叶最先受累。脑桥基底部呈"十字"状高信号，此为特征性的"十字面包"征。小脑中脚和壳核背外侧也可见异常信号。患者表现为帕金森病症状，如共济失调、构音障碍和自主神经功能紊乱。

• **共济失调性毛细血管扩张症（AT）** AT 是一种常染色体隐性遗传病，可引起脊髓小脑功能退化、眼部和皮肤毛细血管扩张、辐射敏感、免疫缺陷和肿瘤易发。患者常表现为脊髓小脑性共济失调及进行性神经功能障碍。在横断面成像可显示小脑萎缩，小脑脑沟扩大和代偿性第四脑室扩大，同时齿状核萎缩。颅内毛细血管扩张可表现为微出血，对 MRI 磁敏感成像敏感。偶见幕上白质有脱髓鞘改变，或髓鞘形成障碍。

• **弗里德赖希共济失调** 弗里德赖希共济失调是常染色体显性或隐性遗传病，表现为脊髓小脑性共济失调，通常好发于 10 ~ 20 岁。在横断面成像上，可见小脑蚓部及周围结构轻度萎缩，髓质萎缩，而脊髓萎缩更明显，脊髓背侧呈扁平状。在临床上，患者表现为下肢共济失调、上肢震颤和脊柱后侧凸。

■ 诊 断

共济失调性毛细血管扩张症

■ 关键点

• 酒精、抗癫痫治疗和副癌综合征可导致小脑萎缩。

• sOPCA 可导致小脑和脑干萎缩，脑桥高信号表现为"十字面包"征。

• AT 可引起脊髓小脑功能退化，毛细血管扩张，免疫缺陷和肿瘤高发风险。

病例 7

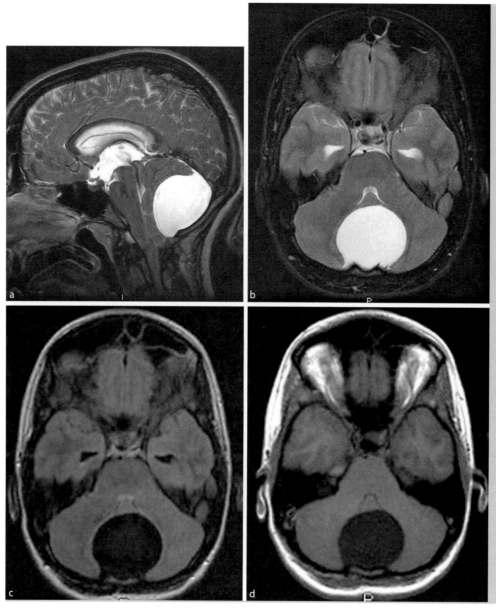

图 7.1 颅脑 MRI T2 矢状位图像（a）显示，后颅窝一巨大占位，呈脑脊液样信号，小脑受压向前上方移位。第三脑室扩大，第四脑室相应受压。轴位 MRI T2（b）、FLAIR（c）和 T1（d）各序列成像显示，该占位与脑脊液信号相同，并未与第四脑室直接相通，另外可见双侧侧脑室颞角扩大

■ 临床表现

青少年，表现为头痛（图 7.1）。

■ 推荐阅读

Barkovich AJ, kjos BO, Norman D, et al. Revised classification of osterior fossa cysts and cystlike malformations based on the results of multiplanar MR imaging. Am J Roentgenol, 1989, 153: 1289 – 1300

O'Brien WT, Palka PS, et al. Pediatric neuroimaging//Quattromani F, et al. Pediatric Imaging: Rapid-fire Questions and Answers. New York: Thieme, 2007

Ten Donkelaar HJ, Lammens M. Develoment of the human cerebellum and its disorders. Clin Perinatol, 2008, 36: 513 – 530

■ 主要影像学表现

后颅窝囊性脑脊液区。

■ Top 3 鉴别诊断

• **大枕大池** 大枕大池是指小脑后方的枕大池充满脑脊液，属于常见的正常变异。对于大枕大池，后颅窝大小与形态正常，小脑蚓部和第四脑室正常，可有轻微的或无占位效应，其内可见血管和小脑镰，借助这些特点可将其与蛛网膜囊肿或 Dandy-Walker 畸形相鉴别。

• **蛛网膜囊肿** 蛛网膜囊肿是指发育过程中，脑脊液集聚在蛛网膜内。虽然典型的蛛网膜囊肿无症状，仅偶然发现，但局部仍存有占位效应。大多数蛛网膜囊肿位于颅中窝或大脑凸面，在幕下则常位于脑桥小脑角和枕大池。当位于后颅窝的蛛网膜囊肿体积增大到一定程度后，可压迫第四脑室或中脑导水管，引起梗阻性脑积水。在 MRI 脉冲序列，蛛网膜囊肿呈脑脊液样信号，偶见由于脑脊液的流动停滞而在质子像可呈现轻微的高信号。当蛛网膜囊肿占位效应明显时，可见其周围血管和小脑镰移位，以及所覆盖的皮质呈扇贝样改变。

• **Dandy-Walker 畸形** Dandy-Walker 畸形是一种胚胎发育性畸形，因小脑蚓部和第四脑室发育缺陷所致。Dandy-Walker 畸形包括后颅窝扩大、小脑蚓部部分或全部缺如、小脑半球发育异常及第四脑室扩大，第四脑室与后方的脑脊液聚积区直接交通。扩大的后颅窝使窦汇向上移位至人字缝以上（窦汇 - 人字缝反转）。Dandy-Walker 畸形可合并其他中枢神经系统畸形，如胼胝体发育异常或发育不良、神经元迁移紊乱。变异型 Dandy-Walker 的特征表现为小脑蚓部发育异常，第四脑室扩大并与后方枕大池相通，后颅窝大小正常。

■ 其他鉴别诊断

• **Joubert 综合征（小脑蚓部发育异常）** Joubert 综合征是一种罕见的后颅窝畸形，其特征性表现为小脑蚓部发育不良或发育异常，伴有多种核团和纤维束畸形。患者表现为新生儿呼吸急促、呼吸暂停和智力低下。影像学表现包括小脑蚓部发育不良或发育异常（更为显著）；球状第四脑室，表现为特征性的"蝙蝠翼"状；中脑呈"磨牙"样表现，这是由于既深又窄的脚间池与伸长的小脑上脚平行排列。Joubert 综合征可出现后颅窝脑脊液聚集，但并非典型临床表现。

■ 临床表现

蛛网膜囊肿

■ 关键点

• 大枕大池是一种正常变异，后颅窝大小和小脑蚓部正常。

• 蛛网膜囊肿在 MRI 各序列均呈现脑脊液样信号，有局部占位效应。

• Joubert 综合征可出现"蝙蝠翼"状第四脑室和"磨牙"样中脑。

• Dandy-Walker 畸形是指小脑蚓部发育异常，后颅窝充满脑脊液并与第四脑室相交通。

病例 8

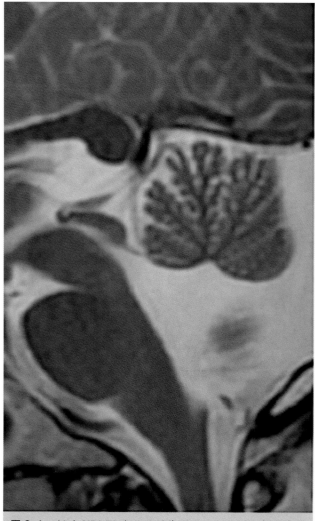

图 8.1 颅脑 MRI T2 矢状位图像显示，小脑蚓下部发育异常，第四脑室扩大并与小脑后部脑脊液聚集区相通。后颅窝扩大，窦汇-人字缝反转（未显示）

■ 临床表现

年轻女性，表现为头痛，有儿童期轻度发育迟缓史（图 8.1）。

■ 推荐阅读

Kendall B，Kingsley D，Lambert SR，et al. Joubert syndrome：a clinico-radiological study. Neu- roradiology，1990，31：502-506

■ 主要影像学表现

小脑蚓部发育异常。

■ Top 3 鉴别诊断

• Dandy-Walker 畸形（DWM）或变异（DWV） Dandy-Walker 畸形是一种胚胎发育性畸形，因小脑蚓部和第四脑室发育缺陷所致。在影像学上，Dandy-Walker 畸形表现为后颅窝扩大、小脑蚓部分或全部缺如、小脑半球发育异常以及扩大的第四脑室，第四脑室与后方的脑脊液聚集区直接交通。扩大的后颅窝使窦汇向上移位至人字缝以上（窦汇 – 人字缝反转）。DWV 作为不太严重的异常，其特征表现为小脑蚓下部发育异常，可见明显的第四脑室扩大并与后方枕大池相通，而后颅窝大小正常。一般而言，由于 DWM 常伴发相关的中枢神经系统畸形，包括胼胝体发育异常或不良和神经元迁移异常，故临床表现更为严重。DWV 临床表现较为多样，且大多较轻，可表现为正常，或相对轻微的发育迟缓和神经功能障碍，其所并发的其他畸形常决定临床病程。

• Joubert 综合征 Joubert 综合征是一种罕见的出现在生命早期的先天性蚓部发育异常，其特征性临床表现共济失调、呼吸暂停或喘息、肌张力减退、智力发育迟缓或智力缺陷。虽然属于常染色体显性遗传，但很罕见。影像学表现显示小脑蚓部发育不良或发育异常伴中线裂（冠状位更易观察）；第四脑室扩大，表现为特征性的"蝙蝠翼"状；中脑呈"磨牙"样表现，这是由于既深又窄的脚间池与伸长的小脑上脚平行排列。尽管"磨牙"样表现是 Joubert 综合征的特殊表现，但这种表现在其他综合征也能见到。与 DWM 不同，后颅窝形态正常，且后颅窝脑脊液聚集并非典型临床表现。

• 菱脑融合 菱脑融合是一种罕见的发育异常，其特征性表现为小脑半球融合，小脑蚓部缺如或明显发育异常。小脑结构异常致小脑小叶横向排列，第四脑室后突，呈"钥匙孔"状，通常可见小脑上脚和齿状核融合。相关的幕上畸形多样，包括丘脑及穹窿和上下丘融合、透明隔缺如、中脑导水管硬化所致脑积水、胼胝体和前连合发育异常和神经元迁移紊乱，面部畸形也有报道。该病预后与所并发幕上畸形的严重程度相关。

■ 诊 断

Dandy-Walker 畸形

■ 关键点

• DWM 是指小脑蚓部发育异常，后颅窝充满脑脊液并与第四脑室相通。

• Joubert 综合征特征表现为小脑蚓部发育异常，中脑可见"磨牙"样表现。

• 菱脑融合是指小脑半球先天性融合，小脑蚓部发育不良或发育异常。

病例 9

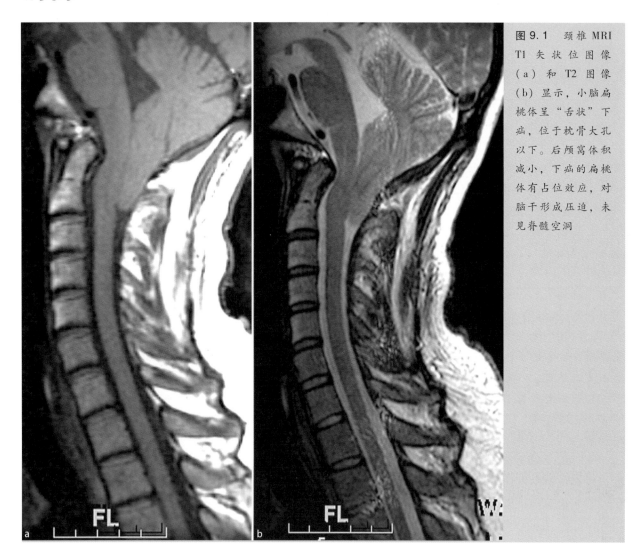

图 9.1 颈椎 MRI T1 矢状位图像（a）和 T2 图像（b）显示，小脑扁桃体呈"舌状"下疝，位于枕骨大孔以下。后颅窝体积减小，下疝的扁桃体有占位效应，对脑干形成压迫，未见脊髓空洞

■ 临床表现

34 岁男性，表现为头痛和眩晕（图 9.1）。

■ 推荐阅读

Fishman RA，Dillon WP. Dural enhancement and cerebral displacement secondary to intracranial hypotension. Neurology，1993，43：609 – 611

Koeller KK，Sandberg GD Armed Forces Institute of Pathology. From the archives of the AFIP. Cerebral intraventricular neoplasms：radiologic-pathologic cor-relation. Radiographics，2002，22：1473 – 1505

Milhorat TH，Chou MW，Trinidad EM，et al. Chiari I malformation redefined：clinical and radio-graphic findings for 364 symptomatic patients. Neurosurgery，1999，44：1005 – 1017

■ 主要影像学表现

小脑扁桃体异常。

■ Top 3 鉴别诊断

• **小脑扁桃体下疝畸形** 虽然Ⅰ型和Ⅱ型小脑扁桃体下疝畸形是独立的病变，且本质区别非常明显，但两者都表现为后颅窝体积减小，"舌状"小脑扁桃体尾部突出，低于枕骨大孔 5mm 或以上。在Ⅱ型小脑扁桃体下疝畸形中，小脑扁桃体移位和颅颈交界区拥挤的程度更为明显。Ⅰ型小脑扁桃体下疝畸形可伴发颅底和颈椎相关病变，如克利佩尔 - 费尔综合征（Klippel-Feil Syndrome）和脊髓空洞症。典型的Ⅰ型小脑扁桃体下疝畸形患者，并无其他中枢神经系统畸形，约50%的Ⅰ型小脑扁桃体下疝畸形患者无症状，而其余患者可能出现头痛或与脑干受压和脊髓空洞症相关的症状。Ⅱ型小脑扁桃体下疝畸形，可伴发腰骶部脊髓脊膜膨出（开放性神经管缺陷）以及其他颅内异常，颅脑影像学检查可见小脑扁桃体移位、延颈髓交界处屈曲成角、第四脑室被挤压拉长、顶盖呈"鸟嘴"状、因高耸小脑挤压所致的小脑幕切迹扩大、扩大的中间块、低位窦汇和颅盖缺损或颅骨陷窝（颅骨发育异常可持续至6月龄）。90%的患者可见胼胝体发育异常，几乎所有患者均可见脑积水（98%）。Ⅲ型小脑扁桃体下疝畸形极其罕见，可见低位枕部脑膨出和（或）高位颈段脊髓膨出、Ⅱ型小脑扁桃体下疝畸形所表现的颅内异常及上颈段椎管闭合不全。

• **低颅压** 低颅压可导致脑组织"下沉"，小脑扁桃体向下移位。低颅压原因很多，包括医源性（术后，如腰椎穿刺）、创伤、剧烈咳嗽或高强度运动、自发性硬脑膜撕裂、蛛网膜憩室破裂、严重脱水和少见的椎间盘突出所致硬脊膜损伤。低颅压可致脑组织下沉，高达75%的患者可见小脑扁桃体下移。其他异常表现包括弥漫性增厚的硬脑膜，在 FLAIR 成像呈高信号且强化；硬膜下积液和水瘤；中脑下沉（鞍背以下）和中脑肥大征（中脑和脑桥拉长）。若补液治疗失败，可采用放射性核素脑池显像或脊髓 CT 造影，以寻找脑脊液漏口。

• **室管膜瘤** 室管膜瘤是儿童常见的后颅窝肿瘤，仅次于髓母细胞瘤和幼年性毛细胞型星形细胞瘤（JPA）。该肿瘤起源于第四脑室室管膜细胞，质地软，可通过第四脑室孔进入桥小脑角或枕骨大孔，当肿瘤扩展至枕骨大孔时，可与小脑扁桃体下移相似。50%的室管膜瘤可见钙化，而囊肿与出血少见。病变成分混杂，在 MRI T2 序列呈等或高信号，强化不均。患者表现为头痛，呕吐和（或）共济失调，10 岁以前为高发期。

■ 其他鉴别诊断

• **后颅窝占位性病变** 所有原发或继发性后颅窝病变均可有占位效应，进而引起小脑扁桃体下疝。在儿童，常见原因包括髓母细胞瘤和幼年性毛细胞型星形细胞瘤（JPA）。而在成人，常见病因则包括脑梗死、转移瘤、血管网织细胞瘤、血管畸形和高血压性脑出血。

■ 诊　断

Ⅰ型小脑扁桃体下疝畸形

■ 关键点

• Ⅰ型小脑扁桃体下疝畸形的特征性表现包括小脑扁桃体下移、颅底或颈椎畸形及脊髓空洞。

• Ⅱ型小脑扁桃体下疝畸形的特征性表现包括小脑扁桃体下移、脊髓空洞症和多种颅内畸形。

• 室管膜瘤扩展至枕骨大孔时可与小脑扁桃体下移相似。

• 后颅窝占位性病变或低颅压导致的脑组织下沉，也可导致小脑扁桃体下移。

病例 10

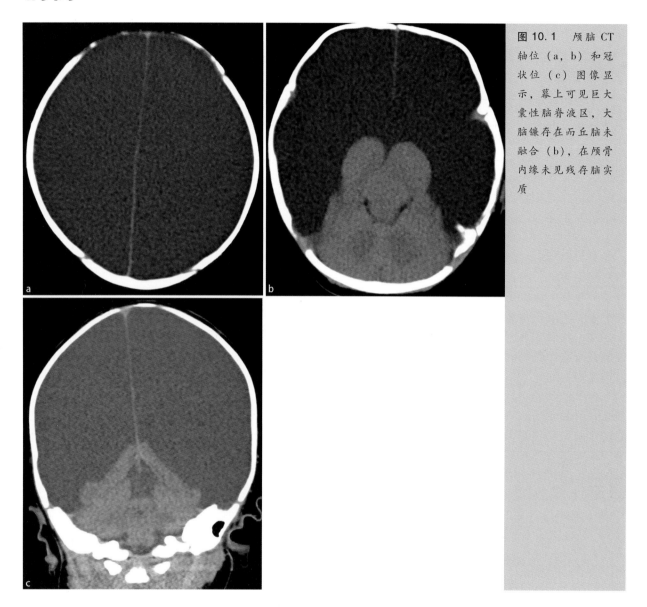

图 10.1 颅脑 CT 轴位（a，b）和冠状位（c）图像显示，幕上可见巨大囊性脑脊液区，大脑镰存在而丘脑未融合（b），在颅骨内缘未见残存脑实质

■ 临床表现

被收养的女婴，出生 7 周，表现为发育迟滞（图 10.1）。

■ 推荐阅读

Dublin AB, French BN. Diagnostic image evaluaion of hydranencephaly and ictorially similar entities, with emphasis on computed tomography. Radiology，1980，137：81－91

Oh KY, Kennedy AM, Frias AE, et al. Fetal schizencephaly：pre-and ostnatal imaging with a review of the clinical manifestations. Radiographics，2005，25：647－657

■ 主要影像学表现

幕上囊性脑脊液区。

■ Top 3 鉴别诊断

• **重度脑积水**　脑积水是指伴有脑脊液容积增加的脑室扩大，由于脑脊液循环通路梗阻、脑脊液产生过多或吸收减少所致。新生儿由于颅缝未闭可导致大头畸形。重度脑积水时，脑脊液可沿颅骨内缘推移脑实质，类似积水性无脑畸形或前脑无裂畸形。沿颅骨内缘可见一薄层皮质，并可见大脑镰存在，此为其与前脑无裂畸形鉴别的关键点。中脑导水管硬化是重度脑积水最常见的原因，其他原因包括梗阻性占位，如后颅窝、松果体区、顶盖部以及脑室肿瘤。急性脑积水由于颅内高压尚未代偿，可见脑脊液穿透室管膜外渗。非梗阻性脑积水的原因包括脑膜炎和蛛网膜下腔出血。

• **积水性无脑畸形**　积水性无脑畸形是指当胎儿在宫内发育时，由于某些损伤造成的胎儿前循环（颈内动脉）供应区的幕上脑实质液化性坏死，而在后循环（大脑后动脉和小脑分支血管）供应区有少量的脑实质。多数患者是由于孕20～27周的缺血、创伤或中毒造成。其典型表现为可见大脑镰、完整的丘脑、脑干和小脑，部分后枕叶和顶叶存在，而在幕上巨大囊性脑脊液区周围缺乏薄层皮质，这是与其他疾病鉴别的关键。在新生儿通常表现为巨颅，仅有脑干功能存在，通常在婴儿期或幼年期死亡。

• **前脑无裂畸形**　前脑无裂畸形是一系列先天性前脑畸形，可分为3种形式：无脑叶型、半脑叶型和脑叶型。无脑叶型最为严重，其特征表现为在背侧可见巨大的大脑半球间囊肿，丘脑与残存的前部扁平的脑实质融合。胼胝体、大脑镰前部、纵裂和外侧裂均缺如。相关的颅面部畸形包括眶距过窄、额缝融合和腭裂。而半脑叶型和脑叶型相对不太严重，表现为程度不同的前脑和中脑结构分离缺陷，大脑镰部分或全部缺如，通常可见单侧大脑前动脉。

■ 其他鉴别诊断

• **胼胝体发育异常（ACC）合并大脑半球间囊肿**　ACC可能与大脑半球间囊肿和第三脑室上抬相关。囊肿可表现为侧脑室囊肿（Ⅰ型）或多发的大脑半球间囊肿（Ⅱ型），通常可见巨脑室。大脑半球间囊肿导致脑实质向侧方移位。在50%～75%胼胝体发育异常患者，合并有其他中枢神经系统畸形。

• **双侧开唇型脑裂畸形Ⅱ型（开唇型）**　脑裂畸形中包含一巨大的囊性脑脊液区裂隙，其周被多小脑回灰质垫衬。近一半的脑裂畸形可同时发生在双侧，此与视隔发育异常相关。其关键的特征性结构是被灰质垫衬的裂隙，而大脑镰完整。其他异常包括皮质异位或发育不良。该类患者常表现为癫痫发作，不同程度的发育迟缓和（或）运动缺陷。

■ 诊　断

积水性无脑畸形

■ 关键点

• 在新生儿中，重度巨大脑积水常由梗阻性疾患所致，扩大的脑室周可见覆盖的薄层皮质。

• 积水性无脑畸形为前循环供应区的脑实质液化性坏死，大脑镰存在，周围缺乏覆盖的薄层皮质。

• 前脑无裂畸形可见背侧巨大的单一脑室，前部脑实质融合。

病例 11

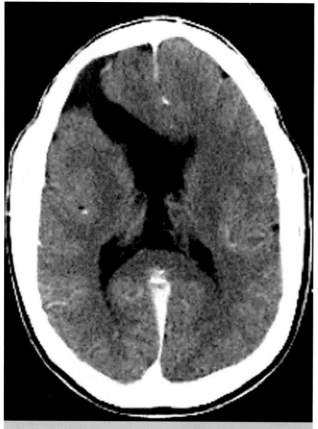

图 11.1 颅脑 CT 增强轴位图像显示，在侧脑室层面可见灰质覆盖的脑脊液裂隙与右侧脑室额角相通，透明隔缺如

■ 临床表现

青少年，表现为癫痫发作（图 11.1）。

■ 推荐阅读

Denis D, Chateil JF, Brun M, et al. Schizencephaly: clinical and imaging features in 30 infantile cases. Brain Dey, 2000, 22: 475 - 483

Van Tassel P, Curé JK. Nonneoplastic intracranial cysts and cystic lesions. Semin Ultrasound CT MR, 1995, 16: 186 - 211.

■ 主要影像学表现

脑脊液裂隙与侧脑室相交通。

■ Top 3 鉴别诊断

• **脑裂畸形** 脑裂畸形是以脑实质裂隙为特征的先天畸形，该裂隙从软脑膜表面延伸至脑室。典型的裂隙位于外侧裂周围，被覆以发育不良的灰质（通常为多小脑回）。在Ⅰ型脑裂畸形（闭唇型）中，灰质位于裂隙附近，畸形并不显著。沿裂隙的侧脑室方向，通常有一隐窝，脑脊液由侧脑室流向开放的裂隙。在Ⅱ型脑裂畸形（开唇型）中，巨大的囊性脑脊液裂隙被发育不良的灰质覆盖。约50%的脑裂畸形为双侧，此时开唇方式更为多样。临床表现取决于缺陷程度以及是否合并有其他畸形。Ⅰ型脑裂畸形患者发育多无异常，但也可见癫痫发作和轻偏瘫。而Ⅱ型脑裂畸形患者，常有严重的神经功能障碍，尤其是双侧同时发生者，如智力低下、癫痫、轻瘫、缄默症和（或）失明。两种脑裂畸形均与视隔发育不良相关，皮质异位或发育不良可能是其相关的异常。

• **脑穿通性囊肿** 脑穿通性囊肿是指被胶质带所覆盖的脑脊液聚集区，其与侧脑室和（或）蛛网膜下腔相交通。在许多患者，该囊肿与侧脑室或蛛网膜下腔隐匿相通。脑穿通性囊肿可分为先天性和获得性，前者多继发于脑发育后围产期的损伤，而后者则继发于儿童期或青年期的损伤。损伤原因通常包括梗死、感染和创伤。家族性脑穿通性囊肿已有报道，但罕见。脑穿通性囊肿体积变化很大，可相对较小或很大，可发生在单侧或双侧。一般而言，先天性囊肿周围有少量神经胶质增生，囊肿光滑；而获得性囊肿壁则倾向于不规则，神经胶质增生更为显著。由于脑组织缺失，囊肿毗邻的侧脑室扩大，偶见囊肿增大，这是由于囊肿与侧脑室间形成活瓣样交通或粘连。表浅的囊肿可使其表面的颅盖形态改变，此与蛛网膜囊肿相类似。一旦出现症状，可选择囊肿切除或囊肿开窗术治疗。患者常表现痉挛性偏瘫和癫痫发作，在巨大的或多发的脑穿通性囊肿，可见严重的神经功能障碍。脑穿通性囊肿不仅可致杏仁核-海马萎缩，继而引起癫痫发作，还与多种综合征相关。

• **脑软化症** 脑软化症是由于脑实质损伤所致脑组织容积减少，伴有脑室及相邻脑沟的代偿性扩大，其常见原因包括动脉性梗死、原发性脑出血和出血性静脉梗死。在影像学上，脑软化区接近脑脊液的密度（CT）和信号（MRI），被覆胶质增生带，此与脑穿通性囊肿相类似。脑软化形态取决于脑实质损伤的位置、形态和类型，偶可表现为囊性，动脉性梗死边界清楚。胶质细胞增生带位于脑软化灶边缘，在 MRI T2 和 FLAIR 图像呈高信号。在梯度回波或磁敏感图像上，脑软化灶边缘可见含铁血黄素染色。

■ 诊　断

脑裂畸形（Ⅱ型，开唇型）

■ 关键点

• 脑裂畸形的脑脊液裂隙由发育不良的灰质覆盖，由宫内损伤引起。

• 脑裂畸形与神经元迁移异常和视隔发育不良相关。

• 脑穿通性囊肿常由围产期损伤所造成，被覆发育不良白质。

• 由于原发性脑实质损伤所形成的脑软化症，可导致脑组织容积减少，动脉性梗死为最常见原因。

病例 12

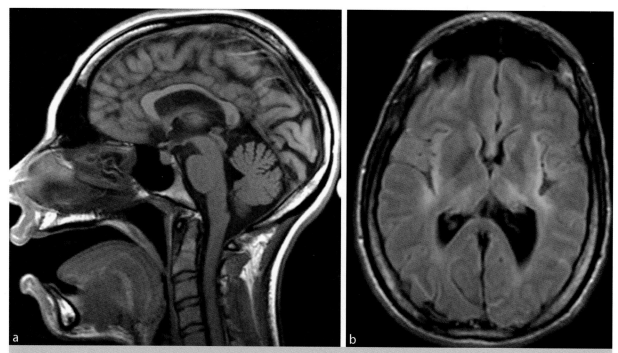

图 12.1 颅脑 MRI T1 矢状位图像（a）显示，颅颌面比降低的小头畸形。轴位 FLAIR 图像（b）显示丘脑异常信号，同时双侧岛叶和皮质下白质可见异常信号和脑软化

■ 临床表现

青少年，表现为重度发育迟缓（图 12.1）。

■ 推荐阅读

Chao CP, Zaleski CG, Patton AC. Neonatal hypoxic-ischemic encephalopathy: multimodality imaging findings. Radiograhics, 2006, 26 (Suppl 1): S159 - S172

Custer DA, Vezina LG, Vaught DR, et al. Neurodevelopmental an neuroimaging correlates in nonsyndromal microcephalic children. J Dev Behav Pediatr, 200, 21: 12 - 18

■ **主要影像学表现**

小头畸形。

■ **Top 3 鉴别诊断**

• **原发性小头畸形** 小头畸形是指与面部结构（颅颌面比降低）相关的小头颅，通常至少低于平均值 3 个标准差。颅盖发育取决于脑实质的发育，而面部结构却独立发育。原发性小头畸形属于基因缺陷性疾病，脑回结构看起来很正常，但均较小且发育简单，这可能与神经元迁移异常、前脑无裂畸形或皮质畸形有关。当白质出现异常时，可发生弥漫性脱髓鞘。在一些患者中，受累患者可表现重度发育迟缓和癫痫发作。

• **缺血缺氧性脑病（HIE）** HIE 的表现形式取决于致伤因素及其严重程度。在早产儿和足月儿中，严重的缺血缺氧性脑病影响脑代谢最活跃的区域，包括脑深部结构、前部灰质、脑干和小脑。在轻到中度缺血缺氧性脑病，可引起早产儿脑室周围白质软化和足月儿分水岭区脑梗死。当损伤严重时，脑萎缩和脑软化可引起继发性小头畸形。在临床上，神经功能障碍与损伤程度相关。

• **TORCH 感染** TORCH 感染包括弓形虫病、风疹、巨细胞病毒和单纯疱疹病毒。神经功能障碍的严重程度，更多地取决于损伤发生的时间而非病原体。早期损伤多导致先天畸形，而晚期损伤常使已形成的结构受到破坏。巨细胞病毒是最常见的 TORCH 感染，典型的影像学表现包括小头畸形、脑室扩大、皮质畸形和特征性的脑室周围脑实质钙化。食用未煮熟的肉类或暴露于猫的粪便可感染弓形虫，其主要表现为小头畸形、脑室扩大和脑实质钙化。与巨细胞病毒感染相比，其脑实质钙化分布更为随意，受累患者表现出明显的神经功能障碍。

■ **其他鉴别诊断**

• **非意外性创伤（NAT）** 因非意外性创伤所致的神经功能损伤是婴幼儿最主要的致死原因。大多数受虐儿童为 1 岁以下的婴儿，常有慢性疾病和发育异常。颅内损伤形式取决于虐待方式。"婴儿摇荡综合征"通常引起遍布大脑凸面的硬膜下出血，可延伸至大脑纵裂，并沿小脑幕分布。更重要的是，这些患儿常出现弥漫性缺血性损伤。颅骨的直接创伤通常引起骨折、脑实质外出血和对冲性脑损伤。可根据 MRI 信号仔细判断脑实质外出血时间。

• **胎儿酒精综合征** 酒精总量和损伤时所对应的发育时期共同决定胎儿的神经功能障碍。受累者常表现为脑实质损伤和特征性的面部特征。至于其他的胎儿损伤，早期损伤可导致先天性缺陷，晚期损伤可使已形成的结构受到破坏。最常见表现有小头畸形、胼胝体异常、神经元迁移异常和小脑发育异常；面部畸形通常包括短睑裂、人中光滑、薄上唇、朝天鼻和中颌面部扁平。在临床上，患儿常表现出明显的发育和认知缺陷。

■ **诊　断**

继发于新生儿脑缺血的小头畸形

■ **关键点**

• 原发性小头畸形表现为颅颌面比降低、脑回结构简单，属于基因缺陷性疾病。

• 继发性小头畸形是指某些形式的脑实质损伤，继而形成的颅颌面比降低。

• 继发性小头畸形常见原因包括脑缺血缺氧、感染、创伤和中毒。

病例 13

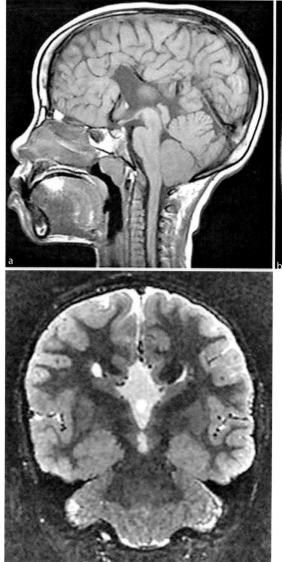

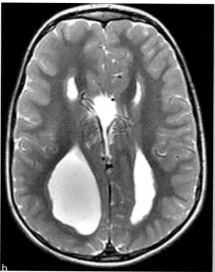

图 13.1 颅脑 MRI T1 矢状位图像（a）显示，胼胝体缺如，高位第三脑室和大脑半球内侧脑回呈放射状向脑室区延伸。轴位 T2 图像（b）显示，与侧脑室平行的空洞脑结构（侧脑室枕角扩大畸形）。脑室室管膜表面可见与灰质异位相符的结节样改变。冠状位 T2 图像（c）显示，白质纤维（Probst 束）形成的内侧压痕使得侧脑室额角呈"长角"结构。第三脑室在中线处上抬

■ 临床表现

6 岁男童，表现为癫痫发作和发育迟缓（图 13.1）。

■ 推荐阅读

Atlas SW, Zimmerman RA, Bilaniuk LT, et al. Corpus callosum and limbic system: neuroanatomic MR evaluation of developmental anomalies. Radiology, 1986, 160: 355 - 362

Barkovich AJ, Simon EM, Walsh CA. Callosal agenesis with cyst: a better understanding and new classification. Neurology, 2001, 56: 220 - 227

Sztriha L. Spectrum of corpus callosum agenesis. Pediatr Neurol, 2005, 32: 94 - 101

■ 主要影像学表现

胼胝体缺如。

■ 诊　断

● **胼胝体发育不良**　胼胝体是由连接双侧大脑半球的白质纤维组成的致密结构，其在孕 8 ~ 20 周形成，与边缘系统发育相关。边缘系统包括扣带回和海马结构。胼胝体正常发育为由前向后，首先为膝部，然后是体部和压部。胼胝体嘴部位于膝部前缘，是胼胝体最后形成的部分。在鉴别胼胝体发育异常（嘴部缺如）和脑组织受损累及胼胝体（嘴部存在，除非损伤部位位于喙部）时，嘴部是否存在最为重要。

完全性胼胝体发育异常是最严重的畸形。在 CT 和 MRI 上，可见胼胝体缺如，第三脑室上抬至侧脑室之间，在轴位影像学检查可见其与侧脑室并行排列。白质纤维穿过胼胝体，而非沿侧脑室内缘对齐，并自前向后分布，这些纤维即 Probst 束。在影像学冠状位图像上，由于 Probst 束向侧脑室额角内侧缘缩进，使侧脑室额角表现为"长角"或"牛角"样结构。由于侧脑室边缘缺乏致密的白质纤维束，这使得侧脑室体积增大、枕角扩大，即空洞脑。

在与胼胝体发育不良相关的因素中，除扣带回缺如外，尚有胼胝体发育异常和扣带回旋转失败。这使得大脑半球内侧脑回呈放射状向抬高的第三脑室边缘延伸。可见代偿性肥大的前连合，但不应将其与胼胝体缺如的残余部分相混淆。胼胝体发育不良可能还与大脑半球间囊肿有关，囊肿可分为侧脑室憩室（1 型）和大脑半球间囊肿（2 型），后者不与侧脑室相通，与神经元异常迁移密切相关。应注意，不要将上抬的第三脑室与大脑半球间囊肿相混淆。胼胝体发育不良时，可见中线部位脂肪瘤。

许多综合征和畸形与胼胝体发育异常相关，仅列举几例，例如 Aicardi 综合征（胼胝体发育不良、婴儿痉挛症和视网膜脉络膜病变）、小脑扁桃体下疝畸形（Ⅱ 型）和 Dandy-Walker 畸形。大部分患者均表现不同程度的智力低下、发育迟缓和癫痫发作。

■ 关键点

● 胼胝体连接两侧大脑半球，是边缘系统的主要部分。

● 胼胝体由前向后形成（膝部、体部和压部），最后为嘴部。

● 胼胝体发育不良时，脑室异常表现包括平行的侧脑室、空洞脑（侧脑室枕角扩大畸形）和"牛角"状额角。

● 胼胝体缺如导致高位第三脑室，伴有或无大脑半球间囊肿。

病例 14

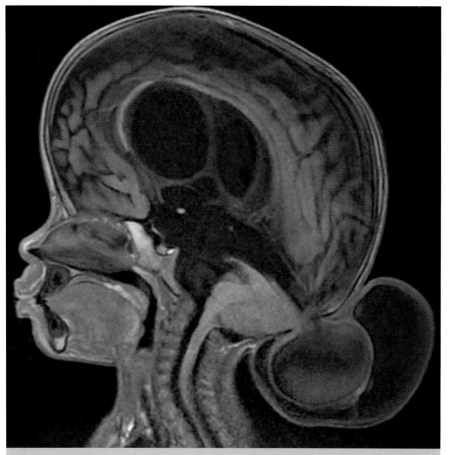

图 14.1 颅脑 MR T1 矢状位图像显示，有一含脑脊液、脑膜和脑组织的巨大包块由枕骨缺损处膨出，膨出的包块表现为"囊内有囊"。小脑和脑干向后移位，第四脑室受压，脑积水明显

■ 临床表现

近期被收养的男童，出生 20 个月，表现为大头、头皮包块和发育迟缓（图 14.1）。

■ 推荐阅读

Martinez-Lage JF, Poza M, Sola J, et al. The child with a cehalocele: etiology, neuroimaging, and outcome. Childs Nerv Syst, 1996, 12: 540-550

■ **主要影像学表现**

颅内容物由枕后颅骨缺损处膨出。

■ **诊　断**

• **枕部脑膨出**　脑膨出是指由于神经管发育缺陷，颅内容物由颅骨缺损处膨出。在欧洲和西方国家，枕部脑膨出最为常见，占 75% 以上。脑膨出可根据膨出内容物的不同分类，脑膜膨出由膨出的脑膜组成，而脑膜脑膨出包括脑膜和发育不良的脑组织。脑膨出的预后主要取决于以下因素：缺损处膨出的脑组织总量、膨出部位和可能存在的其他中枢神经系统畸形。

枕部脑膨出可为散发，或与某些综合征和畸形有关，如麦克尔 - 格鲁伯综合征、Walker-Warburg 综合征和小脑扁桃体下疝畸形（Ⅲ 型）。也可能在 Danny-Walker 畸形出现，包括后颅窝扩大、小脑蚓部发育不良和扩大且与枕大池相交通的第四脑室。麦克尔 - 格鲁伯综合征是一种常染色体异常综合征，其特征为枕部脑膨出、多囊肾和多指（趾）。Walker-Warburg 综合征包括鹅卵石样（2 型）无脑回、枕部脑膨出、小脑和脑干发育不良和脑干扭曲，在影像学矢状位上呈现典型的"眼镜蛇"样。小脑扁桃体下疝畸形（Ⅲ 型）极其罕见，包括低位枕部和（或）高位颈部的脑膨出，累及枕骨大孔后缘中点，同时尚有小脑扁桃体下疝畸形（Ⅱ 型）和高位颈椎闭合不全的颅内表现。

在甲胎蛋白水平升高的前提下，大部分胎儿的枕部脑膨出采用超声即可诊断。脑膨出位置或低或高，这取决于是否累及枕骨大孔。低位枕部脑膨出时，其内容物常包含一部分小脑组织。当膨出物体积较大时，脑干也可经缺损处膨出。高位枕部脑膨出时，可能包含一部分小脑和（或）幕上脑组织。受累的脑实质部分常发育不全，且无功能，在 MRI 上呈现混杂的信号强度。膨出的脑膜和脑组织在超声和 MRI 上，常表现为"囊中有囊"。在对这些患者进行术前准备时，关键在于鉴别静脉结构，如不慎切除受累或反常的静脉窦时，可出现灾难性后果。术前最好采用 MRI 血管成像进行评估。

闭锁性脑膨出的典型表现为在顶骨或上位枕骨区小的头皮包块。是否有与头皮包块相关的小颅骨缺损，是明确诊断的关键。在该型脑膨出中，常可见相关的镰状窦存在。

■ **关键点**

• 脑膨出是神经管发育缺陷性病变，可分为脑膜膨出和脑膜脑膨出。

• 在西方国家，枕部脑膨出最为常见。

• 缺损处脑实质常发育不良且无功能，术前鉴别静脉结构最为关键。

• 枕部脑膨出可能与麦克尔 - 格鲁伯综合征、Walker-Warburg 综合征和小脑扁桃体下疝畸形（Ⅲ 型）相关。

病例 15

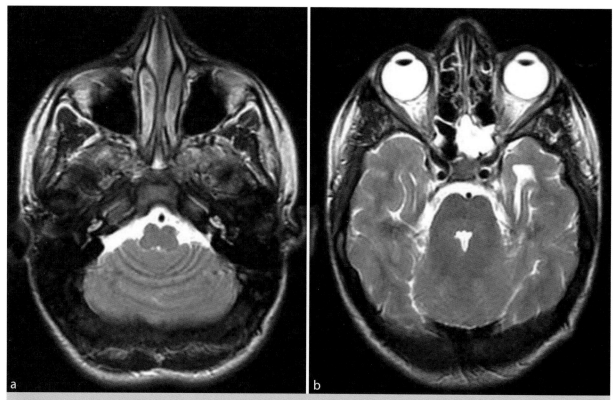

图 15.1 颅脑 MRI T2 轴位图像 (a, b) 显示小脑蚓部缺如, 小脑半球融合或分叶障碍

■ 临床表现

15 岁女童, 表现为长期步态不稳和认知缺陷 (图 15.1)。

■ 推荐阅读

Toelle SP, Yalcinkaya C, Kocer N, et al. Rhombencephalosynapsis: clinical findings and neuroimaging in 9 children. Neuropediatrics, 2002, 33: 209 - 214

Truwit CL, Barkovich AJ, Shanahan R, et al. MR imaging of rhombencephalosynasis: reort of three cases and review of the literature. Am J Neuroradiol, 1991, 12: 957 - 965

■ **主要影像学表现**

小脑蚓部缺如，小脑半球融合。

■ **诊　断**

● **菱脑融合**　菱脑融合是一种不常见的发育异常，可引起小脑半球融合或分叶失败，小脑蚓部缺如或明显发育异常。该种异常可致小脑小叶横向走行，第四脑室指向后部，呈"钥匙孔"状，常同时合并小脑上脚和齿状核融合。与该病相关的幕上异常表现多样，如丘脑、穹窿和上下丘融合、透明隔缺如、中脑导水管硬化所致脑积水、胼胝体和前连合发育异常及神经元迁移紊乱。与之相关的面部缺陷也有报道。

该病确切病因尚不明确。在早期，患者通常表现为共济失调和（或）发育迟缓。其预后和相关的神经系统缺陷表现多样，通常与是否合并幕上畸形及其严重程度相关。与该病具有类似表现的疾病包括：慢性过度分流、小脑扁桃体下疝畸形（Ⅱ型）和 Joubert 综合征。其鉴别的关键在于，上述疾病与菱脑融合只是临床症状相似，但本质上并非真正的小脑半球融合。

■ **关键点**

● 菱脑融合是指先天性小脑半球融合或分叶缺陷。

● 常合并小脑上脚和齿状核融合。

● 小脑小叶横向走行，第四脑室呈"钥匙孔"状。

● 与此相类似的疾病包括过度分流、小脑扁桃体下疝畸形（Ⅱ型）和 Joubert 综合征。

病例 16

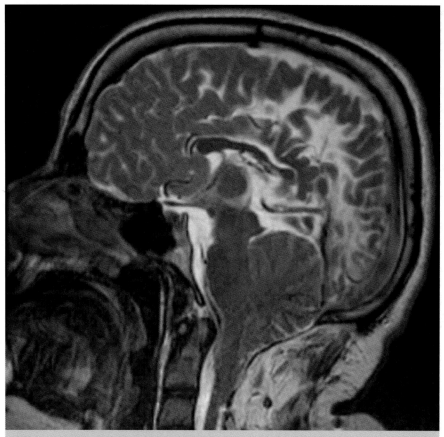

图 16.1 颅脑 MRI T2 矢状位图像显示，小脑扁桃体下疝至枕骨大孔以下，且颅颈交界处脑脊液消失，延颈髓扭曲成角，顶盖呈"鸟嘴"状，中间块扩大，低位窦汇，胼胝体发育异常或部分不发育（嘴部缺如）和多小脑回

■ 临床表现

年轻患者，表现为长期存在神经系统问题（图 16.1）。

■ 推荐阅读

Wolpert SM, Anderson M, Scott RM, et al. Chiari Ⅱ malformation: MR imaging evaluation. Am J Roentgenol, 1987, 149: 1033 – 1042

■ 主要影像学表现

小脑扁桃体异位合并颅内畸形。

■ 诊　断

• **Ⅱ型小脑扁桃体下疝畸形**　Ⅱ型小脑扁桃体下疝畸形是一种影响脑、颅骨和脊柱的复杂畸形。该畸形由神经管闭合障碍所致，与叶酸缺乏相关。几乎所有患者均表现出腰骶部脊髓脊膜膨出，属开放性脊柱裂。神经管缺陷的术前影像学检查显示胚胎性脊髓延长，神经板和脊膜通过脊柱裂隙向后方延伸。由于膨出物表面无皮肤覆盖，所以该膨出属开放性缺陷，同时合并脊髓栓系。

颅脑影像学显示小脑形态正常，但后颅窝容积减少。小脑扁桃体通过枕骨大孔向下移位并围绕延髓，呈锥形聚集。脑干或延髓向下移位，同时高位颈髓被依附着的韧带固定，这使得颅颈交界区屈曲成角，同时顶盖呈"鸟嘴"状。第四脑室伸长并向下移位。约80%的患者由于颅颈交界区狭窄，出现梗阻性脑积水。小脑的幕面通过增宽的小脑幕切迹向上延伸，使得小脑呈高耸状。由于后颅窝容积减少和小脑扁桃体下疝，导致低位窦汇。

与其相关的其他畸形包括：大脑镰开孔并交错结合的脑回，扩大的中间块，扩大的侧脑室体部和枕角，即扩大畸形。脑回可见缩窄，甚至缩聚成团，称之为狭脑回征。Lückenschädel 系膜性骨发育不良，见于婴儿，其与脊髓脊膜膨出相关。本病特征性表现为出现骨质变薄区，该区通常在 6 月龄时被吸收。全部或部分胼胝体发育不良和神经元迁移异常，也常见于Ⅱ型小脑扁桃体下疝。

在产前，许多患者可在检测到甲胎蛋白升高后，再行超声检查进行确诊。超声检查的特征性表现包括腰骶部脊髓脊膜膨出、"柠檬"状头和"香蕉"状小脑。

■ 关键点

• Ⅱ型小脑扁桃体下疝畸形累及脑、颅骨和脊柱，几乎所有患者表现出腰骶部脊髓脊膜膨出。

• 后颅窝容积减少，小脑扁桃体异位，沿颈髓扭曲成角，"鸟嘴"状顶盖，低位窦汇。

• Ⅱ型小脑扁桃体下疝畸形常并发脑积水、胼胝体发育不良和神经元迁移异常。

• 胎儿超声检查可见脊髓脊膜膨出、"柠檬"状头和"香蕉"状小脑。

病例 17

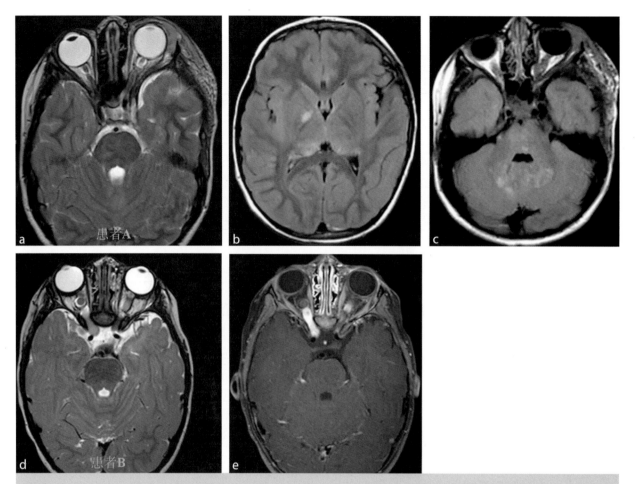

图 17.1　患者 A：颅脑 MRI T2 轴位图像（a）显示，左蝶骨翼发育不良，左侧视神经增粗、伸长并扭曲，有一软组织肿块覆盖于左眼眶和颞骨并延伸至眶内。轴位 FLAIR 图像（b，c）显示类似的发现，其他区域的异常信号，包括基底节、丘脑、脑干和齿状核。患者 B：颅脑 MRI T2 轴位图像（d）和增强后脂肪抑制图像（e）显示，双侧视神经增粗和增强

■ 临床表现

患者 A：9 岁男童，表现为皮肤病变；患者 B：2 岁女童，表现为皮肤病变和视力丧失（图 17.1）。

■ 推荐阅读

DiMario FJ, Jr, Ramsby G. Magnetic resonance imaging lesion analysis in neurofibromatosis type 1. Arch Neurol, 1998, 55：500－505

Egelhoff JC, Bates DJ, Ross JS, et al. Spinal MR findings in neurofibromatosis types 1 and 2. Am J Neuroradiol, 1992, 13：1071－1077

Rodriguez D, Young Poussaint T. Neuroimaging findings in neurofibromatosis type 1 and 2. Neuroimaging clin N Am, 2004, 14：149－170, vii

■ 主要影像学表现

双侧视神经胶质瘤、脑实质异常信号、骨发育不良和皮下包块。

■ 诊　断

- **1 型神经纤维瘤病（NF1）**　NF1 又称冯雷克林霍增氏病（Von Recklinghausen disease），是最常见的神经皮肤综合征。可为偶发，也可为常染色体显性遗传。遗传缺陷影响染色体 17q12，导致作为肿瘤抑制物的神经纤维瘤蛋白生成减少。该病可累及颅内、颅骨、眼眶、脊柱、骨骼肌系统和皮肤。诊断标准应包括以下 2 项或 2 项以上：一级亲属患本病；6 个或 6 个以上牛奶咖啡斑；2 个或 2 个以上神经纤维瘤（NFs）或 1 个丛状的神经纤维瘤；视神经胶质瘤；骨发育不良；腋窝或腹股沟雀斑；2 个或 2 个以上利氏结节。

在中枢神经系统，NF1 可表现特征性的神经纤维瘤病斑和低级别肿瘤。神经纤维瘤病斑是指一些区域的异常信号，包括基底节、丘脑、齿状核、小脑脚、视放射和脑干，这些部位被认为是髓鞘空泡化的代表区域。此类病变在 T2 像表现为高信号，在 T1 像表现为典型的等信号至轻度高信号。这些病变看起来似乎有占位效应，但实际上并没有，尤其是当病变位于丘脑、小脑脚和脑干时。虽然这些病变不应该出现强化，但强化的出现提示低级别胶质瘤。在 10 岁前，病变可表现进展和缓解交替，之后在大小和信号方面出现好转。

最常见的与 NF1 相关的中枢神经系统肿瘤是低级别视神经胶质瘤，双侧视神经胶质瘤是 NF1 的特征性表现。虽然肿瘤分级低，但该病变可延伸至视交叉，直至视放射。在治疗上，视力丧失和一定时期的大小改变最值得关注。病变强化表现多样，但并不影响是否治疗。位于小脑、脑干、顶盖区和基底节区的低级别胶质瘤，也常见于 NF1。顶盖或脑干胶质瘤可导致梗阻性脑积水。中脑导水管硬化在 NF1 患者中发病率高，可导致梗阻性脑积水。

除视神经胶质瘤外，与 NF1 相关的眼眶病变还包括，蝶骨翼发育不良及相关的搏动性突眼、眼积水（眼球扩大）和丛状 NF 的眶内延伸（PNF）。血管异常包括血管狭窄、烟雾病和动脉瘤。这些病变在 MRA 上可被很好地显示。

在脊柱上，NF1 表现为多发的双侧 NF，这些 NF 穿过椎间孔并使其扩大。NFs 比神经鞘瘤更容易表现出"靶"征，即在 T2 像上中间信号强度低，而周围信号高。巨大的腹膜后 PNFs 易于恶变，其最显著的特征为间隔性生长。其他脊柱相关性病变包括脊柱后侧凸、椎体后缘扇贝形破坏导致的硬脊膜膨出和胸腔内脊膜膨出。相关的髓内病变少见，典型表现为低级别星形细胞瘤，可见于 NF1 患者。

其他中枢神经系统和脊柱相关的病变包括，皮肤 NF、牛奶咖啡斑、远端长骨假关节和弓形畸形、"丝带状"肋骨以及全部或部分肢体肥大或过度生长。多种肿瘤发病率在 NF1 患者中增高，例如嗜铬细胞瘤、甲状腺髓样癌、胃肠道间质瘤、黑色素瘤、肾母细胞瘤、白血病和淋巴瘤。

■ 关键点

- NF1 是最常见的神经皮肤综合征，由于遗传缺陷影响 17 号染色体所致。
- 患者易患低级别肿瘤，双侧视神经胶质瘤是 NF1 的特征性表现。
- NF1 斑被认为是髓鞘空泡化的表现。在 10 岁前，病变可表现为进展和缓解交替，然后出现好转。

病例 18

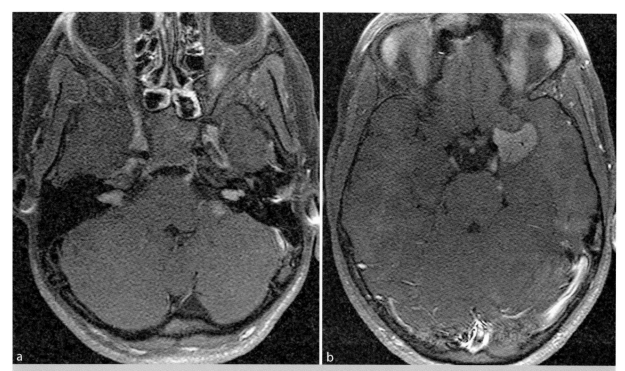

图 18.1 颅脑 MRI T1 脂肪抑制增强轴位图像显示，双侧颅内脑外占位性病变，有强化。该病变位于内听道并向外扩展，累及海绵窦，并向左小脑半球前外侧（a）和左侧中颅窝（b）延伸。左侧中颅窝占位性病变显示宽的硬脑膜基底。双侧脑神经脑池段可见多处异常增强

■ **临床表现**

9 岁男童，表现为听力丧失和多发脑神经功能缺失（图 18.1）。

■ **推荐阅读**

Aoki S, Barkovich AJ, Nishimura K, et al. Neurofibromatosis types 1 and 2: cranial MR findings. Radiology, 1989, 172: 527 – 534

Patronas NJ, Courcoutsakis N, Bromley CM, et al. Intramedullary and sinal canal tumors in patients with neurofibromatosis 2: MR imaging findings and correlation with genotype. Radiology, 2001, 218: 434 – 442

■ 主要影像学表现

多发颅内脑外占位性病变，有增强，包括双侧听神经鞘瘤。

■ 诊　　断

● **2 型神经纤维瘤病（NF2）**　NF2 是由于染色体 22q12 受累所致的遗传缺陷性疾病，表现为多发的颅内和椎管内神经鞘瘤和脑（脊）膜瘤，也包括脑干和髓内室管膜瘤。约 50% 的患者有家族史，其余为散发病例。NF1 在斑痣病时最常见，其发病率约为 NF2 的 10 倍。与 NF1 相比较，NF2 患者皮肤病变较为少见，即使有其病损数量也常较少，且不明显。

在青春期或青年期，NF2 患者常表现与双侧听神经鞘瘤相关的听力丧失，这也是 NF2 的特征性表现。神经鞘瘤包括 2 种组织类型，Antoni A 型和 B 型。Antoni A 型在 T2 图像为致密的低信号；Antoni B 型在 T2 图像为疏松的高信号。听神经鞘瘤边缘与颞骨岩部呈锐角关系。内听道增宽为典型表现，呈喇叭状开口。病变常有明显增强，可有囊变和出血，钙化并不常见。在 NF2，多发性脑神经鞘瘤常见，三叉神经鞘瘤位列第二。

脑膜瘤常见于成人，特别是中年女性。但对于儿童脑膜瘤，应警惕 NF2 的诊断，特别是对于多发肿瘤和既往无颅脑脊髓辐射（复杂脑膜瘤的另一病因）的儿童。脑膜瘤沿硬脑膜表面扩展或位于脑室内，最常见于侧脑室。可表现为局限性肿块或斑片状，具有宽的硬脑膜基底。在 CT 平扫，脑膜瘤与脑实质相比多表现为等或高密度，常有钙化，相邻骨质可有增生，并可见"脑膜尾"征。

室管膜瘤最常见于脊髓（颈段比胸段常见），其次为脑干。病变位于脊髓中央，相应的脊髓均匀扩大，尽管外生性生长并非罕见。病变可跨越 3~4 个椎体节段，强化表现多样，可由明显均匀强化至结节样不均匀强化。与脊髓星形细胞瘤相比，出血和瘤内囊变在室管膜瘤更为常见。肿瘤边缘可见含铁血黄素沉积。

大多数脊髓神经鞘瘤表现为边界清楚、强化的硬膜下髓外病变。少数表现累及硬膜内外的病变（哑铃状病变），或孤立的硬膜外病变。大部分神经鞘瘤与脊髓相比呈等或高信号。可见囊变和出血，钙化少见。病变可使神经孔扩大和（或）椎体后缘呈扇贝样破坏。

脊膜瘤为常见的髓外硬膜下占位性病变，位列第二，仅次于神经鞘瘤。超过 90% 的脊膜瘤位于硬膜下，其余则可发生在硬膜内外（哑铃状病变）、单纯硬膜外、罕见的棘突旁或骨内。脊膜瘤最常见于胸椎。脊膜瘤在 T1 像呈等信号，在 T2 像为等至高信号。脊膜瘤钙化较脑膜瘤少见，发生率仅为 5%。脊膜瘤的典型表现为圆形、硬脊膜基底宽、病变强化明显，并可出现脊膜尾征，虽然这一特征较脑膜尾征少见。

■ 关键点

● NF2 是由于 22 号染色体缺陷所致，双侧听神经鞘瘤为其特征性表现。

● NF2 特征性表现为多发颅内和椎管内神经鞘瘤、脑（脊）膜瘤和室管膜瘤。

● NF2 患者常表现为与听神经鞘瘤相关的听力丧失或脑神经功能缺失。

病例 19

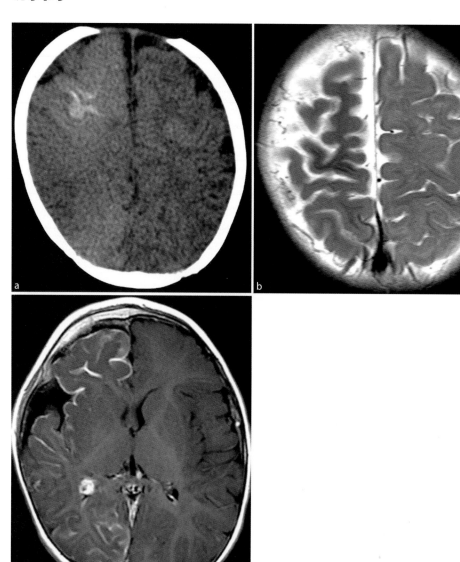

图 19.1　颅脑 CT 轴位图像（a）显示右侧大脑半球密度增高，右额叶皮质呈"铁轨样"钙化。颅脑 MRI T2 轴位图像（b）显示，右侧大脑半球容积减少，皮质下白质信号降低。MRI T1 轴位增强图像（c）显示，右侧大脑半球软脑膜异常强化，同侧脉络丛粗大且强化明显。图（c）还显示右额部颅骨增厚

■ 临床表现

3 岁男童，表现为癫痫发作（图 19.1）。

■ 推荐阅读

Akpinar E. The tram-track sign: cortical calcifications. Radiology, 2004, 231: 515 – 516

Smirniotooulos JG, Murphy FM. The phakomatoses. Am J Neuroradiol, 1992, 13: 725 – 746

■ 主要影像学表现

"铁轨"样钙化，软脑膜血管瘤病和脑实质萎缩。

■ 诊　断

• **斯德奇 – 韦伯综合征**（Sturge-Weber syndrome，SWS）　SWS 即脑三叉神经血管瘤病，是一种散发性神经皮肤疾病。其特征表现为面部皮肤血管瘤（葡萄酒色斑或丛状鲜红斑痣）、伴发同侧软脑膜血管瘤和癫痫发作。葡萄酒色斑沿三叉神经（第 V 脑神经）分布，主要分布于眼周，其次为上颌骨。偶可见软脑膜血管瘤在双侧，或在面部皮肤血管瘤对侧发生。在临床上，SWS 患者表现为癫痫发作（最常见）、偏瘫、视觉障碍和（或）发育迟缓。

SWS 患者出现中枢神经系统异常最主要的原因是，无论是在软脑膜血管丛发育或持续阶段，受累脑部均未形成正常的皮质引流静脉。尽管大脑任何部位均可受累，但以枕叶和顶叶受累最为常见。软脑膜表面的血管丛是由薄壁且扩张的静脉和毛细血管组成。同时，在病变侧，髓静脉和室管膜下静脉的侧支在数量和体积上均有增加，增加的血流导致同侧脉络丛扩张，强化明显。静脉性充血可致脑实质慢性缺血缺氧性损伤。

SWS 的影像学异常与其病理生理学改变相对应。增强扫描发现，在软脑膜血管瘤时软脑膜强化，扩张的同侧髓静脉和室管膜下静脉侧支强化，同侧脉络丛粗大且强化。血管瘤病可致慢性静脉性缺血，进而引起脑实质萎缩、皮质下 T2 信号降低和皮质的"铁轨"样钙化。在晚期，可见因脑实质容积减小所致的代偿性同侧颅骨增厚和鼻副窦扩大（Dyke-Davidoff-Mason 综合征）。眼部异常包括脉络膜血管瘤，其可导致青光眼。

■ 关键点

• SWS 特征性表现为面部皮肤血管瘤、软脑膜血管瘤、脑萎缩和癫痫发作。

• 影像学表现包括皮质"铁轨"样钙化、脑萎缩和软脑膜强化。

• 侧支深静脉引流代偿性增加，导致脉络丛粗大和强化。

病例 20

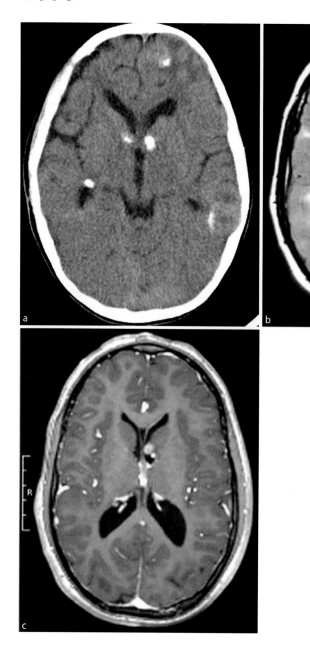

图 20.1 颅脑 CT 轴位图像（a）显示室管膜下钙化灶，皮质和皮质下密度减低区和皮质下钙化区。颅脑 MRI FLAIR 轴位图像（b）显示，皮质及皮质下多发高信号楔形病灶。左颞叶后部皮质下点状低信号病灶，显示为小钙化灶。左侧侧脑室前角隐约可见小的室管膜下结节。与图（b）相同水平，MRI T1 轴位增强图像（c）显示，左侧侧脑室前角室管膜下强化结节

■ 临床表现

青少年，表现为慢性癫痫发作（图 20.1）。

■ 推荐阅读

Braffman BH, Bilaniuk LT, Naidich TP, et al. MR imaging of tuberous sclerosis: pathogenesis of this phakomatosis, use of gadopentetate dimeglu- mine, and literature review. Rsdiology, 1992, 183: 227 - 238

■ 主要影像学表现

局灶性室管膜下钙化结节，以及皮质或皮质下异常信号区。

■ 诊　断

● **结节性硬化症（TS）**　TS 即 Bonneville-pringle 综合征，可偶发，也可为外显率可变的常染色体显性遗传。由编码 hamartin 蛋白（染色体 9q34.3）和 tuberin 蛋白（染色体 16p13.3）的基因突变所致。TS 典型的临床表现包括面部血管纤维瘤、智力低下和癫痫发作，但上述症状同时发生率低于 30%。

在中枢神经系统，TS 异常表现包括皮质或皮质下结节、白质病变、室管膜下结节（98% 的患者）和室管膜下巨细胞星形细胞瘤（SEGAs）。皮质或皮质下结节和白质病变可见于绝大多数的患者（95%），其由杂乱的神经胶质和异位的神经元组成。典型的结节形态呈楔形，基底位于皮质与皮质下交界区，尖端指向内侧。在髓鞘形成之前，结节在 T1 序列呈高信号，髓鞘化后在 T2 序列呈高信号，钙化除外。结节强化相对少见，低于 10%。白质病变呈放射状分布，从脑室边缘延伸至皮质或皮质下结节。放射状形态与部分异常神经元迁移相符。

在年轻患者，室管膜下结节在 MRI T1 和 T2 像上信号多变，但不符合灰质结节性异位的信号，这是儿童癫痫发作和室管膜下病变主要的鉴别点。多数病变有强化，几乎所有的室管膜下结节在 20 岁前出现钙化，表现为梯度回波易感性（低信号）。

SEGAs 为低级别肿瘤（WHO I 级），由室间孔区室管膜下结节变性而来，在 TS 中发生率约为 10% ~ 15%。在室管膜下病变的鉴别中，间隔性生长是提示 SEGA 最为特异且可靠的征象。强化并非鉴别点，因为室管膜下结节和 SEGA 均可强化。SEGA 的治疗通常为脑脊液分流，用以解除梗阻性脑积水，而非病变切除。

TS 其他表现包括视网膜错构瘤、心脏横纹肌瘤、肾囊肿和血管平滑肌脂肪瘤、肺淋巴管平滑肌瘤病、甲下纤维瘤和皮肤病变，如灰叶斑、鲨皮斑。

■ 关键点

● TS 典型的临床三联征为面部血管纤维瘤、智力低下和癫痫发作，见于 <30% 的患者。

● TS 在中枢神经系统表现为皮质或皮质下结节、白质病变和室管膜下结节。

● SEGAs 可见于 10% ~ 15% 的 TS 患者，间隔性生长的室管膜下结节最具特征。

病例 21

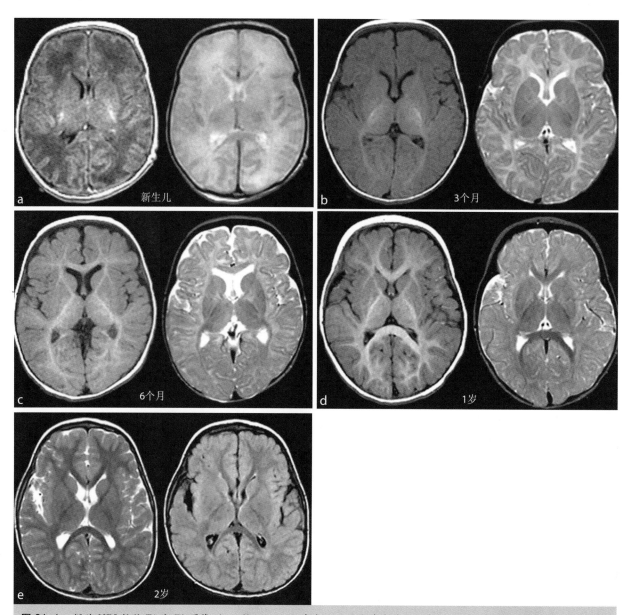

图 21.1　颅脑 MRI 轴位 T1 和 T2 图像（a~d）显示，1 岁内不同时期基底节、深部脑白质和丘脑白质髓鞘形成的不同程度，其特征性表现为 T1 信号增高和 T2 信号降低。MRI T1 序列可发现早期髓鞘形成区域。新生儿 MRI T1 图像：（a）显示内囊后肢和腹侧丘脑髓鞘形成。（b）在 3 月龄 MRI T1 图像，髓鞘形成延伸至内囊前肢，并沿视路发育。（c）在 6 月龄 MRI T1 图像，在内囊、胼胝体膝部、大部分深部脑白质和部分皮质下白质可见髓鞘形成。（d）在 1 岁时，大脑 MRI T1 图像信号与成人相似。（e）在 2 岁时，颅脑 MRI 轴位 T1 和 FLAIR 图像所示白质信号与成人大脑相仿

■ 临床表现

不同年龄儿童，无相关临床表现（图 21.1）。

■ 推荐阅读

Welker KM, Patton A. Assessment of normal myelination wyelination with magnetic resonance ima-ging. Semin Neurol, 2012, 32: 15－28

■ 主要影像学表现

与年龄相符的髓鞘形成过程。

■ 诊　断

• **髓鞘形成过程**　从婴儿期开始的最初几年，白质纤维束的髓鞘化可相对准确地预测，虽然其在一定范围内有正常变异。MRI 可为髓鞘化的评估提供方法，例如髓鞘化的形式和进程是否正常、延迟或异常。当必须做出决定时，临床医生必须熟悉在 MRI 不同序列中，髓鞘化的一般形式及其在不同年龄阶段的特征表现。

MRI T1 和 T2 成像依然是评估髓鞘化形式的基本序列。DTI 能够根据髓鞘化白质固有的各向异性评估其髓鞘化情况，但目前在多数影像中心尚未广泛开展。T2 FLAIR 成像是评估非髓鞘化白质的低级标准，除非在髓鞘化的最终阶段（通常在 18 ~ 24 月龄），一般不推荐应用。

髓鞘化在分布和年龄上均可预测。另外，髓鞘化与临床上所见的神经功能发育相匹配。一般而言，髓鞘化顺序为由尾部向头部，由后部向前部，由中心向四周。视觉和运动通路神经纤维的髓鞘化早于其他通路。与之相对应，婴儿视觉和运动功能区发育也较早。

在有限髓鞘化的婴儿大脑，灰白质分化与成人相反。在出生时，与灰质相比白质在 T1 像上呈低信号，在 T2 像上呈高信号。随着特定区域的髓鞘化，该部位髓鞘化的白质在 T1 像呈高信号，在 T2 像呈低信号。髓鞘化相关的信号改变较早出现在 T1 序列，故在 1 岁内 T1 序列价值最大。在 1 ~ 2 岁期间，T2 序列能更好显示正常的髓鞘化。即使当脑实质 MRI 最终与成人表现相类似（1 岁时 T1 像，2 岁时 T2 像），髓鞘化持续贯穿于儿童期。

在新生儿 MRI T1 序列，高信号髓鞘化区可见于以下部位：延髓、背侧脑桥、中脑、脑桥臂、小脑脚、大脑脚、腹侧丘脑、内囊后肢、皮质脊髓束、视神经和部分视路。约 3 月龄时，髓鞘化可见于内囊前肢和小脑，并沿视路发育。胼胝体压部在 4 月龄时开始髓鞘化，并于 6 月龄时延伸至膝部。约 3 月龄时，皮质下白质开始髓鞘化，7 月龄时延伸至皮质下 U 纤维。额颞叶皮质下髓鞘化进程要慢于大脑其他部分。在 12 月龄时，婴儿与成人脑部在 T1 序列上表现相类似。

除髓鞘化后期外，髓鞘化进程在 T2 序列与 T1 相类似。在新生儿期，与髓鞘化相关的 T2 信号降低可见于延髓、背侧脑桥、小脑脚、中脑和腹侧丘脑。2 月龄时，髓鞘化可见于脑桥臂、内囊后肢和皮质脊髓束。4 月龄时，视神经和部分视路可见髓鞘化。在 6 月龄时胼胝体压部开始髓鞘化，并于 8 月龄时沿内囊前肢延伸至膝部。腹侧脑桥在 6 月龄时表现髓鞘化，12 ~ 18 月龄时小脑髓鞘化。半球中央间白质前部髓鞘化见于 7 月龄，后部髓鞘化见于 11 月龄。皮质下前部髓鞘化见于 15 月龄，后部髓鞘化见于 24 月龄。在 2 岁儿童，其与成人脑部在 T2 序列上的表现相类似。

■ 关键点

• 髓鞘化在分布和年龄上均可预测。
• 髓鞘化进程（正常形式）为由尾部向头部，由后部向前部，由中心向四周。

• 髓鞘化进程在 1 岁前于 T1 序列显示良好，而在 1 ~ 2 岁时于 T2 序列显示良好。

病例 22

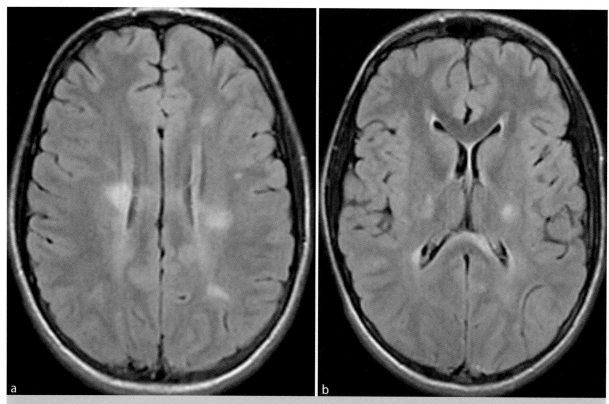

图 22.1　颅脑 MRI FLAIR 轴位图像（a）显示，脑室周围大量垂直于侧脑室卵圆形高信号病灶。（b）在内囊后肢、豆状核后部和胼胝体压部内侧缘也可见 FLAIR 像异常高信号病灶

■ 临床表现

年轻女性，表现为视力改变和一过性上肢麻木（图 22.1）。

■ 推荐阅读

Cross AH, Trotter JL, Lyons J. B cells and antibodies in CNS demyelinating disease. J Neuroimmunol, 2001, 112：1–14

Hildenbrand P, Craven DE, Jones R, et al. Lyme neuroborrrliosis：manifestations of a rapidly emerging zoonosis. Am J Neuroradiol, 2009, 30：1079–1087

Pomper MC, Miller TJ, Stone JH, et al. CNS vasculitis in autoimmune disease：MR imaging findings and correlation with angiography. Am J Neuroradiol, 1999, 20：75–85

■ 主要影像学表现

脑室周围异常信号。

■ Top 3 鉴别诊断

• **微血管缺血性病变（MID）** MID 常见于中老年人，可能是由老龄化所并发的高血压、糖尿病和高脂血症等而进展。颅脑 MRI T2 像可见非对称性的白质高信号区，无强化，但亚急性梗死可出现强化。受累白质可呈斑片状或融合状。腔隙性脑梗死的信号强度与脑脊液相类似，周围神经胶质增生，通常位于基底节、丘脑、脑白质深部和脑干。

• **脱髓鞘病变** 多发性硬化表现为围绕并垂直于脑室的病灶（"Dawson 手指"征），在 MRI T2 像呈高信号。病变为双侧，且常累及胼胝体、小脑和小脑脚。在脱髓鞘活跃区，可见强化和可能的弥散受限。斑片状病灶有时会被误认为肿块，或肿瘤样病变。在多发性硬化患者，视神经炎常见。在临床上，多发性硬化具有复发和缓解的病程。急性播散性脑脊髓炎呈单相病程，常见于儿童和青少年，多发生在病毒感染或免疫接种后。该病临床表现与多发性硬化相类似，但病灶更易融合并侵犯灰质，二者均可累及脑干和脊髓。

• **感染/炎症** 莱姆病和结节性病变均为系统性疾病，可累及中枢神经系统。莱姆病是蜱传播疾病，由伯氏疏螺旋体所致，见于北方气候温暖的季节。其白质病损与 MS 相类似，但患者尚有病毒感染症状或皮疹，强化多样，常有脑神经（特别是面神经）和硬脑膜受累。结节性病变是一种肉芽肿性疾病，最常见于年轻的非裔美国人。中枢神经系统受累，有症状的患者约占 5%。在结节性病变，脑基底池首先被侵犯，而硬脑膜、脑神经和漏斗以及血管周围的浸润和强化最为常见。脑实质受损发生率约为 30%。

■ 其他鉴别诊断

• **血管病变** 血管炎可致动脉血管壁炎性浸润，其病因包括自身免疫、感染或肉芽肿性疾病、辐射和药物。MRI 可显示双侧灰、白质深部和浅部异常信号。梯度回波成像可显示出血，常见于血管炎，斑片状强化也可出现。血管造影通常是必需的，因其可显示血管炎特征性的病理改变，即交替出现的血管狭窄与扩张区，而 MRA 和 CTA 对该病变的敏感性却较差。活检可明确诊断。出现偏头痛的患者倾向于考虑白质病变，其被认为继发于某种类型的血管病变。

• **CADASIL 病** 即伴有皮质下梗死和脑白质病变的常染色体显性遗传性脑动脉病变，为 19 号染色体缺陷所致。小的穿通血管病变可致多发脑梗死、TIA 和中青年偏头痛。灰白质深部的缺血性改变最为显著，而颞叶前部皮质下受累最具特征性。

• **Susac 综合征** Susac 综合征是一种罕见的自身免疫性微血管病，可引起脑病、听力丧失和视网膜动脉梗塞。该综合征在青年到中年期发病，女性常见。虽经数年 Susac 综合征可自限，但其所造成的损害仍持久存在。MRI 显示多发圆形病灶，累及脑室周围白质、胼胝体、深部灰白质区和脑干，病灶可见强化，弥散受限。

■ 诊 断

脱髓鞘病（多发性硬化）

■ 关键点

• 脱髓鞘病变累及脑室周围白质、胼胝体、后颅窝和脑干。

• 微血管缺血性病变可致白质病变呈斑片状或融合状，可因老龄化所并发的相关疾病而进展。

• 莱姆病和结节性病变偶可累及中枢神经系统，病损与脱髓鞘斑片相类似。

病例 23

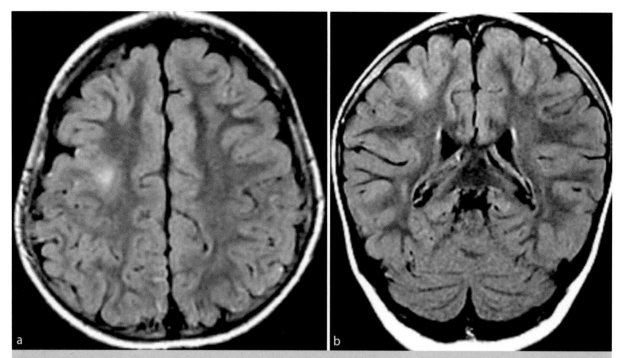

图 23.1 颅脑 MRI 轴位（a）和冠状位（b）FLAIR 图像显示，右额皮质和皮质下白质局限性高信号病灶，界限不清，灰-白质交界区模糊

■ 临床表现

6 岁女童，表现为癫痫发作（图 23.1）。

■ 推荐阅读

Lee BC, Schmidt RE, Hatfield GA, et al. MRI of focal cortical dysplasia. Neuroradiology, 1998, 40: 675 – 683

O'Brien WT. lmaging of CNS infections in immunocompetent patients. J Am Osteopath Coll Rsdiol, 2012, 1: 3 – 9

Venkatramana R, Vattipally ND, Bronen RA. MR imaging of epilepsy: strategies for successful interpretation. Radiol Clin North Am, 2006, 44: 111 – 133

■ **主要影像学表现**

皮质/皮质下孤立的异常信号区。

■ **Top 3 鉴别诊断**

● **脑皮质发育不良** 局灶性脑皮质发育不良系神经元迁移异常，以继发于某些类型损伤后的皮质异常发育为其特征。其可分为 2 种亚型：1 型，有皮质发育异常，但不伴有异常神经元；2 型，有皮质发育异常，且伴有异形神经元。Taylor 发育不良是 2 型脑皮质发育不良的亚型，其特征表现是在病理学上出现气球状细胞。在 MRI T2/FLAIR 像，脑皮质发育不良表现为局灶性异常高信号，累及皮质和皮质下白质，灰白质交界区模糊。异常信号区通常呈楔形，尖端指向脑室。覆盖病变区的脑皮质增厚。在 MRI T1 加权序列，病变区皮质信号强度增高相对具有特征性，有助于与肿瘤相鉴别。

● **神经胶质增生** 神经胶质增生是指非特异性星形胶质细胞增生和瘢痕形成，多继发于某些形式的损伤，常见于皮质下和脑室旁白质。其常见原因包括缺氧、缺血、感染或炎症、创伤、血管炎、脱髓鞘病变和神经变性疾病。在 MRI T2/FLAIR 像，神经胶质增生区表现为信号增高，偶见强化，尤其是在脱髓鞘活跃期或亚急性脑梗死。随访研究发现，神经胶质增生区通常稳定，但当刺激因素持续存在时，也可进展。

● **低级别肿瘤** 低级别肿瘤可引起癫痫发作，特别是当肿瘤位于皮质时。神经胶质瘤最为常见，在 MRI T2/FLAIR 像表现为信号增高区，累及灰质或白质，边界相对清楚。低级别胶质瘤缺乏强化或轻度强化。少突胶质细胞瘤较少见，以白质为中心延伸至皮质，钙化发生率较高（75%～90%）。其他可引起癫痫的肿瘤包括神经节细胞胶质瘤（最常见）、胚胎发育不良性神经上皮肿瘤（DNET）和多形性黄色星形细胞瘤（PXA）。这些肿瘤最常见于年轻患者，颞叶多见，位于皮质，其影像学特征部分相同，病灶周无或仅有轻度水肿。上述肿瘤增强和囊变表现多样，但最常见于神经节细胞胶质瘤和多形性黄色星形细胞瘤。胚胎发育不良性神经上皮肿瘤与脑皮质发育不良有关。

■ **其他鉴别诊断**

● **脑炎** 脑炎是指局灶性脑实质感染，是感染源通过血行或直接播散所致。在直接播散时，感染常局限；而血源性播散可引起多发感染。典型地患者表现为癫痫发作、头痛和局灶性神经功能缺失。感染灶在 MRI T2 呈高信号，T1 呈低信号，边界不清。如果出现强化，常呈边界不清或线性强化。虽然一些位于皮质的肿瘤也可有局限性脑膜强化，但脑膜强化强烈提示感染。在脑炎急性期，可见弥散受限。

● **癫痫性水肿** 癫痫可引起局限性脑灌注增加，并破坏血脑屏障。癫痫水肿累及皮质和皮质下白质，界限不清，偶见增强。在癫痫发作终止后，影像学随访可见其改善或消退。应注意，癫痫水肿区可与致痫灶相距较远。

■ **诊 断**

局灶性脑皮质发育不良

■ **关键点**

● 局灶性脑皮质发育不良表现为皮质或皮质下异常信号，灰 - 白质交界区模糊。

● 位于皮质的低级别肿瘤也可致癫痫发作，神经胶质瘤和神经节细胞胶质瘤最常见。

● 脑炎是指局灶性脑实质感染，如果出现脑膜强化将有助于鉴别。

病例 24

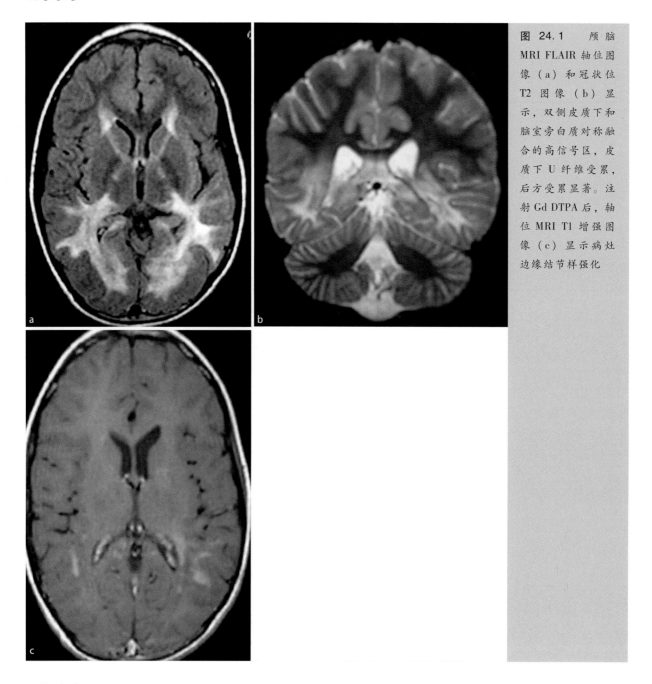

图 24.1 颅脑 MRI FLAIR 轴位图像 (a) 和冠状位 T2 图像 (b) 显示, 双侧皮质下和脑室旁白质对称融合的高信号区, 皮质下 U 纤维受累, 后方受累显著。注射 Gd DTPA 后, 轴位 MRI T1 增强图像 (c) 显示病灶边缘结节样强化

■ 临床表现

4 岁男童, 表现为出现发育迟缓 (图 24.1)。

■ 推荐阅读

Banwell B, Shroff M, Ness JM, et al. Weinstock-Guttman B International Pediatric MS Study Group. MRI features of pediatric multipie sclerosis. Neurology, 2007, 68 (Suppl 2): S46 – S53

Cheon JE, Kim IO, Hwang YS, et al. Leukodystrophy in children: a pictorial review of MR imaging features. Radiographics, 2002, 22: 461 – 476

■ 主要影像学表现

儿童脑白质融合性病变。

■ Top 3 鉴别诊断

● **急性播散性脑脊髓炎（ADEM）**　急性播散性脑脊髓炎是一种单相脱髓鞘病变，见于儿童病毒感染或疫苗接种后。ADEM 是继发于针对病毒蛋白交叉反应的髓鞘的自身免疫反应。患儿神经功能受损表现与多发性硬化相类似。病程变化多样，可从自限性到爆发性，甚至表现为出血性脑炎。CT 和 MRI 显示大范围的白质病变，通常为双侧性，在 T2 像呈高信号。增强后可显示开环样或结节样强化，其与脱髓鞘活跃区相对应。与多发性硬化相比，ADEM 病变更倾向于融合，并累及灰质。

● **多发性硬化（MS）**　多发性硬化是最常见的脱髓鞘病变，多见于青年或中年女性，但男性及儿童也可发生。患者表现为视神经炎、脑神经病损和（或）感觉运动障碍，上述症状多在病程后期之前缓解。症状此起彼伏，病程多具有复发和缓解特性。在 MRI 上，可见脑室旁白质、视路、胼胝体、小脑、小脑脚和脑干或脊髓部 T2 高信号病变。脑室旁病变呈卵圆形，并垂直于侧脑室，出现典型病损即"Dawson 手指"。在脱髓鞘活跃区可出现结节样，或指向所覆盖皮质的开环样强化。与成人相比，儿童 MS 患者结节强化程度较轻、数目较少，但范围较大。马尔堡型多发性硬化可呈爆发性，可致迅速死亡。Schilder 病是一种始发于儿童期罕见的渐进性多发性硬化。视神经脊髓炎累及视神经和脊髓，而非脑实质。在本质上，因视神经脊髓炎对治疗反应不同，所以被认为是一种独立的多发性硬化。

● **髓鞘形成障碍**　脑白质营养不良是一组罕见的代谢性疾病，继发于酶缺陷（溶酶体、过氧化物酶或线粒体异常）所致毒性代谢产物蓄积。患者最常表现为先天的视觉或行为障碍。MRI 显示双侧对称性沿白质纤维束分布的病灶，在 T2 呈高信号。易染性脑白质营养不良易发生于枕叶和胼胝体压部，皮质下 U 型纤维保留；肾上腺脑白质营养不良具有类似表现，常累及男性（伴 X 染色体），也可影响肾上腺，病程晚期影响皮质下 U 型纤维；婴儿型脑白质营养不良（亚历山大病）易发生于额叶；海绵状脑白质营养不良（卡纳万病）与 MRS 上增高的 N－乙酰天门冬氨酸水平有关。婴儿型和海绵状脑白质营养不良除表现白质异常外，常有大头畸形。

■ 其他鉴别诊断

● **非典型感染**　人类免疫缺陷病毒（HIV）可最先累及中枢神经系统，表现为脑室旁融合对称的异常信号，伴有与年龄不相匹配的脑萎缩，无强化。进行性多灶性白质脑病是一种非典型病毒（JC 病毒）感染，发生于免疫抑制患者，最常见于获得性免疫缺陷综合征人群。该感染侵犯少突胶质细胞，导致脑室旁和皮质下白质 T2 高信号区，呈融合状态，强化并不常见。白质受累可为双侧，但典型表现为单侧。

■ 诊　断

髓鞘形成障碍疾病（肾上腺脑白质营养不良）

■ 关键点

● 急性播散性脑脊髓炎继发于病毒感染或疫苗接种。

● 多发性硬化是最常见的脱髓鞘病变，表现多样。

● 脑白质营养不良是一组罕见的代谢性疾病，可导致弥散性髓鞘形成障碍。

● HIV 导致融合对称的信号异常，伴有与年龄不符的脑萎缩。

病例 25

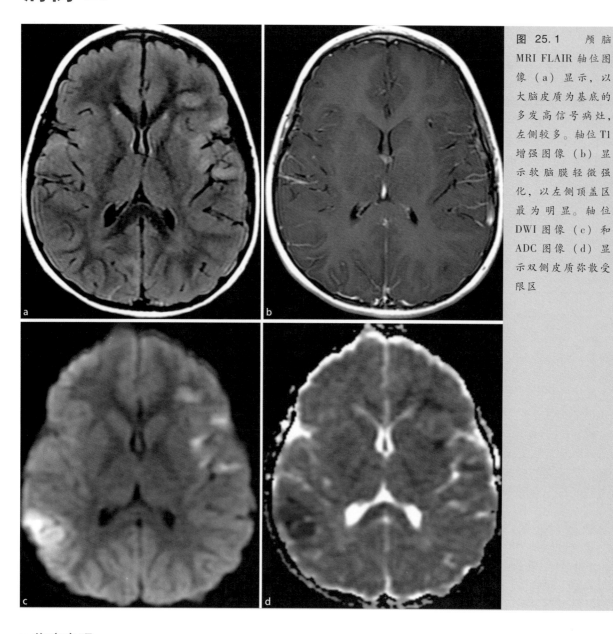

图 25.1　颅脑 MRI FLAIR 轴位图像（a）显示，以大脑皮质为基底的多发高信号病灶，左侧较多。轴位 T1 增强图像（b）显示软脑膜轻微强化，以左侧顶盖区最为明显。轴位 DWI 图像（c）和 ADC 图像（d）显示双侧皮质弥散受限区

■ 临床表现

青少年，表现为新发头痛与癫痫发作（图 25.1）。

■ 推荐阅读

O'Brien WT. Imaging of CNS infections in immunocompetent patients. J Am Osteopath Coll Radiol, 2012, 1：3 - 9

Pomper MG, Miller TJ, Stone JH, et al. CNS vasculitis in autoimmune disease：MR imaging findings and correlation with angiography. Am J Neuroradiol, 1999, 20：75 - 85

■ 主要影像学表现

皮质多发异常信号区。

■ Top 3 鉴别诊断

• **脑炎** 脑炎是指脑实质的局灶性感染，可由血源播散或直接播散所致，也可继发于脑膜炎。直接播散更易于引起局灶性感染，而典型的血源播散和脑膜炎所致者则表现为多灶性受累。患者表现为发热、头痛、癫痫发作或局灶性神经功能缺失。在 CT 检查，脑炎表现为皮质和皮质下低密度区，边界模糊；在 MRI T2/FLAIR 像上则表现为高信号区，可有弥散受限，此与急性脑梗死类似。如有强化，则强化区边界模糊，或表现为薄的线性强化。可见脑膜强化。

• **脑缺血/梗死** 脑梗死在老年人多见于血栓栓塞，而在年轻人则多见于血管炎和动脉损伤。脑梗死在 CT 表现为皮质和皮质下低密度楔形区，在 MRI T2 像呈高信号。细胞毒性水肿可导致灰-白质界限和脑沟消失。在急性脑梗死，弥散受限。在亚急性期，可见脑回样或斑片状强化。灌注成像有助于鉴别半暗带区，即脑梗死发生时有望存活的脑组织。CTA 或 MRA 可显示血管闭塞区域。15%~20% 的脑梗死可发展为出血。静脉性脑梗死并不按血管分布区发生，而更易出血。

• **脑挫伤** 脑挫伤是指与颅底或硬脑膜相接触的脑实质，因碰撞所致的创伤性损伤。其最常见于额叶下方、颞叶前部和矢状窦旁。脑挫伤可在撞击下直接发生，即直接性脑损伤。此外，脑挫伤也可发生于损伤对侧，即对冲性脑损伤。在急性期，皮质和皮质下可见水肿和肿胀。区别出血灶位于脑实质内或脑外具有鉴别价值。在最初的 2~3d，脑挫伤可能进展，出血可增加。在慢性期，通常可见脑软化灶。

■ 其他鉴别诊断

• **血管炎** 血管炎可引起动脉血管壁炎症反应。常见病因包括感染、肉芽肿（包括中枢神经系统原发性血管炎）、胶原血管病、辐射和药物诱发。影像学表现多样，可由表现"正常"至出现显著的血管和脑实质异常。受累动脉显示狭窄与扩张区交替出现。脑实质表现为缺血或梗死灶，可累及灰质和白质浅部及深部。在急性期可见弥散抑制。病灶可强化，特别是在亚急性期。在 MRI 梯度回波和 SWI 像，微出血灶表现为低信号。

• **皮质结节** 结节性硬化症是一种神经-皮肤综合征，典型表现为面部血管纤维瘤、智力低下和癫痫发作三联征。大多数的患者可见室管膜下结节和皮质结节。结节由杂乱的神经胶质和异位的神经元组成。在影像学上，结节表现为皮质和皮质下异常信号区，呈楔形，尖端指向内侧。在髓鞘形成前，结节在 T1 图像为高信号；而在髓鞘化后，结节在 T1 图像为低信号，在 T2 图像为高信号。结节偶见强化或钙化，此时信号特征多变。

• **线粒体脑肌病伴乳酸性酸中毒及卒中样发作（MELAS）** MELAS 是指伴有乳酸性酸中毒和卒中样发作的线粒体脑病，是遗传性线粒体异常，更常见于男性。在青春期和青壮年期，患者表现为癫痫发作和卒中样发作。MELAS 累及皮质、皮质下白质、基底节和深部脑白质，在影像学上表现为低密度或异常信号。在基底节区 MRS 可见高耸的乳酸波，此为线粒体脑病的特征表现。

■ 诊 断

脑炎

■ 关键点

• 脑炎可由感染后血源播散或直接播散所致，也可继发于脑膜炎。

• 血栓栓塞性疾病、血管炎和动脉损伤可引起皮质或皮质下缺血或梗死。

• MELAS 病表现为青春期和青壮年期癫痫发作和卒中样发作。

（病例 1~25 濮璟楠 刘重霄 译，师 蔚 校）

病例 26

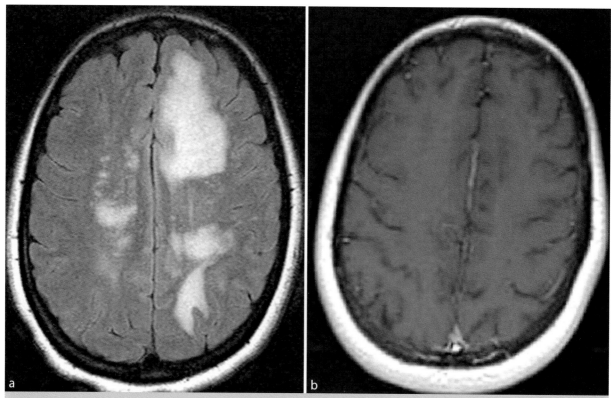

图 26.1 轴位液体衰减反转恢复序列（FLAIR）（a）和 T1 钆增强（b）MRI 图像显示，广泛的双侧脑白质高信号，无明显占位效应和增强。图片由 Paul M. Sherman 提供

■ **临床表现**

45 岁女性，表现为癫痫发作（图 26.1）。

■ **推荐阅读**

Bag AK, Chapman PR, Roberson GH, et al. JC virus infection of the brain. Am J Neuroradiol, 2010, 31: 1564 – 1576

Filippi M, Rocca MA. MR imaging of multiple sclerosis. Radiology, 2011, 259: 659 – 681

■ 主要影像学表现

成人白质融合性病变。

■ Top 3 鉴别诊断

• **脱髓鞘病变** 多发性硬化（MS）表现为脑室周围多发的 T2 高信号病灶，沿小静脉周围分布，病变长轴垂直于侧脑室（"Dawson 手指"征）。病变通常为双侧不对称，常累及视觉传导通路、胼胝体、小脑、小脑脚（脑桥臂）及脑干或脊髓。在脱髓鞘活动期，病灶内有一过性结节状或开环样强化。斑块也可为融合状或团块状（肿瘤样）。"黑洞"在 MRI T1 和 FLAIR 序列呈低信号，代表静止期斑块。多发性硬化通常表现为复发-缓解病程，这与急性播散性脑脊髓膜炎的单相进程不同。上述两种疾病都可能累及脊髓。莱姆病是蜱传播的伯氏疏螺旋体病，脑白质病变与多发性硬化相类似，但前者多与病毒性疾病和皮疹有关，可累及第Ⅶ对脑神经、软脑膜和马尾神经。

• **脑肿瘤** 脑胶质瘤是一种浸润性肿瘤，多累及两个或多个脑叶，可为双侧性。虽然病变中心位于脑白质内，但皮质也可能受累。临近肿瘤的脑组织形态和结构相对保留，肿瘤无或轻度强化。间变性星形细胞瘤可能更具侵袭性，无增强或呈斑片状强化。原发性中枢神经系统淋巴瘤累及脑深部灰质或脑室周围白质和胼胝体。由于其细胞成分致密（蓝色小圆细胞肿瘤），通常表现为 T2 低信号和 CT 高密度。增强扫描常呈均匀强化，而免疫力低下或接受类固醇治疗的患者表现为环形强化。

• **非典型感染** 人类免疫缺陷病毒（HIV）可首先感染中枢神经系统，导致脑室周围连续的、对称性信号异常，伴随与年龄不相称的脑萎缩。进行性多灶性白质脑病是非典型性病毒（JC 病毒）感染少突胶质细胞所致。绝大多数的患者见于获得性免疫缺陷综合征患者。磁共振成像（MRI）显示融合的脑白质 T2 高信号，无占位效应，典型的受累部位是皮质下 U 型纤维。脑白质受累可能是双侧的，但通常不对称。增强扫描常无增强，即使有增强，也是轻微的外周强化。

■ 其他鉴别诊断

• **微血管缺血性疾病** 微血管缺血性疾病常见于老年人群，可能因并发其他疾病如高血压、糖尿病和高脂血症而早年发病。CT 平扫显示皮质下和脑室周围白质低密度影，MRI 显示脑白质内不对称性 T2 高信号，无强化。脑白质受累区可呈融合状，且范围广泛。腔隙性脑梗死信号强度与脑脊液相似，周围可见胶质细胞增生。

• **自身免疫性血管炎** 血管炎多表现为双侧多灶性灰质和白质病变，通常位于皮质和皮质下，常累及基底节和丘脑。如果出现环形强化，病变与多发性硬化和感染相似。梯度回波 MR 序列可显示出血灶。数字减影血管造影（DSA）显示受累脑动脉血管狭窄和扩张交替出现。

■ 诊 断

进行性多灶性白质脑病（HIV 患者）

■ 关键点

• 脱髓鞘是脑白质病变的常见原因，病变可呈融合状，且范围广泛。

• 脑胶质瘤和淋巴瘤表现为累及白质束的浸润性肿块。

• 血管炎表现为多灶性出血；DSA 显示血管狭窄和扩张交替出现。

• 微血管缺血性疾病常见于老年患者，可因并发其他疾病而早年发病。

病例 27

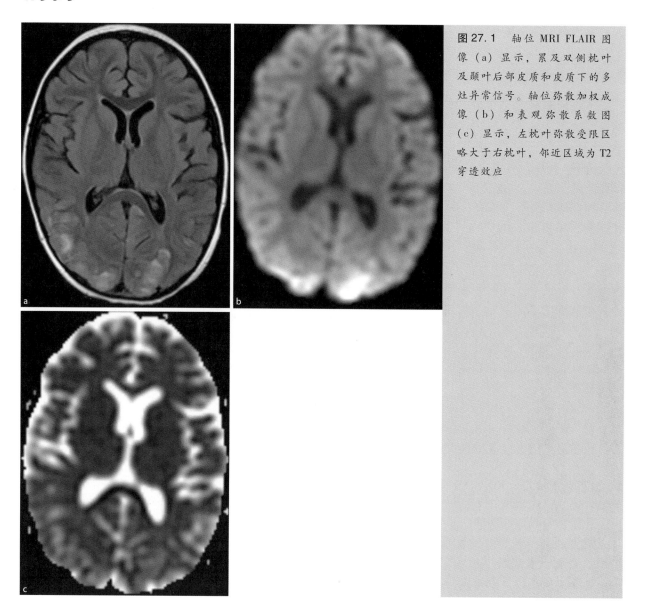

图 27.1 轴位 MRI FLAIR 图像（a）显示，累及双侧枕叶及颞叶后部皮质和皮质下的多灶异常信号。轴位弥散加权成像（b）和表观弥散系数图（c）显示，左枕叶弥散受限区略大于右枕叶，邻近区域为 T2 穿透效应

■ 临床表现

年轻女性，急性肾衰竭，表现为头痛和视力改变（图 27.1）。

■ 推荐阅读

Barkovich AJ, Ali FA, Rowley HA, et al. Imaging patterns of neonatal hypoglycemia. Am J Neuroradiol, 1998, 19: 523 - 528

Lo L, Tan AC, Umspathi T, et al. Diffusion-weighted MR imaging in early diagnosis and prognosis of hypoglycemia. Am J Neuroradiol, 2006, 27: 1222 - 1224

Mckinney AM, Short J, Truwit CL, et al. Posterior reversible encephalopathy syndrome: incidence of atypical regions of involvement and imaging findings. Am J Roentgenol, 2007, 189: 904 - 912

■ 主要影像学表现

后部脑叶皮质/皮质下异常信号区。

■ Top 3 鉴别诊断

- **可逆性高血压脑病** 可逆性高血压脑病（也称可逆性后部脑病综合征，PRES），是指高血压病程中继发于自身脑血管调节失败后的血管性脑水肿。后循环（枕叶、顶叶和后颞叶）最常受累，这是由于该部交感神经分布相对较少，限制了其脑灌注的调节能力。其病因包括先兆子痫或子痫、肾衰竭和化疗药物中毒。患者通常表现为头痛，偶发癫痫。脑灌注压增加导致血管性脑水肿，在影像学表现为双侧皮质或皮质下斑片状 T2 高信号影，不对称分布。脑深部灰质、脑干和小脑也可受累。更令人担忧的是出现弥散受限，因为其可发展为脑梗死。增强扫描呈斑片状强化。磁共振血管成像显示后循环短暂的血管痉挛。信号异常区通常能在高血压纠正后恢复正常，除非并发脑梗死。

- **脑缺血/梗死** 椎 - 基底动脉系统血管闭塞或整体低灌注累及大脑中、后动脉分水岭区后部，均可引起双侧后循环缺血性改变。动脉性脑梗死通常呈楔形，伴发细胞毒性脑水肿，表现为脑回肿胀、脑沟消失和灰 - 白质分界模糊。在急性期梗死区弥散受限，在亚急性期可见强化。双侧缺血性改变也可见于静脉性脑梗死，常见于高凝状态患者。细胞毒性水肿通常双侧不对称。静脉性脑梗死更易导致出血，尤其是当血栓延伸至皮质静脉时。CT 和磁共振静脉成像对明确静脉闭塞有帮助。梗死区在 MRI T1 可表现高信号，在 CT 或 MRI 增强可表现为梗死区中心部增强程度减低（空 delta 征）。

- **低血糖** 低血糖可发生在患有糖尿病、先兆子痫、子痫或接受胰岛素治疗产妇所生的新生儿中。葡萄糖是大脑的主要代谢底物，故大脑对低血糖特别敏感。在成年人，低血糖反应通常表现为突发的意识改变和癫痫。显著的低血糖会导致昏迷。新生儿低血糖典型反应表现为易怒、肌张力减低和癫痫发作。影像学表现主要为双侧顶枕叶皮质和皮质下 CT 低密度影和 MRI T2 高信号影，在急性期弥散受限，而颞叶和额叶很少受累。在严重的患者中，脑深部灰质结构包括基底节和丘脑也可受累。弥散受限区在合理治疗后通常能恢复正常，少数发展为真正的脑梗死。

■ 其他鉴别诊断

- **癫痫性水肿** 癫痫发作导致局灶性脑灌注增加和血脑屏障破坏。相关的水肿累及皮质或皮质下白质，可致灰 - 白质交界消失和脑沟闭塞，偶见强化。动态影像学显示水肿改善或消散。必须强调，水肿区可能与真正的致痫灶相距甚远。

■ 诊　断

可逆性高血压脑病（PRES）

■ 关键点

- PRES 是指在高血压病程中，由于血管自身调节障碍所致的后循环脑区水肿。
- 椎基底动脉系统闭塞、脑灌注不足和静脉性脑梗死可致双侧后循环脑区缺血。
- 低血糖发生于新生儿和胰岛素治疗的成人，影像学表现与 PRES 相类似。

病例 28

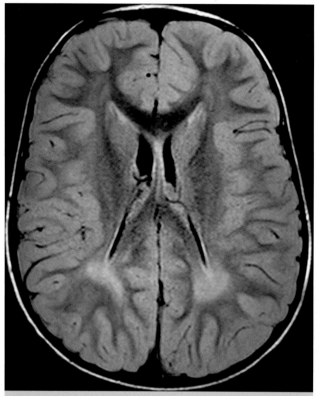

图 28.1　轴位 MRI FLAIR 图像显示，侧脑室三角区周围白质信号增高，边界模糊

■ 临床表现

2 岁男童，表现为发育迟缓（图 28.1）。

■ 推荐阅读

Konishi Y, Kuriyama M, Hayakawa K, et al. Periventricular hyperintensity detected by magnetic resonance imaging in infancy. pediatr Neurol, 1990, 6: 229 - 232

Nowell MA, Grossman Rl, Hackney DB, et al. MR imaging of white matter disease disease in children. Am J Roentgenol, 1988, 151: 359 - 365

Parazzini C, Baldoli G, Scotti G, et al. Triulzi F. Terminal zones of myelination: MR evaluation of children aged 20 ~ 40 months. Am J Neuroradiol, 2002, 23: 1669 - 1673

■ 主要影像学表现

侧脑室三角区周围信号异常。

■ Top 3 鉴别诊断

• **髓鞘化延迟** 髓鞘形成过程相对可预测，其形成方式为从中心到外周，由下而上，由后向前。皮质脊髓束、视束和脑干后部在早期髓鞘化，髓鞘化方式也反映了神经系统的发育过程。在 MRI 上，脑白质在 1 岁儿童 T1 序列、2 岁儿童 T2 序列与成人脑白质信号相近。髓鞘化的终末区包括侧脑室三角区周围白质、前额叶和颞叶的皮质下白质。在神经影像学上，髓鞘化延迟患者可表现为正常或发育延迟。

• **脱髓鞘病变** 急性播散性脑脊髓炎（ADEM）是儿童最常见的脱髓鞘性病变。其病程多为单相性，发生于之前的病毒感染或预防接种后。病程从自限性到暴发性出血性脑炎。MRI 表现为白质内融合的 T2 高信号区。病灶常为双侧，但不对称。其特征表现为胼胝体、视觉通路、小脑半球及脑干受累。侧脑室周围白质病变多垂直于侧脑室，形成特征性"Dawson 手指"征。活动期多在脱髓鞘病灶前部有强化，呈"开环"样。多发性硬化症（MS）多发

生在成人和年龄较大的儿童。相对于 ADEM，MS 患者多具有复发和缓解的多相病程，而非单相过程。MS 影像学表现可与 ADEM 相似。

• **代谢性疾病** 髓鞘形成障碍疾病罕见，继发于酶缺陷（溶酶体、过氧化物酶病或线粒体病）所致毒性代谢产物的积聚。患者在幼年期表现为视觉或行为障碍。在 MRI 表现为双侧对称沿白质纤维束延伸的 T2 高信号改变。异染性脑白质营养不良多发于枕叶和胼胝体压部，皮质下 U 型纤维不受累；肾上腺脑白质营养不良有类似表现，通常影响男孩（X 染色体关联），也可影响肾上腺，并累及皮质下 U 型纤维；亚历山大病好发于额叶，海绵状脑白质营养不良与 MRS 上 N - 乙酰天门冬氨酸（NAA）水平增加相关。亚历山大病与海绵状脑白质营养不良通常都会导致巨头畸形。海绵状脑白质营养不良会引起丘脑和双侧苍白球 T2 信号升高。克拉伯病在 CT 上灰质核团的特征性表现为高密度。

■ 其他鉴别诊断

• **新生儿缺血缺氧性脑病（HIE）** 与 HIE 相关的脑实质损害，取决于宫内缺氧时的胎龄和缺氧程度。严重的 HIE 影响大脑代谢最活跃的部分，包括脑深部灰质和白质。早产儿轻、中度 HIE 可影响脑室周围白质，导致该部位信号异常和容积减少，通常引起脑室周围白质软化。在足月儿，轻、中度 HIE 可导致分水岭区缺血性改变，此与成人脑缺血相似。

• **非典型血管周围间隙** 持续而模糊的脑室周围信号异常可能与血管周围间隙有关。血管周围间隙呈放射状，由脑室周围区域向皮质走行。局部血管周围腔隙扩大常见于基底节、侧脑室三角区周围和皮质下区。虽然该病变通常在 FLAIR 序列中表现为信号抑制，但病变周围也可表现为非典型的、模糊的高信号。

■ 诊   断

髓鞘形成不良/延迟

■ 关键点

• 髓鞘化终末区包括侧脑室三角区周围和额、颞叶皮质下白质。

• MS/ ADEM 引起不对称的白质病变，其形

态和分布具有特征性。

• 代谢紊乱导致双侧对称性融合的白质异常信号。

病例 29

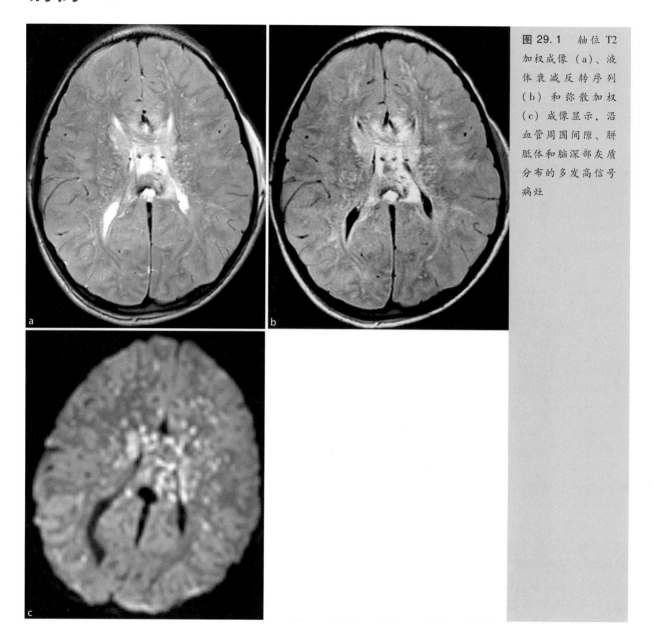

图 29.1 轴位 T2 加权成像（a）、液体衰减反转序列（b）和弥散加权（c）成像显示，沿血管周围间隙、胼胝体和脑深部灰质分布的多发高信号病灶

■ 临床表现

8 岁男孩，表现为头痛、发热、精神状态改变和全身淤斑（图 29.1）。

■ 推荐阅读

Baganz MD, Dross PE, Reinhardt JA. Rocky Mountain spotted fever encephalitis: MR findings. Am J Neuroradiol, 1995, 16（Suppl）: 919 – 922

Hildenbrand P, Craven DE, jONES R, et al. Lyme neuroborreliosis: manifestations of a rapidly e-merging zoonosis. Am J Neuroradiol, 2009, 30: 1079 – 1087

Smith AB, Smirniotooulos JG, Rushing EJ. From the archives of the AFIP: central nervous system infections associated with human immunodeficiency virus infection: radiologic-pathologic correlation. Radiographics, 2008, 28: 2033 – 2058

■ 主要影像学表现

脑深部灰/白质血管周围间隙多灶性信号异常。

■ Top 3 鉴别诊断

● **隐球菌感染** 隐球菌感染是一种发生于获得性免疫缺乏综合征（AIDS）患者的真菌感染。在 AIDS 患者，隐球菌感染是第二大常见的中枢神经系统机会感染，仅次于弓形虫感染，通常为肺部感染后隐球菌经血行播散至中枢神经系统。最常见的影像学改变为多发的 T2 高信号病灶，累及脑深部血管周围间隙、基底神经节和大脑白质。隐球菌感染主要有 4 种不同的表现方式：伴有结节状强化的肉芽肿性脑膜炎，类囊肿、无强化和扩大的 VR 腔隙，基底节区"凝胶状的假性囊肿"（强化或不强化）和表现为结节状或环形强化肿块的隐球菌瘤，通常累及脉络丛。脑积水常见。

● **莱姆病** 莱姆病是蜱传播的伯氏疏螺旋体疾病，为地方性疾病，多发生在北方地区温暖的季节。该病为全身性感染，病情严重时多累及中枢神经系统，最常见的神经系统影像学改变为脑神经异常强化，尤其是第Ⅶ对脑神经，可引起贝尔面瘫。感染也可播散至脑膜，引起脑膜炎相关临床症状和影像学改变，如弥漫性或局灶性软脑膜强化。脑实质受累不常见，多由小血管炎引起。MRI 表现为多发性血管周围白质病灶，此与多发性硬化相类似。脑深部灰质结构也可受累。脑实质增强表现多样。在临床上，关键的鉴别点为继发于蜱叮咬后的病毒样感染，出现特征性的"公牛眼"样皮疹（游走性红斑）。

● **落基山斑疹热（RMSF）** RMSF 是蜱传播的立克次氏体疾病，好发于林木地区，多发于晚春和初夏。细菌侵入人体血液循环，引起系统性小血管炎。患者通常表现为发热、头痛和由四肢远端向近端发展的皮疹。皮疹早期为斑丘疹，进而发展为伴有坏死的淤斑。中枢神经系统临床表现多样，从轻微的头痛到暴发性致死性的脑膜脑炎。小血管炎最先累及血管周围间隙，同时脑深部灰质和白质也受累。MRI 较 CT 更为敏感，能较好地显示受累的血管周围间隙和周围的胶质细胞增生。血管周围间隙受累与隐球菌感染相类似。脑深部灰质和白质病变类似于其他血管炎，如莱姆病。感染严重时可广泛累及脑深部灰质和白质，包括胼胝体。在急性期，受累区弥散受限。如果能早期诊断并合理治疗，其影像学改变可得到逆转或缓解。

■ 诊 断

落基山斑疹热

■ 关键点

● 隐球菌感染是获得性免疫缺陷综合征患者常见的真菌感染，首先累及血管周围间隙。

● 莱姆病是经蜱传播的，是发生在北方温暖季节的地方性疾病。

● 莱姆病累及中枢神经系统，包括脑神经或脑膜增强和血管周围白质病灶。

● 落基山斑疹热引起小血管炎，最先累及血管周围间隙和脑深部灰质或白质。

病例 30

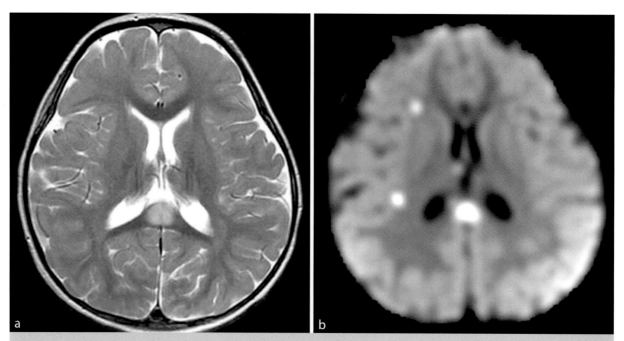

图 30.1 轴位 MRI T2 图像（a）显示，胼胝体压部卵圆形高信号改变。弥散加权成像（b）显示，病变呈高信号，同时在右侧岛叶灰白质交界处和丘脑内侧可见高信号病灶

■ 临床表现

病史保留（图 30.1）。

■ 推荐阅读

McKinney AM, Kieffer SA, Paylor RT, et al. Acute toxic leukoencephalopathy: potential for reversibility clinically and on MRI with diffusion-weighted and FLAIR imaging. Am J Roentgenol, 2009, 193: 192–206

Slone HW, Blake JJ, Shah R, et al. CT and MRI findings of intracranial lymphoma. Am J Roentgenol, 2005, 184: 1679–1685

■ 主要影像学表现

胼胝体信号异常。

■ Top 3 鉴别诊断

• **脱髓鞘病变** 多发性硬化（MS）和急性播散性脑脊髓炎（ADEM）是最常见的脱髓鞘病变。MS 多见于成人，而 ADEM 主要见于儿童。其特征性的影像学表现为，侧脑室周围 MRI T2 及 FLAIR 上垂直于侧脑室的卵圆形高信号病变（"Dawson 手指"征）。其好发部位包括视束、胼胝体、小脑、脑干和脊髓。在脱髓鞘活动期，病变可表现为暂时性强化（结节状或环形强化）和弥散受限。肿瘤样 MS（巨大的肿块样强化病灶）很少见，但其表现可与肿瘤相类似。

• **弥漫性轴索损伤（DAI）** DAI 由于脑白质剪切性损伤，表现为多灶性出血或非出血病变，累及灰白质交界处（1 级）、胼胝体（2 级）、脑深部灰质和脑干背外侧（3 级）。由于血液产物的磁敏感性，梯度回波（T2*GRE）和磁敏感加权成像序列对出血性剪切伤很敏感。在 DAI 中，相关的创伤性脑损伤常见，如脑挫裂伤和脑外出血。

• **肿瘤［多形性胶质母细胞瘤（GBM）和淋巴瘤］** 典型的 GBM 和淋巴瘤表现为肿块样病变，这与所在区域脑组织信号不同。GBM 属世界卫生组织规定的Ⅳ型侵袭性星形细胞瘤，是成人中最常见的原发性恶性脑肿瘤。其沿白质束延伸，可累及对侧大脑半球，所以也被称为胼胝体部蝴蝶样胶质瘤。肿瘤增长迅速，伴中央坏死和新生血管形成，占位效应显著，出现厚壁样不规则强化，相邻的 T2 高信号代表水肿和肿瘤浸润。肿瘤伴有坏死和出血时，在 T2 表现为高信号。瘤内可见到血管流空影。由于肿瘤细胞致密或出血，GBM 可表现弥散受限。GBM 可见于任何年龄，但以中老年人多见。原发性中枢神经系统淋巴瘤几乎均为非霍奇金淋巴瘤，多见于脑深部灰质、白质，常累及胼胝体和室管膜表面。淋巴瘤可为单发或多发，局限性或侵袭性。其特征性影像学表现为在 CT 呈高密度，在 MRI T1 和 T2 序列呈等或低信号，弥散受限，这是由于其细胞致密，伴瘤周水肿。在免疫功能正常患者，淋巴瘤呈均质强化，而在免疫功能低下或治疗后的患者，肿瘤呈外周或环形强化。与弓形虫病不同，淋巴瘤在铊单光子发射断层扫描和正电子发射断层成像表现为高代谢病变。

■ 其他鉴别诊断

• **脑缺血/水肿** 由于胼胝体白质纤维束致密，通常不易发生缺血性改变。然而，胼胝体的缺血性改变和水肿较前更为常见。胼胝体的缺血性改变可发生在其任一部位，但体后部和压部更易发生。在急性期可见到弥散受限。癫痫相关性脑水肿易发生在压部，尤其多见于儿童。脑水肿通常在癫痫发作后消退，除非并发缺血性改变。

• **中毒性脱髓鞘病变** 慢性酒精中毒（意大利红酒常见）和营养不良可导致脑局部脱髓鞘，主要累及胼胝体压部，称为 Marchiafava-Bignami 病。通常无 Wernicke 脑病的影像学表现。其他中毒性脱髓鞘病变可继发于药物毒性，包括化疗、抗癫痫药和一些抗生素及毒品滥用。

■ 诊 断

弥漫性轴索损伤

■ 关键点

• 典型的 MS 病灶包括"Dawson 手指"，胼胝体和后颅窝可受累。

• DAI 是由剪切性损伤导致，可累及胼胝体；GRE 对出血性病灶的检出最为敏感。

• GBM 和淋巴瘤是累及并跨越胼胝体的最常见肿瘤。

• 缺血性改变和癫痫相关性水肿可累及胼胝体。

病例 31

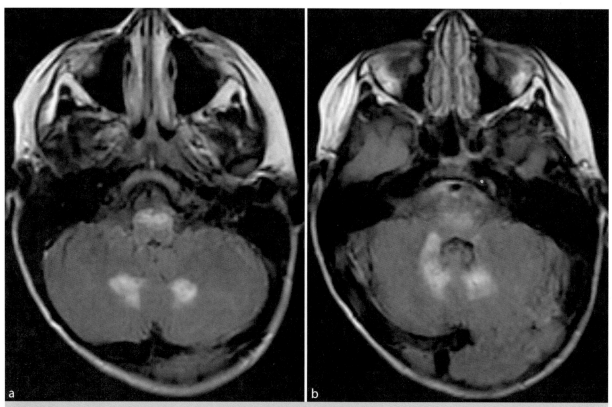

图 31.1　轴位 MRI FLAIR 图像显示，内侧小脑半球、小脑核、小脑脚、脑干［延髓（a）和脑桥（b）］对称性信号异常，无占位效应

■ 临床表现

5 岁男童，表现为发育迟缓和精神异常（图 31.1）。

■ 推荐阅读

Barkovich AJ, Good WV, Koch TK, et al. Mitochondrial disorders: analysis of their clinical and imaging characteristics. Am J Neuroradiol, 1993, 14: 1119 – 1137

Brismar J, Aqeel A, Brismar G, et al. Maple syrup urine disease: findings on CT and MR scans of the brain in 10 infants. Am J Neuroradiol, 1990, 11: 1216 – 1228

■ 主要影像学表现

儿童小脑和脑干弥漫性信号异常。

■ Top 3 鉴别诊断

• **后脑炎** 脑炎为脑实质的感染，由于感染直接蔓延或经血行播散所致，病原体可为病毒或细菌。细菌感染在免疫抑制患者常见，若治疗不及时易形成脓肿。病毒性脑炎多累及脑深部灰质、白质，累及后脑（小脑、脑桥和延髓）者称为后脑炎。病毒性脑炎在 MRI T2 像表现为高信号，累及脑深部灰质、白质，包括小脑和脑干。脑炎强化表现形式多样，但常呈斑片状，边界不清。患者可表现为癫痫或局灶性神经功能障碍。当疑似细菌感染时，应选择抗生素治疗。感染可完全吸收或进展为脓肿。

• **脱髓鞘病变** 急性播散性脑脊髓炎（ADEM）是儿童最常见的脱髓鞘病变。病程呈单相性，多继发于前驱病毒感染或疫苗接种。MRI 表现为白质内连续 T2 高信号病灶，多为双侧，分布不对称。胼胝体、小脑半球、视觉通路和脑干受累是其特征性表现。脑室周围病变呈卵圆形并垂直于侧脑室，形成典型"Dawson 手指"征。在脱髓鞘活动期，病灶表现为结节状或"开环"样强化。多发性硬化（MS）多发生在成人和年长儿，呈典型的复发 - 缓解病程，而非单相病程。其影像学表现与急性播散性脑脊髓炎相类似。

• **浸润性肿瘤** 弥漫性浸润性脑桥胶质瘤（DIPG）是儿童最常见的脑干肿瘤，属纤维型 WHO Ⅱ 级肿瘤，但该肿瘤近 50% 会进展为 Ⅲ 级（间变性）或 Ⅳ 级（多形性胶质母细胞瘤）。DIPG 以脑桥为中心，可扩展至整个脑干，并沿小脑脚累及小脑半球。肿瘤的外生性部分向前可包裹基底动脉，或向后延伸入第四脑室。DIPG 在 T2/FLAIR 上呈高信号。肿瘤的高侵袭性部分通常表现为强化和高灌注，弥散受限。该肿瘤预后不良，10 年生存率 <25%。

■ 其他鉴别诊断

• **代谢性疾病** 枫糖尿病是由支链氨基酸代谢缺陷所致，患儿多于生后 2 周内出现生长迟缓，并散发类似枫糖浆的气味。在 MRI 表现为脑干、小脑白质、丘脑、苍白球和扣带回前旁区对称性脑水肿及弥散受限。Leigh 综合征是一种影响婴儿和儿童的线粒体疾病。患者表现为生长发育迟缓、运动障碍和癫痫发作。在 MRI 病变表现为对称性 T2 高信号，累及脑深部灰质，尤其是基底节、丘脑和脑干背侧；脑白质受累少见。磁共振波谱表现为乳酸峰升高。

• **1 型神经纤维瘤病（NF1）** NF1 是最常见的神经皮肤综合征，因 17 号染色体缺陷所致，该染色体缺陷可使神经纤维瘤和胶质瘤发病率增加。NF1 患者髓鞘脂空泡区表现为局灶性 T2 高信号，通常累及基底神经节、丘脑、齿状核、小脑脚、脑干和视辐射（颅内），这些通常被称为 NF 斑。在 10 岁前，病变时好时坏，此后渐消退。

■ 诊　断

代谢性疾病（Leigh 综合征）

■ 关键点

• 后脑炎是指后脑实质的感染，包括小脑、延髓和脑桥。

• 脱髓鞘病变多累及小脑和脑干，ADEM 多见于儿童。

• 代谢性疾病是少见的神经退行性病变，其临床和影像学表现与退行性病变相类似。

病例 32

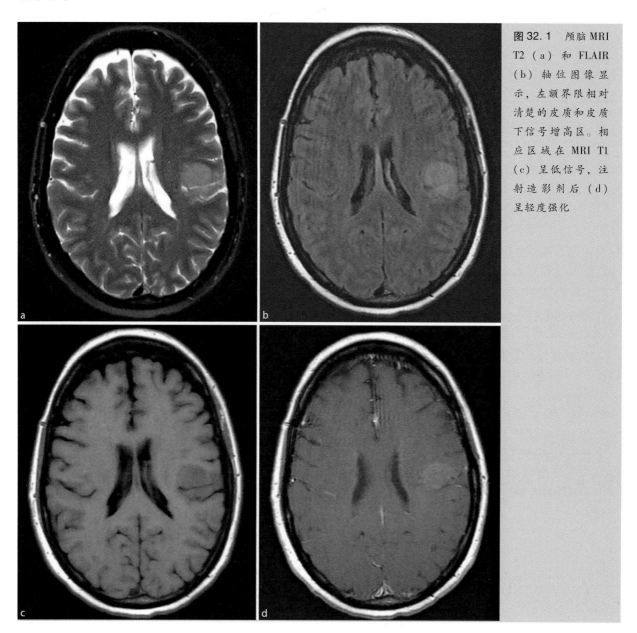

图 32.1 颅脑 MRI T2（a）和 FLAIR（b）轴位图像显示，左额界限相对清楚的皮质和皮质下信号增高区。相应区域在 MRI T1（c）呈低信号，注射造影剂后（d）呈轻度强化

■ 临床表现

年轻女性，表现为癫痫发作（图 32.1）。

■ 推荐阅读

Koeller KK, Rushing EJ. From the archives of the AFIP：oligodendroglioma and its variants：radiologic-pathologic correlation. Radiographics, 2005, 25：1669 - 1688

O'Brien WT. Imaging of CNS infections in immunocompetent patients. JAOCR J Am Osteopath Coll Radiol, 2012, 1：3 - 9

■ 主要影像学表现

成人皮质和皮质下孤立的信号异常区。

■ Top 3 鉴别诊断

• **脑缺血/梗死** 脑血管病是老年人常见疾病，通常由血栓或栓塞性动脉闭塞引起。在较年轻的患者，血管炎和动脉夹层多见。患者表现为局灶性神经功能障碍、意识改变和（或）失语。动脉性脑梗死表现为皮质和皮质下楔形病灶，在CT 呈低密度，在 MRI T2 呈高信号。细胞毒性水肿可导致皮质肿胀和邻近脑沟消失。在急性期，脑梗死在 MRI 表现为弥散受限。在亚急性期，可出现脑回样或斑片状强化，多于脑梗死 2d 后出现，10～14d 达高峰。CT 或 MRI 血管成像显示血管闭塞。脑灌注成像有助于明确缺血半暗带，其提示有梗死危险，但尚有可能挽救的脑组织。15%～20% 的患者可演变为出血性脑梗死。静脉性脑梗死不按血管分布区发生且更易出血。CTV 或 MRV 可显示血栓形成的区域。

• **脑肿瘤** 星形细胞瘤是成人最常见的原发性脑肿瘤，其中表现为皮质信号异常者有纤维型（WHO Ⅱ级）和间变型（WHO Ⅲ级）。纤维型星形细胞瘤常表现为以脑白质为中心的异常信号区，边界多不清晰，清晰者少见，所覆盖皮质可受累或不受侵犯。如有强化，多为轻度增强。磁共振波谱显示胆碱峰增高和 N－乙酰天门冬氨酸峰降低。与脑梗死不同，弥散受限很少见，除非局部病灶进展为高级别肿瘤。少突胶质细胞瘤好发于中年人，多表现为癫痫发作，位于皮质下白质，常可延伸至皮质，额叶最常受累。肿瘤通常边界清晰，肿瘤周围水肿不明显，轻度强化，常见钙化。

• **脑炎** 脑炎是指局灶性脑实质的感染，可由感染的血行播散或直接播散所致，或继发于脑膜炎。患者表现为发热、头痛和癫痫发作或局灶性神经功能障碍。在 CT 表现为皮质和皮质下低密度；在 MRI T2/FLAIR 像呈高信号，边界不清，可出现与急性脑梗死相类似的弥散受限。如有增强，则为边界不清且纤细的线样强化。脑膜强化有助于做鉴别。

■ 其他鉴别诊断

• **脑挫裂伤** 脑挫裂伤是由于外伤时脑实质与邻近的颅底或硬膜反折部碰触所致。常见受损部位包括额下回、颞叶前部和矢状窦旁。直接位于受力部位下方的损伤称为冲击伤，而其相对应部位的损伤称为对冲伤。在急性期，脑挫裂伤表现为皮质和皮质下水肿和肿胀。在 CT 上脑实质灶状出血和脑外出血表现为高密度，在 MRI 因出血时间不同而表现各异。对于其他脑损伤灶的显示，如弥漫性轴索损伤，MRI 比 CT 更为敏感。在伤后 2～3d，脑挫裂伤范围可能会扩大。在慢性期，可见脑软化。

• **癫痫相关性水肿** 癫痫发作可引起皮质和皮质下短暂性水肿。其最常见于癫痫持续状态，即癫痫发作持续至少 30min。在急性期，可见脑回肿胀和脑沟消失。可有弥散受限和斑片状增强。在随访影像中，如再无癫痫发作，水肿可减轻或消退。水肿区与致痫灶可能不在同一区域。

■ 诊　断

低级别星形细胞瘤（纤维型）

■ 关键点

• 脑梗死常见于血栓/栓塞性疾病；在年轻患者，血管炎和动脉夹层常见。

• 星形细胞瘤和少突胶质细胞瘤是最常见的原发性脑肿瘤，可伴局灶性皮质信号异常。

• 脑挫裂伤好发于典型部位，表现为局灶性脑水肿、脑肿胀和脑出血。

病例 33

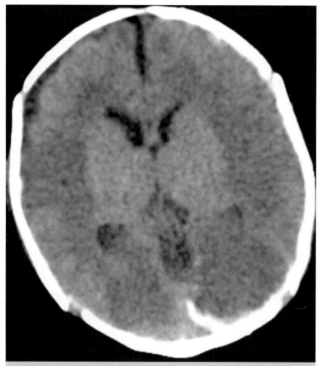

图 33.1 轴位 CT 平扫显示，弥漫性脑水肿伴灰白质分界消失，双侧脑沟消失。在大脑镰后部和左侧小脑幕可见高密度影，为硬膜下出血

■ 临床表现

---

4 周龄男婴，表现为发育迟缓（图 33.1）。

■ 推荐阅读

Chao CP, Zaleski CG, Patton AC. Neonatal hypoxic-ischemic encephalopathy: multimodality imaging findings. Radiograhics, 2006, 26 (Suppl 1): S159 – S172

Choi CG, Yoo HW. Localized proton MR spectroscopy in infants with urea cycle defect. Am J Neuroradiol, 2001, 22: 834 – 837

Lonergan GJ, Baker AM, Morey MK, et al. From the archives of the AFIP. Child abuse: radiologic-pathologic correlation. Radiographics, 2003, 23: 811 – 845

■ **主要影像学表现**

婴儿弥漫性脑水肿。

■ **Top 3 鉴别诊断**

• **缺血缺氧性脑病（HIE）** HIE 的神经系统后遗症取决于一系列因素，包括损伤严重程度、损伤发生时相对于神经元成熟的时间和损伤持续时间。在早产儿，轻至中度的 HIE 可引起颅内侧脑室周围白质损伤，导致脑室周围白质软化。早期超声成像显示脑白质周围高回声，继而发展为囊性病变和相应脑容积缩小。后续的 CT 或 MRI 显示，侧脑室周围白质信号异常、相应脑容积缩小及脑室局部扩大，脑室边缘不规则。在较严重的患者，会累及脑深部灰质结构（尤其是丘脑）、脑干、小脑和大脑皮质，特别是旁扣带回区。在足月儿，轻至中度的 HIE 可引起分水岭区缺血，这与成人类似。病变多见于分水岭区皮质、皮质下白质和半卵圆中心，即大脑前、中、后动脉间的分水岭区，在 CT 上表现为低密度影，在 MRI 上为异常信号。足月儿较为严重的 HIE 与早产儿相类似，小脑较少受累，而基底节和皮质受累常见。

• **脑外伤** 脑外伤包括意外性和非意外性（NAT），其主要鉴别点在于病史，即创伤类型和严重程度是否与病史相符。在成人，意外性或 NAT 颅脑直接钝性损伤表现相类似，包括颅骨骨折、脑外出血、脑冲击伤和脑对冲伤。描述损伤类型、部位和方式很重要，同时评估并发症，包括脑疝综合征或缺血性改变也很重要。"婴儿摇晃"综合征是 NAT 的一种类型，该损伤的特异

性表现为延伸至大脑纵裂的硬膜下出血和缺血缺氧性改变。视网膜出血在影像学偶尔可看到，但在体检时易于发现。CTA 或 MRA 可能显示血管损伤和血管痉挛。须注意，硬膜下出血的信号或密度与很多因素相关，所以很难准确描述其出血时间。在 MRI，脑实质内出血的演变过程是可预测的，而脑外出血的演变却是无法预测的。当怀疑是 NAT 时，必须行颅骨检查，而且要做客观的报告和记录。

• **代谢性疾病** 几种少见的代谢性疾病可引起弥漫性脑水肿。尽管脑实质受累的方式可提示特定的疾病，但仍须临床检查才能明确诊断。在新生儿或婴儿，可引起弥漫性脑水肿的疾病包括线粒体疾病、鸟氨酸循环障碍和非酮性高甘氨酸血症。线粒体疾病包含几种亚型，由于酶缺陷最终影响能量生成，患者多表现为脑病或癫痫。在 CT 和 MRI，其表现为基底节、大脑白质、小脑和（或）脑干异常信号。基底节受累是其特征性的改变。除脑实质改变之外，门克斯病（血管扩张迂曲）和戊二酸尿症Ⅰ型（双侧外侧裂增宽伴颅中窝"囊肿"）也可表现为硬膜下积液。在急性期，鸟氨酸循环障碍表现为弥漫性脑肿胀，受累的皮质、皮质下白质和脑深部灰质表现为低密度影和信号异常。在慢性期，可见脑肿胀减轻和脑实质萎缩。非酮性高甘氨酸血症表现为基底节、胼胝体和大脑皮质密度信号异常。

■ **诊　断**

NAT 脑外伤

■ **关键点**

• HIE 神经系统后遗症取决于损伤的严重程度、持续时间和损伤发生时相对于脑成熟的时间。

• 脑水肿可直接由 HIE 引起，或为脑外伤的

并发症。

• 少见的代谢性疾病可引起脑水肿，须行全面的临床检查才能明确诊断。

病例 34

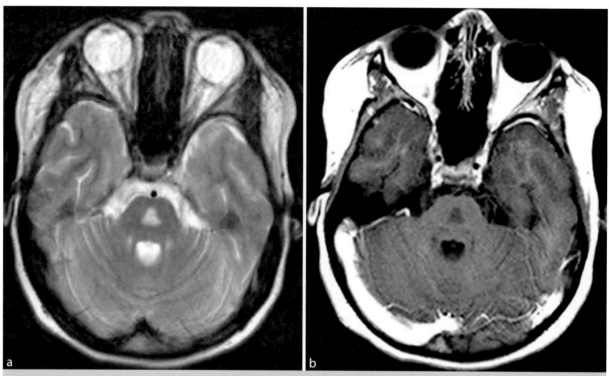

图 34.1　头颅 MRI T2 轴位（a）和 T1 增强（b）图像显示，脑桥内三角形 MRI T2 高信号和 T1 低信号病灶，无强化

■ 临床表现

年轻男性，表现为精神状态改变（图 34.1）。

■ 推荐阅读

Smith AB. Vascular malformations of the brain: radiologic and athologic correlation. J Am Osteoath Coll Radiol, 2012, 1: 10 - 22

Venkatanarasimha N, Mukonoweshuro W, Jones J. AJR teaching files: symmetric demyelination. Am J Roentgenol, 2008, 191 (Suppl): S34 - S36

■ 主要影像学表现

脑桥局灶性信号异常。

■ Top 3 鉴别诊断

• **脑缺血** 脑桥微血管缺血性疾病（MVID）在中老年人群相对常见，尤其在高血压、高血脂和糖尿病患者。与其他 MVID 病灶一样，病变在 CT 呈低密度，在 MRI T2 序列呈高信号。脑桥梗死通常是由基底动脉的小穿支闭塞所致。基底动脉闭塞所致的脑梗死不常见，然而一旦出现就是灾难性的。在急性期，病灶表现为弥散受限，在亚急性期可见强化。腔隙性脑梗死表现为脑脊液样信号，周围可见环状胶质增生。

• **脱髓鞘病变** 多发性硬化（MS）和急性播散性脑脊髓炎（ADEM）是最常见的脱髓鞘疾病。多发性硬化多见于成人，表现为复发 - 缓解病程；急性播散性脑脊髓炎多见于儿童，而且多

为单相病程。MRI 显示白质内融合的 T2 高信号病变，病变常表现为双侧不对称性分布。胼胝体、小脑半球、视觉通路和脑干受累具有特征性。在侧脑室周围可见卵圆形病灶垂直于脑室，即"Dawson 手指"征。在活动期，病灶可表现为团块状或"开环"样强化，弥散受限。

• **渗透性脱髓鞘** 渗透性脱髓鞘又称脑桥中央髓鞘溶解症，多由渗透压快速变化所致，常于过分纠正低钠血症时发生。近 50% 的患者，可见脑桥中央三角形或融合的 T2 高信号病变，而皮质脊髓束不受累。在其余患者，病变累及脑深部灰质和白质，也称脑桥外髓鞘溶解，伴或不伴脑桥受累。在急性期可见弥散受限，异常信号可随时间而消退。

■ 其他鉴别诊断

• **脑血管畸形（VM）** 海绵状血管瘤（CMs）和毛细血管扩张是累及脑干最常见的血管畸形。CMs 为扩张的血管结构，在血管之间无脑实质。病变外周为含铁血黄素环，在 MRI T2 表现为低信号；中央区在 MRI T1 和 T2 均呈低 - 高信号，形成特征性的"爆米花"样表现；其信号特征与不同时期的出血有关，约 15% 的患者可出现强化。周围水肿见于急性出血。毛细血管扩张症为扩张的毛细血管，在血管间可见正常的脑组织。该病变无症状，常为偶然发现。约 50% 的病变在 MRI T2 表现为稍高信号，其余则在 MRI T2 不显示。该病变在 MRI 梯度回波和磁敏感加权成像表现为低信号。病灶表现为轻度的毛刷样增强。

• **脑干胶质瘤** 脑干胶质瘤约占儿童脑肿瘤的 10% ~ 20%，20 岁之前好发。其典型表现为弥漫性、浸润性生长的脑桥肿块（WHO Ⅱ ~ Ⅲ级），可向脑干外生长，在 MRI T2 和液体反转衰减序列呈高信号。肿瘤侵袭性越高，其强化、灌注和弥散受限则越显著。该病预后较差。脑干低级别纤维性星形细胞瘤不常见，表现为囊性肿块，伴结节样强化，总体预后较好。

• **脑干脑炎** 脑炎是指脑实质的局部感染。病毒性感染最常累及脑干，细菌性感染更常见于免疫抑制的患者。脑炎在 MRI T2 表现为高信号，可见弥散受限。增强表现多变，但常表现为边界不清的斑片状强化。感染可吸收或进展为脑脓肿。

■ 诊　断

渗透性脱髓鞘（脑桥中央髓鞘溶解症）

■ 关键点

• MVID 多见于老年人，继发于脑桥穿支动脉闭塞。

• 渗透性脱髓鞘是由于渗透压快速变化所致，

表现为脑桥中央信号异常，而皮质脊髓束不受累。

• CMs 在 MRI 表现为特征性的"爆米花"样改变，毛细血管扩张症表现为轻微的毛刷状强化。

病例 35

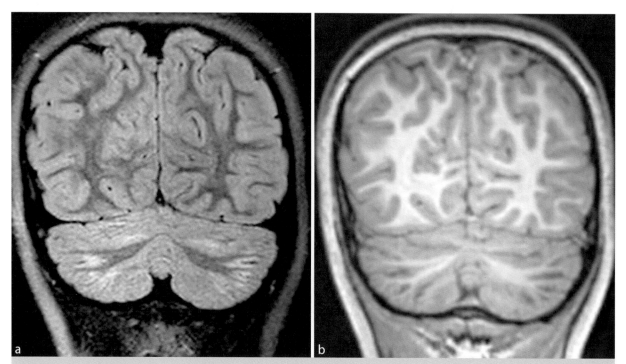

图 35.1 冠状位 FLAIR (a) 和 MRI T1 (b) 图像显示，小脑半球皮质下白质连续性 T2 高信号，在 T1 上呈低信号。在增强序列中无强化（无图）

■ 临床表现

10 岁男童，近期出现共济失调（图 35.1）。

■ 推荐阅读

De Bruecker Y，Claus F，Demaerel P，et al. MRI findings in acute cerebellitis. Eur Radiol，2004，14：1478 - 1483

Kornreich L，Schwarz M，Karmazyn B，et al. Role of MRI in the management of children with diffuse pontine tumors：a study of 15 patients and review of the literature. Pediatr Radiol，2005，35：872 - 879

▉ 主要影像学表现

弥漫性小脑信号异常。

▉ Top 3 鉴别诊断

• **小脑炎** 小脑炎常累及儿童和青年。患者表现为恶心、呕吐、步态不稳，伴或不伴全身感染症状。在一些患者，中枢神经系统症状多在病毒感染几周后出现，这与急性播散性脑脊髓炎相类似。在影像学中，小脑炎表现为双侧小脑灰、白质内斑片状或融合性低密度区（CT），或在MRI T1 呈低信号，T2 呈高信号，可见斑片状脑实质或脑膜强化。弥散加权成像通常可见 T2 透射效应引起的高信号，不伴弥散受限。

• **脱髓鞘病变** 多发性硬化（MS）和急性播散性脑脊髓炎（ADEM）是最常见的脱髓鞘疾病。ADEM 多见于儿童，呈单相病程，多有病毒感染或疫苗接种病史。病程可从自限性到暴发性出血性脑炎。MRI 表现为 T2 高信号病变，部分病灶相互融合，主要累及白质。灰质受累在ADEM 较 MS 多见。病灶多为双侧非对称性。尽管后颅窝受累可单独发生，但病变多位于幕上。胼胝体、小脑半球、视路和脑干受累是脱髓鞘病变的特征。脑室周围白质脱髓鞘病变沿小静脉周围发生，引起垂直于侧脑室的卵圆形白质病变，称"Dawson 手指"。活动病灶可出现团块状或"开环"状强化，环的开口朝向皮质。MS 多见于成人和大龄儿童。与 ADEM 不同，MS 多表现为复发 - 缓解病程，而非单相病程。MS 在影像学上与 ADEM 相类似，但其病灶通常很少融合，晚期的患者除外。

• **浸润性肿瘤** 儿童最常见的后颅窝肿瘤包括髓母细胞瘤、青少年纤维型星形细胞瘤、室管膜瘤、脑干神经胶质瘤及非典型畸胎样瘤或横纹肌样瘤。除弥漫性浸润性脑桥胶质瘤（DIPG）外，这些肿瘤多局限，好发于中线（髓母细胞瘤和室管膜瘤）或小脑半球内。无脑干受累的孤立性浸润性小脑半球肿瘤不常见。纤维型（WHO Ⅱ级）或间变性（WHO Ⅲ级）星形细胞瘤是最常见的星形细胞瘤。肿瘤级别越高，其在影像学上的增强程度和灌注也越大，也可见灶状弥散受限。在成人，最常见的小脑肿瘤是转移瘤（迄今为止最常见）和血管网状细胞瘤，成人浸润性肿瘤极其少见。

▉ 诊 断

小脑炎

▉ 关键点

• 小脑炎表现为斑片状或融合性信号异常区，可见脑膜强化。

• MS/ADEM 表现为融合的小脑异常信号灶，常可见幕上病灶。

• 孤立性浸润性小脑肿瘤不常见；DIPG 可向后扩展并累及小脑。

病例 36

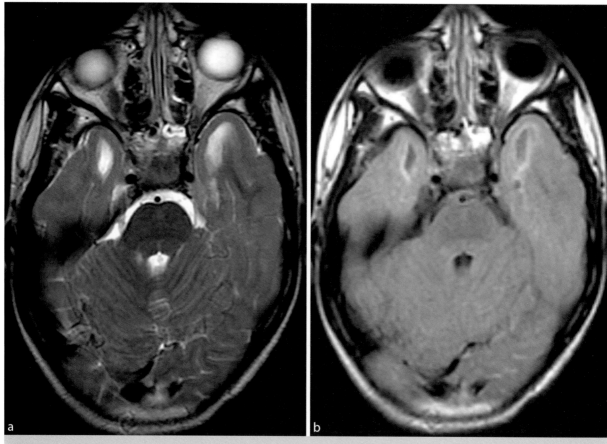

图 36.1 头颅 MRI T2（a）和 FLAIR（b）轴位图像显示，双侧前颞叶皮质下囊肿，周围神经胶质增生

■ 临床表现

年轻女孩，表现为发育迟缓（图 36.1）。

■ 推荐阅读

de Vries LS, Gunardi H, Barth PG, et al. The spectrum of cranial ultrasound and magnetic resonance imaging abnormalities in congenital cytomegalovirus infection. Neuropediatrics, 2004, 35: 133 – 119

Tu YF, Chen CY, Huang CC, et al. Vacuolating megalencephalic leukoencephaloptroscopy. Am J Neuroradiol, 2004, 25: 1041 – 1045

van den Boom R, Lesnik Oberstein SAJ, Ferrari MD, et al. Cerebral autosomal dominant arteriopathy with subcortical infarcts and leukoencephalopathy: MR imaging findings at different ages – 3rd – 6th decades. Radiology, 2003, 229: 683 – 690

■ 主要影像学表现

儿童皮质下囊肿。

■ Top 3 鉴别诊断

● **巨细胞病毒（CMV）** CMV 是最常见的宫内 TORCH 感染，多由孕期初次感染或潜伏的病毒再次活化所致。被感染的新生儿表现为发育迟缓，或感音性耳聋。与其他 TORCH 感染一样，损伤程度多取决于感染相对应的胚胎发育期，更为严重的损伤多见于妊娠早期感染。该病通常表现为全身多系统受累，伴发育迟缓、肝脾肿大、黄疸和淤斑。中枢神经系统表现包括小头畸形、皮质畸形、脑室扩大、脑室周围脑实质钙化和深部白质髓鞘形成障碍，其在影像学表现为 T2 高信号。Germinolytic 囊肿好发于室管膜下区、脑室周围白质和前颞叶皮质下白质。

● **伴皮质下囊肿的巨脑性脑白质病（MLC）** MLC 也称 van der Knaap 病，是由脑白质营养不良引起的弥漫性白质信号异常和空泡区。在病变早期，脑白质水肿可致大头畸形。在此阶段，须与其他可引起大头畸形的脑白质营养不良相鉴别，如亚历山大病和海绵状脑白质营养不良。增强并不常见。随着时间推移，脑白质水肿逐渐消退，继而出现持久的弥漫性信号异常区和空泡状囊肿。累及前颞叶的皮质下囊肿多见，此为 MLC 特征性表现。皮质下囊肿也可见于额、顶叶。

● **常染色体显性遗传病合并皮质下梗死和脑白质病（CADASIL）** CADASIL 是影响中青年的遗传性疾病，主要累及中枢神经系统小动脉。患者表现为偏头痛和短暂性脑缺血发作。在早期影像学上，CT 多表现为皮质下和脑深部白质非特异性低密度区，在 MRI T2 为高信号区。随着病程进展，可发生真正的脑梗死，在急性期弥散受限。累及额叶和前颞叶的皮质下脑梗死是其特征性表现。

■ 诊　断

伴皮质下囊肿的巨脑性脑白质病

■ 关键点

● 弓形虫感染可致多种中枢神经系统畸形，包括皮质下 germinolytic 囊肿。

● MLC 是脑白质营养不良，表现为弥漫性脑白质信号异常及空泡或囊肿区。

● CADASIL 多发生于中青年，表现为小血管缺血和典型的皮质下梗死。

病例 37

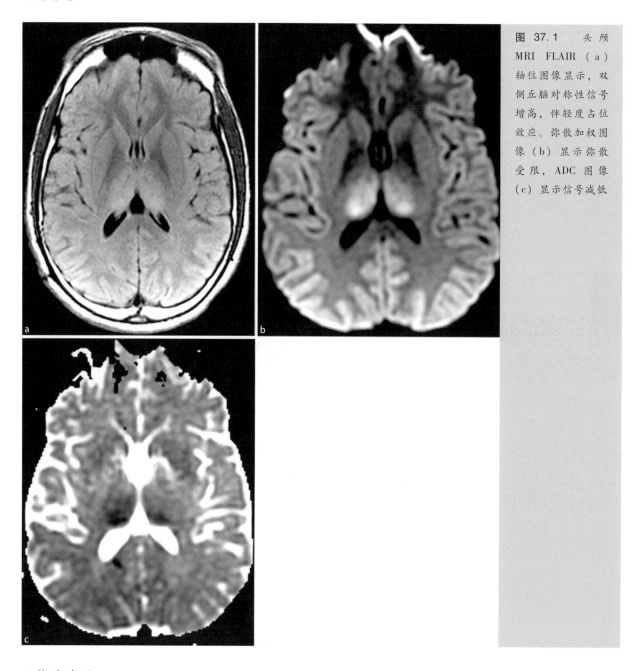

图 37.1　头颅 MRI FLAIR（a）轴位图像显示，双侧丘脑对称性信号增高，伴轻度占位效应。弥散加权图像（b）显示弥散受限，ADC 图像（c）显示信号减低

■ 临床表现

年轻男性，发现摔倒（图 37.1）。

■ 推荐阅读

Hegde AN, Mohan S, Lath N, et al. Differential diagnosis for bilateral abnormalities of the basal ganglia and thalamus. Radiographics, 2001, 31: 5 – 30

Lazzaro NA, Wright B, Castillo M, et al. Artery of ercheron infarction: imaging patterns and clinical spectrum. Am J Neuroradiol, 2010, 31: 1283 – 1289

■ 主要影像学表现

双侧丘脑信号异常。

■ Top 3 鉴别诊断

• **脑缺血/梗死** 丘脑血供来自大脑后动脉（PCA）和后交通动脉（PComA）的穿支。PComA（如果存在）供应丘脑前部，PCA 供应丘脑内侧和外侧部。Percheron 动脉（AOP）系解剖变异，其发出单个穿支供应双侧丘脑内侧部和中脑前部。AOP 闭塞导致双侧丘脑内侧部梗死，可累及或不累及中脑。基底动脉远端闭塞是双侧丘脑梗死的另一原因，但其特征为缺血灶范围更大。在急性期，CT 表现为双侧丘脑低密度，MRI T2/FLAIR/DWI 表现为高信号并伴水肿。深部静脉性梗死在高凝状态下更为常见，多因大脑内静脉闭塞，静脉性梗死灶不按血管区域分布。静脉性血栓在 CT 上常呈高密度。静脉性梗死更易出血。

• **浸润性肿瘤** 丘脑胶质瘤可能是脑干胶质瘤的延伸，或原发丘脑肿瘤，常见于儿童和青年。丘脑胶质瘤多为纤维型（WHO Ⅱ级），但常会恶变为高级别肿瘤，例如间变性胶质瘤（WHO Ⅲ级）。在影像学上，其表现为丘脑增大，在 CT 呈低密度，在 MRI T2/FLAIR 呈高信号。肿瘤级别较高时表现为弥散受限、灌注增加和增强。该肿瘤预后不佳。中枢神经系统淋巴瘤也可累及丘脑，由于细胞密度高，其在 MRI T2 呈特征性低信号，显著强化。

• **病毒性脑炎** 蚊传播的病毒性脑炎如西尼罗脑炎、东方马脑炎和日本脑炎相对多见于流行区。患者最初表现为流感样症状，很快进展为脑膜炎或脑炎（深部灰质），出现癫痫发作和局灶性神经功能障碍。在影像学上，病毒性脑炎表现为丘脑、豆状核、尾状核、颞叶内侧和脑干区水肿，在 CT 呈低密度，在 MRI T2/FLAIR 呈高信号，可见斑片状脑实质或脑膜强化、出血和弥散受限。

■ 其他鉴别诊断

• **渗透性脱髓鞘** 渗透性脱髓鞘多因渗透压急剧变化所致，常见于低钠血症过度纠正，但也见于营养不良和糖尿病儿童。50% 的患者累及脑桥中央部，其余易受累部位多为丘脑、基底节和脑白质。病灶典型表现为双侧对称，在 CT 呈低密度，在 MRI T2/FLAIR 为高信号。

• **韦尼克脑病** 韦尼克脑病是由硫胺素（维生素 B_1）缺乏所致，常见于酗酒者，也见于营养缺乏和吸收不良患者。其典型的临床三联征包括精神异常、共济失调和视力障碍。在 MRI，其典型表现为内侧丘脑、导水管周围灰质、顶盖和乳头体对称性 T2 高信号，可有强化。

• **急性播散性脑脊髓炎（ADEM）** ADEM 为单相病程的脱髓鞘病变，多有病毒感染或疫苗接种史，多见于儿童和青年。脑白质病灶与多发性硬化相类似，呈卵圆形且垂直于侧脑室，累及胼胝体、小脑半球和脑干。与 MS 相比，ADEM 病灶更易融合并累及深部灰质，包括丘脑。活动性脱髓鞘病灶在 T2/FLAIR 呈高信号，可有强化，弥散受限。特征性脑白质病灶的出现具有鉴别意义。

■ 诊　断

脑梗死（静脉性）

■ 关键点

• 动脉或静脉性缺血是引起双侧丘脑信号异常的重要原因，在急性期可见弥散受限。

• 丘脑胶质瘤多见于儿童和青年，可为原发性或脑干胶质瘤扩散。

• 引起丘脑信号异常的感染性或类感染性疾病包括病毒性脑炎和 ADEM。

病例 38

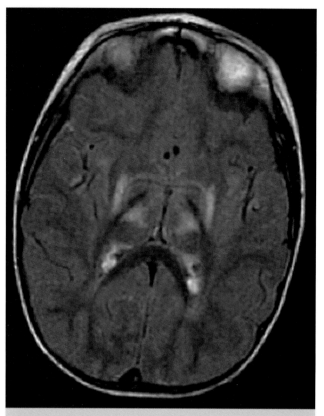

图 38.1　MRI FLAIR 轴位图像显示，壳核后外侧、丘脑腹侧和双侧岛叶对称性高信号

■ 临床表现

8 岁儿童，病史保留（图 38.1）。

■ 推荐阅读

Hegde AN，Mohan S，Lath N，et al. Differential diagnosis for bilateral abnormalities of the basal ganglia and thalamus. Radiographics，2011，31：5 – 30

■ 主要影像学表现

儿童基底节区/丘脑信号异常，T2 高信号。

■ Top 3 鉴别诊断

• **缺血缺氧或缺氧性损伤** 严重的缺血缺氧性损伤主要累及脑深部灰质，尤其易受缺氧影响。最易受累的区域包括豆状核后外侧和丘脑腹侧。灰、白质交界处也可受累，尤其是分水岭区。受累区在 MRI T2/FLAIR 表现为高信号；急性期可见弥散受限。儿童常见的病因包括创伤、低灌注和缺氧。深静脉梗死是 MRI T2 双侧丘脑高信号的常见原因，且易发生出血。静脉栓子在CT 上表现为高密度。缺氧性损伤多由吸入一氧化碳中毒所致，可引起苍白球对称性低密度影（CT）和 MRI T2（MRI）高信号，可见低信号含铁血黄素环。尾状核和壳核也可受累。融合的白质高信号反映弥漫性脱髓鞘变化。甲醇中毒最易累及壳核，并引起壳核出血性坏死。

• **Wilson 病** Wilson 病（肝豆状核变性）是常染色体隐性遗传疾病，以肝脏和脑部（尤其是基底节）过多铜蓄积为特征，可致慢性缺血性损伤。该病是由于转运铜的铜蓝蛋白缺乏所致。在MRI T2/FLAIR 成像，可见豆状核、中脑、白质

束和丘脑呈高信号改变。在中脑轴位 MRI T2 所见"熊猫脸"征为其特征，这是由于被盖区呈高信号，而上丘部呈低信号所致。相关的其他异常包括精神疾病、角膜 K-F 环和肝硬化。

• **代谢紊乱** 线粒体疾病是由于产生能量的线粒体受损所致。MELAS（线粒体肌病、脑病、乳酸性酸中毒和卒中样发作）虽不常见，但其为儿童卒中的重要原因。在影像学上，可见非血管分布区的缺血性改变，基底节区和脑皮质慢性萎缩，伴脑深部灰质、白质 MRI T2 高信号改变。Leigh 综合征多见于婴幼儿，表现为发育迟缓、运动障碍和癫痫发作。病变累及脑深部灰质，尤其是丘脑和基底节区，脑干背侧也可受累，而幕上或幕下白质受累少见，病灶在 MRI T2 表现为对称性高信号，MRS 显示乳酸峰升高。Canavan病是海绵状脑白质营养不良，表现为脑白质、丘脑和苍白球弥漫性信号异常、大头畸形和 MRS上 N-乙酰天门冬氨酸增加。少年亨廷顿病与尾状核萎缩有关。

■ 其他鉴别诊断

• **核黄疸** 核黄疸是指非结合胆红素沉积性脑病。在急性期（出生后 2~5d），可见双侧苍白球、海马和黑质 MRI T1 高信号和 T2 稍高信号改变。在慢性期，表现为苍白球后内侧 MRI T2高信号和齿状核 T1 正常信号。

• **渗透性脱髓鞘** 渗透性脱髓鞘多因渗透压急剧变化所致。常见于低钠血症的过度纠正，但也可见于营养不良和糖尿病儿童。50% 的患者累及脑桥中央部，其余易受累部位多为丘脑、基底

节和脑白质。病灶典型表现为双侧对称，在 CT呈低密度，在 MRI T2/FLAIR 为高信号。

• **1 型神经纤维瘤病（NF1）** NF1 是最常见的神经皮肤综合征。该病是由于 17 号染色体缺陷，进而引起神经纤维瘤和胶质瘤发病增加所致。NF1病患者髓鞘脂空泡区在 MRI T2 呈局灶性信号异常，通常累及基底节区、丘脑、齿状核、小脑脚、脑干和视辐射（颅内），这些改变通常被称为 NF斑。在 10 岁前病变时好时坏，此后消退。

■ 诊　断

缺血缺氧性损伤（溺水）

■ 关键点

• 缺血缺氧和缺氧性损伤时脑深部灰质最易受累，特别是在高危儿童。

• 沉积症（Wilson 病和核黄疸）累及脑深部灰质，尤其是基底节。

• 代谢性疾病累及脑深部灰质结构；线粒体疾病在 MRS 中出现乳酸峰。

病例 39

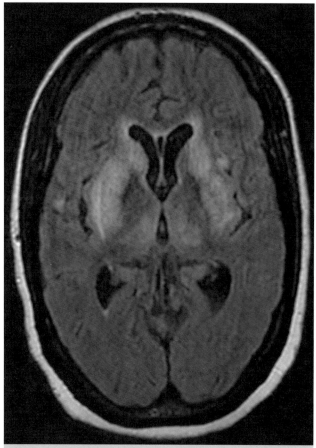

图 39.1　脑深部灰质层面的轴位 FLAIR 图像显示，双侧丘脑、豆状核、尾状核和岛叶皮质下白质对称性高信号。左侧岛叶皮质和右侧岛盖可见局灶性高信号。引自 O'Brien WT. J Am Osteopath Coll Radiol，2012, 1（1）：3 - 9

■ 临床表现

成年男性，近期出现精神异常（图 39.1）。

■ 推荐阅读

Hegde AN, Mohan S, Lath N, et al. Differential diagnosis for bilateral abnormalities of the basal ganglia and thalamus. Radiographics, 2011, 31：5 - 30

O'Brien WT. Imaging of CNS infections in immunocompetent patients. J Am Osteopath Coll Radiol, 2012, 1：3 - 9

■ 主要影像学表现

成人基底节区/丘脑对称性 T2 高信号。

■ Top 3 鉴别诊断

● **缺血缺氧性损伤（HII）** HII 是由于严重的低灌注、低氧或缺氧所致。青年人群常见原因为溺水，而老年人群则为心搏骤停或血管闭塞。中毒性原因不常见，包括一氧化碳中毒（累及苍白球）和甲醇中毒（壳核坏死）。由于脑深部灰质结构代谢活跃，故其对严重的 HII 很敏感。HII 也可累及颞叶内侧和皮质灰质，尤其是分水岭区。受累结构信号异常，在 CT 上呈低密度，在 MRI T2/FLAIR 上呈高信号。在急性期可见弥散受限。深静脉梗死是双侧丘脑 MRI T2 高信号的重要原因，静脉栓子在 CT 为高密度。静脉性梗死更易发生出血，在 MRI 上因出血时间不同而呈现不同信号。

● **渗透性脱髓鞘** 渗透性脱髓鞘常见于快速纠正低钠血症时，也见于酒精中毒、糖尿病和营养不良患者。近半数患者累及脑桥中央部，而皮质脊髓束下行部分保留，其余易受累部位多为丘脑、基底节和脑白质。脑桥外受累可伴发于脑桥受累，也可单独出现。病变常表现为双侧对称，在 CT 呈低密度，在 MRI T2/FLAIR 为高信号。

● **病毒性脑炎** 蚊传播的病毒性脑炎如西尼罗河脑炎、东方马脑炎和日本脑炎在流行地区多见。患者最初表现为流感样症状，很快进展为脑膜炎或脑炎（深部灰质），表现为癫痫发作和局灶性神经功能障碍。影像学上可见丘脑、豆状核、尾状核、颞叶内侧和脑干水肿，在 CT 呈低密度，在 MRI T2/FLAIR 呈高信号，可见斑片状脑实质或脑膜强化、出血和弥散受限。

■ 其他鉴别诊断

● **Wilson 病** Wilson 病（肝豆状核变性）是常染色体隐性遗传疾病，以肝脏和脑部（尤其是基底节）过多铜蓄积为特征，可致慢性缺血性损伤。该病是由于转运铜的铜蓝蛋白缺乏所致。在 MRI T2/FLAIR 成像，可见豆状核、中脑、白质束和丘脑呈高信号改变。在中脑轴位 MRI T2 所见"熊猫脸"征为其特征，这是由于被盖区呈高信号，而上丘部呈低信号所致。相关的其他异常包括精神疾病、角膜 K-F 环和肝硬化。

● **克-雅病（CJD）** CJD 是由朊病毒引起的海绵状脑病，少见。该病可能是后天获得，呈散发；或为先天遗传，散发也最为常见。后天获得的病因包括食用污染的食物（如英国污染牛肉案件）和医疗活动，例如角膜移植、输血和电极植入。本病呈暴发性，可迅速致死。患者可表现为昏迷、痴呆、步态异常、性格改变和肌阵挛。在 MRI T2/FLAIR 像表现为基底节区和丘脑对称性高信号。丘脑枕和内侧丘脑对称性受累，形成特征性的"曲棍球球棍"征。信号增高也可见于皮质灰质，弥散加权成像常见信号增高。在慢性期，病灶区出现萎缩。CJD 预后很差，患者通常在数月内死亡。

■ 诊　断

病毒性脑炎

■ 关键点

● 严重的动脉缺血、静脉性脑梗死和中毒可引起 HII，累及脑深部灰质。

● 渗透性脱髓鞘是由渗透压急剧变化所致，常于低钠血症过度纠正时发生。

● 病毒性脑炎常累及脑深部灰质结构，脑膜强化对鉴别诊断很重要。

● CJD 是由朊病毒引起的神经变性疾病，特征表现为丘脑枕和内侧丘脑受累。

病例 40

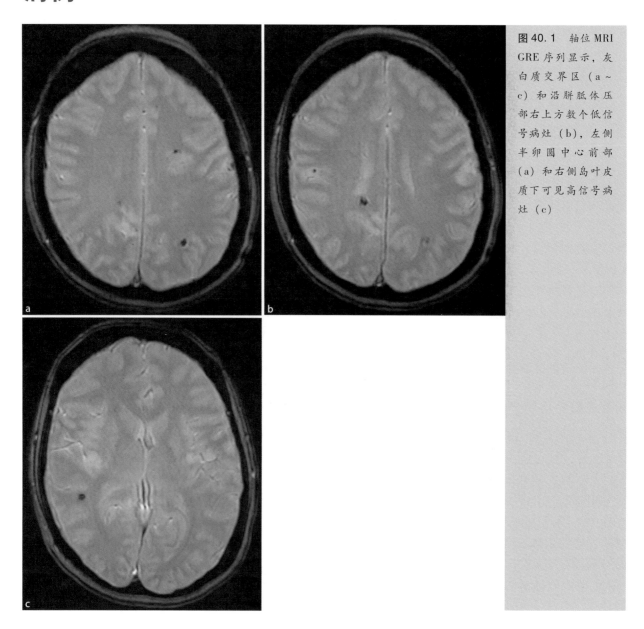

图40.1 轴位MRI GRE序列显示，灰白质交界区（a～c）和沿胼胝体压部右上方数个低信号病灶（b），左侧半卵圆中心前部（a）和右侧岛叶皮质下可见高信号病灶（c）

■ 临床表现

成年女性，表现为头痛伴神经功能障碍（图40.1）。

■ 推荐阅读

Thomas B，Somasundaram S，Thamburaj K，et al. Clinical applications of susceptibility weighted MR imaging of the brain-a pictorial review. Neuroradiology，2008，50：105－116

■ 主要影像学表现

在梯度回波（GRE）或磁敏感（SWI）序列多发低信号病灶。

■ Top 3 鉴别诊断

• **高血压** 长期慢性高血压可加速动脉粥样硬化和穿支动脉纤维素样坏死。灌注压增加并动脉壁脆弱可引起小动脉远端真性（Charcot-bouchard）和假性动脉瘤，易并发微出血。微出血常见于壳核、丘脑、脑桥和小脑半球，也可累及脑深部白质和脑叶白质（脑实质）。微出血灶在常规MRI不易显示，但在GRE或SWI序列易于显示。

• **血管炎** 血管炎可致动脉管壁炎性浸润，病因包括自身免疫性疾病、感染或肉芽肿性疾病、放射线和药物诱发。在MRI表现为双侧脑表面和深部灰、白质内异常信号（T2/FLAIR高信号）。在GRE和SWI序列可显示多发微出血灶，可见斑片状强化。鉴于MRA和CTA对动脉分支远端的评价不敏感，血管造影是必要的，其表现为血管扩张和狭窄交替出现。活检是本病诊断的金标准。

• **弥漫性轴索损伤** 弥漫性轴索损伤是由于加速-减速伤引起的白质剪切所致。病灶数量和部位与损伤严重程度有关：1级损伤累及灰白质交界处；2级损伤累及灰白质交界处和胼胝体；3级损伤最严重，累及脑深部灰质和脑干背外侧。在CT上病损不易显示或表现为低密度（非出血性病灶）和高密度影（出血）。在MRI中，非出血性病灶表现为T2高信号，而出血性病灶信号多变。GRE或SWI对出血灶敏感，可显示常规序列不能显示的微出血灶。可并发其他创伤性脑损伤的表现（挫伤和脑外出血）。

■ 其他鉴别诊断

• **多发性海绵状血管瘤（CM）** CM是由大小不等的血窦和较大的海绵状间隙组成，其间无脑实质。大多数病灶是孤立的。多发病灶多为常染色体显性遗传或继发于放疗，尤其在儿童。病灶周围水肿轻微或无水肿，无占位效应，除非合并出血并突破病灶。CT可表现正常，或表现为钙化或出血。在MRI T1和T2序列，病变中央为点状低信号和高信号交替出现，周围可见T2低信号环。在MRI GRE和SWI序列病变表现为显著低信号，15%的患者可见强化。

• **脑淀粉样血管病（CAA）** CAA多发于60岁以上老年人群，为该年龄段脑叶出血的常见原因，并与阿尔茨海默病性痴呆发病率升高有关。淀粉样沉积物可致穿支动脉纤维素样坏死和微血管瘤。在MRI可显示中度至显著的微血管缺血性病变，同时在GRE和SWI序列可见多发低信号病灶，多见于脑叶，脑深部少见。

• **肿瘤或感染血行播散** 出血性转移在GRE和SWI序列表现为多发低信号病灶。MRI T1和T2信号取决于病灶大小和出血时间。在原发性出血性肿瘤中，肺癌、乳腺癌、黑色素瘤、甲状腺癌、肾细胞癌和绒毛膜癌最为常见。转移瘤表现为以脑皮质为基底，并在病灶周可见血管源性水肿。血源性脓毒栓子可钙化或伴发出血，其在GRE和SWI表现为低信号。脑囊虫病在慢性期表现为多发钙化灶，不伴脑水肿和强化。结核病和真菌感染也可出现多发钙化灶，但常可见水肿和强化。

■ 诊　断

血管炎

■ 关键点

• 慢性高血压可引起壳核、丘脑、脑桥和小脑半球微出血。

• 血管炎导致动脉管壁炎性浸润，可见微出血和强化。

• 弥漫性轴索损伤是白质剪切性损伤，病灶数量和部位与损伤严重程度有关。

• CAA多见于老年人群，是脑叶出血的常见原因，其与阿尔茨海默病性痴呆有关。

病例 41

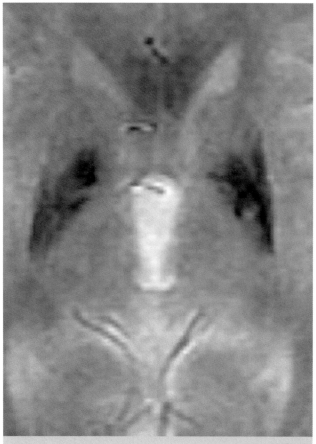

图 41.1 轴位 MRI T2 图像显示，豆状核后部对称低信号

■ 临床表现

50 岁女性，表现为步态异常（图 41.1）。

■ 推荐阅读

Hegde AN, Mohan S, Lath N, et al. Differential diagnosis or bilateral abnormalities of the basal ganglia and thalamus. Radiographics, 2011, 31: 5 – 30

Stankiewicz J, Panter SS, Neema M, et al. Iron in chronic brain disorders: imaging and neurotherapeutic implications. Neurotherapeutics, 2007, 4: 371 – 386

■ 主要影像学表现

基底节区 T2 低信号。

■ Top 3 鉴别诊断

- **正常衰老**　在中老年患者，基底节区 T2 低信号主要见于苍白球，多继发于铁沉积增加和与年龄相关的衰老性钙化。在唐氏综合征患者，发病初期可出现衰老性钙化。常可见与衰老相关的脑实质萎缩和微血管缺血性病变。

- **基底节区钙化**　多种原因可导致基底节区钙化，其中与年龄相关的衰老性钙化最为常见。基底节区钙化的其他原因包括代谢性疾病（线粒体病）、内分泌疾病（钙、磷代谢异常或甲状腺功能减退症）、重度缺血缺氧性脑病、感染（TORCH、HIV 感染、结核和脑囊虫病）、先前的放化疗和 Fahr 病。通常非衰老性钙化累及范围更广，包括其他的脑深部灰质结构，偶尔累及皮质下白质。钙化的影像学信号异常，在 MRI T2 表现为低信号，T1 信号多变。

- **神经退行性疾病**　即泛酸激酶相关的神经变性（PKAN），原名苍白球黑质色素变性，是一种少见的神经退行性疾病，其特征表现为苍白球和黑质铁沉积。患者在儿童期多出现共济失调、肌张力障碍和视觉异常。在影像学表现为双侧苍白球 T2 低信号，伴中央区高信号，称为"虎眼"征。在其他脑深部灰质结构和核团也可见到低信号。其他伴有脑铁沉积的神经退行性（NBIA）疾病或神经退行性疾病少见，表现为与 PKAN 相似区域内 T2 低信号，但无"虎眼"征。帕金森病、阿尔茨海默病和亨廷顿病均与铁沉积增加有关。帕金森病为黑质致密部受累所致的运动障碍性疾病，常见于老年人群，表现为动作迟缓、静止性震颤、齿轮样强直和曳行步态。亨廷顿病是常染色体显性遗传性疾病（4 号染色体），表现为进行性痴呆和舞蹈症。在影像学可见尾状核萎缩。

■ 其他鉴别诊断

- **脱髓鞘病变**　脱髓鞘病变包括多发性硬化（MS）和急性播散性脑脊髓炎（ADEM）。MS 多为复发－缓解病程，而 ADEM 多为单相病程，常有病毒感染或疫苗接种史。与 MS 相比较，ADEM 多见于儿童，病灶易融合，且灰质受累更为常见。脑深部灰质内病灶常呈 T2 高信号，而慢性铁沉积增加所致的脑深部灰质结构 T2 信号减低。与脱髓鞘病变相关的白质病损具有特征性的形态学特征（呈卵圆形，垂直于侧脑室）和分布特点（脑室周围、胼胝体、小脑半球和脑干）。

- **血色素沉着病**　血色素沉着病是原发性（遗传性）或继发性（多次输血后）铁超负荷疾病。在腹部，原发性血色素沉着病累及肝脏和胰腺，继发性血色素沉着病累及肝脏和脾脏。中枢神经系统受累相对不常见，多在病程后期出现。在影像学上，该病表现为基底节区 T2 信号减低，患者可出现锥体外系症状。

■ 诊　断

神经退行性疾病（帕金森病）

■ 关键点

- 随年龄增长，铁沉积增加和衰老性钙化可致苍白球 T2 信号减低。

- 铁沉积常见于神经退行性疾病，包括 PKAN、阿尔茨海默病、帕金森病和亨廷顿病。

- 慢性多发性硬化斑可有铁沉积，也可见特征性呈 T2 高信号的脱髓鞘病变。

病例 42

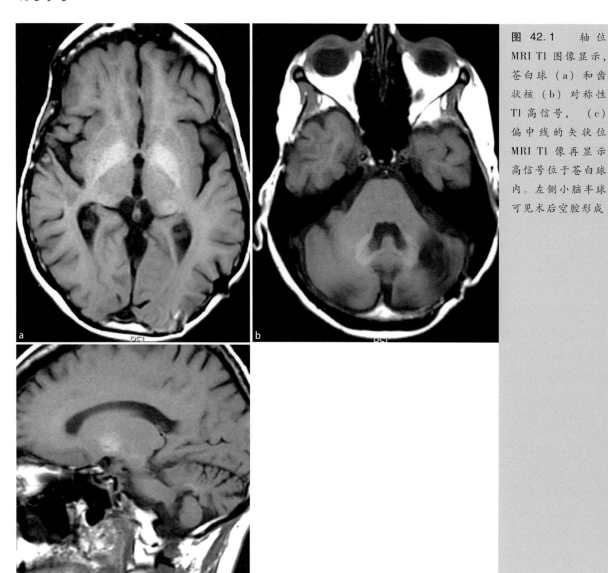

图 42.1　轴位 MRI T1 图像显示，苍白球（a）和齿状核（b）对称性 T1 高信号，（c）偏中线的矢状位 MRI T1 像再显示高信号位于苍白球内。左侧小脑半球可见术后空腔形成

■ 临床表现

成年患者，新发慢性神经功能障碍（图 42.1）。

■ 推荐阅读

Lai PH, Chen C, Liang HL, et al. Hyperintense basal ganglia on T1-weighted MR imaging. Am J Roentgenol, 1999, 172: 1109 - 1115

Rovira A, Alonso J, Córdoba J. MR imaging findings in hepatic encephalopathy. Am J Neuroradiol, 2008, 29: 1612 - 1621

■ 主要影像学表现

基底节区对称性 T1 高信号（信号异常）。

■ Top 3 鉴别诊断

• **基底节（BG）钙化或矿化** 多种原因可引起基底节钙化，其中与年龄相关的衰老性钙化最常见。基底节钙化的其他原因包括代谢性疾病（线粒体病）、内分泌疾病（钙、磷代谢异常或甲状腺功能减低）、重度缺血缺氧性脑病、感染后、先前的放化疗和 Fahr 病。非衰老性钙化累及范围更广，包括其他脑深部灰质结构，偶尔累及皮质下白质。

• **锰沉积** 过量的锰沉积可致基底节区 T1 高信号，这源于其顺磁效应。锰沉积最常见于肝性脑病，多继发于急性或慢性肝衰竭，也见于长期胃肠外营养的慢性病患者。锰沉积主要累及苍白球和黑质。

• **缺血缺氧性脑病或缺氧性脑病** 严重的缺血缺氧或缺氧性脑病首先影响大脑代谢最活跃的部分，尤其是脑深部灰质结构。其病因包括低灌注、溺水和中毒，如一氧化碳中毒。影像学信号异常，在 CT 表现为脑深部灰质结构、前扣带旁回皮质和白质内低密度影，在 MRI 可表现为 T1 和 T2 信号增高。在急性梗死期可见弥散受限，在慢性期表现为脑容积减小和钙化。

■ 其他鉴别诊断

• **神经退行性疾病** 神经退行性疾病多累及基底节区。表现 T1 高信号的神经退行性疾病包括 Wilson 病和泛酸激酶相关的神经变性（PKAN 或苍白球黑质色素变性）。Wilson 病继发于铜蓝蛋白缺乏，导致脑深部灰质结构，尤其是基底节区的铜过量沉积，肝脏也可受累。在儿童，该病表现为基底节区 T1 信号增高；在成人，可见豆状核、中脑、丘脑和白质束 T2/FLAIR 信号增高。在中脑层面的轴位 MRI T2 图像上，可见特征性的"熊猫脸"征，这是由于被盖呈高信号，而上丘呈低信号。PKAN 导致苍白球过量的铁沉积。在 MRI T2 图像上表现为双侧苍白球中央高信号，伴外周低信号，称为"虎眼"征。

• **1 型神经纤维瘤病（NF1）** NF1 在中枢神经系统的表现包括典型的"NF 斑"，其被认为是髓鞘空泡区域，多累及基底节、丘脑、齿状核、小脑脚、脑干和视辐射（颅内）。"NF 斑"在 MRI T2 常呈高信号，在 T1 呈稍高信号。该病变看上去很明显，但无占位效应，尤其是位于丘脑、小脑脚和脑干的病变，无强化。如果出现强化，则提示其发展为低级别神经胶质瘤。病变在出生后第 1 年内时好时坏，此后渐消退。

• **核黄疸** 核黄疸是指非结合胆红素沉积所致的脑病。在急性期（出生后 2 ~ 5d），苍白球、海马和黑质在 MRI T1 和 T2 均呈轻度高信号。在慢性期，苍白球后内侧表现为 T2 高信号，齿状核 T1 呈正常信号。

■ 诊　　断

基底节矿化（放疗后）

■ 关键点

• 钙化或矿化是基底节 T1 高信号的常见病因。

• 锰沉积常继发于肝衰竭（慢性）或长期肠外营养。

• 神经退行性疾病（Wilson 病和 PKAN）偶可导致基底节区 T1 高信号。

• "NF 斑"在 MRI T1 呈轻度高信号；病变在生后第 1 年内时好时坏，此后消退。

病例 43

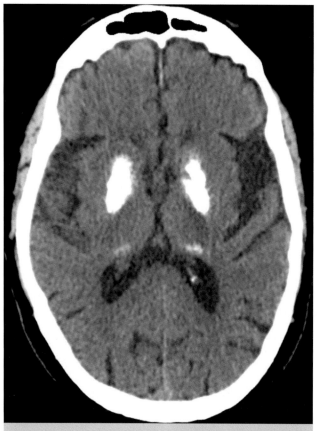

图 43.1　轴位 CT 图像显示，双侧豆状核和丘脑后部对称性钙化

■ 临床表现

成年男性，表现为肌肉疼痛（图 43.1）。

■ 推荐阅读

Hegde AN, Mohan S, Lath N, et al. Differential diagnosis for bilateral abnormalities of the basal ganglia and thalamus. Radiographics, 2011, 31: 5 - 30

Makariou E, Patsalides AD. Intracranial calcifications. Appl Radiol, 2009, 38: 48 - 60

■ 主要影像学表现

基底节钙化。

■ Top 3 鉴别诊断

• **衰老性钙化**　在成人，衰老性钙化累及豆状核。多偶然发现，被认为是正常老龄化过程的一部分，发生率随年龄增长而增加。苍白球受累程度比壳核严重。如有尾状核或丘脑受累，则提示可能有潜在的病理改变，而非衰老性钙化。唐氏综合征可加速老龄对中枢神经系统的影响，如早期出现基底节衰老性钙化、脑实质萎缩和老年痴呆症。

• **代谢或内分泌疾病**　钙磷代谢异常是脑实质钙化的常见原因，最易累及豆状核，尾状核、丘脑、齿状核和皮质下白质也可受累。甲状旁腺功能亢进症也可引起硬脑膜和巩膜钙化，伴或不伴脑实质钙化。甲状腺功能减退症是脑实质钙化的另一病因，钙化分布同上。许多线粒体疾病由于酶缺乏而影响能量产生，基底节受累具有特征性。在慢性期引起基底节钙化的疾病中，线粒体脑肌病伴乳酸性酸中毒及卒中样发作（MELAS）和 Leigh 综合征最为常见。壳核受累较尾状核和苍白球严重，常可见相关的基底节和白质信号异常。

• **缺血或感染性损伤**　严重缺血缺氧性损伤最常累及大脑代谢最活跃的部分，如脑深部灰质结构。急性期脑水肿在 CT 上呈低密度，在 MRI T2 和弥散加权序列上呈高信号。在慢性期，可见脑萎缩和钙化。一氧化碳中毒可引起类似表现，以苍白球受累为主，准确的病史是诊断的关键。许多感染因素也可导致基底节钙化，其他临床表现有助于明确病原体。宫内巨细胞病毒（CMV）或弓形虫感染可引起脑实质钙化；CMV 钙化灶多分布于脑室周围，而弓形虫感染钙化分布更为随机。结核常引起基底池脑膜炎。脑实质结核瘤发生较少，表现为脑实质强化病灶，可见钙化。脑囊虫病是全球范围获得性癫痫最常见的病因，呈地方性分布。影像学表现取决于感染阶段，在慢性结节期可见脑实质钙化灶。基底节钙化可见于人类免疫缺陷病毒（HIV）感染后，尤其是儿童。

■ 其他鉴别诊断

• **医源性疾病**　放、化疗可引起矿化性微血管病，伴脑实质放射性损伤和钙化（治疗相关改变）。矿化性血管病多发生在治疗后数年，最常累及脑深部灰质和皮质下白质。脑萎缩多见于慢性期。治疗时患者年龄越小，放、化疗引起的脑损伤越易发生。

• **Fahr 病**　Fahr 病是少见的遗传性神经退行性疾病，可引起对称性颅内钙化，主要累及脑深部灰质结构。其特征性受累部位包括苍白球（最常见）、壳核、尾状核、丘脑和齿状核。白质内钙化也常见。Fahr 病最常见于中青年，伴有认知和运动障碍。

■ 诊　断

内分泌疾病（甲状旁腺功能亢进）

■ 关键点

• 衰老性钙化被认为是正常衰老的一部分，首先累及苍白球。

• 内分泌疾病可引起广泛的脑深部灰质钙化，偶尔累及白质。

• 放疗和化疗引起的脑损伤可表现为矿化性微血管病，最终导致脑实质钙化。

• Fahr 病是一种遗传性疾病，表现为广泛的脑内钙化、认知和运动障碍。

病例 44

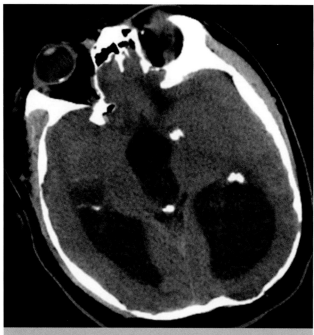

图44.1 轴位CT图像显示，脑室周围多发钙化，沿室管膜下分布，同时可见脑室扩大。右眼球后方可见钙化

■ 临床表现

儿童，有发育迟缓和癫痫发作史（图44.1）。

■ 推荐阅读

Blankenberg FG, Loh NN, Bracci P, et al. Sonography, CT, and MR imaging: a prospective comparison of neonates with suspected intracranial ischemia and hemorrhage. Am J Neuroradiol, 2000, 21: 213 – 218

Makariou E, Patsalides AD. Intracranial calcifications. Appl Radiol, 2009, 38: 48 – 60

■ 主要影像学表现

新生儿/儿童脑室周围钙化。

■ Top 3 鉴别诊断

● **TORCH 感染** TORCH 感染包括弓形虫、梅毒、风疹、巨细胞病毒（CMV）、单纯疱疹病毒和人免疫缺陷病毒（HIV）感染。巨细胞病毒和弓形虫感染发病率最高，是引起脑实质钙化最常见的感染性因素。巨细胞病毒感染所致钙化特征为分布于脑室周围，而弓形虫所致的钙化分布更为随机。与 TORCH 感染相关的中枢神经系统畸形包括小头畸形、神经元迁移异常和皮质畸形，特别多见于巨细胞病毒感染。在临床上，患儿常表现为癫痫、智力低下和不同程度的听力和视力丧失。

● **结节性硬化症（TS）** TS 可表现为散发，或者以常染色体显性遗传方式发病，但其外显率有变化。TS 典型的临床三联征包括面部血管纤维瘤、智力低下和癫痫发作，但仅出现在 30% 的患者。在中枢神经系统，TS 可表现为室管膜下结节、皮质结节、白质病变和视网膜错构瘤。绝大部分室管膜下结节在 20 岁前钙化，多数可强化。结节在 MRI T1 和 T2 信号多变，但钙化时 T2 梯度回波敏感性增加。约 15% 的患者可见室管膜下巨细胞星形细胞瘤（WHO Ⅰ级）。肿瘤位于孟氏孔，可强化，随时间推移而增大。在绝大多数患者可见到皮质结节和白质病变。结节呈楔形，在髓鞘形成前表现为 MRI T1 高信号；在髓鞘形成后 MRI T1 信号多变，而在 MRI T2 呈高信号。白质病变在 MRI T2/FLAIR 像表现为线状高信号，其沿放射状迁移线从脑室周围延伸至对应皮质区。

● **先前的生发基质出血（GMH）** GMH 见于低体重早产儿，常见于出生前几天到出生后几周。发育不成熟且血管丰富的 GM 易发生与早产压力相关的出血。依据出血程度和部位可分为 4 级：1、2 级预后良好，3、4 级预后较差。1 级出血多局限在丘脑尾状沟；2 级出血延伸至脑室内，不伴脑室扩大；3 级为脑室内出血，伴脑室扩大；4 级表现为 GMH、脑室出血和脑室周围白质出血，这种出血可能是由于静脉性梗死导致。颅脑超声显示出血区回声增强。出血在 CT 呈高密度，在 MRI 的表现取决于出血部位和时间。MRI 梯度回波和磁敏感序列表现明显低信号。在出血和（或）缺血慢性期，可见室管膜下及脑室周围营养不良性钙化。总之，颅脑 CT 和 MRI 较超声检查更敏感。

■ 诊　　断

结节性硬化症（室管膜下结节和视网膜错构瘤）

■ 关键点

● CMV 和弓形虫是最常见的 TORCH 感染，可引起脑实质钙化。

● 典型的 CMV 感染所致钙化分布在脑室周围，而弓形虫感染钙化分布随机。

● 结节性硬化症典型的三联征包括面部血管纤维瘤、智力低下和癫痫发作；室管膜下结节钙化。

● 慢性 GMH 和相关缺血可引起室管膜下及脑室周围营养不良性钙化。

病例 45

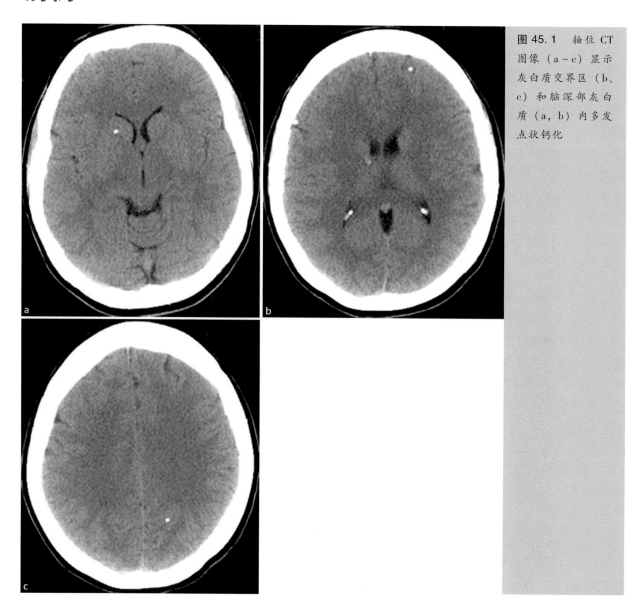

图 45.1　轴位 CT 图像（a～c）显示灰白质交界区（b、c）和脑深部灰白质（a, b）内多发点状钙化

■ 临床表现

年轻女性，有头痛和癫痫史（图 45.1）。

■ 推荐阅读

Makariou E, Patsalides AD. Intracranial calcificatons. Appl Radiol, 2009, 38: 48 – 60

O'Brien WT. Imaging of CNS infections in immunocompetent patients. J Am Osteopath Coll Radiol, 2012, 1: 3 – 9

Smith AB. Vascular malformations of the brain: radiologic and pathologic correlation. J Am Osteopath Coll Radiol, 2012, 1: 10 – 22

■ 主要影像学表现

脑实质内多发钙化。

■ Top 3 鉴别诊断

• **播散性感染** 脑囊虫病是一种寄生虫感染，因摄入受污染的水果、蔬菜或未煮熟的猪肉而感染，猪肉绦虫是致病微生物。脑囊虫病在美国中部和南部流行，是全世界获得性癫痫最常见的病因。影像学表现取决于感染阶段。在早期囊泡期，可见一伴有囊壁结节的囊肿，无强化，称为头节；胶样颗粒期为中间期，在此期囊肿消失，可见炎性血管源性水肿和环状强化；在慢性结节期，表现为脑实质内多发钙化，不伴增强和周围水肿。宫内 TORCH 感染包括弓形虫或巨细胞病毒（CMV）感染也可引起脑实质钙化，CMV 感染所致的钙化分布在脑室周围。结核感染常可引起基底脑膜炎，伴脑膜明显强化和脑神经病变。脑实质内结核瘤见于少数患者，表现为脑实质病灶，可强化和钙化。

• **海绵状血管瘤（CMs）** CMs 是由大小不等的血窦和较大的海绵状间隙组成，其间无脑实质。病灶大多呈孤立状态，多发病灶常系常染色体显性遗传，或继发于放疗后，尤其在儿童。病灶周围轻微水肿或无水肿，无占位效应，除非合并出血并突破囊壁。在 CT 上 CMs 可表现正常，或可见钙化或出血。在 MRI T1 和 T2 上，病变中央可见点状低信号和高信号交替出现，周围可见 T2 低信号环。病变在 GRE 和 SWI 呈显著低信号。有 15% 的患者可见强化。

• **转移瘤钙化** 在未做治疗的情况下转移瘤钙化少见，放疗可引起脑实质多发钙化。黏液性腺癌是易于钙化的原发肿瘤，其主要来源于胃肠道、乳腺和肺。原发骨肿瘤出现脑实质钙化性转移罕见，可见显著的瘤周水肿和强化。

■ 其他鉴别诊断

• **医源性疾病** 放、化疗可引起矿化性微血管病，伴脑实质放射性损伤和钙化（治疗相关改变）。矿化性血管病多于治疗后数年发生，最常累及脑深部灰质和皮质下白质。脑萎缩多见于慢性期。患者治疗时年龄越小，越易并发放、化疗引起的脑损伤。

• **内分泌疾病** 钙或磷代谢异常是脑实质钙化的常见病因，其中豆状核最易受累，尾状核、丘脑、齿状核和皮质下白质也可受累。甲状腺功能减退症是脑实质钙化的另一原因，钙化部位与上述相类似。

• **结节性硬化症（TS）** TS 可以偶发，或者表现为常染色体显性遗传。典型的临床三联征包括面部血管纤维瘤、智力低下和癫痫发作。在中枢神经系统，TS 可表现为室管膜下结节、皮质结节、白质病变和视网膜错构瘤。大多数室管膜下结节在 20 岁前钙化，皮质结节多在 10 岁后钙化。

■ 诊　断

播散性感染（脑囊虫病）

■ 关键点

• 脑囊虫病是全世界继发性癫痫最常见的原因，在结节期病灶出现钙化。

• 多发海绵状血管瘤可为遗传性或继发于放疗后，尤其在儿童。

• 脑转移瘤钙化见于治疗后，或继发于黏液性腺癌和原发骨肿瘤的脑转移。

• 放疗和化疗引起的脑损伤可表现为矿化性微血管病和脑实质钙化。

病例 46

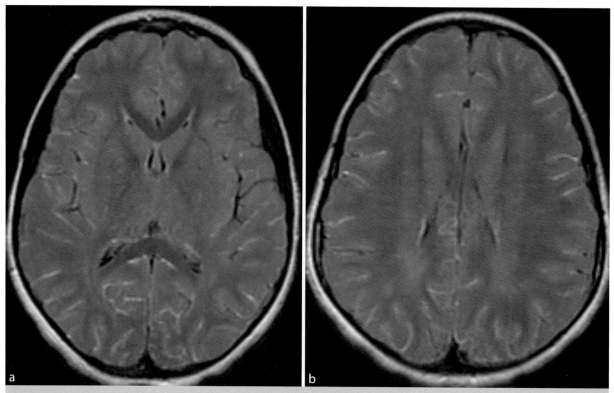

图 46.1　轴位 FLAIR 图像（a，b）显示，大脑半球表面弥漫性蛛网膜下腔异常信号增高，侧脑室三角区周围信号增高，较模糊（非最佳证据）

■ **临床表现**

年轻女性，表现为头痛和精神状态改变（图 46.1）。

■ **推荐阅读**

Stuckey SL，Goh TD，Heffernan T，et al. Hyperintensity in the subarachnoid space on ELAIR MRI. Am J Roentgenol，2007，189：913 – 921

■ 主要影像学表现

FLAIR 序列显示蛛网膜下腔信号增高。

■ Top 3 鉴别诊断

• **蛛网膜下腔出血（SAH）** CT 是确定急性蛛网膜下腔出血的首选方式，其次为腰椎穿刺。但在显示某些区域少量 SAH 时，MRI（尤其是 FLAIR 序列）比 CT 敏感，这是由于 CT 在某些区域有一定的局限性（如存有硬线束伪影区）。但是，MRI 阴性时仍不能完全排除 SAH。蛋白含量增加和炎性细胞所致出血区在 FLAIR 序列均表现为高信号，可为局灶性或弥漫性，这取决于出血原因和出血量。创伤和动脉瘤破裂是 SAH 最常见的病因。

• **脑膜炎** 与 SAH 相类似，在 FLAIR 序列可见脑膜炎性区蛛网膜下腔高信号，这是由于局部蛋白含量增加、感染和炎性细胞浸润。软脑膜受累较硬脑膜常见。FLAIR 信号异常区可为局限性或弥漫性的。软脑膜强化常见于 FLAIR 信号异常区，也可见于 FLAIR 无明显异常区。

• **软脑膜肿瘤** 软脑膜恶性肿瘤可致蛛网膜下腔细胞和蛋白含量增加，其在 FLAIR 像表现为高信号。该病多为远隔部位原发肿瘤的血行转移瘤，而中枢神经系统、颅骨或硬脑膜原发肿瘤的直接扩散少见。受累区多呈局灶性，但也可为弥漫性播散，常可见脑膜强化。如果同时发现尚有脑实质或颅骨转移灶，则有助于鉴别。MRI FLAIR 和 T1 增强可作为转移瘤诊断的辅助检查。

■ 其他鉴别诊断

• **氧合过度** 吸氧和采用异丙酚镇静的患者，常可表现为蛛网膜下腔弥漫性 FLAIR 高信号，这可能是由于氧的顺磁效应。当氧浓度较正常增加 4~5 倍时，可引起弥漫性脑脊液信号异常，而非局灶性异常，故要排除软脑膜病变是困难的。

• **血流缓慢或侧支静脉循环** 在大血管急性重度狭窄或闭塞时，蛛网膜下腔血管在 FLAIR 序列表现高信号。这种异常信号也可出现在其他 MRI 序列，如弥散加权，其原因可能与血管闭塞、血流缓慢或侧支循环有关。类似改变也见于烟雾病患者，这与颈动脉末端或大脑动脉近端闭塞后所形成的许多软脑膜侧支循环有关，称为"爬藤"征。斯德奇 - 韦伯综合征是一种神经 - 皮肤综合征，以覆盖部分大脑半球的软脑膜血管瘤病为特征。软脑膜血管瘤病灶在 FLAIR 呈高信号；在慢性期，患侧出现脑萎缩和皮质钙化。

• **MR 伪影** MR 伪影可扰乱局部磁场，导致 FLAIR 像脑脊液信号不能被抑制而呈高信号。常见原因包括支架、手术夹和分流导管存储器。磁敏感伪影邻近金属物体，影像学表现具有特征性。

■ 诊　断

血流缓慢或侧支静脉循环（烟雾病患者）

■ 关键点

• 蛋白含量和细胞增加可致蛛网膜下腔 FLAIR 高信号改变，常见于 SAH、脑膜炎和脑膜癌。

• 吸氧和异丙酚镇静患者通常表现为弥漫性蛛网膜下腔 FLAIR 高信号。

• 血管闭塞、血流缓慢、侧支循环或软膜血管瘤病可引起蛛网膜下腔 FLAIR 高信号。

• 金属伪影可引起特征性的 FALIR 脑脊液高信号。

病例 47

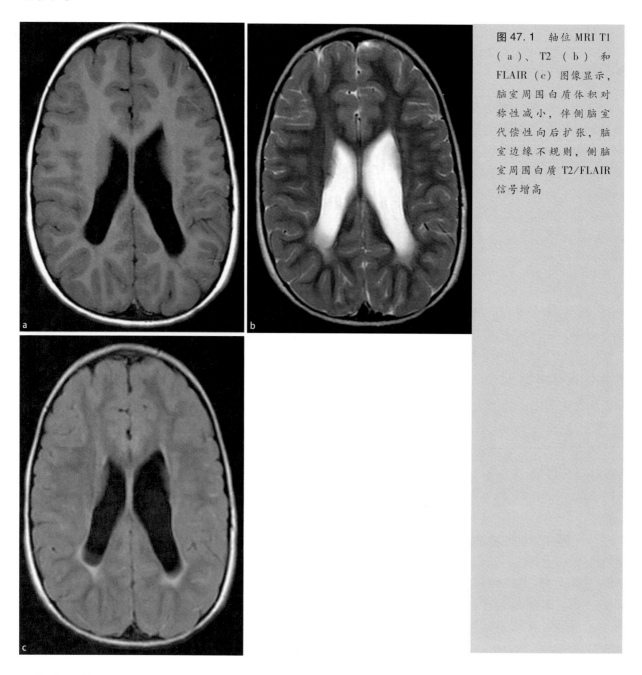

图47.1 轴位 MRI T1（a）、T2（b）和 FLAIR（c）图像显示，脑室周围白质体积对称性减小，伴侧脑室代偿性向后扩张，脑室边缘不规则，侧脑室周围白质 T2/FLAIR 信号增高

■ 临床表现

6 岁女童，痉挛性四肢瘫（图 47.1）。

■ 推荐阅读

Chao CP, Zaleski CG, Patton AC. Neonatal hypoxic-ischemic encephalopathy：multimodality imaging findings. Radiographics, 2006, 26（Suppl 1）：S159 - S172

主要影像学表现

脑室周围白质体积减小，脑室扩大，边缘不规则。

诊　断

• **脑室周围白质软化**　在弥漫性缺血缺氧性脑病时，脑损害类型和程度取决于大脑的成熟度、缺血缺氧的严重程度和持续时间。在轻至中度低氧血症或缺血时，血流优先供应脑代谢活跃区，包括脑深部灰质、小脑和脑干。在足月儿、儿童和成人，皮质和分水岭区的半卵圆中心最易受累。而在早产儿，分水岭区脑室周围的穿支血管供血区最易受累。

影像学表现反映缺血缺氧性脑病的发病机制。最初的头颅超声检查发现脑室周围白质回声增强，以侧脑室枕角周围最为突出。在该阶段CT不敏感，这是因为病灶内无出血，表现为低密度，这与未髓鞘化的低密度白质无法区分。在急性期 MRI T1、T2 和质子密度序列上，脑室周围白质呈高信号，在弥散加权成像上也可见高信号。

随着脑损伤病程进展，可见脑容积缩小和囊变，尤其是急性损伤后 2～6 周，最终引起代偿性脑室扩大，脑室边缘不规则。白质体积缩小也会导致胼胝体变薄。在脑室周围白质可看到胶质增生，在 MRI T2 呈高信号。

在临床急性期，患者通常表现为癫痫发作和（或）呼吸暂停。在慢性期，患者表现为痉挛性瘫痪或脑瘫。

关键点

• HIE 损伤的类型取决于大脑的成熟度、缺血缺氧的严重程度和持续时间。

• 临床上，HIE 患者表现为痉挛性瘫痪或脑瘫。

• 影像学表现包括脑室周围白质体积减小、胶质增生和脑室形态不规则扩大。

病例 48

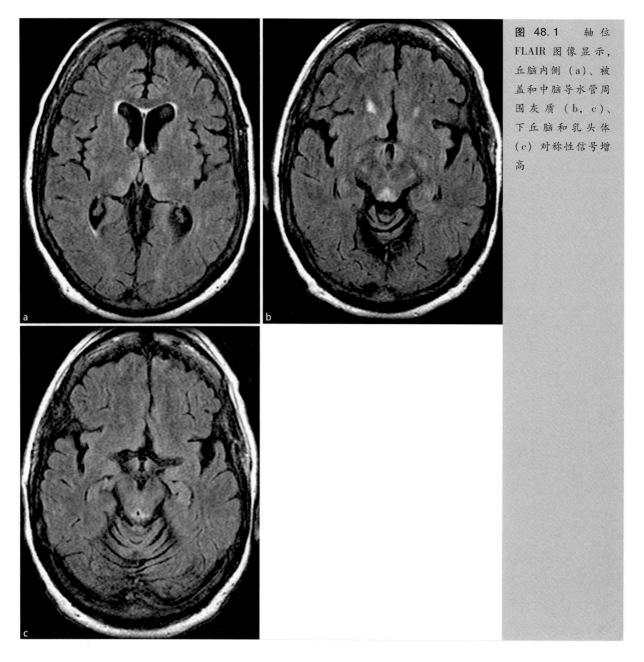

图 48.1　轴位 FLAIR 图像显示，丘脑内侧（a）、被盖和中脑导水管周围灰质（b，c）、下丘脑和乳头体（c）对称性信号增高

■ 临床表现

59 岁男性，表现为精神状态改变（图 48.1）。

■ 推荐阅读

Zuccoli G，Gallucci M，Capellades J，et al. Wernicke encephalopathy：MR findings at clinical presentation in twenty-six alcoholic and nonalcoholic patients. Am J Neuroradiol，2007，28：1328－1331

■ 主要影像学表现

丘脑内侧、中脑导水管周围灰质和乳头体对称性信号异常。

■ 诊　断

● **韦尼克脑病**　韦尼克脑病是因硫胺素缺乏所致的神经系统疾病，多见于酗酒患者，也可见于营养缺乏和吸收不良的非酗酒患者，包括胃肠道肿瘤、胃切除术后、长期饥饿、剧吐和神经性厌食症。尽管临床表现程度不同，但其典型的三联征包括意识改变、共济失调和视力障碍。韦尼克脑病是需要及时补充硫胺素的神经系统急症。

在 MRI T2/FLAIR 像，可见丘脑内侧（最常见）、中脑导水管周围灰质、顶盖和乳头体对称性高信号。乳头体受累相对具有特异性，可见于 50% 以上的患者。在急性期可见占位效应。在酗酒患者，受累区可见强化，尤其在乳头体。增强在非酗酒患者中少见，原因不清。经合理治疗，患者症状和影像学表现可缓解或消失。

■ 关键点

● 韦尼克脑病是因硫胺素缺乏引起的神经系统疾病。

● 韦尼克脑病可见于酗酒患者，也可见于营养缺乏和吸收不良的非酗酒患者。

● 在 MRI 可见丘脑内侧（最常见）、中脑导水管周围灰质、顶盖和乳头体 T2/FLAIR 对称性高信号。

病例 49

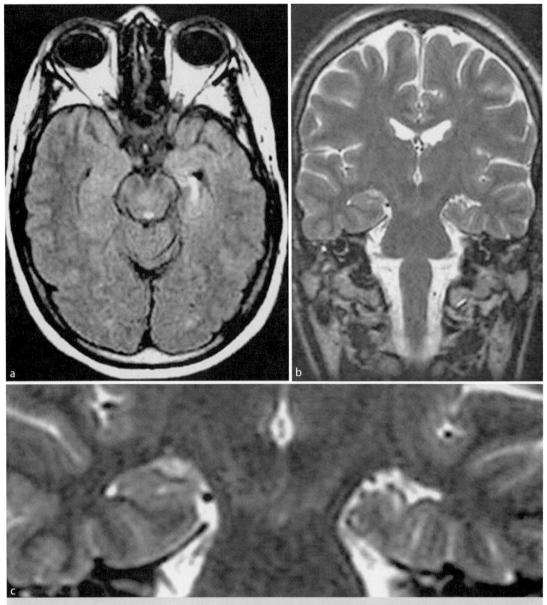

图 49.1 轴位 FLAIR 图像（a）显示左颞叶内侧信号增高，体积缩小。左颞叶内侧海马结构在 T2 冠状位（b）和放大 T2 冠状位显示更清楚

■ 临床表现

14 岁男孩，表现为复杂性局灶性癫痫（图 49.1）。

■ 推荐阅读

Bocti C，Robitaille Y，Diadori P，et al. The pathological basis of temporal lobe epilepsy in childhood. Neurology，2003，60：191－195

Castillo M，Smith JK，Kwock L. Proton MR spectroscopy in patients with acute temporal lobe seizures. Am J Neuroradiol，2001，22：152－157

■ 主要影像学表现

颞叶内侧萎缩，T2/FLAIR 信号增高。

■ 诊　断

• **颞叶内侧硬化（MTS）**　颞叶癫痫多常见青春期和青年患者，常表现为复杂性局灶性癫痫。在该人群，MTS 是颞叶癫痫能够明确的最常见病因。对于 MTS 是后天获得性或先天性异常，目前仍存有争议。一些研究显示，在曾有婴儿期高热惊厥的患者中，MTS 发生率高。

MRI 是癫痫的主要检查方法，因为 CT 通常难以显示病灶。对于儿童和青年癫痫患者，其检查方案包括经颞叶内侧和海马结构的高分辨冠扫。MTS 在影像学表现为海马萎缩和同侧侧脑室颞角扩大，在 MRI T2/FLAIR 常表现为高信号，该影像学特征提示癫痫诊断。颞叶受累区在 MRS 上 NAA 峰值的下降，有助于定位一些癫痫灶。在发作间期，FDG-PET（18 - F 氟脱氧葡萄糖正电子发射体层摄影）显示颞叶受累区呈低代谢，摄取率降低。

内科治疗对近 25% 的 MTS 患者有效，而顽固性癫痫须行颞叶前部切除术。

■ 关键点

• 颞叶癫痫常见于青春期和青年患者，通常表现为复杂性局灶性癫痫。

• MTS 的特征性表现为受累海马萎缩，在 MRI T2/FLAIR 呈高信号。

• 发作间期 FDG-PET 显示颞叶内侧受累区呈低代谢，摄取率降低。

病例 50

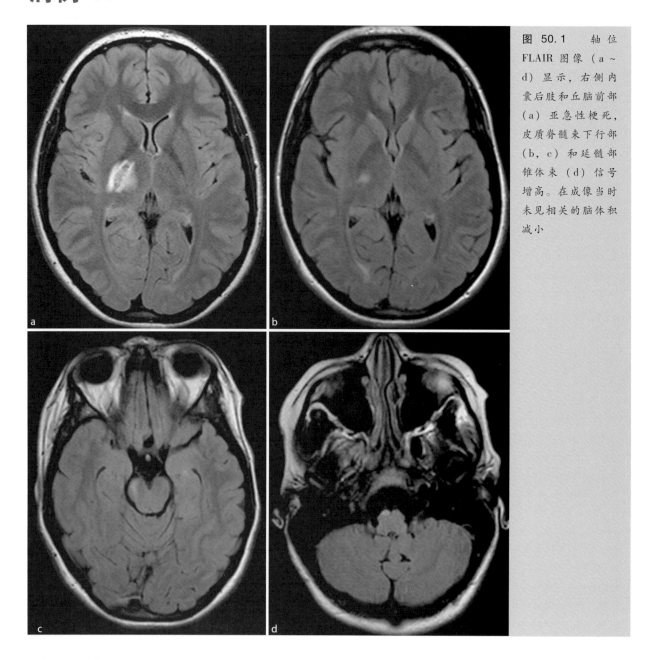

图 50.1 轴位 FLAIR 图像 (a ~ d) 显示, 右侧内囊后肢和丘脑前部 (a) 亚急性梗死, 皮质脊髓束下行部 (b, c) 和延髓部锥体束 (d) 信号增高。在成像当时未见相关的脑体积减小

■ 临床表现

年轻男性, 表现为亚急性心肌梗死 (图 50.1)。

■ 推荐阅读

Uchino A, Sawada A, Takase Y, et al. Transient detection of early wallerian degeneration on diffusion-weighted MRI after an acute cerebrovascular accident. Neuroradiology, 2004, 46: 183 - 188

Uchino A, Takase Y, Nomiyama K, et al. Brainstem and cerebellar changes after cerebrovascular accidents: magnetic resonance imaging. Eur Radiol, 2006, 16: 592 - 597

■ 主要影像学表现

脑实质信号异常，伴相应下行白质纤维束信号升高。

■ 诊　断

• **沃勒变性（WD）**　　WD 是指在神经元或轴索损伤后，继发性同侧下行轴突和白质纤维束的变性。脑梗死是 WD 最常见的病因，其次为脑出血和肿瘤。皮质脊髓束（CSTs）最常受累，偶可累及胼胝体、小脑脚和视辐射。WD 范围通常与临床损伤程度相关。

在急性期，沿 CSTs 走行于内囊和脑干部，可见连续的 T2/FLAIR 高信号，在此阶段通常称为沃勒水肿。常规 MRI 序列所显示的异常信号区，在弥散加权序列可呈高信号。DTI 显示，在下行的 CSTs 各向异性分数（FA 值）降低。在慢性期，大脑脚出现明显萎缩，且体积减小。

■ 关键点

• WD 是指继发于神经元或轴索损伤后的下行白质纤维束变性。

• 脑梗死是 WD 最常见的病因，其次是脑出血和肿瘤，皮质脊髓束最常受累。

• MRI 可见沿下行纤维束走行的 T2/FLAIR 高信号，在慢性期可见萎缩。

（病例 26～50　王敏娟　刘重霄　译，师　蔚　校）

病例 51

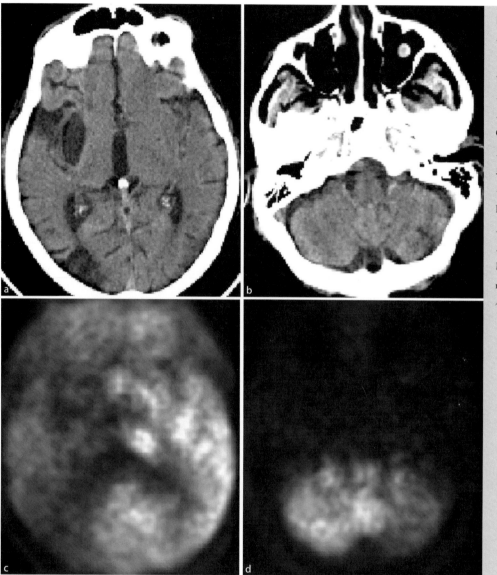

图 51.1 颅脑 CT 轴位图像（a）显示，陈旧性脑梗死伴右侧大脑皮质、豆状核和深部脑白质软化灶。后颅窝 CT 轴位图像（b）显示，左侧小脑半球体积轻度减小伴小梗死灶。相应的 PET 图像（c，d）显示，右侧大脑和左侧小脑半球代谢降低。图片由 Kamal Singh，MD 提供

■ 临床表现

65 岁男性，既往卒中病史（图 51.1）。

■ 推荐阅读

Tien RD，Ashdown BC. Crossed cerebellar diaschisis and crossed cerebellar atrophy：correlation of MR findings，clinical symptoms，and supratentorial diseases in 26 patients. Am J Roentgenol，1992，158：1155 – 1159

■ 主要影像学表现

大脑半球损害，伴同侧大脑和对侧小脑半球体积减小和代谢降低。

■ 诊 断

• **交叉性小脑失联络**　交叉性小脑失联络是指继发于对侧大脑半球损害的一侧小脑半球体积减小。其常见病因包括：脑梗死、脑出血、术后改变、血管畸形和肿瘤。源自一侧大脑半球的慢性癫痫患者，也可出现对侧小脑体积减小。

脑损伤后，神经元可出现继发性变性，现认为继发性变性有 2 种：沃勒变性和跨神经元变性。沃勒变性沿损伤同侧下行性纤维发生，延伸至大脑脚后进入脑干，大部分传入纤维起源于额、顶叶皮质。跨神经元变性由纤维束干扰和阻断造成，这些纤维束突触位于脑干内跨越中线至对侧小脑半球。交叉性小脑失联络中，跨神经元变性影响突触位于脑桥上方的桥小脑束。

交叉性小脑失联络是晚期表现，常发生于最初损伤后至少 1 年。PET 影像研究显示，受累的大脑半球和对侧小脑半球低代谢。横断面影像显示，单侧小脑体积减小，常为轻度。受累的小脑半球 MRI 扫描中 T2 信号强度正常或轻微增高。可见含铁血黄素环（T2 低信号）。小脑体积减小的程度与幕上体积减小相对成比例。临床表现与幕上损伤程度相关；小脑萎缩程度与临床症状相关性弱。

■ 关键点

• 交叉性小脑失联络是指对侧大脑半球损害造成的一侧小脑半球体积减小。

• PET 影像显示受累的大脑半球和对侧小脑低代谢。

• MRI 扫描显示大脑和对侧小脑体积减小，T2 小脑信号轻微升高。

病例 52

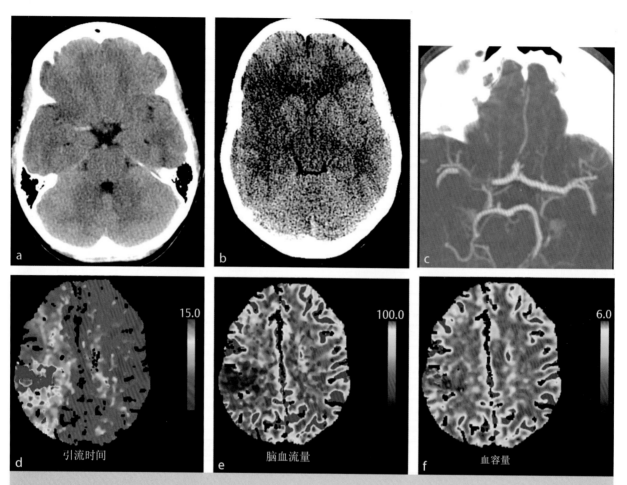

图 52.1　CT 轴位图像（a）显示，右侧 MCA 高密度；对侧 MCA 和基底动脉可见正常密度。卒中或缺血窗上方 CT 轴位图像（b）显示，右侧脑岛带和脑盖灰白质界限消失伴轻度脑沟消失。CTA 最大信号强度投影图像（c）显示，右侧近中线处 MCA 闭塞。具有相似临床表现的另一患者 CTP 扫描对比剂达峰时间图像（d）、脑血流量图像（e）和脑血容量图像（f）显示，中心区域脑血流量明显降低，对比剂达峰时间明显延长，伴右侧 MCA 后侧血管分布区内小片区域脑血容量轻度降低；周围区域脑血流量轻度降低，对比剂达峰时间轻度延长伴脑血容量轻微降低。图片 d～f 由 Rocky Saenz，DO 提供

■ 临床表现

　　成年男性，表现为急性发作的左侧神经功能缺损（图 52.1）。

■ 推荐阅读

　　Srinivasan A，Goyal M，AI Azri F，et al. State-of-the-art imaging of acute stroke. Radiographics，2006，26（Suppl 1）：S75 – S95

■ 主要影像学表现

灌注成像显示，脑中央梗死周围缺血半暗带。

■ 诊　断

● **脑卒中**　脑卒中发病率高，是成人死亡的主要原因。早期诊断和及时治疗是改善预后的关键。CT 和 MRI 扫描能提供有价值的诊断信息，评估潜在的并发症和指导治疗。若考虑行动脉内溶栓时，则主要应用血管造影。

脑卒中的影像学检查应从 CT 平扫开始。CT 扫描对发现脑缺血早期征象和评估溶栓治疗的禁忌颇有价值，包括 MCA 大面积梗死或颅内出血。脑卒中早期 CT 扫描表现为管腔内血栓造成的 MCA 高密度；受累的深部灰质、岛带和大脑皮质灰白质界限消失以及脑沟消失。灰白质界限消失和脑沟消失是由于细胞毒性脑水肿和神经元肿胀。在超急性期脑卒中，CT 扫描最初可为正常，而在数小时后随访影像中显示脑缺血区更佳。24h 后，几乎所有脑卒中均可在 CT 扫描中发现。

MRI 扫描比 CT 扫描敏感，特别是在临床症状出现后的数小时内。在数分钟内，弥散序列表现为限制性弥散，DWI 图像呈高信号，在相应的表观弥散系数图呈低信号。随后数小时，细胞毒性脑水肿发展，T2/FLAIR 图像受累血管分布区信号强度增高伴灰白质界限和脑沟消失。当血管闭塞时，受累动脉段 T2 正常的流空现象消失。血栓在梯度回波序列呈晕状伪影，非强化 T1 呈高信号。

影像学检查重要的方面包括血管分析和缺血半暗带评估，指的是有梗死风险但可挽救的脑实质。通常脑卒中具有中央梗死区和周围缺血半暗带。CTA 和 MRA 用于评估血管通畅性。CTA 更快且易实现，但 MRA 无须使用对比剂。CTA 中闭塞表现为血管内充盈缺损，最常见于近端 MCA。MRA 中，时间飞跃图像最常应用，血流减少或闭塞区域表现为受累节段血流信号强度消失，可见侧支血管强化或流空信号增高。

灌注成像用于评估有无缺血半暗带，这可能会影响到治疗。一般来说，静脉溶栓时间窗为临床症状出现后 3h，但在某些具有缺血半暗带的特定患者中，超过此时间窗，也可考虑溶栓治疗。CTP 较 MRP 相对快速且更易实现，但两者均可用于脑卒中的检查。CTP 中，梗死区表现为脑血流量和脑血容量明显降低，平均通过时间或对比剂达峰时间（动脉流入和静脉流出间隔时间）延长；另一方面，缺血半暗带常表现为脑血流量轻度降低，平均通过时间延长，脑血容量正常或轻度降低。MRP 可能需静脉注射造影剂（最常见）或动脉自旋标记。缺血半暗带可同时表现为限制性弥散和梗死相关的灌注降低；灌注降低区域和 DWI 信号正常提示缺血半暗带。

动脉内溶栓的应用极大地改善了脑卒中患者的预后。急性大血管（常为近端 MCA）闭塞患者，临床症状出现后 <（5～6）h 为潜在的适应证。目前，很多技术均可使用，但大部分为药物溶栓和机械取栓技术联合使用。在一些患者，基底动脉闭塞的治疗可延迟至临床症状出现后 24h。该技术潜在的并发症包括远端栓塞、血管损伤和脑实质出血。

■ 关键点

● CT 在发现脑缺血早期信号和评估溶栓治疗的禁忌方面颇有价值。

● MRI 较 CT 扫描敏感，特别是在刚开始数小时内，弥散受限可为最初异常表现。

● 血管通畅性和有无缺血半暗带的评估对治疗选择很重要。

病例 53

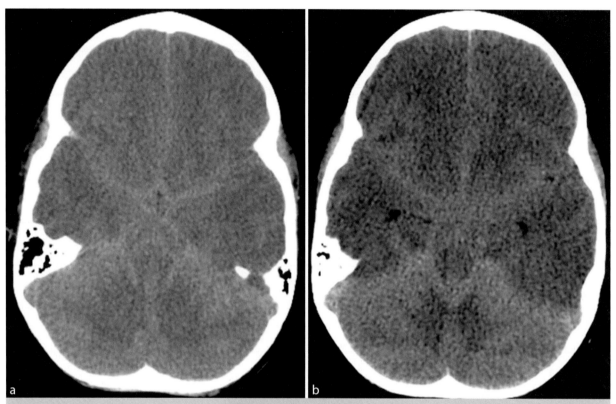

图 53.1 CT 轴位图像（a，b）显示，弥漫性脑水肿伴全脑实质低密度。脑外蛛网膜下腔脑脊液间隙消失，伴基底池密度相对增高

■ 临床表现

男孩，表现为急性发作的精神状态改变，伴意识丧失（图 53.1）。

■ 推荐阅读

Given CA，Ⅱ，Burdette JH，Elster AD，et al. Pseudo-subarachnoid hemorrhage：a potential imaging pitfall associated with diffuse cerebral edema. Am J Neuroradiol，2003，24：254－256

■ 主要影像学表现

弥漫性脑水肿，伴基底池高密度影。

■ 诊　断

● **假性蛛网膜下腔出血**　假性蛛网膜下腔出血（Pseudo-SAH）是指弥漫性脑水肿时，基底池呈高密度表现。不常见的是，这种情况与低颅压有关。Pseudo-SAH 被认为是由多种因素影响脑外蛛网膜下腔脑脊液间隙和下方的脑实质所引起。弥漫性脑水肿时，颅内压增高导致血液充盈的软脑膜静脉充血和低密度的脑外脑脊液消失，同时细胞毒性脑水肿继发下方皮质密度降低，两者共同导致基底池内密度相对增高，这与 SAH 相类似。Pseudo-SAH CT 值测量（约 30HU）降低被认为可能是 SAH 红细胞压积正常的患者（55～70HU），借此有助于两者的鉴别。

■ 关键点

● Pseudo-SAH 是指弥漫性脑水肿时，基底池呈高密度影。

● 脑水肿基底池密度增高和脑实质密度降低，此与 SAH 类似。

● Pseudo-SAH 时，CT 值降低可见于 SAH 红细胞压积正常患者。

病例 54

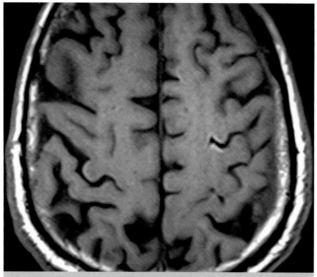

图 54.1 MRI 平扫轴位 T1 图像显示，左侧中央前回带状高信号区

■ 临床表现

成年男性，有长期高血压、糖尿病和微血管缺血性疾病史（图 54.1）。

■ 推荐阅读

Komiyama M, Nakajima H, Nishikawa M, et al. Serial MR observation of cortical laminar necrosis caused by brain infarction. Neuroradiology, 1998, 40：771 – 777

Takahashi S, Higano S, Ishii K, et al. Hypoxic brain damage：cortical laminar necrosis and delayed changes in white matter at sequential MR imaging Radiology, 1993, 189：449 – 456

■ 主要影像学表现

T1 加权中，皮质带状信号增高。

■ 诊　断

● **脑皮质层状坏死**　多种原因可导致缺氧缺血性脑病（HIE），包括心脏骤停（最常见）、肺部疾病、外伤、溺水、癫痫持续状态、药物过量和中毒等。脑损伤的类型和预后多样，其主要取决于患者年龄和基础疾病的病程长短及严重程度。一般来讲，灰质较白质更易受损，这是由于灰质的代谢活动增加，当灰质位于 2 个不同的血管分布区之间的分水岭区时，甚至更易受到影响。

正常的脑皮质包含 6 层，每层对缺氧缺血损伤的耐受程度均有不同。第 3 层耐受性最差，其次为第 5、6 层。脑皮质层状坏死是指非出血性坏死区域与特定的脑皮质带分离，通常为第 3 层。MRI 扫描脑皮质层状坏死特点为：非增强 T1 呈带状信号强度增高区域。通常首次出现在亚急性期晚期约 2 周时，2 个月时达高峰，然后变得不明显。在亚急性期早期增强序列可见皮质带状强化，即使这一表现对于皮质层状坏死并不具有特异性，但此前 MRI 平扫已有 T1 信号异常，CT 扫描可见高密度相关区域。常见相邻的脑白质损伤，表现为慢性体积减小伴软化。

■ 关键点

● HIE 的形式取决于患者年龄和基础疾病的病程长短及严重程度。

● 脑皮质层状坏死是指带状非出血性坏死，常累及第 3 层脑皮质。

● 脑皮质层状坏死特点为 T1 呈带状信号强度增高区域。

病例 55

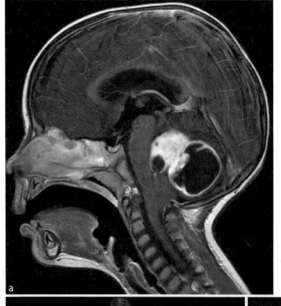
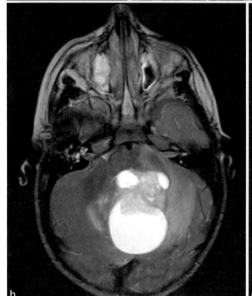
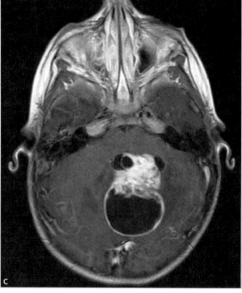

图 55.1　MRI 对比增强扫描矢状位 T1 加权像（a）显示，后颅窝巨大占位性病变伴囊变和实质性部分强化，第四脑室梗阻伴脑积水，小脑扁桃体向上移位。轴位 T2 加权像（b）和增强 T1 加权像（c）显示，占位性病变轻度左侧偏心性，实质性强化伴囊壁强化（c），第四脑室消失伴小脑半球周围水肿

■ 临床表现

8 岁男童，表现为头痛、呕吐伴共济失调（图 55.1）。

■ 推荐阅读

O'Brien WT. Imaging of posterior fossa brain tumors in children. J Am Osteopath Coll Radiol, 2013, 2: 2 – 12

Poretti A, Meoded A, Huisman TAGM. Neuroimaging of pediatric posterior fossa tumors including review of the literature. J Magn Reson Imaging, 2012, 35: 32 – 47

■ 主要影像学表现

儿童后颅窝占位性病变。

■ Top 3 鉴别诊断

● **髓母细胞瘤** 髓母细胞瘤是侵袭性的（WHO 分级 IV 级）原发神经外胚层肿瘤（PNET），也是儿童中最常见的后颅窝肿瘤。10 岁以下为发病高峰。与所有后颅窝肿瘤一样，患者常表现为头痛或梗阻性脑积水相关症状。肿瘤常起源于上髓帆或第四脑室顶部。虽然特征性位于中线处，但在年龄较大的儿童和年轻成人中也可见外侧（小脑半球）起源。髓母细胞瘤 CT 扫描呈高密度（90%），MRI 扫描由于高细胞含量呈限制性弥散区域。T1 呈低信号，T2 呈等 - 高信号，FLAIR 图像呈高信号。约 50% 的患者可出现囊变；有 20% 可见钙化；强化明显但不均匀。有 1/3 以下的患者发病时已发生蛛网膜下腔种植，故任何后颅窝肿瘤手术前均须评估所有神经系统情况。

● **青少年毛细胞星形细胞瘤（JPA）** 青少年毛细胞星形细胞瘤（WHO 分级 I 级）是儿童中第 2 位常见的原发性后颅窝肿瘤，与髓母细胞瘤相比，发病率略低。可为单发或与 1 型神经纤维瘤病有关。发病高峰为 5～15 岁。肿瘤起源于小脑半球，故通常位于中线外。最常见表现为囊性占位性病变伴强化的附壁结节。囊性部分 T1 呈等 - 低信号，T2/FLAIR 图像呈高信号。实质性部分 T2/FLAIR 图像呈高信号伴明显强化。囊壁强化提示存在肿瘤细胞。不常见的影像学表现包括实质性占位性病变伴囊性或中心坏死。

● **室管膜瘤** 室管膜瘤是一种生长缓慢的起源于第四脑室顶部室管膜细胞，位于后颅窝中线处的肿瘤。其特点是通过第四脑室正中孔挤压进入枕骨大孔，桥小脑角或枕大池。平均发病年龄为 6 岁。CT 扫描中，约 50% 的患者可见钙化，约 20% 的患者可见囊变和出血灶。有 2/3 起源于第四脑室，有约 1/3 起源于幕上，中心位于脑实质。肿瘤成分混杂，T1 呈等 - 低信号，T2 呈高信号。肿瘤囊性成分与脑脊液比较，T1 和 FLAIR 图像呈高信号。实质性部分呈轻到中度不均匀强化。此与髓母细胞瘤相比，脑脊液播散不常见。

■ 其他鉴别诊断

● **脑干胶质瘤** 脑干胶质瘤占儿童颅内肿瘤的 10%～20%，好发于 20 岁以下人群。常表现为弥漫性浸润性脑桥胶质瘤（WHO 分级 II～III 级），外生性成分可包裹基底动脉或进入第四脑室。T1 呈低信号，T2 呈高信号，强化多样。高级别肿瘤区域表现为限制性弥散，强化明显和灌注增加。预后较差。

● **非典型畸胎样横纹肌样瘤** 非典型畸胎样横纹肌样瘤是一种罕见的侵袭性胚胎性肿瘤，由横纹肌样细胞和原发神经外胚层肿瘤成分所组成。好发于 10 岁以下，大部分位于后颅窝，其余位于幕上。肉眼和影像学表现与髓母细胞瘤几乎相同，包括 CT 扫描高密度和限制性弥散区域。关键的鉴别点是发病年龄。发病时常见蛛网膜下腔种植，发病年龄小于 3 岁的患者，平均生存期小于 6 个月。

■ 诊　断

青少年毛细胞星形细胞瘤

■ 关键点

● 髓母细胞瘤是儿童中最常见的后颅窝肿瘤，位于中线处，常发生脑脊液种植。

● 青少年毛细胞星形细胞瘤最常见的表现为中线外囊性占位性病变伴强化的附壁结节。

● 室管膜瘤为中线处肿瘤，通过脑室孔延伸。

病例 56

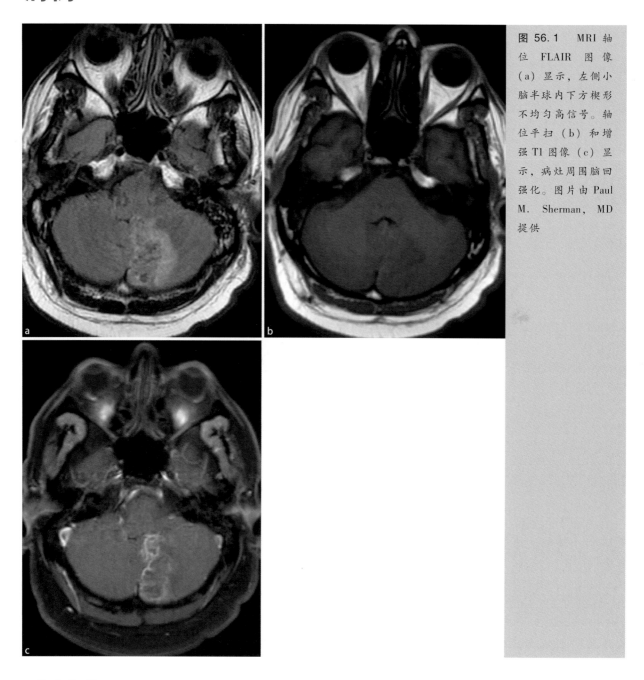

图 56.1 MRI 轴位 FLAIR 图像（a）显示，左侧小脑半球内下方楔形不均匀高信号。轴位平扫（b）和增强 T1 图像（c）显示，病灶周围脑回强化。图片由 Paul M. Sherman，MD 提供

■ 临床表现

52 岁男性，表现为头痛和新发的步态不稳 1 周（图 56.1）。

■ 推荐阅读

Cormier PJ，Long ER，Russell EJ. MR imaging of posterior fossa infarctions：vascular territories and clinical correlates. Radiographics，1992，12：1079 – 1096

Poretti A，Meoded A，Huisman TAGM. Neuroimaging of pediatric posterior fossa tumors including review of the literature. J Magn Reson Imaging，2012，35：32 –47

■ 主要影像学表现

成人后颅窝占位性病变。

■ Top 3 鉴别诊断

• **脑梗死** 缺血性改变常影响后颅窝，呈肿块样表现。脑梗死形态常为楔形，并与受累血管（小脑前下动脉、小脑后下动脉和小脑上动脉）的分布范围有关。其他鉴别特征包括急性期和亚急性早期限制性弥散以及 CTA 和 MRA 上偶见的血管阻塞。水肿、占位效应、出血性转化和亚急性强化与占位性病变相类似。

• **转移性疾病** 在中老年人中，转移瘤是后颅窝最常见的脑实质性肿瘤。肺癌、乳腺癌和胃肠恶性肿瘤是最常见的原发性肿瘤。尽管单发病变并不少见，但转移瘤常为多发。肿瘤常为实质性、黏液腺癌（肺、乳腺和胃肠）偶可发生囊变和钙化。出血性转移瘤可见于原发性肺癌、乳腺癌、肾细胞癌、甲状腺癌、黑色素瘤及绒毛膜癌，强化明显伴不完整含铁血黄素环。肾细胞癌转移可与血管网状细胞瘤相类似，因两者均富含血管。

• **血管网状细胞瘤** 血管网状细胞瘤是低级别（WHO 分级 I 级）脑膜肿瘤，是成人后颅窝最常见的原发性肿瘤。有 90% ～ 95% 发生于后颅窝，常见于小脑半球，而 5% ～ 10% 见于幕上。幕上病变常合并 von Hippel-Lindau 综合征（VHL 综合征，常染色体显性遗传病，3 号染色体）。对于大的病变表现为囊性占位性病变伴强化的软脑膜表面附壁结节（此与青少年毛细胞星形细胞瘤相类似），而小的病变表现为强化的实质性占位性病变。MRI 扫描显示，T1 和 FLAIR 图像中，囊性成分信号略高于脑脊液信号。囊性部分和附壁结节在 T2 和 FLAIR 图像呈高信号。软脑膜表面的实质性成分强化明显，可见流空现象。一旦确诊，应行全神经轴影像学检查以寻找其他病变，特别是脊髓内。有约 1/4 ～ 1/2 的后颅窝血管网状细胞瘤患者合并 VHL 综合征，VHL 综合征患者也可表现为视网膜血管网状细胞瘤、内淋巴囊肿瘤、肾细胞癌、嗜铬细胞瘤、胰岛细胞瘤及内脏囊肿。

■ 其他鉴别诊断

• **血管畸形** 颅内动静脉畸形由动脉和静脉之间异常连接的病灶所组成，且两者之间无毛细血管。CT 扫描可见密度增高或钙化，MRI 扫描可见团状血管增粗，外周动脉瘤是常见的出血来源。海绵状血管瘤是由血液充盈的血窦和海绵状间隙所组成，且两者之间无脑实质。CT 扫描表现为正常或轻微的钙化或出血。MRI 扫描中，病变表现为局灶性 T1 信号增高，T2 信号降低，病变中央 T2 表现为暗囊（含铁血黄素）。

• **高血压脑出血** 高血压脑出血常见于后颅窝，包括脑桥和小脑半球（脑实质）。出血灶常呈圆形或卵圆形。CT 扫描中，急性出血呈高密度，伴占位效应及周围脑水肿。由于血液成分分解时间和血红蛋白降解产物不同，因此 MRI 表现多样。梯度回波图像及磁敏感加权图像可发现豆状核和丘脑内与高血压相关的微出血灶。

■ 诊　断

亚急性小脑后下动脉脑梗死

■ 关键点

• 缺血性改变常影响后颅窝，这与血管分布范围有关，可见弥散受限。
• 成人中，转移瘤是后颅窝最常见的实质性肿瘤，可为多发。
• 血管网状细胞瘤表现为囊性占位性病变伴附壁结节，可为单发或遗传性 VHL 综合征。
• 高血压脑出血常见于豆状核、丘脑和后颅窝。

病例 57

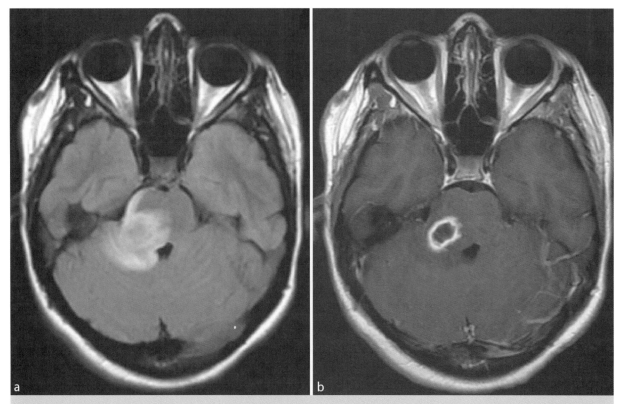

图 57.1　MRI 轴位 FLAIR 图像（a）显示，右侧脑桥信号弥漫性异常增高，并延伸至小脑中脚和右侧小脑半球。轴位增强 T1 图像（b）显示，病灶中央环形强化，周围低信号

■ 临床表现

少女，表现为共济失调和头痛（图 57.1）。

■ 推荐阅读

Mialin R，Koob M，de Seze J，et al. Case 173：acute disseminated encephalomyelitis confined to the brainstem. Radiology，2011，260：911－914

O'Brien WT. Imaging of osterior fossa brain tumors in children. J Am Osteopath Coll Radiol，2013，2：2－12

Poretti A，Meoded A，Huisman TAGM. Neuroimaging of pediatric posterior fossa tumors including review of the iterature. J Magn Reson Imaging，2012，35：32－47

■ 主要影像学表现

儿童脑桥强化的占位性病变。

■ Top 3 鉴别诊断

• **脑桥胶质瘤** 脑桥胶质瘤占儿童脑肿瘤的10%～20%，好发年龄为20岁以下，可表现为脑神经病变、活动障碍、共济失调、头痛和（或）恶心、呕吐。最常见的类型为弥漫性浸润性脑桥胶质瘤（DIPG），是WHO分级Ⅱ级肿瘤（纤维型），但常含有高级别（间变性）区域。肿瘤可导致脑干增大，T2和FLAIR图像信号弥漫性异常增高。异常信号可向后延伸进入小脑脚或向上延伸通过大脑脚进入深部灰白质。外生性成分可向前延伸包裹基底动脉或向后延伸进入第四脑室。肿瘤可见强化区域，弥散受限和灌注增加，此与高级别区域有关，必要时可作为活检的首选位置。预后较差，多数患者进展为高级别肿瘤。少见的类型为青少年毛细胞星形细胞瘤，是低级别肿瘤（WHO分级Ⅰ级），表现为脑干囊性占位性病变伴强化结节，常见于小脑。

• **脱髓鞘病变** 急性播散性脑脊髓炎（ADEM）是儿童最常见的脱髓鞘病变。多为单向性，常有前驱病毒感染或接种史。ADEM病程多样，由自限性至暴发性出血性脑炎。MRI扫描可见白质内卵圆形T2信号异常增高，并可融合。病变常为双侧但不对称。胼胝体、小脑半球、视觉通路和脑干受累是脱髓鞘病变的特点。与多发性硬化（MS）相比，ADEM更易融合并累及灰质。活动性病变表现为沿脱髓鞘病变前缘强化，呈"开环"征。MS常见于成人和年长儿童。与ADEM不同，MS患者特征为复发和缓解交替而非单向性病程，两者可借助于影像学表现进行鉴别。

• **菱脑炎** 脑炎是指脑实质局限性感染，由感染和炎性细胞血行或直接播散所引起，后脑（小脑半球、脑桥和延髓）受累亦称为菱脑炎。致病微生物可为病毒或细菌。细菌感染常见于免疫抑制患者，病毒性脑炎则更易侵犯深部灰白质。MRI扫描中，病毒性脑炎表现为受累的深部灰白质结构T2信号强度增高，包括小脑和脑干。强化多样，但常为斑片状，界限不清。某些感染可偶见表面软脑膜强化。脑干受累患者常表现为相对急性发作的共济失调、头痛和脑神经受损。皮质受累可致癫痫和局灶性神经功能缺损。治疗包括支持治疗和疑似细菌感染静脉应用抗生素。症状可缓解或感染进展至脓肿形成，这些患者可见脓肿囊壁环形强化。

■ 诊 断

菱脑炎（伴脓肿）

■ 关键点

• DIPG是脑桥胶质瘤最常见的类型，预后较差。

• DIPG肿瘤高级别区域表现为弥散受限、灌注增加和强化明显。

• ADEM导致卵圆形或融合的异常信号区域，可见"开环"样强化。

• 菱脑炎是指后脑感染，包括小脑半球、脑桥和延髓。

病例 58

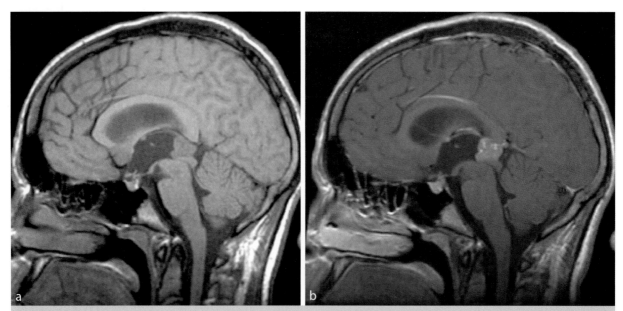

图 58.1 MRI 矢状位平扫（a）和 T1 增强（b）图像显示，松果体区分叶状强化的占位性病变，对顶盖具有占位效应，中脑导水管阻塞伴相关的脑积水。第三脑室上部可见一小的结节样强化灶

■ **临床表现**

15 岁男童，表现为头痛和呕吐（图 58.1）。

■ **推荐阅读**

Smith AB, Rushing EJ, Smirniotopoulos JG. From the archives of the AFIP: lesions of the pineal region: radiologic-pathologic correlation. Radiographics, 2010, 30: 2001－2020

■ **主要影像学表现**

松果体区占位性病变。

■ **Top 3 鉴别诊断**

● **松果体囊肿** 松果体囊肿常见，常为偶然发现。罕见巨大囊肿（＞15mm）可出现继发于局部占位效应的临床症状，包括头痛或视觉障碍。MRI 扫描中，单纯囊肿呈液体信号强度，缺乏中心实质性强化，常见囊壁周围和松果体实质内强化。由于蛋白质成分和偶见的创伤伴出血，囊肿在 T1 可表现为信号强度增高。如果出现不典型特征，直径 ＞10mm 的囊肿须做连续的影像学随访以确定稳定性。

● **生殖细胞瘤** 生殖细胞瘤是松果体区最常见的恶性肿瘤，超过 60% 的患者为生殖细胞瘤。好发于青少年和年轻成年男性。继发于占位效应的临床症状，包括梗阻性脑积水、帕里诺综合征（向上凝视麻痹）或内分泌紊乱。由于生殖细胞瘤核质比高且可能有中心钙化，CT 扫描呈高密度。MRI 扫描中，生殖细胞瘤在 T1 和 T2 呈中等信号强度伴明显强化。生殖细胞瘤偶可呈囊性。因为脑脊液播散常见，须行全脊柱影像学检查以评估种植转移。其他生殖细胞瘤包括畸胎瘤、卵黄囊肿瘤和绒毛膜癌。畸胎瘤常含有肉眼可见的脂肪和钙化；卵黄囊肿瘤可呈囊性，与甲胎蛋白水平升高有关；绒毛膜癌有出血倾向，与 HCG（绒毛膜促性腺激素）水平升高有关。

● **松果体细胞肿瘤** 松果体细胞起源的肿瘤包括松果体母细胞瘤、松果体细胞瘤及中间分化松果体细胞瘤（PPTID）。松果体母细胞瘤恶性程度最高，发病高峰为 10 岁以下，脑脊液种植常见。松果体细胞瘤（WHO 分级 I 级）发病高峰为 30～40 岁，侵袭性生长少见。PPTID 为中间性肿瘤（WHO 分级 II～III 级），好发于年轻成人。由于占位效应出现的临床症状包括梗阻性脑积水、帕里诺综合征和内分泌紊乱。在影像学上，这些肿瘤彼此相似。相对而言，松果体母细胞瘤出现症状时体积较大。由于高细胞性，这些肿瘤在 CT 扫描时均呈高密度。松果体细胞肿瘤发生钙化时，钙化沿肿瘤周围呈"爆裂"样。MRI 扫描中，松果体细胞肿瘤 T1 呈中等信号强度，T2 呈等 - 高信号强度伴明显强化。一旦发现松果体细胞肿瘤，须行全脊柱影像学检查以评估种植转移。

■ **其他鉴别诊断**

● **顶盖胶质瘤** 顶盖胶质瘤是一种生长缓慢的低级别星形细胞瘤，好发于儿童。患者常表现为颅内压增高相关症状。影像学检查可见顶盖球状扩大伴中脑导水管狭窄或梗阻。MRI 扫描中，T2 信号强度增高，常不伴或轻微强化。治疗中应针对脑脊液转移。

● **脑膜瘤** 脑膜瘤是最为常见的颅内脑外肿瘤。肿瘤可见于小脑幕缘，这与松果体区占位性病变相类似。松果体和大脑内静脉常向上移位。CT 平扫中，脑膜瘤可呈高密度，钙化常见。强化形式常为均匀明显强化伴脑膜尾征。

■ **诊 断**

松果体生殖细胞瘤（伴脑脊液播散）

■ **关键点**

● 松果体囊肿常无症状，且为偶然发现，尚未发现内部强化。

● 生殖细胞肿瘤是松果体最常见的恶性肿瘤，多导致脑脊液播散。

● 松果体细胞起源的肿瘤是第 2 位常见的松果体区肿瘤，也可导致脑脊液播散。

● 顶盖胶质瘤是低级别星形细胞瘤，T2 呈高信号，可堵塞中脑导水管。

病例 59

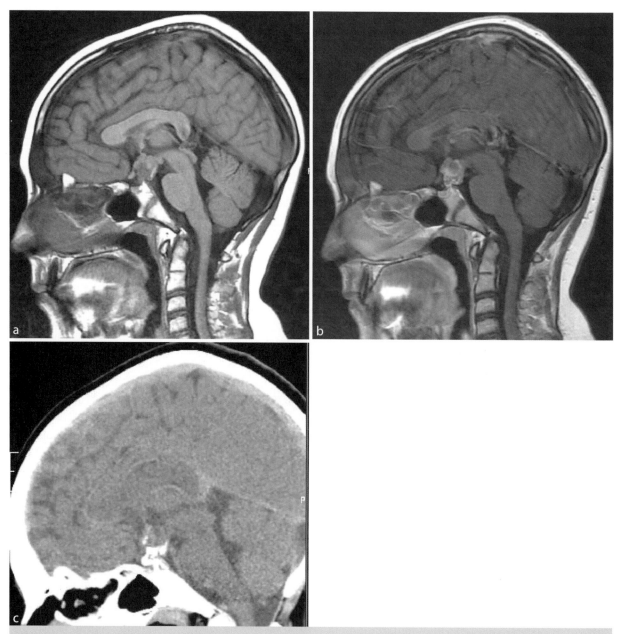

图 59.1　MRI T1 矢状位平扫（a）和增强（b）图像显示，鞍上囊实性占位性病变，呈等-低信号伴强化，对下丘脑和视交叉具有占位效应。CT 矢状位重建图像（c）显示，占位性病变内钙化

■ 临床表现

11 岁男童，表现为头痛和视力改变（图 59.1）。

■ 推荐阅读

Hershey BL. Suprasellar masses: diagnosis and differential diagnosis. Semin Ultrasound CT MR, 1993, 14: 215-231

■ 主要影像学表现

儿童鞍上占位性病变。

■ Top 3 鉴别诊断

- **颅咽管瘤** 颅咽管瘤是儿童中最常见的鞍上占位性病变,是起源于 Rathke 囊上皮的良性肿瘤。有 2 种亚型,每一种都有不同的发病高峰和影像学特征,牙釉质型(发病高峰 5～15 岁)和鳞状乳头型(发病高峰 > 50 岁)。儿童牙釉质型颅咽管瘤表现为鞍上多囊性占位性病变,可延伸进入蝶鞍、前颅窝、中颅窝和下斜坡区。超过 90% 的患者 CT 扫描可见模糊的钙化,也可见蝶鞍扩张和斜坡重塑或侵蚀。CT 扫描及 MRI 扫描显示,鞍上囊实性占位性病变伴实质性成分和囊壁强化。囊性部分 CT 扫描呈高密度;MRI 扫描 T1 呈高信号,由于蛋白质成分增加 T2 表现多样,大体病理检查呈"曲轴油"表现。与此相反,成人型(鳞状乳头型)最常见表现为实质性强化的鞍上占位性病变,不伴钙化。

- **生殖细胞肿瘤**(GCT) 生殖细胞肿瘤最常见于儿童,常发生于松果体区,其次为鞍上区,常位于中线处。生殖细胞瘤是最常见的亚型,表现为蝶鞍浸润和(或)鞍上占位性病变,常呈灰质信号伴均匀强化。蝶鞍受累时,MRI T1 扫描可见垂体后部明亮的点状。畸胎瘤成分更为混杂,包括肉眼可见的脂肪和钙化,有助于鉴别。皮样囊肿在 T2 呈脑脊液信号,T1 与脑脊液相比呈轻度高信号,可有囊壁钙化。一旦出现脂 - 液平面,即具有特征性。生殖细胞肿瘤可发生脑脊液种植,由直接播散(生殖细胞瘤)或破裂(皮样囊肿)导致。

- **拉特克裂囊肿** 拉特克囊肿是非肿瘤性病变,起源于拉特克裂囊袋。病变位于鞍内,但可向鞍上扩展。有 10%～15% 的囊肿可见曲线形囊壁钙化。MRI 扫描中,由于黏液性成分囊液信号强度多样,黏蛋白含量高的病变 T1 呈高信号。常见囊内结节,有助于鉴别。无内部强化,但常可见环形强化垂体。

■ 其他鉴别诊断

- **视神经 / 下丘脑胶质瘤** 视神经胶质瘤是低级别肿瘤,最常见于 5～15 岁。可为单发或与 1 型神经纤维瘤病有关;双侧视神经受累可确诊 1 型神经纤维瘤病。肿瘤可致视神经增粗、延长和扭曲,强化多样。肿瘤可沿视觉通路延伸。非 1 型神经纤维瘤病的患者有视神经或下丘脑侵犯倾向,通常巨大,易呈肿块样,常见囊变,并可延伸超过视觉通路。下丘脑胶质瘤的影像学表现与其相似,但中心位于下丘脑内,可见轻度强化。

- **下丘脑错构瘤** 下丘脑错构瘤是少见的良性占位性病变,发生于儿童时,表现为痴笑性癫痫和性早熟。错构瘤在 T1 与灰质等信号,T2 呈等 - 高信号。无强化,如强化出现则提示下丘脑胶质瘤而不是错构瘤。特征性临床特点和影像学表现相结合是诊断的关键。

■ 诊　断

颅咽管瘤

■ 关键点

- 儿童颅咽管瘤表现为鞍上囊实性占位性病变伴钙化。
- 生殖细胞肿瘤发生于中线处,可发生脑脊液种植,生殖细胞瘤是最常见的亚型。
- 视神经和下丘脑胶质瘤可为单发或与 1 型神经纤维瘤病有关。
- 下丘脑错构瘤患者常表现为性早熟或痴笑性癫痫。

病例 60

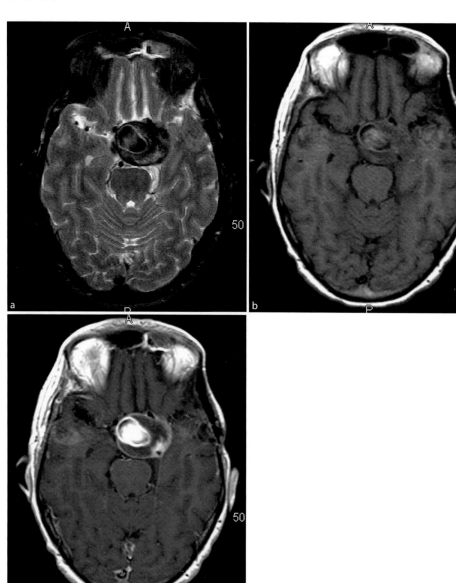

图 60.1 MRI 轴位 T2 图像（a）显示，鞍上巨大低信号为主的占位性病变，向左侧偏心伴内部信号增高。轴位平扫 T1 图像（b）显示，病灶内侧和中央局限的 T1 信号增高，伴周围等 – 低信号为主。轴位强化 T1 图像（c）显示，病灶中央、内侧明显强化，周围更加明显的线样和结节样强化。T1 图像（b，c）显示，与占位性病变相关的搏动性伪影

■ 临床表现

57 岁女性，表现为头痛和视力模糊（图 60.1）。

■ 推荐阅读

Hershey BL. Suprasellar masses：diagnosis and differential diagnosis. Semin Ultrasound CT MR，1993，14：215 – 231

■ 主要影像学表现

成人鞍上占位性病变。

■ Top 3 鉴别诊断

● **垂体大腺瘤** 垂体大腺瘤（>10mm）由蝶鞍向上延伸是成人最常见的鞍上占位性病变。最主要的诊断依据为蝶鞍占位性病变与垂体之间看不到分隔。由于位于肿瘤"腰部"的鞍隔压迫，典型表现为"雪人（束腰）"征。CT扫描中，肿瘤常为等密度，MRI扫描中，与灰质相比，T1呈等信号，T2呈等－高信号。如果发生出血（10%）、钙化（1%~2%）或囊变、坏死，影像学表现会更为混杂。几乎所有的大腺瘤均表现一定程度的强化，常为不均匀。同侧颈内动脉可向外侧移位。肿瘤侵犯海绵窦时，可出现颈内动脉包裹（超过2/3常被认为是海绵窦侵犯的标志），但不伴管腔狭窄。肿瘤恶变极罕见，但大腺瘤可表现为局灶性侵袭颅底、斜坡。发病高峰为20~40岁。由于局灶性占位效应，患者

常表现为视野缺损或脑神经麻痹。治疗方法是手术切除。

● **颅咽管瘤** 与成年人相比，颅咽管瘤更常见于儿童。儿童患者的典型表现为鞍上囊实性占位性病变伴钙化。在50岁以上的患者中，颅咽管瘤为鳞状乳头型这一亚型，表现为实质性圆形鞍上占位性病变不伴钙化。

● **动脉瘤** 一旦发现鞍上占位性病变（颅内），应考虑鞍旁颈内动脉瘤的可能性。动脉瘤倾向于偏心性，并不直接位于鞍上。MRI扫描中，流空信号和搏动性伪影有助于鉴别。与垂体腺瘤相比，钙化更为常见，多沿动脉壁周围。动脉瘤的瘤腔常明显强化，但血栓部分信号更为混杂，强化多为不均匀。可见垂体与动脉瘤分隔。CTA、MRA及DSA可用于动脉瘤的诊断。

■ 其他鉴别诊断

● **脑膜瘤** 鞍膈起源的脑膜瘤表现与垂体肿瘤相类似，但常可见垂体与占位性病变的分隔。MRI扫描中，在占位性病变（上方）和垂体（下方）之间寻找呈线样低信号的鞍膈。脑膜瘤相关的硬脑膜增厚比垂体大腺瘤更为广泛。肿瘤侵犯

海绵窦时，脑膜瘤常可导致颈内动脉包裹伴管腔狭窄，该表现不常见于垂体大腺瘤。通常，明显的均匀强化伴脑膜尾征有助于脑膜瘤的诊断。CT平扫中，脑膜瘤常为等－高密度。可见钙化和相邻的骨重塑或骨肥大。

■ 诊 断

动脉瘤（合并附壁血栓）

■ 关键点

● 垂体大腺瘤是成人最常见的鞍上占位性病变，典型表现为"雪人（束腰）"征。
● 成年人中，颅咽管瘤为实质性不伴钙化，儿童中可见囊性伴钙化。

● 鞍上占位性病变应考虑动脉瘤的可能性，寻找流空信号和搏动性伪影。
● 脑膜瘤常为高密度伴明显强化，可见钙化和骨肥大。

病例 61

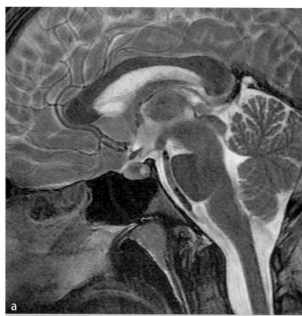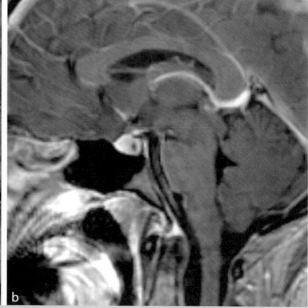

图 61.1 MRI 矢状位 T2 图像（a）显示，垂体后侧局限性高信号囊性病变，沿其后下缘可见微小的低信号结节。MRI 增强矢状位 T1 图像（b）显示，病变囊内部分缺乏强化

■ 临床表现

16 岁女孩，表现为慢性头痛（图 61.1）。

■ 推荐阅读

Byun WM, Kim OL, Kim D. MR imaging findings of Rathke's cleft cysts: significance of intracystic nodules. Am J Neuroradiol, 2000, 21: 485 – 488

Schroeder JW, Vezina LG. Pediatric sellar and suprasellar lesions. Pediatr Radiol, 2011, 41: 287 – 298, quiz 404 – 405

■ 主要影像学表现

鞍内囊性病变（占位性病变）。

■ Top 3 鉴别诊断

• **中间部囊肿** 中间部作为腺垂体（垂体前部）和神经垂体（垂体后部）之间的界限。这个位置的囊肿常体积小、无症状、偶尔可发现。MRI 扫描中，中间部囊肿 T1 呈低信号，T2 呈高信号（液体信号），不伴强化或囊内结节。

• **拉特克裂囊肿** 拉特克裂囊肿为良性、非肿瘤性囊性病变，起源于胚胎时期残留的拉特克裂囊袋。小的病变完全位于鞍内，而大的病变可延伸进入鞍上区。绝大多数无症状，为偶然发现。大的病变可导致垂体功能紊乱或头痛。急性出血有时会进入深层囊腔导致垂体卒中。拉特克裂囊肿影像学表现多样。CT 扫描可为正常或显示为非钙化的蝶鞍部病变，呈低密度（最常见）、等密度或高密度（最少见）。MRI 最常见的表现为蝶鞍部病变非强化 T2 高信号，伴囊内低信号结节。T2 有约 1/3 的病变呈等－低信号。囊内T1 信号多样，约半数病例呈低信号，其余呈高信号。T1 囊内结节呈高信号。当病变完全位于鞍内时，囊肿周围可见强化垂体组织。

• **囊性垂体微腺瘤** 垂体腺瘤为良性、低级别肿瘤，如无分泌性，常为偶然发现。微腺瘤＜10mm，大腺瘤＞10mm。一般而言，微腺瘤具有激素分泌倾向，故症状出现更早。泌乳素腺瘤最常见，其次为分泌生长激素的肿瘤。大腺瘤倾向于非分泌性，与蝶鞍和鞍上结构受压的相关症状出现较晚。MRI 扫描作为一种影像学检查可用于评估疑似微腺瘤。在动态对比强化图像中，垂体实质内强化相对降低区域显示腺瘤效果最佳。延迟影像中，随着对比剂继续灌注进入病变，病变常不明显，接近腺体组织周围信号强度。偶见腺瘤囊变，这些病例可表现为非强化的鞍内囊肿。

■ 其他鉴别诊断

• **鞍内颅咽管瘤** 颅咽管瘤有两种类型：牙釉质型，好发于儿童，表现为囊实性占位性病变伴钙化；鳞状乳头型，好发于中年人，表现为实质性强化性占位性病变，不伴钙化。绝大多数颅咽管瘤位于鞍上，伴或不伴延伸进入蝶鞍。全部位于鞍内的颅咽管瘤罕见。囊实性成分混杂伴钙化是其鉴别特点。

• **皮样/表皮样囊肿** 皮样囊肿和表皮样囊肿是指内容物为囊性，系蝶鞍区先天性病变。内衬鳞状上皮，皮样囊肿还包含真皮成分，如皮脂腺和毛囊。影像学中，几乎所有搏动性序列中表皮样囊肿呈脑脊液样信号，但 DWI（弥散加权成像）图像中信号增高。皮样囊肿包含肉眼可见的脂肪或脂－液平面。全部位于鞍内的皮样囊肿或表皮样囊肿罕见。从实际应用角度出发，如果病变的 DWI 图像表现为高信号或脂肪信号，则应与鞍内囊性病变作鉴别。

■ 诊　断

拉特克裂囊肿（待定）

■ 关键点

• 中间部囊肿作为垂体前部和垂体后部之间的界限，常为偶然发现的囊肿。

• 拉特克裂囊肿最常见的表现为蝶鞍部病变，T2 高信号伴囊内低信号结节。

• 微腺瘤表现为强化减低，偶见囊变。

病例 62

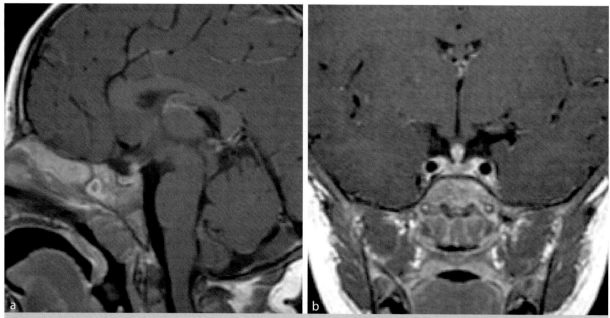

图 62.1　MRI 增强矢状位（a）和冠状位（b）T1 图像显示，垂体漏斗异常增粗伴强化

■ 临床表现

9 岁女孩，表现为生长停滞（图 62.1）。

■ 推荐阅读

Demaerel P，Van Gool S. Paediatric neuroradiological aspects of Langerhans cell histiocytosis. Neuroradiology，2008，50：85 - 92

■ **主要影像学表现**

儿童垂体漏斗增粗伴强化。

■ **Top 3 鉴别诊断**

• **生殖细胞瘤** 生殖细胞瘤是最常见的中枢神经系统生殖细胞肿瘤，好发于鞍上和松果体区。患者在 10～20 岁时表现为局限于受累区域症状。下丘脑—漏斗受累可表现为尿崩，垂体功能紊乱或视交叉受压所致的视觉缺陷。松果体区占位性病变可导致顶盖受压引起的帕里诺综合征（向上凝视麻痹）或梗阻性脑积水。脑脊液播散常见。鞍上受累时，MRI 扫描 T1 表现为垂体后部正常的明亮点状缺失。占位病变侵犯垂体柄和（或）下丘脑，常伴延伸进入鞍内。与脑实质比较，T2 呈等－高信号，T1 呈等信号伴明显强化。出现尿崩症状时，如果最初影像学检查结果正常也应进行影像学随访，因为临床表现早于 MRI 扫描中可见的占位性病变。

• **朗格汉斯组织细胞增生症（LCH）** LCH 最常见的神经影像学表现包括边缘锐利的溶骨性颅骨病变，颞骨破坏性病变和以垂体漏斗为中心的下丘脑—垂体轴受累。儿童早期，下丘脑—垂体轴受累在临床上常表现为尿崩。MRI 扫描显示垂体柄或下丘脑异常增粗和强化，伴或不伴延伸进入蝶鞍；T1 垂体后部正常的明亮点状缺失为常见表现。下丘脑或垂体漏斗增粗的程度和形式多样，可从局限性占位性病变至界限不清的浸润。

• **淋巴瘤/白血病** 淋巴瘤和白血病侵犯软脑膜由继发性血行转移所致。蝶鞍/鞍上受累由软脑膜疾病延伸而引起。影像学特征多样，可表现为弥漫性或结节样硬脑膜强化至局限性脑外占位性病变。可见颅骨病变。鞍区 MRI 表现为受累蝶鞍和鞍上结构包括垂体漏斗异常增粗伴强化；一般来说，淋巴瘤或白血病的垂体柄浸润倾向于更加弥漫，而不是局限性增粗。常可见硬脑膜或其他脑外强化。局限性髓样细胞瘤与白血病伴发称为绿色瘤。

■ **其他鉴别诊断**

• **软脑膜炎** 软脑膜炎由远隔感染血行播散或鼻旁、乳突感染直接播散所引起。感染性/炎症性浸润可导致硬脑膜异常强化，软脑膜较脑实质更为常见。蝶鞍/鞍上受累由软脑膜疾病延伸所导致。MRI 扫描显示沿漏斗、蝶鞍和下丘脑软脑膜表面光滑的或结节样强化，其他部位软脑膜疾病也常见此表现。

■ **诊　断**

朗格汉斯组织细胞增生症（LCH）

■ **关键点**

• 生殖细胞瘤生长侵犯蝶鞍/鞍上和松果体区，常见脑脊液播散。

• LCH 好发于儿童，可侵犯颅骨，颞骨或下丘脑—垂体轴。

• 淋巴瘤和白血病侵犯蝶鞍/鞍上是由软脑膜疾病延伸所导致。

• 软脑膜炎导致沿漏斗、蝶鞍和下丘脑光滑的或结节样强化。

病例 63

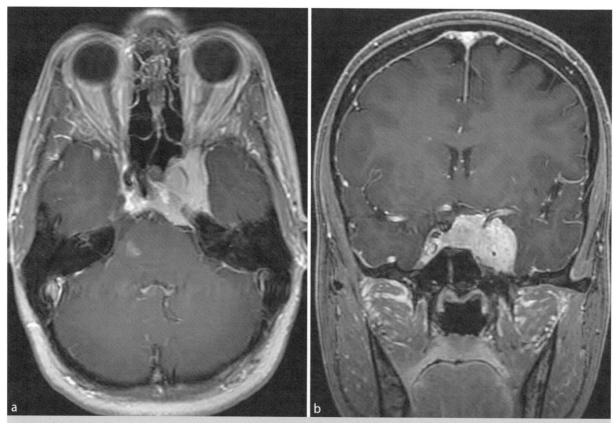

图 63.1　MRI 增强轴位（a）和冠状位（b）T1 图像显示，左侧海绵窦明显强化的占位性病变，包裹左侧 ICA 海绵窦段，使其明显狭窄，延伸进入左侧桥前池。右侧脑桥表面高信号强度（a）图像为伪影

■ 临床表现

31 岁女性，产后面部麻木（图 63.1）。

■ 推荐阅读

Lee JH, Lee HK, Park HJ, et al. Cavernous sinus syndrome: clinical features and differential diagnosis with MR imaging. Am J Roentgenol, 2003, 181: 583 – 590

■ 主要影像学表现

海绵窦占位性病变/强化。

■ Top 3 鉴别诊断

• **脑膜瘤** 脑膜瘤是基底位于硬脑膜最常见的良性颅内脑外占位性病变。当位于海绵窦时，患者常表现为与颅神经受压相关的动眼神经症状，也可特征性地包裹 ICA 并使管腔狭窄。CT扫描中，大部分脑膜瘤呈高密度伴或不伴钙化，其余的与脑实质等密度，表面可见骨肥厚。MRI扫描 T1 呈等 - 低信号，T2 信号多样，但一般为高信号。明显强化伴脑膜尾征。

• **施万细胞瘤** 施万细胞瘤作为神经鞘瘤的一种，是第二位常见的脑外占位性病变。海绵窦施万细胞瘤常侵犯三叉神经。CT 扫描中，与脑实质相比，施万细胞瘤呈等密度伴不均匀强化。不同于脑膜瘤，钙化少见。当位于靠近颅底或椎间孔时，常见光滑的骨重塑和椎间孔扩大。MRI扫描 T1 呈等 - 低信号，T2 呈不同程度的高信号伴不均匀明显强化。

• **垂体大腺瘤** 垂体大腺瘤（＞10mm）是成人最常见的鞍上占位性病变。最主要诊断依据为鞍上占位性病变与垂体之间看不到分隔。CT扫描中，肿瘤常为等密度，MRI 扫描中，与灰质相比，T1 呈等信号，T2 呈等 - 高信号。强化常不均匀。肿瘤侵犯海绵窦时，可出现颈内动脉包裹（超过 2/3 常被认为是海绵窦侵犯的标志），但不伴管腔狭窄。由于局灶性占位效应，患者常表现为视野缺损或颅神经麻痹。

■ 其他鉴别诊断

• **痛性眼肌麻痹综合征** 痛性眼肌麻痹综合征是一种特发性海绵窦炎性过程，病理学上与眼眶炎性假瘤有关。临床特征表现为反复发作的疼痛性眼肌麻痹，伴眶上裂至海绵窦段动眼神经受累。MRI 扫描特征与炎症性眼眶炎性假瘤相类似，表现为 T1 和 T2 均呈等 - 低信号强度。强化表现为界限不清或肿块样。

• **颈内动脉 - 海绵窦瘘（CCF）** CCF 是颈内动脉与海绵窦静脉腔隙之间的异常沟通。最常见的为创伤累及颈内动脉造成的直接瘘，动脉瘤破裂和累及硬脑膜动脉分支的间接瘘少见。CCF常表现为头痛、搏动性突眼、眼肌麻痹和颅内杂音。在血管造影中，CCF 表现为海绵窦、眼上静脉和（或）岩下窦早期静脉充盈。在 CT 和 MRI扫描中，海绵窦明显扩张伴强化；T2 可见流空信号。血管内治疗受到青睐，包括胶或弹簧圈栓塞。

• **沿神经播散的肿瘤或感染** 鼻及鼻窦浸润、头颈部肿瘤或侵袭性感染（如真菌）可通过颅底孔洞蔓延进入海绵窦。MRI 增强扫描脂肪饱和图像在显示颅内范围时最有价值，特别是不对称或单侧较大的病例。通常，原发病灶已被发现而临床症状尚未出现。

■ 诊 断

脑膜瘤

■ 关键点

• 海绵窦脑膜瘤明显强化伴脑膜尾征，可裹 ICA 并使管腔狭窄。

• 海绵窦施万细胞瘤最常侵犯三叉神经，可见颅底椎间孔骨重塑。

• 垂体大腺瘤表现为蝶鞍/鞍上占位性病变，与垂体之间看不到分隔。

• 痛性眼肌麻痹综合征是一种海绵窦炎性过程，此与眼眶炎性假瘤有关。

病例 64

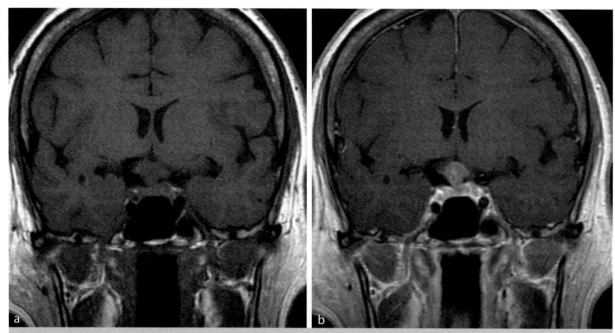

图64.1 MRI 冠状位平扫（a）和强化（b）T1 图像显示，垂体漏斗异常增粗伴强化，上方最为明显。图版由 Paul M. Sherman，MD. 提供

■ 临床表现

成年男性，表现为头痛和视觉障碍（图 64.1）。

■ 推荐阅读

Gibbs WN, Monuki ES, Linskey ME, et al. Pituicytoma: diagnostic features on selective carotid angiography and MR imaging. Am J Neuroradiol, 2005, 27: 1639 - 1642

Sato N, Sze G, Endo K. Hyophysitis: endocri-nologic and dynamic MR findings. Am J Neuroradiol, 1998, 19, 439 - 444

Smith JK, Matheus MG, Castillo M. Imaging manifestations of neurosarcoidosis. Am J Roentgenol, 2004, 182: 289 - 295

■ 主要影像学表现

成人垂体漏斗增粗伴强化。

■ Top 3 鉴别诊断

• **神经系统结节病** 结节病是以非干酪性肉芽肿为特征的全身性炎症性疾病。主要累及成年人，好发于 20～40 岁。神经系统结节病相对少见，有症状的中枢神经系统受累见于约 5% 的患者。中枢神经系统表现包括光滑的或结节样（更常见）硬脑膜和（或）软脑膜强化，最常见于基底池。视交叉、下丘脑、漏斗、内听道和颅底颅神经也常受累。脑实质受累包括多灶性或血管周围病变，某些可强化伴血管炎改变。脑积水是软脑膜疾病潜在的并发症。如尚未明确诊断，应在胸部 X 线中寻找淋巴结病伴或不伴间质性肺病。

• **淋巴细胞性垂体炎** 淋巴细胞性垂体炎由垂体柄和垂体前部炎症所引起。确切病因仍未明确。好发于孕期和产后妇女，表现为头痛及内分泌疾病。影像学上可见，随垂体柄自下丘脑下降，前者增厚伴强化，且正常形态消失。可延伸至蝶鞍伴垂体前部扩大。MRI 平扫 T1 常见垂体后部正常的明亮点状消失。治疗包括类固醇和激素替代治疗。

• **转移瘤/淋巴瘤** 软脑膜肿瘤常由远隔的原发性肿瘤血行转移所致，乳腺癌和肺癌最常见。继发性淋巴瘤转移也常见，可导致软脑膜受累。蝶鞍/鞍上转移性疾病相当罕见；一旦发现，也可见其他转移部位，包括硬脑膜、脑实质和（或）颅骨侵犯。转移瘤或淋巴瘤可致漏斗扩大，异常强化和正常形态消失。一般来说，淋巴瘤浸润倾向于更为弥漫性的扩大；而转移瘤倾向于更为局灶性的扩大。

■ 其他鉴别诊断

• **垂体细胞癌** 垂体细胞癌为罕见肿瘤，起源于垂体柄和神经垂体（垂体后部）的垂体细胞。垂体细胞癌好发于中老年患者，并有轻度的男性倾向。患者常表现为头痛及垂体功能障碍。

MRI 扫描表现为漏斗内强化的占位性病变，伴或不伴延伸进入神经垂体。与脑实质相比，占位性病变在 T2 和 T1 中呈等 – 低信号。

■ 诊 断

转移瘤

■ 关键点

• 沿基底池脑膜强化是神经系统结节病最常见的中枢神经系统表现。

• 淋巴细胞性垂体炎常影响孕期和产后妇女，表现为头痛及内分泌疾病。

• 转移瘤和淋巴瘤可侵犯软脑膜，可延伸进入蝶鞍或鞍上区。

• 垂体细胞瘤为罕见肿瘤，起源于垂体柄和神经垂体的垂体细胞。

病例 65

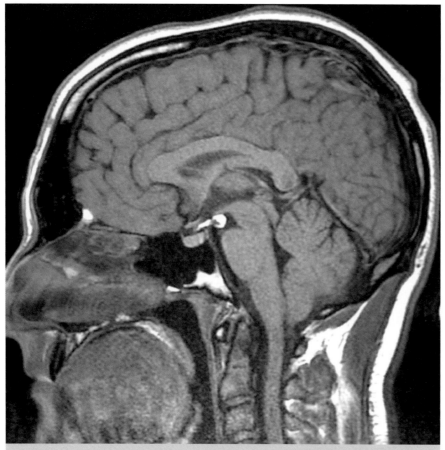

图 65.1 MRI 矢状位 T1 图像显示，脚间池内分叶状高信号占位性病变，延伸进入鞍上池后方

■ 临床表现

14 岁男孩，偏头痛（图 65.1）。

■ 推荐阅读

Bonneville F, Cattin F, Marsot-Dupuch K, et al. T1 signal hyperintensity in the sellar region: spectrum of findings. Radiographics, 2006, 26: 93 – 113

■ 主要影像学表现

中线部鞍上 T1 高信号占位性病变。

■ Top 3 鉴别诊断

• **脂肪瘤** 颅内脂肪瘤通常是由胚胎早期消失的原脑膜残留所引起，可发生于中枢神经系统各池，大多数位于中线处。最常见的中线定位包括胼周池、四叠体池及鞍上池。临床表现多样，可由无症状和偶然发现到多发性发育异常相关的癫痫和发育迟缓。CT 扫描中脂肪瘤呈低密度，MRI 扫描中所有序列呈脂肪信号强度；脂肪抑制是诊断的关键。

• **生殖细胞肿瘤** 蝶鞍/鞍上生殖细胞肿瘤好发于儿童，生殖细胞瘤为最常见的亚型，表现为浸润性占位性病变，常与灰质等信号伴均匀强化。蝶鞍受累时，MRI 平扫 T1 常见垂体后部正常的明亮点状消失。畸胎瘤更为混杂，常有肉眼可见的脂肪区域，MRI 扫描 T1 和 T2 均呈高信号，有助于鉴别。皮样囊肿 T2 呈脑脊液信号，T1 与脑脊液比较呈轻度高信号，可见囊壁钙化，有脂 - 液平面。生殖细胞肿瘤由于直接延伸（生殖细胞瘤）或破裂（皮样囊肿）可发生脑脊液种植。

• **颅咽管瘤** 颅咽管瘤是儿童中最常见的鞍上占位性病变，起源于拉特克囊上皮。有两种亚型：牙釉质型（发病高峰 5 ~ 15 岁）和鳞状乳头型（发病高峰 > 50 岁）。儿童型表现为鞍上多囊性占位性病变，可延伸进入鞍内、前颅窝、中颅窝和下斜坡区。超过 90% 的病例中，CT 扫描可见模糊的钙化，也可见蝶鞍扩张和斜坡重塑或侵蚀。CT 及 MRI 扫描显示鞍上囊实性占位性病变，伴实质性成分和囊壁强化。囊性部分在 CT 扫描中呈高密度；MRI 扫描 T1 呈高信号，由于蛋白质成分增加或出血 T2 表现多样，大体病理检查呈"曲轴油"表现。

■ 其他鉴别诊断

• **垂体后叶异位** 垂体后叶异位是指神经垂体下降失败。MRI 扫描沿下丘脑下方可见 T1 呈局限性"明亮点"状。T1 信号增高被认为继发于血管加压素。孤立发病时，垂体后叶异位可无症状，偶然发现。当合并垂体柄断裂或缺如时，患者可出现垂体功能紊乱，影响垂体前部/腺垂体的激素。生长激素缺乏和尿崩症是最常见的临床表现。异位神经垂体常与视隔发育不良和前脑无裂畸形有关。

• **血液成分** 细胞内、外的高铁血红蛋白在 T1 呈高信号。蝶鞍/鞍上区出现血液成分的常见原因包括：SAH、垂体卒中、创伤性或非卒中性出血破入表面占位性病变（垂体大腺瘤、拉特克囊肿），以及鞍旁颈内动脉部分血栓形成的动脉瘤。出血破入表面病变时可见液 - 液平面。搏动性伪影的存在有助于动脉瘤的鉴别。

■ 诊 断

脂肪瘤

■ 关键点

• T1 信号增高的原因包括含脂肪病变、蛋白质、出血和垂体后叶异位。

• T1 高信号常见的蝶鞍/鞍上占位性病变包括脂肪瘤、颅咽管瘤和生殖细胞肿瘤。

• 垂体后叶异位可偶然发现，或与垂体功能减退或其他畸形有关。

• 出血可由 SAH、占位性病变出血或动脉瘤血栓所致。

病例 66

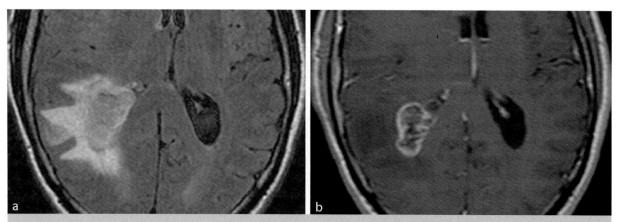

图 66.1　MRI 轴位 FLAIR 图像（a）显示，沿右侧侧脑室周围可见一中等－低信号占位性病变，伴周围血管源性脑水肿。MRI 增强轴位 T1 加权像（b）显示，病灶强化，沿边缘更为明显

■ 临床表现

　　43 岁女性，表现为头痛（图 66.1）。

■ 推荐阅读

　　Smirniotopoulos JG，Murphy FM，Rushing EJ，et al. Patterns of contrast enhancement in the brain and meninges. Radiographics，2007，27：525－551

■ 主要影像学表现

脑室周围占位性病变/强化伴水肿。

■ Top 3 鉴别诊断

• **原发性中枢神经系统淋巴瘤** 原发性中枢神经系统淋巴瘤几乎均为非霍奇金淋巴瘤。其好发于脑室周围白质和基底节，常侵犯胼胝体及侧脑室表面的室管膜。软脑膜和硬脑膜受累常见于继发性淋巴瘤。淋巴瘤可表现为单发占位性病变或多发病变，可呈局限性或浸润性。常见周围轻度脑水肿。CT 扫描中病变特征为高密度性，由于高细胞性，T1 和 T2 均呈等 – 低信号。也可见弥散序列信号增高。出血和坏死少见。在免疫功能正常患者，明显均匀强化；在免疫功能低下患者，可为周围或环形强化。与弓形体病不同，淋巴瘤在 SPECT 和 PET 中呈高代谢，表现为灌注增加。

• **神经胶质瘤** 侵袭性胶质瘤常侵犯脑深部灰、白质，可沿室管膜表面延伸进入脑室。多形性胶质母细胞瘤（WHO Ⅳ 级）是胶质瘤最常见的亚型，表现为增厚的不规则强化伴中央坏死。肿瘤成分混杂，但 T2 主要呈高信号，由于囊变、出血和液性碎片 T1 主要呈等 – 低信号。周围明显脑水肿；病理学检查可见肿瘤细胞超过异常信号区域边缘。实质性部分可见弥散受限和灌注增加区域。可见明显的与新生血管有关的流空现象。与原发性中枢神经系统淋巴瘤相类似，胼胝体常受累并扩大。预后差。

• **脑室炎/室管膜炎** 脑室及室管膜感染播散可能由血行播散至脉络丛，或脑实质感染直接蔓延，如脑室周围脓肿破入脑室导致。免疫功能低下和脑室外引流的患者倾向于脑室感染。在免疫功能抑制患者中，巨细胞病毒、弓形体病和分枝杆菌是常见的病原体。在 MRI 扫描中，沿脑室边缘 T2/FLAIR 图像信号增高伴广泛薄的室管膜强化。由于碎片分层，化脓性感染可表现为弥散受限。短期和长期并发症包括脑积水，最常为交通性。脑室周围蔓延可导致中毒性或缺血性脑实质损伤。

■ 诊 断

原发性中枢神经系统淋巴瘤

■ 关键点

• 中枢神经系统淋巴瘤和侵袭性胶质瘤，常侵犯脑室周围区域和胼胝体。

• 高细胞性肿瘤区域 CT 扫描呈高密度，MRI 扫描 T2 呈低信号。

• 多形性胶质母细胞瘤是侵袭性胶质瘤，表现为增厚的不规则强化，常见中央坏死和流空现象。

• 脑室炎更常见于免疫功能抑制患者，可见强化和碎片分层。

病例 67

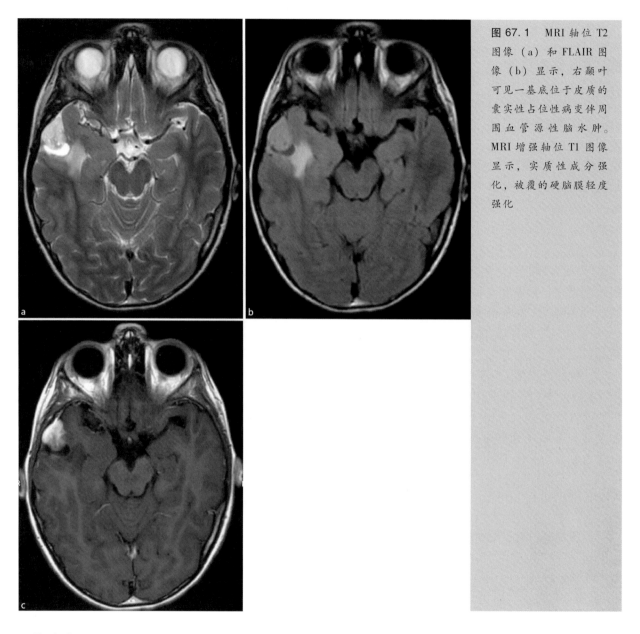

图 67.1　MRI 轴位 T2 图像（a）和 FLAIR 图像（b）显示，右颞叶可见一基底位于皮质的囊实性占位性病变伴周围血管源性脑水肿。MRI 增强轴位 T1 图像显示，实质性成分强化，被覆的硬脑膜轻度强化

■ 临床表现

14 岁男孩，表现为头痛和癫痫（图 67.1）。

■ 推荐阅读

Colombo N, Tassi L, Galli C, et al. Focal cortical dysplasias：MR imaging, histopathologic, and clinical correlations in surgically treated patients with epilepsy. Am J Neuroradiol, 2003, 24：724 – 733

Koeller KK, Henry JM. Armed Forces Institute of Pathology. From the archives of the AFIP：superficial gliomas：radiologic-pathologic correlation. Radiographics, 2001, 21：1533 – 1556

■ 主要影像学表现

癫痫患者，右颞叶可见一基底位于皮质的囊性占位性病变。

■ Top 3 鉴别诊断

• **神经节细胞胶质瘤** 神经节细胞胶质瘤是低级别（WHO 分级 I 级）基底位于皮质的神经上皮肿瘤，由肿瘤性神经节细胞和胶质细胞所构成。好发于颞叶，是青少年和年轻人颞叶癫痫最常见的肿瘤性原因。其他症状包括头痛和局灶性神经功能缺损。虽然神经节细胞胶质瘤影像学表现多样，但最常见表现为浅表囊实性占位性病变，实质性部分呈附壁结节，T2 呈高信号。由于肿瘤基底位于皮质，常见皮质延伸和表面骨增生。有约半数病例可见钙化和实质性部分强化。硬脑膜强化和周围脑水肿轻微。

• **胚胎发育不良性神经上皮瘤（DNET）** DNET 是良性肿瘤，由神经胶质细胞和神经元细胞所构成。其独有的特征是与相邻的皮质发育不良区域有关。DNET 好发于青少年和年轻人，最常见的表现为癫痫。手术切除必须包括皮质发育不良病灶以确保治愈癫痫。DNET 好发于颞叶。MRI 扫描中 DENT 表现为局限的、楔形的且基底位于皮质的占位性病变。T2 呈高信号伴特征性的"多泡"或多囊性表现。钙化和强化相对少见，见于约 1/5~1/3 病例。常无明显脑水肿。由于肿瘤基底位于皮质，常见皮质延伸和表面颅骨增生。

• **多形性黄色星形细胞瘤（PXA）** PXA 是低级别的基底位于皮质的星形细胞瘤，好发于儿童期和成年早期。患者常表现为癫痫、头痛和偶见的局灶性神经功能缺损。大多数病例侵犯颞叶，导致颞叶癫痫。MRI 扫描中，PXA 在 MRI T2 表现为基底位于皮质高信号的囊实性占位性病变，伴实质性附壁结节。实质性结节部分沿软脑膜表面延伸。常见明显强化，伴周围血管源性脑水肿。大多数病例表现为表面的硬脑膜强化，借此有助于鉴别。CT 扫描可显示钙化和骨增生。

■ 其他鉴别诊断

• **气球状细胞（Taylor）皮质发育不良** 局灶性脑皮质发育不良是神经元迁移异常，以继发于某些形式损伤的皮质发育异常为特征。可见两种亚型，I 型为皮质发育异常不伴异形神经元；II 型为皮质发育异常伴异形神经元。Taylor 发育不良是 II 型中一种特殊形式，病理学检查包含特征性的气球状细胞。在 MRI 扫描中，皮质发育不良表现为受累皮质和皮质下白质 T2/FLAIR 序列信号强度局限性异常增高，伴灰白质界限模糊。异常信号常为楔形，尖端指向脑室。表面皮质可增厚。重 T1 加权序列皮质信号强度增高区域很具有特征性，依此有助于与肿瘤作鉴别。不伴强化或周围脑水肿。患者常表现为癫痫和局灶性神经功能缺损。

■ 诊 断

多形性黄色星形细胞瘤

■ 关键点

• 神经节细胞胶质瘤是年轻人颞叶癫痫最常见的原因，呈囊实性混合。

• DNET 表现为非强化的"多泡"样多囊性占位性病变，伴相邻区域皮质发育不良。

• PXA 表现为囊性占位性病变，伴强化的附壁结节，常见硬脑膜强化。

• Taylor 发育不良表现为楔形皮质/皮质下异常信号，尖端指向脑室。

病例 68

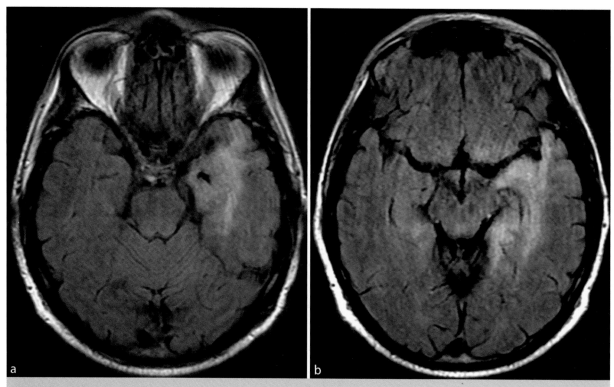

图 68.1 MRI 轴位 FLAIR 图像（a, b）显示，左颞叶皮质和皮质下汇合区异常信号伴轻微占位效应。左额叶下部和右颞叶内侧也可见轻微的异常信号

■ **临床表现**

64 岁男性，表现为新发癫痫（图 68.1）。

■ **推荐阅读**

Peeraully T, Landolfi JC. Herpes encephalitis   474672

masquerading as tumor. ISRN Neurol, 2011, 2011:

■ 主要影像学表现

弥漫性浸润性颞叶占位性病变/水肿。

■ Top 3 鉴别诊断

● **疱疹病毒性脑炎** 成人继发性 I 型单纯疱疹病毒的脑实质感染可侵犯边缘系统，包括颞叶、海马、额叶下部及扣带回。患者表现为急性发作的发热、头痛、癫痫和（或）局灶性神经功能缺损。影像学检查显示双侧非对称性的皮质和皮质下白质受累，基底节未见异常。脑水肿、灰白质界限消失和局灶性占位效应常见于非血管分布区。常见出血灶和弥散受限。急性期可见轻度斑片状强化，通常 1 周内进展为脑回样强化。若不及时诊治，病死率可达 50%～70%。

● **脑缺血/脑梗死** 脑梗死由动脉或静脉闭塞所引起。患者表现为急性局灶性神经功能缺失、精神状态改变和（或）失语。动脉性原因包括血栓栓塞性疾病（最常见）、动脉夹层、血管炎和低灌注。影像学检查可见细胞毒性脑水肿，灰白质界限消失和血管分布区脑回消失。CT 扫描中，大脑中动脉（MCA）近端闭塞表现为特征性的"高密度 MCA"，伴受累基底节和岛叶低密度。CTA 和 MRA 可显示血管闭塞位置。急性梗死表现为弥散受限。亚急性期可见脑回样或斑片样强化。灌注成像可用于评估缺血半暗带或潜在可存活的脑实质。有 15%～20% 的病例可出现出血性转化。静脉性脑梗死见于高凝状态。常见颞叶受累，可能由 Labbe 静脉闭塞所引起。影像学检查表现为非血管分布区细胞毒性脑水肿。出血常见，特别是当血栓进入皮质静脉时更易发生。

● **脑胶质瘤** 脑胶质瘤是 WHO 分级 III 级的浸润性星形细胞瘤，发病高峰为 40～60 岁。患者表现为头痛、癫痫或局灶性神经功能缺损。影像学检查表现为 T2/FLAIR 图像弥漫性高信号融合区域伴占位效应，中心常位于半卵圆中心。特征为两个或两个以上脑叶受累，可横跨白质纤维束侵犯对侧大脑半球。常无或轻微斑片状强化。可见皮质、深部灰质、小脑半球、脑干和脊髓受累。

■ 其他鉴别诊断

● **边缘系统脑炎** 边缘系统脑炎是与原发恶性肿瘤相关的副肿瘤综合征，常为肺癌、乳腺癌。借助于影像学检查单侧或双侧异常信号区域和好发于边缘系统的特征，可与疱疹病毒性脑炎作鉴别，但不发生出血。临床上，起病更为隐匿（数周至数月）而非急性发病。原发性恶性肿瘤的治疗可使其症状稳定或改善。

● **癫痫持续状态** 癫痫可导致局灶性脑灌注增加和血脑屏障破坏。受累皮质和皮质下白质可出现相关性脑水肿，颞叶最常受累，偶见强化。癫痫停止后影像学随访可见水肿改善或缓解。水肿区域可能离癫痫病灶很远，这一点很重要。

■ 诊 断

疱疹病毒性脑炎

■ 关键点

● 疱疹病毒性脑炎是一种威胁生命的感染，易侵犯边缘系统。

● 脑缺血导致血管分布区皮质水肿、脑回消失和弥散受限。

● 脑胶质瘤是浸润性肿瘤，侵犯两个或两个以上脑叶。

● 边缘系统脑炎是一种副肿瘤综合征，起病更为隐匿而非急性发病。

病例 69

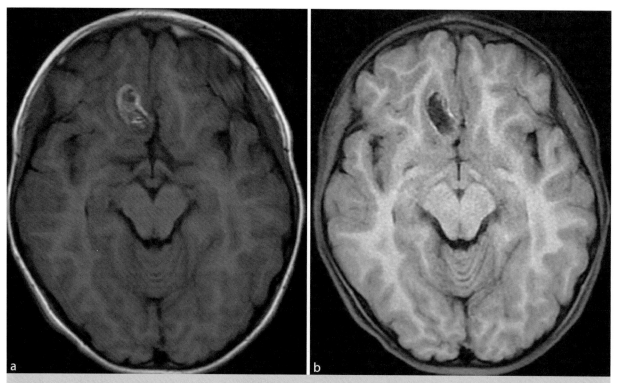

图 69.1 MRI 轴位 T1 图像（a）显示，右额叶卵圆形占位性病变，内部可见信号强度增高的线性条纹。大部分高信号区在脂肪抑制 T1 图像（b）呈低信号

■ **临床表现**

青少年，表现为头痛（图 69.1）。

■ **推荐阅读**

Cakirer S，Karaarslan E，Arslan A. Spontaneously T1 – hyperintenes lesions of the brain on MRI：a pictorial review. Curr Probl Diagn Radiol，2003，32：194 – 217

■ 主要影像学表现

脑实质内 T1 高信号占位性病变。

■ Top 3 鉴别诊断

• **出血** 多种原因可导致脑实质内出血，包括高血压、创伤、动脉或静脉梗死、潜在的血管畸形、恶性肿瘤、非法药物使用和血管淀粉样变。根据血红蛋白成分的变化，T1 和 T2 信号强度的多样性可作为一种评估脑实质血肿的预测方法。超急性期，氧合血红蛋白在 T1 呈等信号，T2 呈高信号。急性期，由于血红蛋白转变为脱氧血红蛋白，T1 仍呈等信号，但 T2 变为低信号。亚急性期早期（细胞内高铁血红蛋白）和晚期（细胞外高铁血红蛋白），T1 呈高信号，T2 分别呈低信号和高信号。慢性期含铁血黄素形成，T1 和 T2 均呈低信号。GE 和 SWI 呈低信号火焰状。采用弥散加权成像影像学随访，对鉴别（治疗）脑出血的原因具有重要意义。

• **脂肪** 肉眼可见的脂肪在 T1 和非脂肪抑制 T2 序列呈高信号，在 CT 扫描呈低密度。化学位移伪影常见，表现为沿一侧边缘的高信号带状影和沿对侧边缘的低信号带状影。含有肉眼可见脂肪的颅内病变包括脂肪瘤、皮样囊肿和畸胎瘤。原发性和转移性肿瘤含有脂肪成分的情况较罕见。先天性脂肪瘤常位于中线处，多见于胼胝体、顶盖或鞍上池。线型脂肪瘤常偶然发现，结节型常与其他畸形有关。脂肪瘤也可见于桥小脑角和内听道。皮样囊肿和畸胎瘤最常见于鞍上区或中线外，可发生于脑内或脑外。皮样囊肿破裂可导致弥漫性蛛网膜下腔播散和化学性脑膜炎。畸胎瘤除肉眼可见的脂肪外，还含有软组织、囊肿及钙化。

• **黑色素瘤** 黑色素瘤在 T1 呈高信号。转移性黑色素瘤（转移瘤）是颅内黑色素瘤最常见的原因，可表现为单发或多发脑实质病变，常见瘤周水肿，但皮质病变水肿轻微。由于黑色素瘤合并出血，T1 信号增高。大部分病变的 MRI 信号是增高的。神经皮肤黑变病是罕见的斑痣性错构瘤病，可引起脑实质和硬脑膜 T1 高信号病变。常见弥漫性脑膜信号强化。

■ 其他鉴别诊断

• **蛋白质** 液体信号在 T1 呈低信号，T2 呈高信号。随着蛋白质成分增加，T1 信号增高，T2 信号降低。当蛋白质成分明显增加时，在所有搏动性序列中信号均低。除某些形式的腺癌（特别是黏液性腺癌）外，多数含有蛋白质成分的病变位于脑外，包括颅咽管瘤及皮样囊肿。

• **钙化/骨化** 钙化或骨化可使 T1 信号增高，常发生于大脑镰和颅骨内缘。偶尔，钙化位于占位性病变内，如动静脉畸形、结核瘤和良、恶性肿瘤，均可表现为 T1 信号增高。

• **强化** 强化区域在 T1 呈高信号，最好的评价方式是直接对比增强前、后序列的变化。延迟和持续强化可见于近期行 MRI 增强扫描者或肾功能衰竭患者。

■ 诊　断

脂肪（皮样囊肿）

■ 关键点

• 由于血红蛋白成分的变化，脑实质血肿信号强度多样。

• 含有脂肪的颅内病变包括脂肪瘤、皮样囊肿、畸胎瘤和罕见的原发性和转移性肿瘤。

• 继发于黑色素成分和出血，转移性黑色素瘤 T1 呈高信号。

病例 70

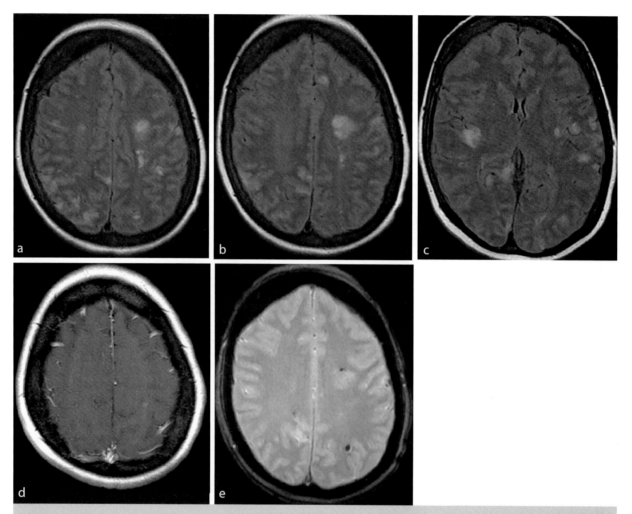

图 70.1 MRI 轴位 FLAIR 图像（a～c）显示，双侧多发高信号病变，中央位于灰白质交界区，被覆皮质区域异常信号。MRI 增强轴位 T1 图像（d）显示，左顶叶内沿中央沟结节样强化病变。数个病变显示 GRE 序列磁敏感（e）。胼胝体、后颅窝和脑干未受影响（未显示）

■ 临床表现

62 岁女性，表现为精神状态改变和局灶性神经功能缺损（图 70.1）。

■ 推荐阅读

Smirniotopoulos JG，Murphy FM，Rushing EJ，et al. Patterns of contrast enhancement in the brain and meninges. Radiographics，2007，27：525－551

■ 主要影像学表现

灰白质交界区多发性病变。

■ Top 3 鉴别诊断

● **脑栓塞** 脑栓塞好发于有颈内动脉粥样斑块的老年人。软斑易破裂脱落导致灰白质交界区的终末小动脉和深穿支血管远端栓塞。由于颈部血管的分布特点，常见单侧疾病；与大脑前动脉分布区比较，很大程度上易累及大脑中动脉。心源性栓子也是脑梗死的原因。心律失常和胶原性血管病患者更易受影响。与动脉粥样硬化疾病不同，由于栓塞的中枢性病因，病变倾向于双侧。动脉粥样硬化和心源性栓子表现为皮质和皮质下多发的 T2/FLAIR 高信号病变，大部分呈楔形。急性期可见弥散受限；亚急性期可见强化。

● **转移瘤** 转移瘤血行播散可导致发病率大致相等的单发或多发脑实质病变。通常较小（<2cm），位于灰白质交界区或深穿支血管终末小动脉区。转移瘤沿静脉通路播散并不常见，好发于后颅窝。大部分转移瘤位于幕上和大脑中动脉分布区，因脑组织中该区域血供最丰富。CT和 MRI 扫描表现为皮质和皮质下区强化病变，伴周围脑水肿。皮质下病变脑水肿更为明显；单发的皮质转移瘤周围脑水肿较轻。随着转移性病灶的增大，强化可变得不均匀，也可发生囊变。有出血倾向的原发性肿瘤包括乳腺癌、肺癌、黑色素瘤、肾细胞癌、甲状腺癌及绒毛膜癌。

● **脓毒栓** 脓毒栓子血行播散至脑实质，位于灰白质交界区和深穿支血管终末小动脉区。与其他血行播散疾病相类似，多数病灶位于 MCA 血管分布区。病变初期表现类似脑炎，CT 扫描表现为界限不清的低密度区；MRI 扫描 T2/FLAIR 信号强度增高，可见弥散受限区域和界限不清的强化。血行播散的脓毒栓可出现钙化或与之相关的出血，GRE 序列和磁敏感权重成像呈低信号。如果感染病程进展则更为明显并伴脓肿包膜形成，脓肿包膜通常光滑较薄并指向脑室，并有特征性的 T2 低信号。脓肿形成可见明显的血管源性脑水肿。细菌性脓肿表现为中央弥散受限。

■ 其他鉴别诊断

● **血管炎** 血管炎导致动脉壁炎性浸润。其病因包括：自身免疫病、感染或肉芽肿性疾病、辐射和药物。MRI 扫描表现为双侧浅部和深部灰白质异常信号区域，GRE 图像可显示血管炎中常见的出血，可见斑片状强化。因为 MRA 和 CTA 敏感性差，常需要行血管造影观察狭窄与扩张交界区。活检可明确诊断。

■ 诊 断

血管炎

■ 关键点

● 动脉粥样硬化性脑栓塞出现单侧脑实质病变；心源性栓塞常为双侧。

● 血行播散侵犯灰白质交界区或穿支血管终末小动脉区。

● 脓毒栓初期表现类似脑炎，可进展至脓肿形成。

● 血管炎表现为多发灰/白质异常信号区域，常见出血。

病例 71

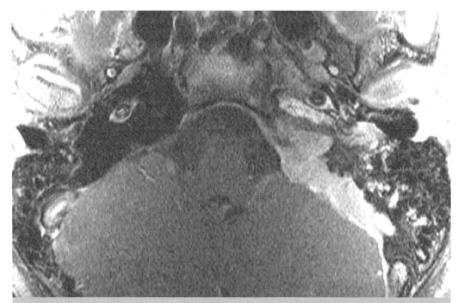

图 71.1 后颅窝 MRI 增强轴位 T1 图像显示，沿乳突内缘和左颞骨岩部可见一明显强化的占位性病变，基底位于硬脑膜。前方和后方均可见强化的脑膜尾征

■ 临床表现

年轻人，表现为头痛（图 71.1）。

■ 推荐阅读

Johnson MD，Powell SZ，Boyer PJ，et al. Dural lesions mimicking meningiomas. Hum Pathol，2002，33：1211 – 1226

■ 主要影像学表现

基底位于硬脑膜的占位性病变。

■ Top 3 鉴别诊断

• **脑膜瘤** 脑膜瘤为基底位于硬脑膜的良性占位性病变，最常表现为颅内脑外病变。其常见部位包括：矢状窦旁、大脑半球凸面、中颅窝和蝶骨平台；不常见的部位有：蝶鞍/鞍上区和桥小脑角。脑膜瘤好发于成年女性，常为单发。多发脑膜瘤偶发于 2 型神经纤维瘤病（NF2）或作为放疗后并发症出现。病变具有宽基底，位于硬脑膜，呈局限性或斑块状。CT 扫描大部分呈高密度，其余与脑实质等密度。有约 1/4 病例可见钙化。常见表面骨增生或骨肥厚。其对病变下方脑实质常有占位效应，巨大病变引起的脑水肿并不少见。CT 和 MRI 扫描可见明显强化伴脑膜尾征。MRI 扫描显示病变位于脑外，与病变下方脑实质间可见脑脊液裂隙分隔。脑膜瘤在 MRI T_1 常呈等 - 低信号，T2 信号多样，FLAIR 呈高信号。在所有序列中，钙化均呈低信号。与 CT 扫描相同，可见血管源性脑水肿。

• **转移瘤/淋巴瘤** 转移性疾病首先可侵犯硬脑膜或由颅骨转移瘤延伸所导致。最常出现基底位于硬脑膜转移的原发性肿瘤包括：乳腺癌、肺癌、非霍奇金淋巴瘤、白血病、前列腺癌和神经母细胞瘤。基底位于颅骨的转移瘤延伸至硬脑膜常见于肺癌、乳腺癌、前列腺癌和肾细胞癌。病变表现为强化的基底位于硬脑膜的占位性病变，此与脑膜瘤相类似，特别是淋巴瘤，CT 扫描亦呈高密度。由于高细胞性，淋巴瘤在 T2 序列也常呈低信号。颅骨破坏最具有鉴别诊断价值，但也可作为其他病变的表现，特别是脑实质占位性病变。

• **血管外皮细胞瘤** 血管外皮细胞瘤是基底位于硬脑膜的间叶性周细胞肿瘤。好发于中年人，在组织学上较脑膜瘤更具有侵袭性（WHO 分级 Ⅱ ～ Ⅲ 级）。其在 CT 扫描表现为混杂密度的基底位于硬脑膜的占位性病变，与脑实质相比在 MRI 呈等 - 高信号不伴钙化，常见囊变和占位效应伴血管源性脑水肿。常有颅骨侵蚀不伴骨肥厚。在 MRI 扫描血管外皮细胞瘤信号不均匀伴强化，常见明显的流空信号。可见脑膜尾征，但特异性较差。

■ 其他鉴别诊断

• **肉芽肿病** 肺结核和结节病作为肉芽肿性疾病可侵犯硬脑膜。常表现为硬脑膜增厚和强化，好发于基底池导致颅神经病变。而局限性或斑片状基底位于硬脑膜的占位性病变较为少见，此与脑膜瘤相类似。结节性软脑膜强化作为有价值的鉴别点。

• **髓外造血** 髓外造血见于继发于慢性疾病或骨髓浸润过程的严重贫血患者。影像学表现包括颅骨增厚界限清楚且光滑的硬脑膜外占位性病变，多发病变较单发病变常见。在 CT 扫描造血灶呈等 - 高密度，类似于血肿、脑膜瘤或淋巴瘤。在 MRI 扫描病变在 T1 呈等信号，T2 呈低信号，FLAIR 呈高信号伴明显均匀强化。

• **Rosai-Dorfman 病** Rosai-Dorfman 病是一种非朗格汉斯细胞组织细胞增生症，好发于儿童和年轻人。其最常见的影像学表现为颈部淋巴结肿大，通常巨大。不常见的表现包括基底位于硬脑膜或眼眶的占位性病变。基底位于硬脑膜的病变常多发，T1 呈等信号，T2 呈高信号伴弥漫性强化。

■ 诊 断

脑膜瘤（2 型神经纤维瘤病患者呈斑片样）

■ 关键点

• 脑膜瘤为最常见的脑外占位性病变，系良性病变，好发于成年女性。

• 转移瘤和淋巴瘤首先可侵犯硬脑膜或由颅骨转移瘤延伸所导致。

• 血管外皮细胞瘤较脑膜瘤更具有侵袭性，缺乏强化或骨肥厚。

病例 72

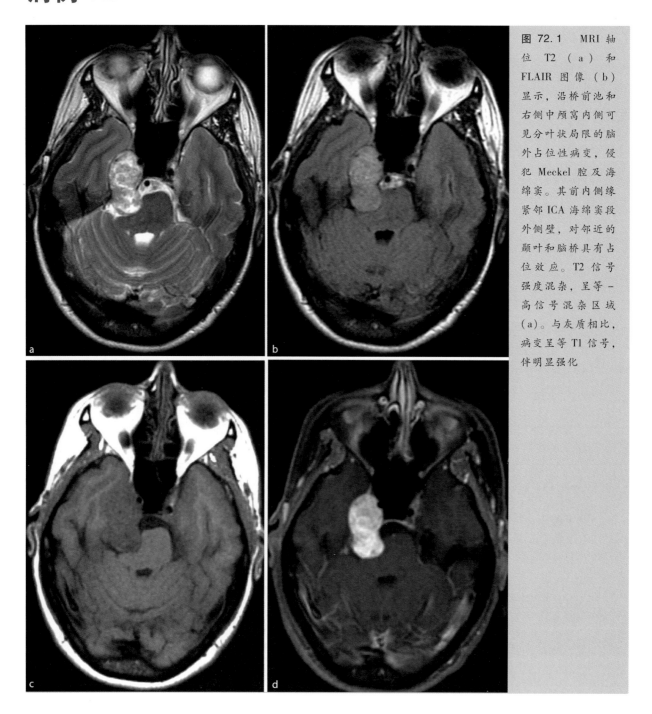

图 72.1 MRI 轴位 T2（a）和 FLAIR 图像（b）显示，沿桥前池和右侧中颅窝内侧可见分叶状局限的脑外占位性病变，侵犯 Meckel 腔及海绵窦。其前内侧缘紧邻 ICA 海绵窦段外侧壁，对邻近的颞叶和脑桥具有占位效应。T2 信号强度混杂，呈等-高信号混杂区域（a）。与灰质相比，病变呈等 T1 信号，伴明显强化

■ 临床表现

53 岁女性，表现为偏头痛（图 72.1）。

■ 推荐阅读

Yuh WTC, Wright DC, Barloon TJ, et al. MR imaging of primary tumors of trigeminal nerve and Meckel's cave. Am J Roentgenol, 1988, 151: 577–582

■ 主要影像学表现

颅底局限性脑外占位性病变。

■ Top 3 鉴别诊断

• **脑膜瘤** 脑膜瘤为基底位于硬脑膜的良性占位性病变，最常表现为脑外病变。常见部位包括：矢状窦旁、大脑半球凸面、中颅窝和蝶骨平台；不常见的部位有：蝶鞍/鞍上区和桥小脑角。脑膜瘤好发于成年女性，常为单发。多发脑膜瘤偶发于神经纤维瘤病Ⅱ型（NF2）或放疗后并发症。病变具有位于硬脑膜的宽基底，呈局限性或斑块状。CT 扫描中大部分呈高密度，其余与脑实质等密度。有约 1/4 病例可见钙化。常见表面骨增生或骨肥厚。对病变下方脑实质常有占位效应，巨大病变引起的脑水肿并不少见。CT 和 MRI 扫描可见明显强化伴脑膜尾征。MRI 扫描显示病变位于脑外，与下方脑实质间可见脑脊液裂隙分隔。脑膜瘤在 MRI T1 常呈等 – 低信号，T2 信号多样，FLAIR 呈高信号。所有序列中，钙化均呈低信号。与 CT 扫描相同，可见血管源性脑水肿。

• **施万细胞瘤** 施万细胞瘤作为神经鞘瘤起源于周围神经施万细胞，是仅次于脑膜瘤的第二位常见脑外占位性病变。颅内好发部位包括：桥脑小脑角、颅底、基底池、颅神经孔和海绵窦内。继听神经鞘瘤之后，第二位常见的为三叉神经鞘瘤。施万细胞瘤包括两种组织类型：Antoni A 及 Antoni B 型。Antoni A 型组织排列致密，而 Antoni B 型组织排列疏松。施万细胞瘤与脑实质 CT 扫描图像相比，前者呈等密度伴不均匀强化，对邻近脑组织产生占位效应不伴脑水肿。与脑膜瘤不同，钙化罕见。当肿瘤位于颅底或发出颅神经孔时，常见光滑的骨重塑和神经孔扩大。在 MRI 扫描中，施万细胞瘤在 T1 呈等 – 低信号伴不均匀明显强化。由于组织成分不同，T2 信号强度多样。Antoni A 型成分呈等 – 高信号，而 Antoni B 型成分呈明显的高信号。大多数病变为单发，多发病变可见于 2 型神经纤维瘤病。

• **血管外皮细胞瘤** 血管外皮细胞瘤是基底位于硬脑膜的间叶性周细胞肿瘤。好发于中年人，在组织学上较脑膜瘤更具有侵袭性（WHO 分级Ⅱ～Ⅲ级）。其在 CT 扫描表现为混杂密度的基底位于硬脑膜的占位性病变，与脑实质相比在 MRI 呈等 – 高信号不伴钙化。常见囊变和占位效应伴血管源性脑水肿。常有颅骨侵蚀，不伴骨肥厚。MRI 扫描血管外皮细胞瘤信号不均匀伴强化，常见明显的流空信号。可见脑膜尾征，但特异性较差。

■ 其他鉴别诊断

• **淋巴瘤** 基底位于硬脑膜的或脑外的淋巴瘤常由非霍奇金淋巴瘤血行播散所导致。病变常表现为基底位于硬脑膜的占位性病变（界限清楚）或（斑片状），此与脑膜瘤相类似。CT 扫描呈高密度；MRI 扫描由于高细胞性 T2 呈等 – 低信号。

■ 诊 断

施万细胞瘤（三叉神经）

■ 关键点

• 脑膜瘤为最常见的脑外占位性病变，钙化和脑膜尾征为特征性表现。

• 施万细胞瘤是第二位常见的脑外占位性病变，常沿颅神经走行发生。

• 血管外皮细胞瘤是相对罕见的血管性肿瘤，影像学上与侵袭性脑膜瘤相类似。

• 基底位于硬脑膜的或脑外的淋巴瘤常由非霍奇金淋巴瘤血行播散所导致。

病例 73

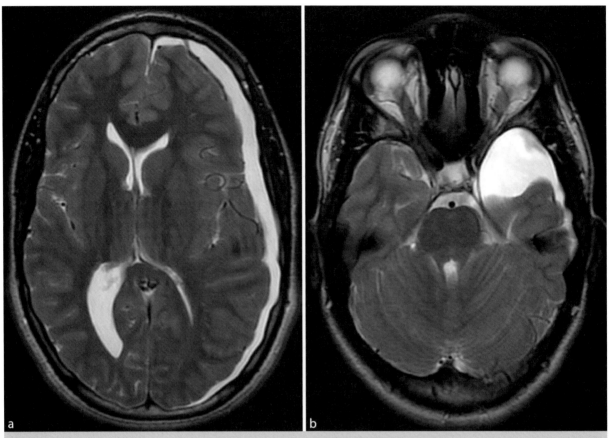

图 73.1 MRI 轴位 T2 图像（a，b）显示，存在硬膜下液体聚集区并呈左凸，向内对被覆的脑实质和左侧侧脑室具有占位效应，伴中线右移。液体聚集区与脑脊液等信号。中颅窝轴位 T2 图像（b）显示，左侧蛛网膜囊肿与硬膜下聚集区相延续

■ 临床表现

17 岁男孩，表现为头痛，其他病史不详（图 73.1）。

■ 推荐阅读

O'Brien WT. Imaging of CNS infections in immunocompetent hosts. J Am Osteopath Coll Radiol, 2012，1：3 - 9

Vezina G. Assessment of the nature and age of subdural collections in nonaccidental head injury with CT and MRI. Pediatr Radiol，2009，39：586 - 590

■ 主要影像学表现

硬膜下液体聚积区。

■ Top 3 鉴别诊断

● **硬膜下血肿**　硬膜下血肿（SDH）由穿行于硬脑膜和软脑膜之间的桥静脉撕裂所造成。最常见于创伤，意外或蓄意均有可能发生。接受抗凝治疗的患者或存在脑外巨大脑脊液腔的患者，即使相对小的创伤发生，也易发展成为SDH。中线硬脑膜附着处是硬膜下腔的界限。由于这些附着，SDH表现为聚积于弯曲的脑表面、呈新月状区域。可跨越骨缝，沿纵裂和大脑镰延伸，但不跨越中线。SDH的表现取决于进行影像学检查的时间、再出血、血红蛋白/凝血状态和内部是否混有脑脊液。一般来说，SDH急性期CT扫描呈高密度；随着时间的推移，通过不同时期出血演变，与脑实质相比可变为等信号（亚急性期晚期），最终变为低信号（慢性期）。在MRI扫描中，由于评估可预见的出血形式适用于脑实质内出血，故对SDH时间的判断常发生错误。即使与一般的序列评估相类似，但由于脑外间隙内脑脊液与不同的氧分压，因此对时间变化影响明显。梯度回波序列和磁敏感加权成像序列对SDH敏感，可见轻微的硬脑膜强化。占位效应、脑疝和继发性缺血使硬膜下血肿发生率和死亡率增高。

● **硬膜下水瘤**　硬膜下水瘤表现为脑脊液聚积于硬膜下腔。最常见于创伤及其造成的蛛网膜撕裂。这种描述也被用于形容慢性硬膜下血肿，因其在所有的序列中均呈脑脊液信号。罕见由蛛网膜囊肿破裂进入硬膜下腔引起。硬膜下水瘤与明显的蛛网膜下腔可借助于走行在蛛网膜下腔的静脉结构向内移位作鉴别。硬膜下水瘤可跨越骨缝，沿纵裂延伸，但不跨越中线。病变较大时可对表面脑实质产生占位效应。

● **硬膜下积脓**　硬膜下积脓常作为脑膜炎的并发症或由邻近的脑实质、鼻及鼻窦或乳突感染直接播散所致。创伤后或术后硬膜下积脓少见。与其他硬膜下聚积性疾病相类似，硬膜下积脓呈新月形，可跨越骨缝，沿纵裂延伸，但不跨越中线。CT扫描硬膜下积脓呈低密度，常见表面硬膜和下方软脑膜强化。在MRI扫描中，T1呈低信号，T2呈高信号。化脓性感染时常有弥散受限。与CT扫描相比，邻近的硬脑膜强化在MRI扫描显示更明显。

■ 其他鉴别诊断

● **硬膜下积液**　硬膜下积液是见于脑膜炎的无菌性液体聚积，最常见于儿童流感嗜血杆菌性脑膜炎。CT扫描硬膜下积液呈低密度不伴强化。MRI扫描中，所有序列均呈脑脊液信号，不显示弥散受限，常无或轻微硬脑膜强化。

■ 诊　断

硬膜下水瘤（蛛网膜囊肿破裂所致）

■ 关键点

● 硬膜下血肿由穿行于硬脑膜和软脑膜之间的桥静脉创伤性撕裂造成。

● 硬膜下水瘤表现为脑脊液聚积，最常见于创伤后及其造成的蛛网膜撕裂。

● 硬膜下积脓是感染性聚积，常有邻近的硬脑膜强化。

● 硬膜下积液是无菌性液体聚积，见于流感嗜血杆菌性脑膜炎。

病例 74

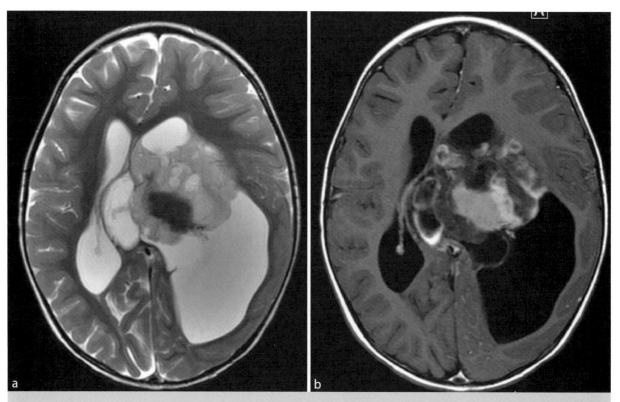

图 74.1 MRI 轴位 T2 图像（a）显示，巨大囊实性占位性病变，中央位于左侧深部灰/白质，对左侧侧脑室体部具有占位效应并受前角限制。占位效应导致中线右移伴右侧侧脑室扩大。实质性部分成分混杂，呈高－低信号强度混杂区域。MRI 增强轴位 T1 图像（b）显示，实质性部分强化伴某些囊性部分，囊壁强化

■ 临床表现

两岁半男童，表现为慢性头痛、呕吐伴发育迟缓（图 74.1）。

■ 推荐阅读

Buetow PC，Smirniotopoulos JG，Done S. Congenital brain tumors：a review of 45 cases. Am J Roentgenol，1990，155：587－593

■ 主要影像学表现

婴儿或幼儿幕上巨大占位性病变。

■ Top 3 鉴别诊断

• **星形细胞瘤** 星形细胞瘤是神经胶质肿瘤，表现为表浅或深部脑实质占位性病变。青少年毛细胞星形细胞瘤（JPA）和多形性黄色星形细胞瘤（PXA）为低级别类型，表现为囊性占位性病变伴实质性附壁结节。多形胶质母细胞瘤是最具侵袭性的类型（WHO 分级Ⅳ级），但儿童中相对少见。纤维型（Ⅱ级）和间变型（Ⅲ级）为其他类型。除 JPA 和 PXA 外，如病变更具侵袭性，则影像学表现中强化、水肿及灌注均升高。MRS 可显示肿瘤波谱，表现为 Cho 波升高、NAA 波下降。高级别病变具有升高的 Lip-LAC 峰，低级别星形细胞瘤，可见 Myo 波升高。

• **畸胎瘤** 畸胎瘤是生殖细胞肿瘤，包含所有 3 个胚层成分。可见于新生儿、婴儿、儿童或年轻人，临床表现取决于病变的大小和部位。新生儿脑实质占位性病变应首先与其鉴别。畸胎瘤常位于中线处，与其他发育异常相关。可包含脂肪、钙化、软组织伴或不伴囊性成分。肉眼可见的脂肪是提示诊断的关键。

• **幕上原始神经外胚层肿瘤（PNET）** PNET 是高度侵袭性、高细胞性占位性病变，预后极差。最常见于后颅窝。当位于幕上时，表现为巨大的、成分混杂的脑实质占位性病变伴血管源性脑水肿。实质性部分呈不均匀的明显强化。常见钙化、出血和囊性坏死区。由于高细胞性，常见弥散受限，可作为具有价值的鉴别依据。病变倾向于硬脑膜播散。

■ 其他鉴别诊断

• **婴儿促纤维增生型神经节细胞胶质瘤（DIG）** DIG 为罕见肿瘤，好发于婴儿，也常见于儿童早期。经典理论认为其为良性实体，由促结缔组织增生性组织深部的肿瘤性星形细胞所构成，然而，已有恶性病例报道。婴儿期患者表现为巨头畸形和偶见的癫痫。最常见的影像学表现为巨大的周围性幕上囊实性占位性病变，紧邻软脑膜。实质性成分信号不均匀伴强化。特点为表面硬脑膜强化。钙化不常发生。不常见的表现为深部灰白质内囊实性占位性病变和与其他病变相类似的影像学特征。

• **非典型畸胎样横纹肌样瘤（ATRT）** AT-RT 是一种罕见的侵袭性胚胎性肿瘤，由横纹肌样细胞和原发神经外胚层肿瘤成分所组成。常发生于 3 岁以下儿童，预后差。幕上和幕下受累概率大致相同。影像学表现与髓母细胞瘤易混淆，表现为巨大的占位性病变，伴实质性成分明显强化和周围脑水肿。实质性成分呈高密度（CT 扫描）伴弥散受限（MRI 扫描）。可见囊变、钙化和出血。发病时常见蛛网膜下腔种植。

• **脉络丛肿瘤** 脉络丛乳头状瘤最常见于儿童侧脑室前角，不常见于成年人第四脑室。婴儿和幼童表现为头围增大和脑脊液产生过多及吸收能力下降所导致的脑积水相关症状。病变表现为局限的海藻样突起伴血管蒂。有 25% 病例可见钙化，可有明显的均匀强化。对不均质强化和脑实质浸润则提示脉络丛癌。

■ 诊　断

婴儿促纤维增生型神经节细胞胶质瘤

■ 关键点

• 星形细胞瘤是神经胶质肿瘤，更具侵袭性，影像学上可见强化、水肿及灌注升高。

• 畸胎瘤是生殖细胞肿瘤，包含所有 3 个胚层成分，常见于新生儿/婴儿。

• 幕上 PNET 和 ATRT 是高度侵袭性肿瘤，可发生于婴儿和幼童。

病例 75

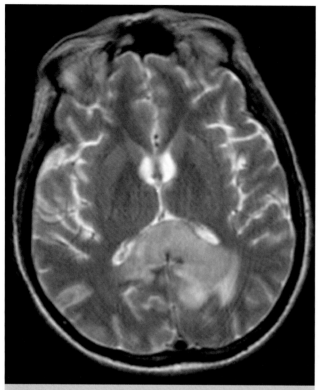

图 75.1 MRI 轴位 T2 图像显示，巨大等 - 高信号占位性病变，侵犯并延伸至胼胝体压部。图片由 Paul M. Sherman，MD 提供

■ 临床表现

53 岁男性，表现为精神状态改变（图 75.1）。

■ 推荐阅读

Bourekas EC，Varakis K，Bruns D，et al. Lesions of the corus callosum：MR imaging and differ- ential considerations in adults and children. Am J Roentgenol，2002，179：251 - 257

■ 主要影像学表现

胼胝体膨胀性占位性病变。

■ Top 3 鉴别诊断

• **多形性胶质母细胞瘤（GBM）** GBM 是具有高度侵袭性、WHO 分级 Ⅳ 级的星形细胞瘤，系成人最常见的原发性颅内肿瘤。GBM 可见于各年龄段，发病高峰为 45～70 岁。GBM 跨越白质纤维束侵犯对侧大脑半球，故出现胼胝体"蝴蝶状"胶质瘤。GBM 为伴中心坏死和新生血管的、快速增大的肿瘤。胼胝体信号异常有明显的占位效应，实质性部分呈厚的不规则强化；邻近的 T2/FLAIR 序列高信号提示血管源性脑水肿和肿瘤浸润。快速生长的肿瘤细胞可超越 MRI 扫描异常信号的边缘。肿瘤差异较大，但 T2 主要呈高信号，T1 主要呈等 - 低信号伴相关的囊肿、出血和液体平面。肿瘤实质性部分可见弥散受限和灌注升高区域。由于血管新生，可见明显的流空信号。MRS 显示明显的 Cho 波升高，NAA 波下降和 Lip-LAC 峰。预后差。

• **淋巴瘤** 原发性中枢神经系统淋巴瘤几乎全部是非霍奇金淋巴瘤，好发于脑室周围白质和基底节，常侵犯胼胝体及侧脑室表面的室管膜。软脑膜和硬脑膜受累常见于继发性淋巴瘤。淋巴瘤可表现为单发占位性病变或多发病变，可呈局限性或浸润性。常有周围轻度脑水肿。CT 扫描病变特征性为高密度，由于核质比升高，T1 和 T2 均呈等 - 低信号。可见与高细胞性相关的弥散受限，出血和坏死少见。在免疫正常患者中，明显均匀强化；在免疫功能低下患者中，可为周围或环形强化。与弓形体病不同，淋巴瘤在 SPECT 和 PET 中呈高代谢，表现为灌注增加。

• **脱髓鞘病变** 多发性硬化是最常见的原发性脱髓鞘病变，常见于女性，好发于 20～40 岁。病程常为缓解和复发交替。急性播散性脑脊髓炎呈单相性脱髓鞘过程，更常见于儿童和年轻人。其特征性影像学表现包括脑室周围卵圆形 T2/FLAIR 序列高信号的白质病变，垂直于侧脑室（"Dawson 手指"征）。高度特异性的部位包括胼胝体、小脑、脑干/脑桥臂和脊髓。短暂的强化和偶见的弥撒受限可见于脱髓鞘活动期。强化形式可为结节样或"开环"样，即沿脱髓鞘前沿强化，开环部位面向皮质。瘤样脱髓鞘病变表现为巨大肿块伴不同形式的强化，此与肿瘤相类似。

■ 诊 断

中枢神经系统淋巴瘤

■ 关键点

• GBM 具高度侵袭性、伴中心坏死和新生血管，常侵犯胼胝体。

• 淋巴瘤 CT 扫描呈高密度；由于高细胞性，MRI 扫描 T2 呈低信号。

• 淋巴瘤常侵犯深部灰/白质，强化形式取决于免疫状态。

• 典型的脱髓鞘病变包括"Dawson 手指"征及胼胝体和脑干受累。

（病例 51～75 郭振宇 濮璟楠 译，师 蔚 校）

病例 76

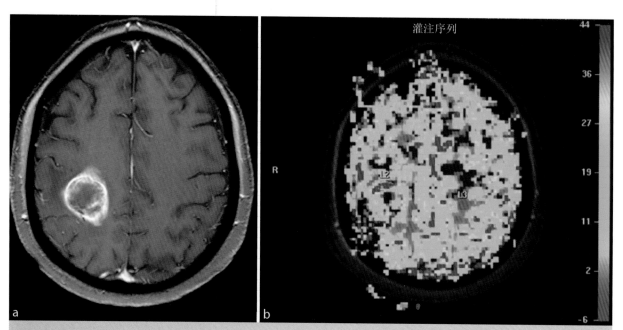

图 76.1 轴位 MRI T1 增强并脂肪抑制序列（a）显示，右侧半卵圆中心环形强化团块，边缘较厚且不规则，周围血管源性水肿不明显。轴位 MRI 灌注成像（b）显示，与相毗邻的白质及对侧白质（蓝）相比，肿块边缘（红色和绿色的焦点区域）灌注增加

■ 临床表现

28 岁女性，头痛并左侧肢体无力（图 76.1）。

■ 推荐阅读

Smirniotopoulos JG，Murphy FM，Rushing EJ，et al. Patterns of contrast enhancement in the brain and meninges. Radiographics，2007，27：525–551

■ 主要影像学表现

环形增强团块。

■ Top 3 鉴别诊断

• **肿瘤** 在环形强化肿瘤中，高级别胶质瘤、淋巴瘤和转移瘤占大多数。多形性胶质母细胞瘤是成人最常见的原发性脑肿瘤，具有高度侵袭性（WHO Ⅳ级），伴随新生血管增生而快速生长。该病灶通常为孤立性肿块，伴有明显的占位效应，瘤周血管源性水肿显著，边缘呈厚壁强化且不规则，常并发中心区坏死。尽管肿瘤呈混杂信号，但仍以 MRI T2 高信号为主，弥散受限（高细胞密度所致）很常见，肿瘤内出血常见。胼胝体常有受累。原发性中枢神经系统淋巴瘤特异性地侵袭脑深部灰质和白质，并常累及胼胝体和室管膜。因细胞密度较高，在 MRI T2 序列病灶可呈低信号。在免疫功能正常患者，肿瘤表现为实性强化；而环形强化则多见于治疗后，或免疫抑制者。正电子发射成像或铊成像可提示肿块代谢增强，这可用以鉴别淋巴瘤和弓形虫病。与其他肿瘤一样，原发性中枢神经系统淋巴瘤表现为灌注增加。转移瘤可单发（45%），也可多发。转移瘤常侵袭灰 - 白质交界区、脑深部灰 - 白质区和后颅窝。皮质转移瘤常表现为轻度水肿，而脑其他部位转移则常表现显著水肿。环形强化常见于囊性转移瘤或肿瘤中心有坏死者。

• **脑脓肿** 脑脓肿的病因包括：血行感染，炎症经鼻窦和乳突的直接播散，颅脑外伤或手术，或作为脑膜炎的并发症出现。脑脓肿可单发，也可多发。成熟的脑脓肿边缘强化光滑，周围可见血管源性水肿。脓肿壁在 MRI T2 呈低信号，近脑室旁脓肿壁更薄，故易破入侧脑室。在脓肿中心部，弥散受限。在免疫抑制患者，弓形虫病是最常见的寄生虫感染，呈环形强化，通常无弥散受限。与肿瘤相反，脑脓肿呈低灌注，在 MRS 可见脂质 - 乳酸波双峰升高。

• **亚急性脑梗死** 位于皮质的脑梗死通常沿血管走行分布，而深部脑梗死却难以做出特征性描述。由于脑水肿、占位效应、出血倾向和增强表现，亚急性脑梗死更像占位性病变，尤其是在其表现环形强化时。脑梗死可表现明显的弥散受限，并可持续到亚急性期。弥散受限虽然有助于诊断，但并非特异性，因为脑脓肿和脑肿瘤也可表现为弥散受限。强化最早开始于发病后第 2 天，高峰期通常在第 2 周。

■ 其他鉴别诊断

• **脱髓鞘病变** 多发性硬化是最常见的原发性脱髓鞘病变。急性播散性脑脊髓膜炎呈单向病程，且更多见于儿童。典型的脱髓鞘病变在 MRI T2/FLAIR 呈高信号，卵圆形，病灶垂直指向脑室（"Dawson 手指"征），多位于胼胝体、视觉传导通路和后颅窝。病灶强化则提示脱髓鞘处于活动期，增强可呈结节状或开环状，环口朝向皮质。膨胀性脱髓鞘病变与脑肿瘤非常类似。

• **脑挫伤灶吸收期** 外伤史对于鉴别脑挫伤和环形强化病变非常重要。血肿代谢产物在不同阶段表现各异，这取决于血肿的时期。环形强化见于病灶囊变后血管增生的最初几天。急性期血肿在 MRI T1 呈等信号，T2 呈低信号。亚急性期血肿代谢产物（细胞内外的高铁血红蛋白）在 T1 呈高信号。细胞内高铁血红蛋白在 T2 呈低信号，而细胞外高铁血红蛋白在 T2 呈高信号。

■ 诊　断

肿瘤（高级别胶质瘤）

■ 关键点

• 多形性胶质母细胞瘤、淋巴瘤和转移瘤是最常见的环形强化肿瘤类型。

• 脑脓肿的特征表现为囊壁光滑、强化，囊壁在 T2 呈低信号，囊液弥散受限。

• 脱髓鞘病灶可表现为开环式强化，环口朝向皮质。

病例 77

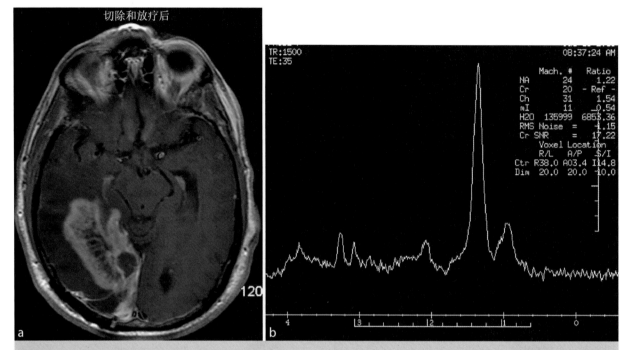

图 77.1　轴位 MRI T1 增强扫描（a）显示，右侧颞枕交界区团块样占位并术后残腔，周围可见低信号血管源性水肿。磁共振波谱扫描（b）显示，强化区代谢抑制，脂质波（0.9ppm）及脂质 - 乳酸波（1.3 ~ 1.33ppm）显著增高。图片由 Aaron Betts，MD 和 Mary Gaskill-Shipley，MD 提供

■ **临床表现**

70 岁老年男性，高级别胶质瘤手术切除并放疗后（图 77.1）。

■ **推荐阅读**

Fatterpekar GM，Galheigo D，Narayana A，et al. Treatment-related change versus tumor recurrence in high-grade gliomas：a diagnostic conundrumuse of dynamic susceptibility contrast-enhanced（DSC）perfusion MRI. Am J Roentgenol，2012，198：19 - 26

■ 主要影像学表现

手术残腔增强。

■ Top 3 鉴别诊断

• **肿瘤复发或残留** 多形性胶质母细胞瘤是成人最常见的原发性脑肿瘤，偶见于儿童。该肿瘤侵袭性强（WHO Ⅳ），呈浸润性肿块，伴发血管源性脑水肿，边缘强化厚且不规整，常并发中心坏死。胼胝体常受侵犯。治疗包括手术切除和放疗。肿瘤细胞生长常超越 MRI T2/FLAIR 所显示的异常信号区，故难以完全切除。其辅助治疗包括激素、化疗和抗血管新生药物。肿瘤复发常见于原手术区，表现出占位效应、周围水肿和强化。患者常表现新发或渐进性神经功能缺失。在常规 MR 序列，可见复发肿瘤、术后改变和放射性坏死相互交织。MRI 灌注成像显示，复发肿瘤区脑血流量（CBF）和脑血容量（CBV）较相邻脑白质区均有增加。高级别肿瘤的胆碱波、NAA 波及脂质－乳酸波均有增高。

• **治疗后改变** 高级别胶质瘤的治疗包括手术切除加手术区/肿瘤放疗。辅助化疗和抗血管新生药物也渐成为临床常规治疗手段。类固醇激素可以减轻脑水肿、降低强化程度、改善神经功能。一般这些术后改变包括术区内和术区周出血和强化程度的改变（治疗相关改变）。术后强化常呈线样，结节样强化可能与肉芽组织增生相关，动态观察可显示这些改变的持续或消退。新的治疗方式对治疗反应评价提出了挑战。假性进展更多见于术后的放、化疗患者，其表现为手术 2～6 个月后的术区强化。脑肿瘤假性进展的稳定和消退与影像学表现一致。有趣的是，假性进展患者常有较好的治疗效果，通常无临床症状。在 MRI 灌注扫描，治疗后改变区与邻近脑白质相类似，但复发肿瘤却呈现灌注增加。假性应答是另一种治疗后改变，常见于化疗联合应用抗血管新生药物后，这些治疗可致术区强化范围显著减少，但并不能减少肿瘤体积，虽然假性应答患者在短期生存期有益，但远期预后仍不确定。

• **放射性坏死** 高级别肿瘤通常需持续数周的分次放疗。放射性坏死是指放疗辐射所致的组织坏死，此为放疗的严重并发症，通常发生在放疗后 3～12 个月，但迟发型放射性坏死可见于放疗后数年至数十年。放射性坏死占放疗患者的 5%～25%，且与放射剂量成正相关。放射性坏死在 MRI 表现为显著强化，伴有中心区坏死，这常被称为"肥皂泡"征或"瑞士奶酪"征。放射性坏死有占位效应，伴周围血管源性水肿。放射性坏死通常出现在接受高剂量辐射的手术区。在常规 MRI 序列，放射性坏死与肿瘤复发的鉴别虽并非不可能，但也非常困难。除非远离原发肿瘤区，否则在放疗区新出现的强化，更倾向于考虑放射性坏死。在 MRI 灌注成像，放射性坏死与正常脑白质的 CBF 和 CBV 类似，而高级别肿瘤的 CBF 和 CBV 则更接近于脑灰质。在 MRI 波谱扫描，放射性坏死区胆碱波、NAA 波和肌酸波峰值均降低，而脂质－乳酸波水平增高。上述特点更有助于放射性坏死的诊断而非肿瘤。

■ 诊 断

放射性坏死

■ 关键点

• 肿瘤复发通常出现在原手术区，呈高灌注，并有肿瘤 MRS 特征。

• 治疗方式对影像学表现有影响，在评价治疗反应时对相关影像学的理解甚为重要。

• 放射性坏死与肿瘤复发很相似，MRI 灌注和波谱检查有助于鉴别。

病例 78

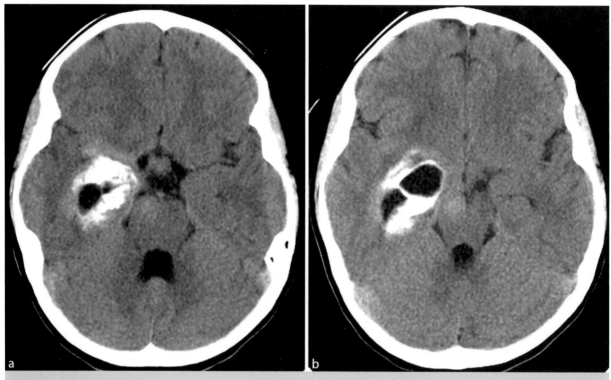

图 78.1 CT 轴位图像（a，b）显示，右颞叶白质内囊实性占位并钙化，向深部脑白质延伸

■ 临床表现

青年患者，新发癫痫（图 78.1）。

■ 推荐阅读

Koeller KK, Rushing EJ. From the archives of the AFIP: oligodendroglioma and its variants: radiologic-pathologic correlation. Radiographics, 2005, 25: 1669 – 1688

Makariou E, Patsalides AD. Intracranial calcifications. Appl Radiol, 2009, 38: 48 – 60

Smith AB. Vascular malformations of the brain: radiologic and pathologic correlation. J Am Osteopath Coll Radiol, 2012, 1: 10 – 22

■ 主要影像学表现

幕上实性占位并钙化。

■ Top 3 鉴别诊断

• **星形细胞瘤** 星形细胞瘤可分为多种亚型，从低级别到高级别均有涵盖。在钙化的星形细胞瘤中，弥漫性纤维型（WHO Ⅱ级）最为常见，尽管钙化只占其 20%。钙化形式可从点状到弥散性钙化，无特异性。尽管星形胶质细胞瘤钙化率低于少突胶质细胞瘤，但其发病率更高。

• **少突胶质细胞瘤** 少突胶质细胞瘤是成人常见的胶质瘤，常侵犯皮质及皮质下白质。在临床上，患者常表现为癫痫、头痛或局灶性神经功能缺失。虽然少突胶质细胞瘤可发生于各脑叶，但以额叶受累多见。在影像学上，少突胶质细胞瘤边界可清楚（更常见）或模糊，钙化率高达 90%。钙化可呈点状、带状或弥散状。肿瘤周围无水肿，或伴中度血管源性水肿。如有增强，通常为轻度增强且边界模糊。

• **脑血管畸形** 颅内动静脉畸形（AVMs）由脑动 - 静脉间的异常沟通所组成，其间无正常的毛细血管网。患者在青年阶段常有头痛、出血、癫痫发作或局灶性神经功能缺失。CT 扫描可无颅内异常，或局部密度增加或钙化。MRI 表现为病灶区杂乱无章的扩张血管，病灶内动脉瘤是其出血的主要原因。海绵状血管畸形（CMs）是由大小不等的充满血液的血窦和更大的海绵状空腔构成，其间无脑实质。病灶大多为孤立状。CT 扫描可正常，或显示小范围钙化或出血灶。在 MRI T1 和 T2 序列，病灶中心可有点状的信号增高和减低区，中心部囊变在 T2 序列呈低信号（含铁血黄素）。

■ 其他鉴别诊断

• **室管膜瘤** 大多数室管膜瘤表现为第四脑室占位，儿童多见。但该肿瘤也可见于幕上，表现为脑实质内实性占位，并发肿瘤周围水肿。在后颅窝室管膜瘤，囊变和钙化（约 50%）多见。肿瘤实体部分可有不均质强化。室管膜瘤主要见于儿童及青年人。

• **感染** 易于发生钙化的感染性疾病包括：脑囊尾蚴病、结核、新型隐球菌感染和儿童人免疫缺陷病毒感染。结核瘤通常表现为结节样钙化。脑囊尾蚴通常表现为多发的脑实质内钙化，伴有或不伴有囊变及边缘强化。结核瘤常经血行播散，脑膜可受累，基底池最先受累。其影像表现多样，从局限性脑炎到明显的边缘强化的脓肿均可见，大多数病例可出现钙化。

• **转移瘤** 转移性黏液腺瘤有时表现为钙化的脑实质内肿块。原发性肿瘤常见于乳腺癌、肺癌、结肠癌和卵巢癌。成骨性肿瘤也可表现为钙化或骨化病灶，如骨肉瘤。转移瘤可单发，也可多发。转移瘤常伴有明显的血管源性水肿，但皮质转移瘤除外，其几乎无水肿反应。

■ 诊　断

少突胶质细胞瘤

■ 关键点

• 伴发钙化的肿瘤包括：星形胶质细胞瘤、少突胶质细胞瘤、室管膜瘤和个别转移瘤。

• 脑动静脉畸形和海绵状血管畸形均可见钙化灶，脑动静脉畸形含有血管巢，易于出血。

• 结核、真菌感染和脑囊尾蚴感染是最常见、且易于钙化的感染性疾病。

病例 79

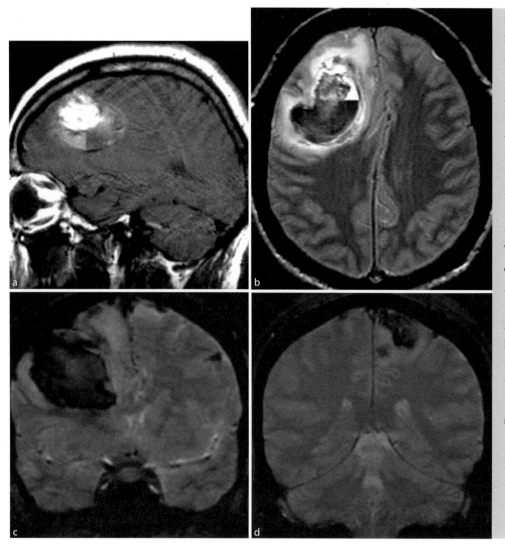

图 79.1　矢状位 MRI T1（a）和轴位 T2 图像（b）显示，右额叶脑内血肿伴发血性液平（不同时期的血肿代谢产物）和周围水肿（T2 高信号）。在亚急性早期，脑实质内血肿主要表现为 T1 高信号和 T2 低信号。T2＊GRE 序列（c，d）显示双侧半球肿胀明显，同时上矢状窦和上引流静脉内血栓形成。MRV（未展示）显示上矢状窦内无正常血流信号。图片由 Paul M. Sherman, MD 提供

■ 临床表现

46 岁女性，新发头痛（图 79.1）。

■ 推荐阅读

Linn J, Brückmann H. Differential diagnosis of nontraumatic intracerebral hemorrhage. Klin Neuroradiol, 2009, 19：45 - 61

■ 主要影像学表现

颅内出血。

■ Top 3 鉴别诊断

• **出血性脑梗死** 高血压性脑梗死见于恶性高血压或药物滥用的成人或青年人群。该病常侵犯基底节、外囊、丘脑和后颅窝。血肿常呈圆形或卵圆形，伴有周围水肿，可破入脑室，通常无强化。动脉性脑梗死出血常见于亚急性期，此期可见脑回样强化；或给予溶栓处理后的脑梗死急性期。动脉性脑梗死表现为楔形或沿血管分布。在急性期呈弥散受限。静脉性出血性脑梗死多见于高凝患者，常有相关的静脉窦或皮质静脉血栓形成（更常见于脑实质出血）。血栓在 CT 上呈高密度，无强化（CT 上皮层静脉表现 "绳索" 征）；"空三角" 征则指对比增强后静脉窦内不增强的血栓。CTV 或 MRV 可显示静脉血栓范围。梯度回波（GRE）和磁敏感成像（SWI）序列对出血敏感。

• **脑血管畸形** 颅内动静脉畸形（AVMs）是动-静脉间无毛细血管床的异常血管网。绝大多数为幕上单发病灶。CT 平扫显示呈等、高密度的迂曲血管，钙化多见。MRI 可见流空效应，类似 "一袋蠕虫"，增强显著。畸形的动脉、静脉或血管团内常见伴发的动脉瘤，这是 AVMs 出血的首要原因。动静脉畸形主要依据畸形血管的大小、位置（功能区或非功能区）和引流静脉部位（浅表或深部）作出分型。AVMs 可采用手术或血管内介入治疗。海绵状血管畸形是由充满血液的大小不定的血窦和更大的海绵状空腔所组成，其间无脑实质。海绵状血管畸形多为孤立性病灶。CT 扫描可无异常，或仅见少量钙化或出血。在 MRI T1 和 T2 序列，由于出血降解产物所呈现的多种高、低信号混杂，其表现为 "爆米花" 样改变。在 GRE 及 SWI 序列，海绵状血管畸形显示更为清楚。

• **肿瘤卒中** 多形性胶质母细胞瘤（GBM）是成人最常见原发性脑肿瘤。GBM 侵袭性高（WHO Ⅳ级），伴发瘤周血管源性脑水肿、中心坏死、肿瘤强化及新生血管形成，这些特征均提示其易于出血。出血性转移瘤可单发，也可多发。有出血倾向的原发性肿瘤包括肺癌、乳腺癌、肾癌、甲状腺癌和黑色素瘤。转移瘤可侵袭灰-白质交界区或脑深部的小动脉。

■ 其他鉴别诊断

• **脑挫伤** 脑挫伤通常呈斑片状，可有脑实质表面的出血并周围水肿。挫伤灶多位于与颅骨接触的脑组织，如颞叶前部、额叶下部和矢状窦旁。在创伤的最初几天，挫伤范围可以增大，随后逐步消退。脑挫伤可并发颅骨骨折和局灶性脑外血肿。对伴发出血的脑挫伤，GRE 和 SWI（更为敏感）显示更为清楚。

• **脑淀粉样变性** 淀粉样变性一般表现为自发性脑叶出血，多见于老年患者。该病通常与潜在的脑白质变性和痴呆相关。顶叶和枕叶出血最为常见，但其他脑叶也可受累。有约 1/3 表现为急性脑实质出血的患者，在 MRI 可发现陈旧性脑叶或点状出血，在 GRE 和 SWI 序列显示最为清楚。

■ 诊 断

静脉性出血性脑梗死

■ 关键点

• 动静脉畸形通常为幕上单发病灶，有血管流空影，增强显著。

• 出血性脑梗死的病因包括高血压性脑梗死出血、出血性转化和静脉性脑梗死。

• 多形性胶质母细胞瘤和多血管转移瘤可表现为脑实质内出血。

• 脑挫伤多见于邻近颞骨、额下和矢状窦旁的脑组织。

病例 80

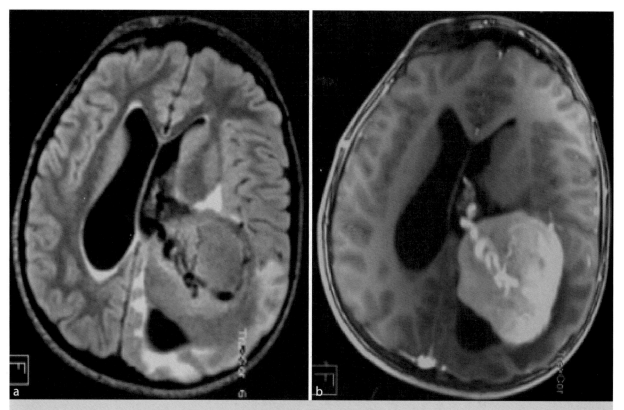

图 80.1　MRI 轴位 FLAIR 图像（a）显示，左侧侧脑室后部局限性占位，呈等信号至低信号；迂曲的血液流空影明显，呈低信号。侧脑室增大，伴瘤周跨室管膜流动的脑脊液，左侧颞叶后和枕叶可见水肿。轴位 T1 增强扫描（b）显示，肿块呈均匀显著强化，伴显著增强的迂曲血管影

■ 临床表现

青春期男性，进行性头痛加重（图 80.1）。

■ 推荐阅读

Koeller KK, Sandberg GD. Armed Forces Institute of Pathology. From the archives of the AFIP. Cerebral intraventricular neolasms：radiologic-pathologic correlation. Radiographics, 2002, 22：1473 - 1505

▪ 主要影像学表现

侧脑室占位。

▪ Top 3 鉴别诊断

• **脑膜瘤** 脑膜瘤是成人最常见的原发性颅内肿瘤之一，女性多见。尽管脑室内脑膜瘤相对少见，但仍是成人最常见的脑室内肿瘤。脑膜瘤也可见于儿童，尤其在 2 型神经纤维瘤病患者。脑膜瘤起源于脉络丛或中间髓帆的蛛网膜杯状细胞。在 CT 上，脑膜瘤呈高密度，边界清楚，钙化多见。在 MRI 影像中 T1 脑膜瘤呈等至低信号，信号多变。尽管瘤内钙化在 MRI T2 呈低信号，但脑膜瘤在 MRI T2 多呈典型的高信号。肿瘤的占位效应（占位性病变）常导致脑室扩张，伴脑实质内水肿。肿瘤增强显著。

• **脉络丛肿瘤** 脉络丛肿瘤分为良性的脉络丛乳头状瘤（CPP）和恶性的脉络丛癌（CPC）。该肿瘤最常见于儿童的侧脑室前部，偶见于成人第四脑室。婴幼儿患者表现为头围增大、呕吐和继发于脑积水的共济失调，其原因为脑脊液分泌过多。脉络丛肿瘤边界清晰，呈分叶状，有血管蒂。钙化率约 25%。该肿瘤呈 T1 低信号和 T2 高信号。脉络丛乳头状瘤呈均一的显著强化。非均匀强化伴脑实质浸润则提示为脉络丛癌，而非良性的脉络丛乳头状瘤。

• **中枢神经细胞肿瘤** 中枢神经细胞肿瘤有其独特的组织学特征，但与少突胶质细胞瘤相类似。该肿瘤起源于透明隔和脑室壁，并与其有广泛的黏附。近半数肿瘤发生在室间孔附近。发病高峰期为 20～40 岁。患者常表现为脑室系统梗阻，视觉障碍或内分泌改变。病灶边界清晰，呈多囊性分叶状，常呈现"肥皂泡"征。其实性成分在 CT 呈等密度至高密度，而在 MRI T1 信号多变，在 MRI T2 呈不均质高信号。病灶中度强化。约 50% 病灶可有钙化。脑室周围可见水肿，尤其当肿瘤体积较大时水肿更为明显。

▪ 其他鉴别诊断

• **室管膜瘤/室管膜下肿瘤** 尽管室管膜瘤常见于儿童后颅窝肿瘤，但也可见于幕上，在脑室和脑实质内（多见）均可发生。室管膜瘤在 MRI T1 呈等信号，T2 呈高信号，强化不均匀。其信号强度在肿瘤有囊变、钙化和出血时会改变。室管膜下肿瘤多发于成人第四脑室和侧脑室。当发生于侧脑室时，室管膜下肿瘤可表现与中枢神经细胞肿瘤相似的"肥皂泡"征。该肿瘤在 MRI T1 呈等或低信号，在 T2 呈高信号，增强程度多变，但通常较低。室管膜下肿瘤常伴钙化，尤其在第四脑室。

• **转移瘤** 转移瘤可源于肿瘤经血行播散至脉络丛，脑实质肿瘤的直接蔓延或浸润（生殖细胞瘤、淋巴瘤），或经脑脊液播散。侧脑室最常受累。成人最常见的原发性肿瘤包括肾癌、肺癌、黑色素瘤和胃肠道肿瘤，而淋巴瘤相对少见。小儿最常见的原发性肿瘤为神经母细胞瘤、肾母细胞瘤和视网膜母细胞瘤。转移瘤可单发，也可多发。转移瘤典型表现为 T1 低信号和 T2 高信号，伴不均匀强化，尤其在合并出血时常见。

▪ 诊 断

脑膜瘤

▪ 关键点

• 脑膜瘤是成人最常见的原发性颅内和脑室内肿瘤之一。

• 脉络丛肿瘤最常见于侧脑室前部（小儿）和第四脑室（成人）。

• 中枢神经细胞肿瘤沿透明隔或脑室壁发生，伴有"肥皂泡"征。

• 室管膜下肿瘤见于成人第四脑室和侧脑室，此与中枢神经细胞肿瘤相类似。

病例 81

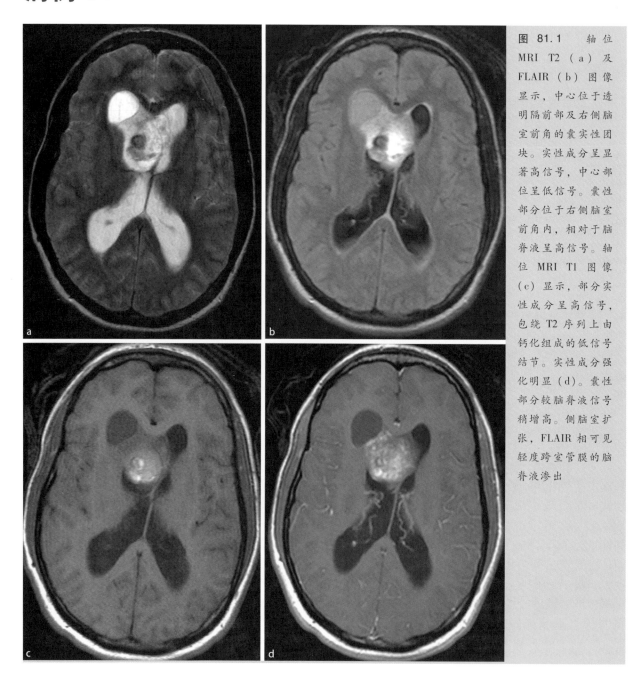

图 81.1 轴位 MRI T2（a）及 FLAIR（b）图像显示，中心位于透明隔前部及右侧脑室前角的囊实性团块。实性成分呈显著高信号，中心部位呈低信号。囊性部分位于右侧脑室前角内，相对于脑脊液呈高信号。轴位 MRI T1 图像（c）显示，部分实性成分呈高信号，包绕 T2 序列上由钙化组成的低信号结节。实性成分强化明显（d）。囊性部分较脑脊液信号稍增高。侧脑室扩张，FLAIR 相可见轻度跨室管膜的脑脊液渗出

■ 临床表现

青年男性，进行性头痛加重并间断恶心/呕吐（图 81.1）。

■ 推荐阅读

Koeller KK，Sandberg GD. Armed Forces Institute of Pathology. From the archives of the AFIP. Cerebral intraventricular neoplasms：radiologic-pathologic correlation. Radiographics，2002，22：1473 - 1505

■ 主要影像学表现

透明隔/室间孔肿块。

■ Top 3 鉴别诊断

• **星形细胞瘤** 脑室内原发性透明隔胶质瘤常为低级别肿瘤。其中毛细胞型星形细胞瘤表现为局部实性增强的囊性病灶，可散在发病或伴发于 1 型神经纤维瘤病。室管膜下巨细胞星形细胞瘤（SEGAs）是发生于室间孔的神经元 - 胶质混合肿瘤，见于约 15% 的结节性硬化（TS）患者。SEGAs 常见发病年龄为 10 ~ 20 岁。该病诊断主要依据特殊的影像学表现：发生在特殊部位的间隔性生长的室管膜下结节，但其增强形式并无特异性。病灶可导致脑积水。首选的治疗方式为脑脊液分流和肿瘤切除。新型药物治疗可能有效。在 CT 上，SEGAs 呈等密度或低密度，可伴有钙化。SEGAs 在 MRI T1 呈低信号，T2 呈不均匀高信号，钙化在 T2 常呈低信号，增强形式多变。

• **少突胶质细胞瘤** 少突胶质细胞瘤起源于少突胶质细胞。大多发生在大脑半球表面。起源于脑室者相对少见，其中以位于侧脑室前部和 Monro 孔近旁者居多。患者可表现为梗阻性脑积水的相关症状。在 CT 上，少突胶质细胞瘤呈等密度或稍高密度的占位，边界清晰，囊变和钙化多见。在 MRI 病灶信号多变，但通常在 T1 呈等信号或低信号，T2 呈高信号，强化不均。如有钙化和出血，则病灶信号更为复杂。脑室常有扩大。若肿瘤较大或侵袭性较强时，可见脑实质水肿。

• **中枢神经细胞肿瘤** 中枢神经细胞肿瘤有独特的组织学特征，但与少突胶质细胞瘤类似。该肿瘤起源于透明隔和脑室壁，并与其有广泛附着。近半数病例发生在室间孔附近。20 ~ 40 岁为发病高峰期。患者可表现为脑室梗阻、视觉障碍和内分泌紊乱。病灶边界清晰，呈多囊性分叶状，常呈现"肥皂泡"征。其实性成分在 CT 呈等密度至高密度，而在 MRI T1 信号多变，在 MRI T2 呈不均质高信号。病灶强化程度中等。有约 50% 病灶可见钙化。一些较大的病灶可见间质性水肿。

■ 其他鉴别诊断

• **室管膜瘤/室管膜下肿瘤** 尽管室管膜瘤常见于儿童后颅窝肿瘤，但也可见于幕上，在脑室内和脑实质内（多见）均可发生。室管膜瘤在 MRI T1 呈等信号，T2 呈高信号，强化不均匀。其信号强度在肿瘤有囊变、钙化和出血时会改变。室管膜下肿瘤多发于成人第四脑室和侧脑室。当发生于侧脑室时，室管膜下肿瘤可表现与中枢神经细胞肿瘤类似的"肥皂泡"征。该肿瘤在 MRI T1 呈等信号或低信号，在 T2 呈高信号，增强程度多变，但通常较低。室管膜下肿瘤常伴钙化，尤其在第四脑室。

• **转移瘤** 转移瘤可由肿瘤经血行播散至脉络丛，脑实质肿瘤的直接蔓延或浸润（生殖细胞瘤、淋巴瘤），或经脑脊液播散。侧脑室最常受累。成人最常见的原发性肿瘤包括肾癌、肺癌和黑色素瘤，而胃肠道肿瘤和淋巴瘤相对少见。小儿最常见的原发性肿瘤为神经母细胞瘤、肾母细胞瘤和视网膜母细胞瘤。转移瘤可单发，也可多发。转移瘤典型表现为 T1 低信号和 T2 高信号，伴不均匀强化，尤其在合并出血时常见。

■ 诊　断

少突胶质细胞瘤

■ 关键点

• 透明隔区胶质瘤多为低级别；室管膜下巨细胞星形细胞瘤常位于室间孔附近，多见于结节性硬化患者。

• 发生在透明隔区的少突胶质细胞瘤多有囊变和钙化。

• 中枢神经细胞肿瘤与透明隔广泛粘连，并具有特征性的"肥皂泡"征。

病例 82

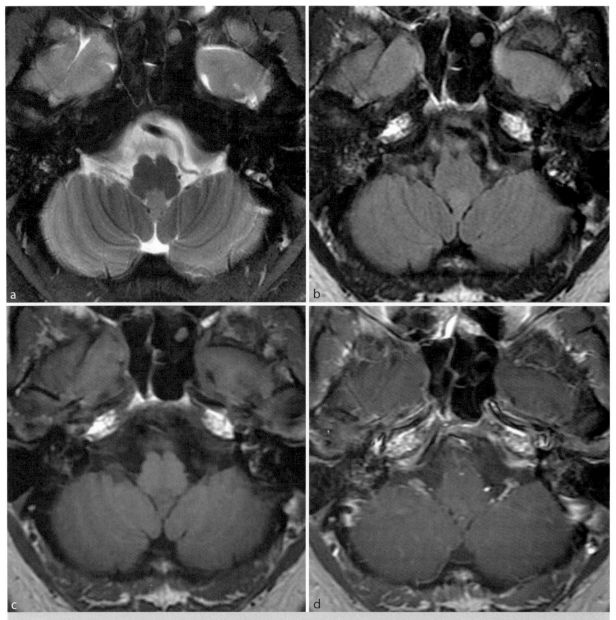

图 82.1　轴位 MRI T2（a）和 FLAIR（b）图像显示，在第四脑室下方呈分叶状高信号肿块。肿块在 MRI T1 为等信号至低信号（c），无增强（d）

■ 临床表现

56 岁男性，慢性头痛（图 82.1）。

■ 推荐阅读

Koeller KK, Sandberg GD. Armed Forces Institute of Pathology. From the archives of the AFIP. Cerebral intraventricular neoplasms: radiologic-pathologic correlation. Radiographics, 2002, 22: 1473 - 1505

主要影像学表现

成人第四脑室占位性病变。

Top 3 鉴别诊断

• **室管膜下肿瘤** 室管膜下肿瘤相对少见，起源于脑室周室管膜下的胶质层。该肿瘤绝大多数见于第四脑室和侧脑室，体积常较小，多偶然发现于无症状患者。肿瘤增大后，可阻塞第四脑室，引起脑积水。在 CT 上，室管膜下肿瘤呈分叶状，常为等密度或低密度。在 1/3 的病例可见钙化，约 20% 有囊变，瘤内出血少见。多数病灶呈轻度局灶性强化。病灶在 MRI T1 呈低信号，T2 呈不均匀高信号。如有强化，则常为轻度强化。与室管膜瘤不同，室管膜下肿瘤通常不会延伸出第四脑室流出孔。

• **脉络丛肿瘤** 脉络丛肿瘤由神经上皮组成，参与脑脊液分泌。该肿瘤多位于侧脑室（主要在侧脑室前方）、第三和第四脑室。肿瘤可分为低级别的脉络丛乳头状瘤和高级别的脉络丛乳头状癌。侧脑室脉络丛肿瘤主要见于青少年，而成人则多发于第四脑室。肿瘤通常呈小叶状或分叶状，并有血管蒂，与第四脑室髓帆相连。病灶在 CT 上呈等密度或高密度，强化显著。约 10% 的病灶可有钙化，并可经脑室流出孔延伸至脑桥小脑角区。肿块在 MRI T1 呈低信号，T2 呈不均匀高信号，强化明显。

• **室管膜瘤** 室管膜瘤系室管膜细胞肿瘤，位于后颅窝中线附近，生长缓慢。该肿瘤常起源于第四脑室底板。其特征性表现为可挤压通过第四脑室流出孔达枕骨大孔、脑桥小脑角和小脑延髓池。儿童多见，成人也可发病。约 50% 病例伴钙化，约 20% 有囊变和点状出血。约 2/3 起源于第四脑室，近 1/3 位于幕上并可见于脑实质。肿瘤信号不均，在 MRI T1 呈等信号或低信号，在 T2 呈高信号。肿瘤的实性成分呈轻至中度不均匀强化。在 5%～15% 的病例可有脑脊液播散。

其他鉴别诊断

• **转移瘤** 经血行转移至脉络丛罕见。如果发生脉络丛转移，则迄今为止以侧脑室区最为常见，其次是第三脑室，最后为第四脑室。成人最常见的原发性肿瘤包括肾癌、肺癌和黑色素瘤，而淋巴瘤和胃肠道肿瘤相对少见。小儿最常见的原发性肿瘤为神经母细胞瘤、肾母细胞瘤和视网膜母细胞瘤。转移瘤在 CT 呈低密度，在 MRI T1 呈低信号（黑色素瘤除外），T2 呈高信号，显著强化。若同时并发其他部位的病变，如脑实质内、脑外和颅盖部病变，则有助于鉴别诊断。

• **脑膜瘤** 脑膜瘤是成人最常见的脑室内肿瘤之一。脑室内脑膜瘤多见于侧脑室前部，而第四脑室罕见。在 CT 上，脑膜瘤表现为边界清晰的等、高密度肿块，伴有显著强化；钙化多见。邻近脑实质可有水肿。当肿瘤体积增大，可阻塞第四脑室。病灶在 MRI T1 呈等信号，T2 为高信号，并有明显强化。

诊　断

室管膜下肿瘤

关键点

• 室管膜下肿瘤常见于第四脑室，多偶然发现于无症状患者。

• 在成人，脉络丛肿瘤可见于第四脑室，呈分叶状，并有显著强化。

• 室管膜瘤在儿童发病率远高于成人，沿脑室流出孔延伸是其特点。

病例 83

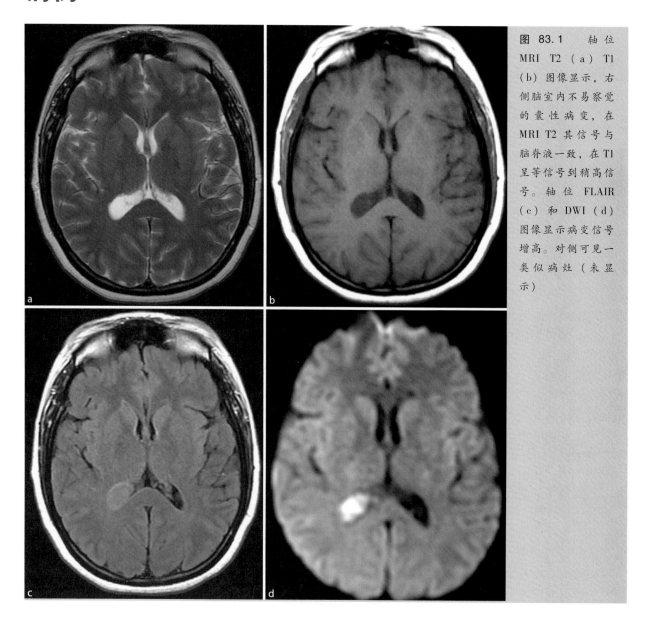

图 83.1 轴位 MRI T2（a）T1（b）图像显示，右侧脑室内不易察觉的囊性病变，在 MRI T2 其信号与脑脊液一致，在 T1 呈等信号到稍高信号。轴位 FLAIR（c）和 DWI（d）图像显示病变信号增高。对侧可见一类似病灶（未显示）

■ 临床表现

47 岁女性，表现为头痛（图 83.1）。

■ 推荐阅读

Naeini RM, Yoo JH, Hunter JV. Spectrum of choroid plexus lesions in children. Am J Roentgenol, 2009, 192: 32 – 40

Osborn AG, Preece MT. Intracranial cysts: radiologic-pathologic correlation and imaging approach. Radiology, 2006, 239: 650 – 664

■ **主要影像学表现**

脑室内囊肿。

■ **Top 3 鉴别诊断**

• **脉络丛囊肿** 脉络丛囊肿是最常见的神经上皮样囊肿。该病常见于侧脑室内脉络丛，可表现为单囊或多囊，绝大多数病灶为单侧，直径 < 1cm，且无症状。在少数染色体变异患者的产前筛查中，特别是 18 - 三体综合征患者，其发病率有所增加。在这类患儿，囊肿体积通常较大且为双侧。在 CT 上，脉络丛囊肿与脑脊液相比呈等密度或稍高密度。病灶在 MRI T1 和 T2 呈等信号至稍高信号，在 FLAIR 序列与脑脊液相比呈等信号。在 DWI 序列，有约 2/3 病灶呈高信号。病灶周围脉络丛显著增强，部分可呈结节状。

• **室管膜囊肿** 室管膜囊肿是少见的神经上皮样囊肿，常见于侧脑室区。薄壁内含囊液，由囊壁的室管膜细胞所分泌。病灶体积多变，从数毫米到数厘米不等。绝大多数患者无症状，系偶

然发现，少数体积较大者可有症状。在 CT 及 MRI 上，室管膜囊肿表现与脑脊液相类似，分别呈等密度和等信号。病灶无强化。

• **蛛网膜囊肿** 蛛网膜囊肿是指由于蛛网膜包裹所致的脑脊液聚集。蛛网膜囊肿大多源于胚胎期脑膜融合障碍；而后天获得性病变，则可能与创伤、感染或肿瘤相关。其常见部位为中颅窝，后颅窝次之，而脑室内蛛网膜囊肿相对少见。在 CT 和 MRI 上，蛛网膜囊肿与脑脊液的密度和信号一致。在 MRI T2 囊肿可呈轻度高信号，这是因为囊内缺乏正常的脑脊液搏动。蛛网膜囊肿弥散不受限。囊内出血或蛋白沉积，可使囊肿 MRI 信号改变。若蛛网膜囊肿阻塞脑脊液循环，则可致脑室增大。

■ **其他鉴别诊断**

• **脉络丛黄色肉芽肿** 脉络丛黄色肉芽肿是由慢性炎症性碎片、胆固醇和载脂巨噬细胞所构成的良性病灶。该病通常无症状，见于双侧脑室内脉络丛。位于第三脑室的脉络丛黄色肉芽肿罕见，可阻塞脑脊液循环。在 CT 上，黄色肉芽肿

呈卵圆形，与脑脊液相比呈等密度至高密度。病灶在 MRI T1 和 T2 呈等信号到高信号，在 DWI 和 FLAIR 序列均呈高信号。病灶周围脉络丛显著强化。

■ **诊　断**

脉络丛黄色肉芽肿

■ **关键点**

• 脉络丛囊肿是最常见的神经上皮样囊肿，绝大部分为偶然发现。

• 室管膜囊肿相对少见，其 MRI 表现常与脑脊液信号一致。

• 蛛网膜囊肿多见于胚胎期脑膜融合障碍，后天获得性病例少见。

• 黄色肉芽肿是由慢性炎症性碎片、胆固醇和载脂巨噬细胞所构成。

病例 84

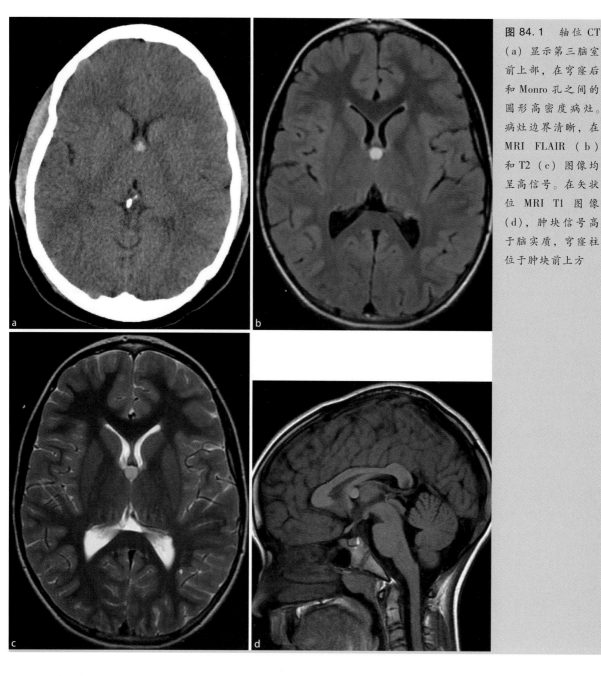

图 84.1 轴位 CT（a）显示第三脑室前上部，在穹窿后和 Monro 孔之间的圆形高密度病灶。病灶边界清晰，在 MRI FLAIR（b）和 T2（c）图像均呈高信号。在矢状位 MRI T1 图像（d），肿块信号高于脑实质，穹窿柱位于肿块前上方

■ 临床表现

青春期女性，偶发头痛（图 84.1）。

■ 推荐阅读

Armao D，Castillo M，Chen H，et al. Colloid cyst of the third ventricle：imagingpathologic correlation. Am J Neuroradiol，2000，21：1470 - 1477

■ 主要影像学表现

第三脑室前上方高密度/高信号肿块，边界清晰。

■ 诊　断

• **胶样囊肿**　胶样囊肿是起源于第三脑室前上部的良性病灶。多数为偶发，但因室间孔堵塞，可致头痛和间歇性急性脑积水。因此，治疗方法包括手术切除、吸除或脑脊液分流。

该病例的病变部位和影像学表现相当典型。胶样囊肿发生在穹窿柱与室间孔之间。囊肿内蛋白黏液的含量变化较大，这是其影像学表现呈多样性的基础。在 CT 上，由于囊内容物蛋白含量

和黏度增加，病灶多数呈高密度。但当病灶内容物蛋白含量相对减低时，则可呈等密度，因而可能被忽略。胶样囊肿在 MRI T1 呈等信号到高信号，在 T2 信号多变。但在总体上，随着蛋白含量和黏度增加，胶样囊肿在 MRI T2 信号渐降低。尽管病灶自身并无强化，但可见到周边轻度强化。

■ 关键点

• 胶样囊肿为起源于第三脑室前上部的良性病变。

• 胶样囊肿可因室间孔阻塞，导致间歇性急性脑积水。

• 胶样囊肿的影像学表现依赖于其内蛋白含量和黏稠度。

• 胶样囊肿通常在 CT 呈高密度，在 MRI T1 呈等信号到高信号，在 T2 信号多变。

病例 85

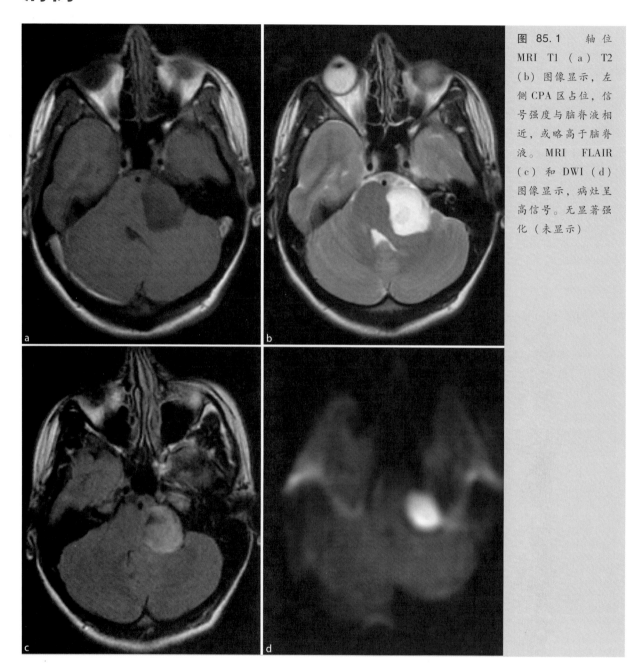

图 85.1 轴位 MRI T1 (a) T2 (b) 图像显示，左侧 CPA 区占位，信号强度与脑脊液相近，或略高于脑脊液。MRI FLAIR (c) 和 DWI (d) 图像显示，病灶呈高信号。无显著强化（未显示）

■ 临床表现

23 岁女性，头痛（图 85.1）。

■ 推荐阅读

Osborn AG, Preece MT. Intracranial cysts: radiologic-pathologic correlation and imaging approach. Radiology, 2006, 239 – 650 – 664

▣ 主要影像学表现

脑外肿瘤，信号特征与脑脊液相近，在 DWI 呈高信号。

▣ 诊　断

● **表皮样囊肿**　表皮样囊肿是一种源于外胚层的先天性囊肿，内衬以复层鳞状上皮。该病通常无症状，多为偶然发现，偶见占位性症状。囊肿主要位于后窝颅，以桥脑小脑角和桥前池最为多见，毗邻第四脑室。在幕上以鞍旁最多见。有约 10% 的病例可见于颅盖部，其中绝大多数侵及眶外侧缘。

在影像学上，颅内表皮样囊肿通常边界清晰，呈分叶状肿块，迂回延伸于脑外脑脊液空间，包绕而非推移相关血管结构。表皮样囊肿在 CT 影像密度与脑脊液相近，在 MRI 其信号与脑脊液类似，在 FLAIR 和 T1 可呈稍高信号。DWI 高信号是其特征性表现。表皮样囊肿无增强，但有时可见轻度的病灶周围强化。

▣ 关键点

● 表皮样囊肿是源于外胚层的囊肿，以脑桥小脑角和桥前池最为常见。

● 表皮样囊肿边界清晰，呈分叶状肿块，迂回延伸于脑外脑脊液空间。

● 表皮样囊肿信号和密度改变与脑脊液相近，DWI 高信号是其特征性表现。

病例 86

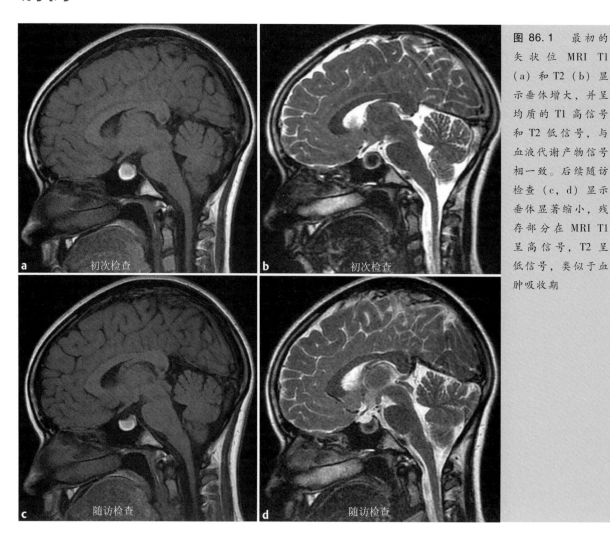

图 86.1 最初的矢状位 MRI T1（a）和 T2（b）显示垂体增大，并呈均质的 T1 高信号和 T2 低信号，与血液代谢产物信号相一致。后续随访检查（c，d）显示垂体显著缩小，残存部分在 MRI T1 呈高信号，T2 呈低信号，类似于血肿吸收期

■ 临床表现

青年女性，突发头痛、恶心和视力障碍（图 86.1）。

■ 推荐阅读

Kyle CA, Laster RA, Burton EM, et al. Subacute ituitary apolexy：MR and CT appearance. J Comput Assist Tomogr, 1990, 14：40 – 44

Mohr G, Hardy J. Hemorrhage, necrosis, and apoplexy in pituitary adenomas. Surg Neurol, 1982, 18：181 – 189

Tosaka M, Sato N, Hirato J, et al. Assessment of hemorrhage in pituitary macroadenoma by T2* – weighted gradient-echo MR imaging. Am J Neuroradiol, 2007, 28：2023 – 2029

■ 主要影像学表现

垂体增大并出血。

■ 诊　断

• **垂体卒中**　垂体卒中是指因垂体梗死或出血所致的临床综合征，一般存有基础性疾病。其危险因素包括妊娠、外伤、高血压或颅内高压、抗凝和溴隐亭治疗。该病通常表现为头痛（最常见），恶心和呕吐；继发于视交叉、视神经和视束受压后的视觉障碍；精神状态改变和垂体功能低下。应急诊行头颅 CT 平扫，用以评估颅内出血。若增大的垂体腺呈高密度，则考虑出血性卒中。MRI 是详细评估鞍区的主要检查手段。

确诊的梗死病例在 MRI 常表现为垂体增大，或虽体积正常，但垂体可见边缘强化和中央坏死。中央坏死区信号多变，这主要取决于其内蛋白含量以及是否合并出血。产后妇女垂体梗死性卒中被称为席汉氏综合征，其被认为神经系统急症。

在出血性垂体卒中，垂体几乎总是增大。通常合并有基础疾病，但难以在合并出血的情况下进行评估。出血性垂体卒中常合并的疾病包括：垂体大腺瘤和拉特克裂囊肿。尽管病变信号因血肿时期不同而呈现多样性，但病灶通常在 MRI T1 呈高信号，T2 呈低信号。MRI T2 的低信号影或瘤内液－液平面具有高度特征性。

对于确诊的出血性垂体卒中，经典的治疗方案是急诊手术，其目的在于缓解症状，并降低死亡率。近年来，对于临床症状相对轻微的该病患者，在急性期可保守治疗，并通过动态影像学检查观察血肿的吸收。

■ 关键点

• 垂体卒中是指因垂体梗死或出血所致的临床综合征。

• 垂体梗死表现为垂体增大，或体积正常，但垂体边缘强化伴中央坏死。

• 垂体出血性卒中，腺体一般增大，并表现为 T1 高信号和 T2 低信号。

病例 87

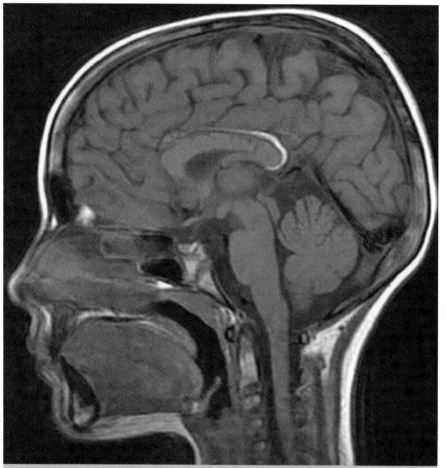

图 87.1　矢状位 MRI T1 中线层面图像显示，沿胼胝体压部和胼胝体后部外侧缘呈曲线样分布的高信号病灶，胼胝体形态正常

■ 临床表现

8 岁女童，慢性头痛（图 87.1）。

■ 推荐阅读

Ickowit V, Eurin D, Ryens F, et al. Prenatal diagnosis and ostnatal follow-up of pericallosal lipoma: report of seven new cases. Am J Neuroradiol, 2001, 22: 767 - 772

Tart RP, Quisling RG. Curvilinear and tubulonodular varieties of lipoma of the corus callosum: an MR and CT study. J Comput Assist Tomogr, 1991, 15: 805 - 810

■ 主要影像学表现

中线部沿胼胝体缘分布的脂肪信号。

■ 诊 断

● **胼周脂肪瘤** 颅内脂肪瘤源于残留原始脑膜，后者通常在妊娠期消失。脂肪瘤可遍布中枢神经系统的脑池，但更多见于中线部胼胝体周边。临床症状多变，可无症状，或表现为与多种发育异常相关的癫痫发作和发育迟缓。脂肪瘤的形态与患者临床表现高度相关。

胼周脂肪瘤主要有两种类型：管状结节型和曲线型。管状结节型较大（通常大于 2cm），呈圆形或分叶团块状。该型更多见于胼胝体前部，常伴有胼胝体、脑实质和颅面部异常，可特征性地向侧脑室和脉络丛延伸。曲线型较小（小于 1cm），常见于胼胝体后部或压部，多为偶发。其下方的胼胝体可有轻度发育不良。

在 CT 上，脂肪瘤呈特征性低密度。可见钙化，尤其在管状结节型。脂肪瘤可侵犯血管，故详细评估毗邻血管很重要。脂肪瘤在 MRI 上与脂肪组织信号一致，在 T1 和 T2 均呈高信号。因为脂肪和水在频率编码方向上的不同共振频率，胼周脂肪瘤可出现沿边缘分布的化学位移伪影，从而使得病变一侧表现为带状高信号，另一侧为带状低信号。胼周脂肪瘤通常无强化。钙化在梯度回波和磁敏感加权成像显示更好。脂肪瘤内可见血液流空影。脂肪抑制序列可确诊。有趣的是，脂肪瘤的增生可引起瘤体增大，尤其在生长发育阶段。

■ 关键点

● 颅内脂肪瘤常来源于残留的原始脑膜，多发生在中线部位。

● 胼周脂肪瘤可呈管状结节（常伴有其他部位异常）或曲线型。

● 脂肪瘤的强度和信号与脂肪组织相一致，可见钙化，尤其在管状结节型。

病例 88

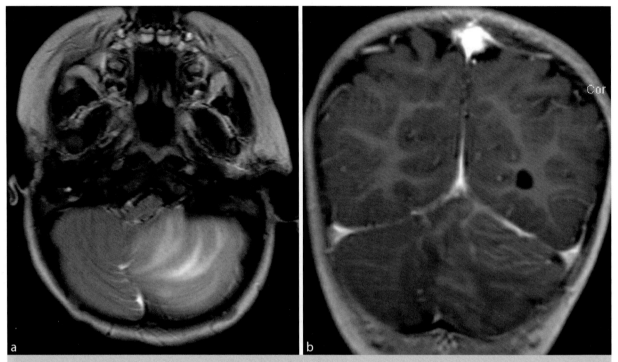

图 88.1 轴位 MRI T2 图像（a）显示，左侧小脑皮质增厚，其下方脑白质信号明显增高，表现条纹影或"灯芯绒"征。冠状位 T1 增强图像（b）显示，继发于脑实质信号下降和所被覆软脑膜静脉的强化，左侧小脑半球出现类似的条纹影

■ 临床表现

年轻女性，表现为慢性共济失调及胃肠道症状（图 88.1）。

■ 推荐阅读

Klisch J, Juengling F, Spreer J, et al. Lhermitte-Duclos disease: assessment with MR imaging, positron emission tomography, single-photon emission CT, and MR spectroscopy. Am J Neuroradiol, 2001, 22: 824－830

Shinagare AB, Patil NK, Sorte SZ. Case 144: dysplastic cerebellar gangliocytoma (Lhermitte-Duclos disease). Radiology, 2009, 251: 298－303

■ 主要影像学表现

小脑占位，表现条纹影或"灯芯绒"征。

■ 诊　断

• **小脑发育不良性节细胞瘤**　小脑发育不良性节细胞瘤（LDD）与病因不确定的神经节细胞瘤异常相关。因其兼有错构瘤和良性肿瘤的病理学特征，故有关此病的分型仍有争议。该病与考顿综合征相关。考顿综合征系常染色体显性综合征，以皮肤黏膜病变和高肿瘤发病率（胃肠道、泌尿生殖系、乳腺和甲状腺）为特征。

LDD 多发于青年和中年人群，儿童少见。患者可无症状，或表现为共济失调和颅神经功能障碍，或出现占位性症状，包括梗阻性脑积水。症状多呈隐性发作。

在 CT 上，LDD 表现为小脑半球内扩大的低密度区，边界相对不清，伴有占位效应。钙化可见。LDD 在 MRI 的表现更具有特征性，小脑小叶/皮层增厚，其下方的脑白质在 T2 呈高信号，表现为条纹影或"灯芯绒"征。类似的条纹影也出现在 MRI T1 增强序列，病灶区脑实质呈低密度，被覆的软脑膜静脉可见增强。病灶自身无增强。如有症状，可选择手术治疗；但曾有过病灶复发的报道。

■ 关键点

• LDD 是小脑发育不良性神经节细胞瘤，兼具错构瘤和良性肿瘤的特点。

• LDD 导致小脑小叶/皮质增厚，其下方脑白质在 MRI T2 呈高信号，T1 呈低信号。

• 该病变特征为在 MRI T2 和 T1 增强出现的"灯芯绒"征。

• LDD 与考顿综合征相关（皮肤黏膜病变和肿瘤高发病率）。

病例 89

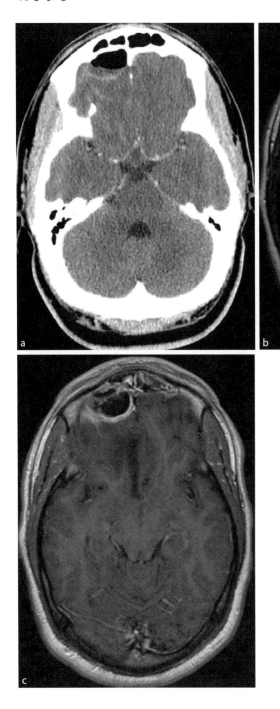

图 89.1 轴位增强 CT 图像（a）显示，右额硬膜外液体聚集伴气液平面，呈环形强化。后续层面的轴位 MRI T2 图像（b）显示，硬膜外高信号聚集物，边缘和其下方硬膜呈低信号。由于占位效应，病灶下方脑实质内可见明显的血管源性水肿。在轴位 MRI T1 增强扫描上，积聚物呈环形强化，其下方脑膜强化较明显（c）。额窦内可见到病变。摘自 O'Brien WT. J Am Osteopath Coll Radiol，2012，1（1）：3 -9

■ 临床表现

上呼吸道感染后，持续性头痛（图 89.1）。

■ 推荐阅读

O'Brien WT. Imaging of CNS infections in immunocompetent hosts. J Am Osteopath Coll Radiol, 2012，1：3 -9

■ 主要影像学表现

硬膜外环形强化的液体聚集物，伴有脑膜强化。

■ 诊　断

● **硬膜外脓肿**　硬膜外脓肿常由鼻旁窦或乳突感染直接蔓延所致，或为创伤或术后并发症。硬膜外脓肿同样也可由邻近颅骨的炎症播散而来，如骨髓炎。与其他的硬膜外聚集物一样，硬膜外脓肿在形态上呈凸透镜样。以颅缝为界，可越过中线。

在 CT 上，颅内硬膜外脓肿呈低密度并可见气液平面。脓肿壁呈环形强化，较厚，其下硬膜常见增强。相似的表现也见于 MRI，硬膜外积聚物呈 T1 低信号和 T2 高信号，并环形强化，可见硬膜强化。脓肿壁和其下方硬膜在 T2 呈低信号。在所有 MRI 序列上，病灶内气体均呈低信号。通常可见弥散受限，但变异较大。当病变邻近静脉窦时，明确有无静脉窦血栓极为重要。

硬膜外脓肿的治疗包括联合应用抗生素和手术引流。如不治疗，硬膜外脓肿可经硬膜向硬膜下腔、软脑膜和脑实质扩散。

■ 关键点

● 硬膜外脓肿通常由鼻旁窦/乳突炎症所致，或为术后并发症。

● 在 CT 上硬膜外脓肿呈低密度，有环形强化，并可见气液平面。

● 硬膜外脓肿在 MRI T2 呈高信号，边缘及硬膜强化，常有弥散受限。

病例 90

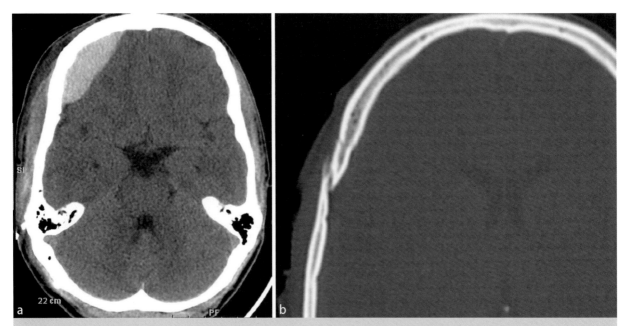

图 90.1 轴位 MRI T1 图像（a）显示，右额双凸透镜样高密度血肿，有占位效应，伴所覆盖区头皮血肿和软组织肿胀。血肿未跨越冠状缝。轴位 CT 骨窗图像（b）显示，额骨无移位性骨折（恰好在冠状缝前），并轻度的颅缝分离。表面头皮裂伤伴软组织显著水肿

■ **临床表现**

青年患者，因机动车车祸致伤（图 90.1）。

■ **推荐阅读**

Al-Nakshabandi NA. The swirl sign. Radiology，2001，218：433

■ 主要影像学表现

双凸面神经轴外血肿，未跨越颅缝。

■ 诊　断

• **硬膜外血肿**　硬膜外血肿常继发于创伤，表现为双凸面或凸透镜样脑外血肿，多位于幕上，单侧多见。多数为脑膜中动脉撕裂（约90%）所致，其次为邻近颅骨的骨折。偶见于无症状骨折合并硬脑膜动脉损伤，尤其在儿童。因硬脑膜的黏附，硬膜外血肿可越过中线，但不跨越颅缝。罕见地是，颅缝分离可致硬膜外血肿跨颅缝延伸。静脉性硬膜外血肿少见（约10%），常见于儿童或静脉窦直接损伤患者。与动脉性硬膜外血肿不同，静脉性硬膜外血肿可跨越矢状窦及小脑幕。

硬膜外血肿在 CT 表现为双凸镜样高密度影，伴有占位效应。其下方脑实质受压，中线移位多见。顶叶和颞叶最常受累，这是由于硬脑膜中动脉走行于该区域。静脉性血肿可见于颅顶附近或后颅窝。尽管并非特异，但硬膜外血肿表现不均匀密度则提示活动性出血，尤其是伴有"漩涡"征时。评估有无颅内其他部位的出血很重要，如蛛网膜下腔出血、脑实质内血肿和对侧硬膜下外伤。

在 MRI 的不同阶段，硬膜外血肿的表现也不尽相同。脑实质内血肿在 MRI T1 和 T2 的信号演变模式见表 90.1。与脑实质内血肿不同，对脑外出血的影像时期判断并不可靠，因外部因素可改变血红蛋白的降解。MRI 梯度回波及磁敏感序列对出血敏感，在血液降解期局部可见弥散受限。

在临床上，患者可有中间清醒期。此时尽管硬膜外血肿已形成，但患者并无神经功能障碍。在中间清醒期之后，一些患者可突发神经功能障碍，甚至危及生命。当血肿较大并伴神经功能障碍，或有明显占位效应时，需行手术干预。当血肿较小时，可依据临床和影像学表现动态观察。

表 90.1　颅内血肿 MRI 信号演变

	血红蛋白状态	T1	T2
超急性期	氧合血红蛋白	等信号	高信号
急性期	脱氧血红蛋白	等信号	低信号
亚急性早期	细胞内高铁血红蛋白	高信号	低信号
亚急性晚期	细胞外高铁血红蛋白	高信号	高信号
慢性期	含铁血黄素	低信号	低信号

■ 关键点

• 硬膜外血肿通常因外伤性硬脑膜中动脉撕裂所致，呈双凸面形。

• 静脉性硬膜外血肿多发于儿童，或有静脉窦直接损伤的患者。

• 在 CT 上，硬膜外血肿表现不均匀密度提示活动性出血。在 MRI 该血肿表现具有多样性。

病例 91

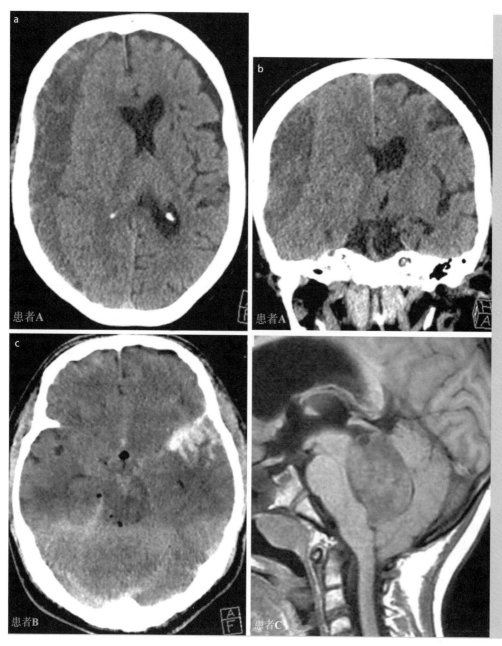

图 91.1　患者 A 轴位 CT（a）和冠状位（b）CT 重建成像显示，右侧大脑半球硬膜下血肿，呈混杂密度，伴中线左移及大脑镰下疝。右侧脑室受压，左侧脑室部分受压。患者 B 轴位 CT（c）显示，左颞部脑内出血、蛛网膜下腔出血和硬膜下血肿。蛛网膜下腔出血位于脚间窝和右额表面；硬膜下血肿沿大脑镰分布于大脑半球之间；颅内积气；弥漫性脑水肿；双侧颞叶钩回疝，伴脑池消失和中脑受压。患者 C（儿童）矢状位 MRI T1 图像（d）显示，后颅窝中线部肿块，脑干受压，小脑扁桃体向下经枕骨大孔移位，可见梗阻性脑积水

■ 临床表现

患者 A、B 均为创伤后患者；患者 C 为儿童患者，表现为头痛和呕吐（图 91.1）。

■ 推荐阅读

Coburn MW, Rodriguez FJ. Cerebral herniations Appl Radiol, 1998, 27: 10 - 16

■ 主要影像学表现

颅内占位，合并脑疝形成。

■ 诊　断

● **脑疝**　脑疝是由于肿瘤、出血、感染和梗死等疾病的占位效应所致。因为脑组织相对饱满而颅腔调节能力有限，故中、青年患者病情通常较重。而幼儿因颅缝未闭，老年人可因脑萎缩，均可在一定程度调节颅内高压。当颅内高压超过这些代偿能力时，脑组织将从不同的颅内腔隙疝出，形成脑疝。脑疝的基本类型有四种：大脑镰下疝、颞叶钩回疝、小脑幕切迹疝和小脑扁桃体疝。

大脑镰下疝是最常见的脑疝类型，指脑实质（尤其是扣带回）从坚硬的中线部大脑镰下方疝出。随着脑疝程度加重，占位效应可使得同侧脑室和沿大脑纵裂走行的大脑前动脉分支受压，甚或闭塞。大脑镰下疝潜在的并发症包括血管损伤，或在大脑前动脉分布区发生缺血性改变。当大脑镰下疝发生在较后方时，可压迫或阻塞深部引流静脉。

颞叶钩回疝是指大脑半球下部，尤其是颞叶的占位效应引起颞叶钩回中下部移位并跨越小脑幕。疝出的颞叶钩回嵌顿于中脑和小脑幕之间，鞍上池消失，伴有同侧大脑脚和动眼神经受压。动眼神经受压可导致瞳孔散大，大脑脚受压可引起对侧肢体偏瘫。若占位效应持续存在，可致脑干面向小脑幕受到压迫，形成所谓的颞叶钩回疝压迹，这可引起颞叶钩回疝同侧肢体偏瘫，致使临床定位复杂。颞叶钩回疝可伴发大脑后动脉、小脑上动脉和脉络膜前动脉受压。

小脑幕切迹是指脑干及其周边脑池的特定区域。小脑幕切迹疝是指脑实质向上（上升）或向下（下降）从小脑幕切迹疝出。当肿物居大脑半球下部时，常出现下行性小脑幕切迹疝。占位效应使得海马旁回经小脑幕裂孔向下移位，并压迫间脑和中脑，基底池常消失。与颞叶钩回疝一样，也可有动眼神经、大脑后动脉、小脑上动脉和脉络膜前动脉受压。因血管受损所致的病灶区脑桥出血被称为迪雷出血。上行性小脑幕切迹疝常继发于后颅窝占位。小脑上部和中央小叶经小脑幕裂孔向上移位，并伴有上蚓池的消失，第四脑室常有受压。随着脑疝进展，基底池和中脑导水管可因受压完全消失，导致梗阻性脑积水。同样，也可出现脑深部静脉阻塞。

小脑扁桃体疝是指小脑扁桃体经枕骨大孔向下移位，可见于基亚里畸形或后颅窝占位性病变。小脑扁桃体移位可引起该区脑脊液消失，并阻塞第四脑室流出孔。脑疝严重时可损伤小脑后下动脉。明确小脑扁桃体疝是否合并上行性小脑幕切迹疝非常重要。当有明显小脑扁桃体疝时，禁行腰椎穿刺。

■ 关键点

● 大脑镰下疝是最常见的脑疝，是指脑实质（尤其是扣带回）由坚硬的中线部大脑镰下方疝出。

● 颞叶钩回疝是指颞叶钩回中下部移位并跨越小脑幕。

● 小脑幕切迹疝是指脑实质经小脑幕向上或向下移位。

● 小脑扁桃体疝是指小脑扁桃体经枕骨大孔向下移位。

病例 92

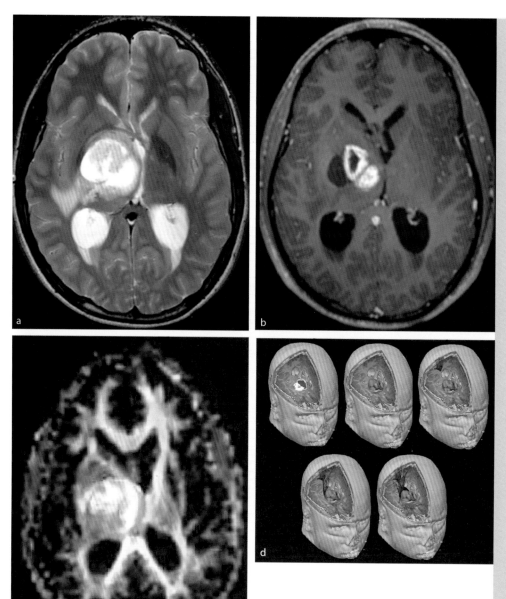

图 92.1　轴位 MRI T2 图像（a）显示，右侧丘脑、深部脑白质和豆状核内侧囊实性肿块，并周围血管源性脑水肿。右侧脑室和第三脑室受压，中线左移，双侧脑室前角和枕角受累。MRI T1 脂肪抑制增强图像（b）显示，部分肿瘤呈团块状强化，部分呈环形强化。轴向彩色 DTI（C）显示，脑白质纤维束明显受侵袭并有移位。3D 序列重建功能成像（d）确定肿物与运动传导束的关系，以便于制定术前计划。图片由 James L. Leach，MD 提供

■ 临床表现

青春期男孩，患有高级别胶质细胞瘤，拟定术前计划（图 92.1）。

■ 推荐阅读

Nucifora PGP，Verma R，Lee SK，et al. Diffusion-tensor MR imaging and tractography：exploring brain microstructure and connectivity. Radiology，2007，245：367 – 384

■ 主要影像学表现

脑深部灰白质区高级别肿瘤的弥散张量和功能成像。

■ 诊　断

• 术前纤维示踪成像　纤维示踪成像是指脑内神经束、纤维和连接的功能性绘图。纤维示踪成像在不同的临床疾病中有多种应用，如神经退行性病变、脱髓鞘病变、发育不良、精神病和肿瘤。DTI 是纤维示踪成像的基础，由具有方向性的弥散加权成像（DWI）技术所构成。

在特定的体素下，DWI 序列对水分子的运动较敏感。在正常情况下，脑灰质内水分子弥散是均匀的，即水分子在各个方向上的运动是相等的。但脑白质内水分子的运动具有各向异性，其运动方向与白质传导束方向明显一致。神经髓鞘的完整性对保持这种各向异性意义重大。

为获取 DTI 图像，必须确保获得一个最低限度的 DWI 序列：一个 b0 图像和一个 DW 图像，b 值介于 700 ~ 1200，且至少有 6 个不同的运动探测梯度。在临床应用中，常需获取 12 个或更多的运动探测梯度，以提高图像的可靠性及图像质量。扫描时间必须短，因为患者的运动会以弥散增强的形式被记录。纤维束成像结合纤维方向和临近的立体像素，以推断出脑白质构造。因为纤维传导束方向的各异性，在图像的后处理上，白质纤维束方向通常用彩色编码，以便更好地识别特定的白质纤维束。纤维束成像应用广泛且前景广阔，涵盖与术前计划相关的一般组织纤维束成像，以及局灶性或弥散性脑白质疾病的评估。

在肿瘤和癫痫的治疗计划中，术前纤维束成像均有帮助。纤维束成像可评估脑白质受肿瘤浸润或移位情况，同时描绘出毗邻肿瘤的重要脑白质传导通路，以便制定最佳的手术入路。大脑主要功能区和致痫灶周围纤维束的定位，同样可使癫痫患者明显受益。此外，术前纤维束成像与功能成像相结合有助于语言、视觉和运动中枢的定位。

■ 关键点

• 纤维示踪成像是指脑内投射纤维、联络纤维和联合纤维的功能性绘图。

• 脑白质内水分子运动具有各向异性，其方向与白质传导束方向相一致。

• 术前纤维束成像有助于明确肿瘤浸润和脑白质纤维束移位。

• 纤维束成像联合功能成像有助于语言、视觉和运动中枢的定位。

病例 93

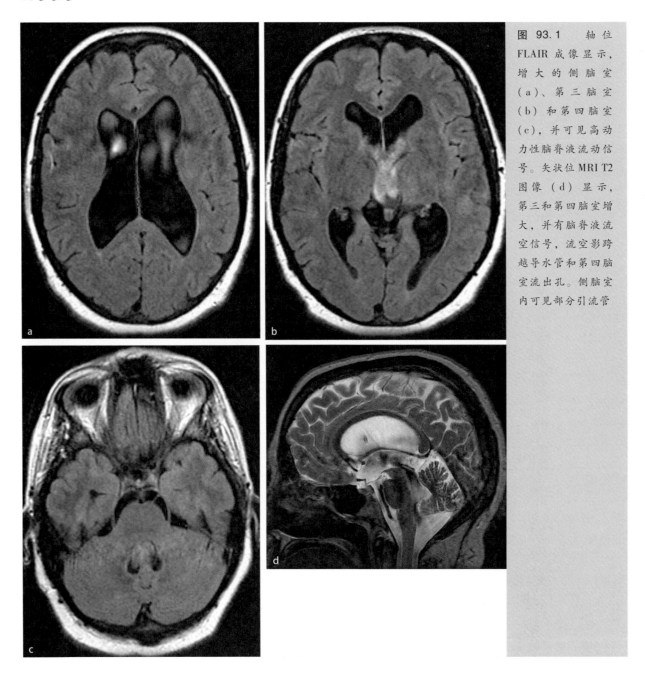

图 93.1 轴位 FLAIR 成像显示，增大的侧脑室（a）、第三脑室（b）和第四脑室（c），并可见高动力性脑脊液流动信号。矢状位 MRI T2 图像（d）显示，第三和第四脑室增大，并有脑脊液流空信号，流空影跨越导水管和第四脑室流出孔。侧脑室内可见部分引流管

■ 临床表现

成年女性，表现认知障碍和共济失调（图 93.1）。

■ 推荐阅读

Kiefer M，Unterberg A. The differential diagnosis and treatment of normal-pressure hydrocephalus. Dtsch Arztebl Int，2012，109：15-25，quiz 26

■ 主要影像学表现

成人脑室扩大。

■ Top 3 鉴别诊断

● **中央型萎缩**　脑萎缩是指多种原因所致的脑实质容积的缩小，主要见于以下情况：与年龄相关性改变、缺血性疾病、感染或炎症反应、创伤、脱髓鞘病变和与治疗相关的改变（放疗和化疗）。当脑实质萎缩时，脑脊液所占空间增大，填充颅内空腔。依病因和位置不同，脑萎缩可呈局灶性或弥散性，并据此分为中央型或皮质型。中央型萎缩常有脑室周围脑白质和深部脑灰质的损伤，多继发于微血管性缺血性病变。而弥漫病变多表现为广泛的脑皮质萎缩。局灶性损伤合并脑软化灶时，可致毗邻的脑室和脑表面脑脊液空间局部增大。

● **脑积水**　脑积水有交通性和非交通性。患者常表现为头痛、恶心和呕吐。交通性（脑室外梗阻）脑积水，常因颅内出血、感染和肿瘤等所致的脑脊液吸收障碍。在 CT 和 MRI 上，其表现为第三和第四脑室成比例增大。在成人基底池可正常或消失。在婴儿和幼童，可出现扩大的脑外脑脊液空间和巨头畸形。非交通性脑积水（脑室内梗阻）是指第四脑室流出孔近端梗阻。梗阻部位近端的脑室扩大，而远端的脑室体积可正常或相对缩小。常见的梗阻部位包括室间孔、导水管和后颅窝。急性失代偿性脑积水可导致跨室管膜的脑脊液流动，表现为脑室边缘的异常信号。

● **正压性脑积水（NPH）**　NPH 是指脑室相对于脑外脑脊液空间不成比例的扩大。该病可引起老年患者出现不同程度的痴呆、共济失调和（或）大小便失禁。约有半数病例为先天性，其余的则见于颅内出血和（或）感染患者。尽管 NPH 确切的病理生理学改变仍不清楚，但可能与脑脊液吸收障碍相关。在 CT 和 MRI 上，NPH 表现为相对于脑外脑脊液空间不成比例的脑室扩大。在某些病例，可出现轻度的脑脊液跨室管膜流动。同时，高动力性脑脊液流动可表现为跨越扩张导水管的明显流空影，在 MRI T2 和脑脊液电影序列上更易辨识，此在与年龄相关的微血管缺血性病变多见。铟脑脊液研究可有特征性表现，有助于诊断。在给药 24h 和 48h 后，NPH 患者可见放射性药物回流入脑室，但在大脑表面却无药物分布。治疗可选择治疗性的腰椎穿刺或腰大池引流。约 1/3 的患者有临床改善，尤其是在以共济失调为主要表现且早期治疗的患者。

■ 其他鉴别诊断

● **痴呆综合征**　常见的痴呆包括阿尔茨海默病（AD）、额颞叶痴呆（FTD）和多发梗死性痴呆（MID）。所有痴呆均有脑容积减小，但有时特征性的萎缩模式可做出正确诊断。阿尔兹海默病是最常见的痴呆类型，其表现为顶叶和颞叶不成比例的皮质萎缩，同时伴有海马萎缩。额颞叶痴呆表现为额颞叶不成比例的萎缩，伴发具有一定特征性的锥形和小刀样脑回。多发梗死性痴呆表现为相对广泛的脑容积减小，并可见陈旧性腔隙性梗死和脑皮质梗死。正电子发射成像（PET）代谢减少区与先萎缩区域相一致。

■ 诊　断

正压性脑积水

■ 关键点

● 脑积水可分为交通性（脑室外梗阻）或非交通性（脑室内梗阻）。

● 正压性脑积水可致老年患者出现不同程度的痴呆、共济失调和（或）大小便失禁，伴不成比例的脑室扩大。

● 痴呆综合征与脑萎缩相关，脑萎缩模式可提示病因。

病例 94

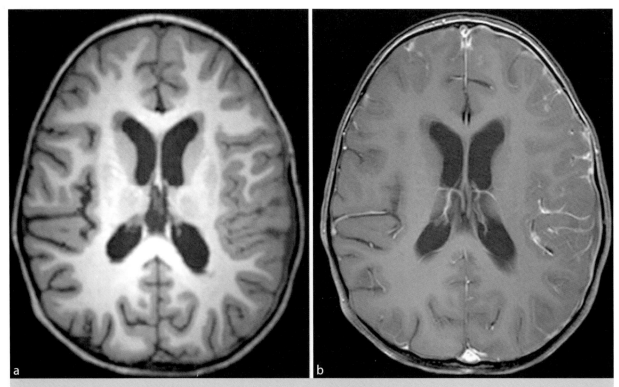

图 94.1 轴位 MRI T1 增强前 (a)、后 (b) 图像显示，软脑膜结节状强化，左侧脑受累较右额和左颞明显。左颞部可见少量硬膜下异常聚集物。毗邻侧脑室前角的低信号区对应于胶质细胞增生。摘自 O'Brien WT. J Am Osteopath Coll Radiol, 2012, 1 (1): 3-9

■ 临床表现

年轻女性，表现为头痛、精神状态改变和颈/背部疼痛（图 94.1）。

■ 推荐阅读

Phillis ME, Ryals TJ, Kambhu SA, et al. Neolastic vs inflammatory meningeal enhancement with Gd-DTPA. J Comput Assist Tomogr, 1990, 14: 536-541

Smirniotopoulos JG, Murphy FM, Rushing EJ, et al. Patterns of contrast enhancement in the brain and meninges. Radiographics, 2007, 27: 525-551

■ 主要影像学表现

软脑膜强化。

■ Top 3 鉴别诊断

• **脑膜炎** 脑膜炎系软脑膜、蛛网膜和脑脊液的炎性浸润，通常由远隔部位炎症经血行播散所致。腰椎穿刺是最敏感的检查，表现为脑脊液白细胞计数和蛋白含量增加，而糖含量减低。准确的评估有赖于病原学检查（通常为病毒性或细菌性）。病变在 MRI FLAIR 可呈高信号，蛛网膜下腔可因炎性渗出而表现出增强效应。其可能的并发症包括：脑积水、脑室炎、脑脓肿、颅内积脓、脑梗死和静脉血栓形成。

• **软脑膜癌** 软脑膜癌可源于：恶性肿瘤的血行播散（肺癌和乳腺癌多见），中枢神经系统原发肿瘤的脑脊液播散，继发性淋巴瘤，或中枢神经系统肿瘤的直接扩散。MRI 是最敏感的影像学检查，腰椎穿刺细胞学检查可见到肿瘤细胞。两项检查同时进行，可提高诊断的敏感度。MR 增强显示光滑或结节状软脑膜增强，病灶可局限，也

可呈弥漫型。室管膜和颅神经表面可有波及。蛛网膜下腔在 FLAIR 序列可呈高信号。因脑脊液吸收障碍，可致交通性脑积水。CT 对软脑膜癌的诊断相对不敏感，但其可发现脑积水的早期征象。若同时并发脑实质或颅骨转移瘤，则有助于诊断。

• **神经系统结节病** 结节病是全身性炎性肉芽肿（非干酪性），30～40 岁高发。症状性中枢神经系统受累少见（约 5%），常表现为光滑的或结节状硬脑膜或软脑膜增强，尤其多表现为沿基底池分布。病变多累及视交叉、下丘脑、漏斗、内听道和颅底部颅神经。血管周围间隙和室管膜可见增强。有 1/3 的患者可出现脑实质受累，以下丘脑最为多见，其余依次为脑干、大脑或小脑半球。脑积水为其潜在的并发症。若上述损害尚未出现，可通过胸部 X 线或 CT 检查寻找肺部受累的淋巴结，病灶可伴有或不伴有间质性肺病。

■ 其他鉴别诊断

• **血管侧支流量** 软脑膜血供是近端动脉狭窄或阻塞后侧支血流的重要来源。当侧支循环血流相对较慢时，软脑膜可表现为显著强化。常见的近端狭窄性疾病包括：脑动脉粥样硬化、原发性或继发性颅底异常血管网和脑血管炎。在影像上，软脑膜血管增强常呈"常春藤"征。

• **亚急性脑梗死** 在 CT 或 MRI 增强扫描，

亚急性脑梗死可表现脑回样增强，并可见沿血管走行分布的大脑和小脑皮质肿胀。此外，梗死灶表面的软脑膜常有增强，这种增强实质上代表侧支血流。记住"2-2-2"规则：脑回样增强始于起病后 2d，至 2 周达高峰，通常于 2 个月后吸收。

■ 诊 断

脑膜炎

■ 关键点

• 脑膜炎通常由炎症经血行播散所致，软脑膜增强常见。

• 软脑膜癌常见于远隔肿瘤的转移、颅内肿瘤的直接扩散或脑脊液播散。

• 神经系统结节病表现为软脑膜增强，常沿基底池分布。

• 软脑膜侧支血流，因近端血管狭窄或堵塞所致，常呈"常春藤"征。

病例 95

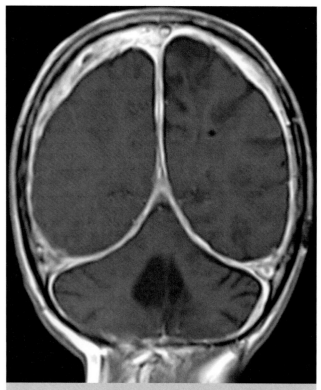

图 95.1 冠状位 MRI T1 增强显示，弥漫性硬脑膜异常增厚并强化，第四脑室扩大

■ 临床表现

年轻患者，头痛（图 95.1）。

■ 推荐阅读

Castillo M. Imaging of meningitis. Semin Roentgenol, 2004, 39: 458 - 464

Goyal M, Sharma A, Mishra NK, et al. Imaging appearance of pachymeningeal tuberculosis. Am J Roentgenol, 1997, 169: 1421 - 1424

Schievink WI, Maya MM, Louy C, et al. Diagnostic criteria for spontaneous spinal CSF I

■ 主要影像学表现

脑实质/硬脑膜强化。

■ Top 3 鉴别诊断

• **颅内低压**　颅内低压是指由于脑脊液漏所致的颅内压力降低。其常见病因包括创伤和医源性损伤（腰椎穿刺或术后），以及先天性或自发性脑脊液漏。患者表现为直立体位性头痛。典型的影像学表现为广泛的硬脑膜增强和小脑扁桃体尾部移位（"脑下垂"征）。同时也可见硬膜增厚、硬膜下积液、静脉充血/扩张和垂体充血等征象。若脑脊液漏口位置不明，CT、MRI 或放射性核素脑池造影可有助于定位。保守治疗（卧床休息、补液和咖啡因）和硬膜外小血肿补片是最常用的首选治疗措施。

• **转移瘤**　无论是经血行播散或颅骨肿瘤的直接蔓延，转移瘤常会累及硬脑膜。乳腺癌、肺癌和前列腺癌是最常见的原发性肿瘤。恶性血液病，如淋巴瘤和白血病，也可致硬脑膜异常增强。异常增强区可呈光滑或结节状，可局限，也可弥散分布。尽管基底位于硬脑膜的病灶常无症状（取决于发病部位），但侵及颅底的病灶常合并有相应颅神经的损害。

• **硬脑膜炎**　硬脑膜感染的常见病因有：细菌、病毒或真菌。临床诊断依靠脑脊液化验，影像学检查有助于评估可疑的并发症。有约 50% 的脑膜炎患者可出现明显的脑膜增强，通常同时累及软脑膜和硬脑膜。分枝杆菌感染通常引起颅底脑膜病变、脑炎和颅内脓肿（结核瘤）；单纯结核性硬脑膜炎并脑膜强化，在免疫受损患者已有报道。

■ 其他鉴别诊断

• **结节病**　有约 5% 的结节病患者会进展为症状性中枢神经系统结节病。神经系统结节病通常表现为光滑的或结节状硬膜和（或）软脑膜增强，多沿基底池分布，常累及视交叉、下丘脑、漏斗、内听道和颅底颅神经。有 1/3 的患者可出现脑实质受累。

• **硬膜下血肿**　硬膜下血肿通常因外伤性桥静脉撕裂所致。与硬膜外血肿相比，硬膜下血肿常跨越颅缝，但不越过中线。由于血肿时期不同和其他因素，血肿在 CT 和 MRI 表现多样。CT 高密度或 MRI T1 高信号的血肿与硬脑膜强化非常相似。同时血肿降解产物为硬脑膜刺激因素，其可使硬脑膜在 CT 或 MRI 上表现出真正的强化。患者通常均有外伤史。

■ 诊　断

硬脑膜癌

■ 关键点

• 颅内低压主要因脑脊液漏所致。影像学表现包括硬膜强化和小脑扁桃体移位。

• 硬脑膜转移瘤常源于血行播散或颅骨肿瘤直接蔓延。

• 脑膜炎常见影像学表现为硬脑膜和（或）软脑膜强化。

• 中枢神经系统结节病常引起结节状脑膜强化，颅神经变性多见。

病例 96

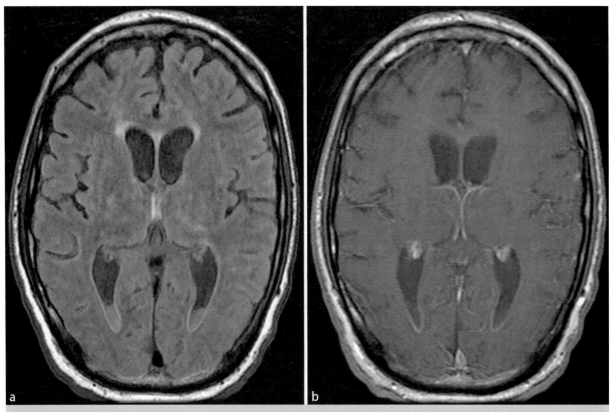

图 96.1 轴位 MRI FLAIR 图像（a）显示，双侧脑室枕角、室管膜表面、脑深部灰质和白质内高信号影。轴位 MRI T1 增强图像（b）显示，双侧脑室后部室管膜对称性异常强化，可见与年龄不成比例的脑容积缩小

■ 临床表现

42 岁免疫受损男性，表现为头痛、恶心，伴呕吐（图 96.1）。

■ 推荐阅读

Smirniotopoulos JG，Murphy FM，Rushing EJ，et al. Patterns of contrast enhancement iin the brain and meninges. Radiographics，2007，27：525－551

■ 主要影像学表现

脑室内分层状碎片。

■ Top 3 鉴别诊断

• **脑室炎/室管膜炎**　脑室或室管膜炎可因血行播散，或脑实质炎症的直接蔓延所致，如脑室外脓肿破入脑室。在免疫系统受损或脑室引流管植入者，更容易发生脑室内感染。巨细胞病毒、弓形虫和结核是引起免疫系统受损患者感染的常见病因。在 MRI T2/FLAIR 序列，脑室炎表现为显著的室管膜薄层强化，沿脑室边缘走行。脑室内多见分层状碎片沉积，在化脓性感染情况下表现为弥散受限。脑室炎远期和近期并发症包括脑积水，以交通性多见；脑室周围扩张，其原因可能为中毒或缺血性脑实质损伤。

• **出血**　成人脑室内出血多见于蛛网膜下腔出血（SAH）反流入脑室（动脉瘤破裂或创伤），或脑实质出血破入脑室。易于破入脑室的脑实质出血包括：高血压脑出血（多发于基底节区和丘脑）、外伤后出血、血管畸形出血和脑深部肿瘤卒中。原发性脑室内肿瘤出血少见。早产儿脑室出血与生发基质出血相关。在 CT 上，急性期出血呈高密度；亚急性期出血相对于脑实质可呈等密度；慢性期出血呈低密度。出血的 MRI 信号取决于出血阶段和红细胞降解产物类型。与脑实质内出血相比，脑室内出血的 MRI 表现和吸收难以预测。MRI FLAIR、梯度回波和磁敏感序列对于出血代谢产物非常敏感。出血代谢产物可分层沉积于脑室相应部位，尤其是在侧脑室枕角。交通性脑积水可继发于脑脊液吸收障碍。

• **肿瘤播散**　脑室内肿瘤播散的原因包括：直接蔓延、经脑脊液播散和血行转移。原发性中枢神经系统淋巴瘤和高级别胶质细胞瘤易侵犯脑实质，并向脑室内生长。经脑脊液播散的常见肿瘤包括：髓母细胞瘤、室管膜瘤、生殖细胞瘤、松果体瘤和脉络丛肿瘤。肿瘤在早期即可有脑脊液播散，或虽经积极治疗，但仍可以脑脊液播散的形式复发。肺癌和乳腺癌是最常见的可转移至脉络丛（转移瘤）的成人原发性肿瘤，并发脑实质或颅骨转移者较为多见，借此有助于鉴别诊断。脑室内肿瘤通常呈不规则或结节状强化。脑室周围肿瘤通常与原发性肿瘤相延续。肿瘤可影响脑脊液吸收，从而引发交通性脑积水。

■ 诊　断

脑室炎

■ 关键点

• 脑室炎多见于免疫抑制患者，伴有脑室内强化和分层的碎片沉积。

• 脑室内出血通常由蛛网膜下腔出血反流所致，或继发于脑实质出血破入脑室。

• 感染碎片和血液降解产物可分层沉积于相应的脑室系统。

• 脑室内肿瘤多呈不规则或结节状增强。

病例 97

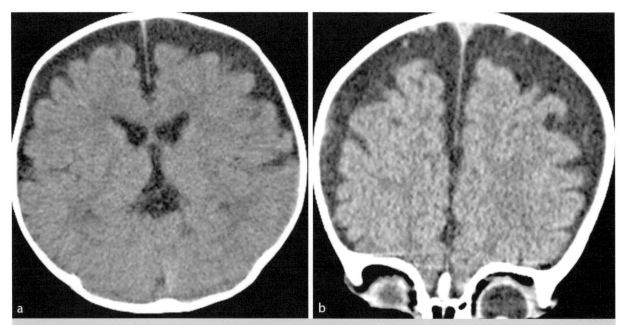

图 97.1　轴位 CT（a）显示，双额对称分布的脑外脑脊液样液体聚集。CT 冠状位重建图像（b）显示，血管穿过双额脑外液性聚集区，提示病灶为蛛网膜下腔增宽，而非硬膜下腔的异常聚集

■ 临床表现

8 月男童，头围增大（图 97.1）。

■ 推荐阅读

Wilms G, Vanderschueren G, Demaerel PH, et al. CT and MR in infants with pericerebral collections and macrocephaly：benign enlargement of the subarachnoid spaces versus subdural collections. Am J Neuroradiol，1993，14：855 – 860

Zahl SM, Egge A, Helseth E, et al. Benign external hydrocephalus：a review, with emphasis on management. Neurosurg Rev，2011，34：417 – 432

■ 主要影像学表现

婴儿脑外脑脊液间隙扩大。

■ Top 3 鉴别诊断

• **良性巨颅** 良性巨颅是指先天性婴儿蛛网膜下腔扩大伴头颅增大，神经发育可正常。典型症状通常在婴儿体检明确巨颅诊断 1 年后出现。多数患儿有家族史，并呈自限性发展，通常会在 24 月龄时消退。由于蛛网膜下腔扩大，易因外伤性桥静脉撕裂而引起硬膜下血肿，但这一理论仍存有争议。在 CT 或 MRI 所显示的蛛网膜下腔扩大，通常以额部为著。脑室常有轻度扩大。桥静脉出现在脑外脑脊液空间，表明增大的腔隙是蛛网膜下腔而非硬膜下腔。此类患儿应临床随访，发育正常的儿童无须影像学随访。

• **交通性脑积水** 脑积水可分为交通性脑积水和非交通性脑积水。交通性脑积水（脑室外梗阻）因脑脊液吸收功能受损所致，继发于先前的出血、感染或肿瘤。患者常表现为颅内压增高，如恶心和呕吐。在 CT 和 MRI 上，侧脑室、第三脑室和第四脑室成比例增大。婴幼儿常出现脑外脑脊液空间扩大和巨颅畸形。急性失代偿性脑积水可致跨室管膜的脑脊液流动，表现为沿脑室边缘分布的异常信号。

• **脑损伤/萎缩** 脑萎缩系由某些类型的脑损伤因素所致，如脑缺血性病变、感染或炎症和出血。依损伤类型和强度的不同，脑萎缩可表现为弥漫性或局灶性脑外脑脊液空间扩大。由于脑实质的发育会影响到颅骨发育，患者可表现为头围缩小，但也可正常。同时患者可出现神经功能损害和发育迟缓。在 CT 和 MRI 可见脑容积缩小，蛛网膜下腔代偿性扩张。常可见局灶性脑软化、脱髓鞘改变和髓鞘形成障碍。

■ 其他鉴别诊断

• **硬膜下积液** 硬膜下积液可跨越颅缝而不越过中线，但后颅窝除外。在 CT 上，硬膜下积液难以与扩大的蛛网膜下腔相鉴别，但在 MRI 则较容易。其主要影像学鉴别要点为：液体聚集区是否可见桥静脉。在扩大的蛛网膜下腔，桥静脉可穿过脑脊液；而在硬膜下积液，蛛网膜下腔（连同桥静脉）向内侧脑实质方向移位。硬膜下积液常见的病因包括：硬膜下血肿（意外或非意外性损伤）、硬膜下水瘤（脑脊液聚集在硬膜下腔）和渗出（常见于儿童流感嗜血杆菌型脑膜炎）。

■ 诊 断

良性巨颅

■ 关键点

• 婴儿良性巨颅呈自限性，神经发育多正常。

• 交通性脑积水常导致颅内压增高并发育迟缓。

• 脑萎缩可表现头围缩小或正常，多伴有发育迟缓。

• 硬膜下积液，使蛛网膜下腔（连同桥静脉）向内侧脑实质方向移位。

病例 98

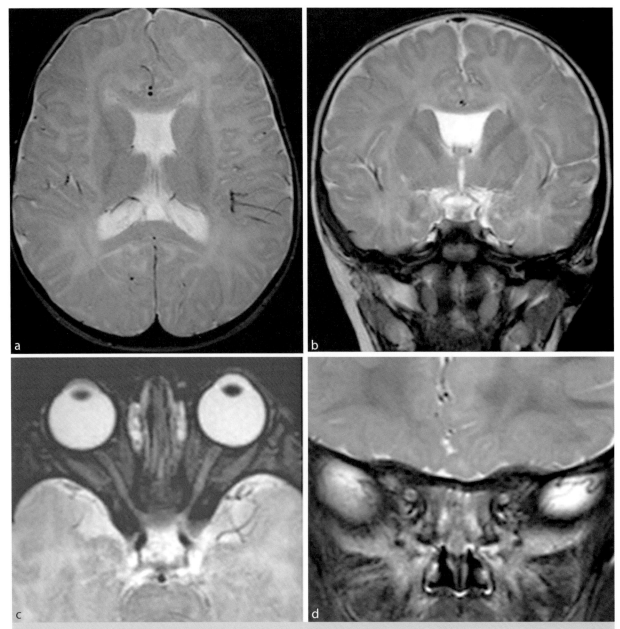

图 98.1 MRI 轴位 (a) 和冠状位 (b) 图像显示透明隔缺如，在冠状位侧脑室顶部变平坦。低聚焦筒 MRI T2 轴位 (c) 和冠状位 (d) 图像显示，双侧视神经发育异常

■ **临床表现**

年轻女性，表现为垂体功能低下（图 98.1）。

■ **推荐阅读**

Barkovich AJ, Norman D. Absence of the septum pellucidum: a useful sign in the diagnosis of congenital brain malformations. Am J Roentgenol, 1989, 152: 353 – 360

■ 主要影像学表现

透明隔缺如。

■ Top 3 鉴别诊断

- **视隔发育不良（SOD）** SOD 也称后间脑性自发性癫痫综合征，其特征为：透明隔发育不良或缺如，视神经和视交叉发育不良，下丘脑—垂体功能障碍并垂体腺发育不良和偶发的垂体后叶异位。有学者认为 SOD 为轻型的前脑无裂畸形，但与典型的前脑无裂畸形不同，其大脑镰完整。在 MRI 上其表现为透明隔缺如。在冠状位上，侧脑室前角呈方盒状。视神经和视交叉发育不良；视神经受累可呈单侧或非对称性。垂体可缩小。异位的垂体后叶呈 T1 高信号（亮点），多位于下丘脑底部或漏斗部。有约 50% 的 SOD 患者伴有脑裂畸形：脑脊髓呈线样裂开，并与脑室沟通，内衬以发育不良的灰质。

- **前脑无裂畸形** 前脑无裂畸形是指一系列前脑先天性畸形，主要分为：无脑叶型、半脑叶型和脑叶型。脑叶型是程度最轻的类型，大脑镰通常形态不完整，透明隔缺如，丘脑部分融合，

侧脑室近乎完整分为两部分。大脑半球结构基本正常。无脑叶型是最严重的类型，表现为单一的中线部结构缺如，如胼胝体、大脑镰前部、半球间裂和侧裂缺如；大脑半球分隔前部融合/缺乏；丘脑融合；较大的背侧单发脑室/半球间囊肿。半脑叶型最常见，介于无脑叶和脑叶型之间。其典型表现为透明隔、部分大脑镰和半球间裂缺如；胼胝体前部缺如（相对特征性）；丘脑和基底神经节融合。单发的大脑前动脉多见。颅面部异常多伴发于无脑叶型和严重的半脑叶型，包括：瞳距缩小、额骨骨缝融合和腭裂。

- **透明隔损伤** 透明隔缺如可因透明隔损伤引起，常因器械穿过透明隔所致，或持续压力侵蚀。压力侵蚀多见于长期脑积水，或偶尔继发于毗邻肿瘤。详细的病史询问和手术史有助于诊断，而 SOD 和前脑无裂畸形无手术史。

■ 诊 断

视隔发育不良

■ 关键点

- SOD 的特征为：透明隔发育不良或缺如、视神经发育不良和垂体功能障碍。
- 有约 50% 的 SOD 病例伴有脑裂畸形。
- 前脑无裂畸形包括一系列前脑畸形：无脑

叶型、半脑叶型和脑叶型。
- 透明隔缺如可因脑积水或与手术相关的透明隔损伤所致。

病例 99

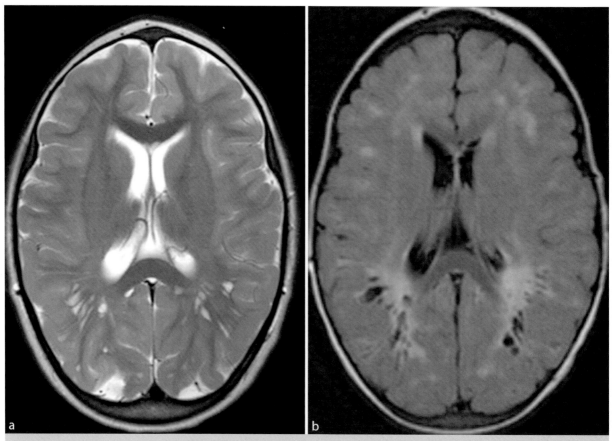

图 99.1 轴位 MRI T2 (a) 和 FLAIR (b) 图像显示，双侧脑室周围脑白质内多发的增大的血管外间隙，在 FLAIR 序列其周围呈高信号。同时也显示有皮质下其他 FLAIR 信号异常病灶，累及双侧大脑半球

■ 临床表现

青春早期女孩，发育及运动迟缓（图 99.1）。

■ 推荐阅读

Kwee RM, Kwee TC. Virchow-Robin spaces at MR imaging. Radiographics, 2007, 27: 1071 – 1086

■ 主要影像学表现

扩大的血管外周间隙。

■ Top 3 鉴别诊断

• **维奇奥罗宾间隙（VR 间隙）** VR 间隙是指当穿支动脉自蛛网膜下腔延伸并穿入脑实质内，软脑膜覆盖于其周所形成的间隙。VR 典型的好发部位包括：脑深部灰、白质（基底神经节下 1/3，前穿质）；沿髓静脉走行，多出现在脑室周围和中脑。VR 间隙直径通常约 2～5mm。巨大的 VR 间隙直径可大于 1.5cm。其在所有 MRI 序列均与脑脊液信号相一致，非典型 VR 间隙可被微小的 FLAIR 信号包绕。

• **脑缺血** 腔隙性脑梗死是指穿支血管阻塞所致的小区域脑软化。其典型好发部位包括：基底节区（上 2/3）、丘脑、内囊和外囊、脑室周围白质和脑桥。急性腔隙性脑梗死在 MRI T2/FLAIR 呈高信号，弥散受限。在亚急性期，可见增强。在慢性期，其信号与脑脊液信号一致，周围可见 FLAIR 高信号/胶质增生。腔隙性脑梗死常见于老年人，与小血管缺血性改变有关，位于脑室周围和皮质下白质。婴儿、胎儿或围生期的缺氧/缺血性损伤，可导致脑室周围白质软化（PVL），其特征性表现为脑室周围白质容积减小，呈 T2 高信号。局灶性坏死可致囊性脑白质软化，并周围胶质增生。

• **感染** 隐球菌为条件致病菌，多感染免疫力低下患者，尤其是获得性免疫缺陷患者。感染累及脑膜后，可通过蛛网膜下腔和血管周围间隙播散，进而呈弥漫性感染。在 MRI T2 上，其最常表现为基底节多发高信号病灶，伴周围胶质增生。病灶可伴有弥散受限和强化。较大的病灶被称为"假性胶样囊肿"，基底节多发。隐球菌脑瘤呈实性或环形强化肿块，常侵犯深部灰质。脑囊虫病是由猪肉绦虫引起的寄生虫感染。在疫区，脑囊虫病为癫痫最常见的病因。在最初的囊泡阶段，囊性病灶在 MRI 与脑脊液信号相同，与 VR 间隙很相似，可见高信号偏心性头节（在 CT 呈高密度）。在胶样囊泡期和结节期，病灶可出现环状或结节状强化，伴周围水肿。钙化出现在结节期。病灶可侵犯灰白质交汇处（最常见）、蛛网膜下腔和脑室。

■ 其他鉴别诊断

• **黏多糖症（MPS）** MPS 是一种遗传病，系溶酶体酶缺陷所致的黏多糖（GAG）异常蓄积。患者表现为智能和运动迟缓。影像学提示巨颅和扩大的 VR 间隙，此由黏多糖异常聚集所致。扩大的 VR 间隙与脑脊液信号类似，其周脑白质表现为 T2/FLAIR 高信号相互融合，类似于胶质增生或脱髓鞘/髓鞘形成障碍。

• **神经上皮囊肿** 神经上皮囊肿是非增强的脑实质内囊肿，伴有轻微的或不伴有周围异常信号，此与 VR 相类似。其通常出现在大脑半球、丘脑、脑干和脉络膜裂。神经上皮囊肿为光滑、圆形且单发的病灶。在 MRI 所有序列上，其与脑脊液信号相一致，且与脑室无交通。

• **囊性肿瘤** 囊性肿瘤可发生在深部灰质和白质。与 VR 间隙不同，肿瘤含有实性成分，常有增强和周围环形水肿。

■ 诊　断

黏多糖症（Hurler 综合征）

■ 关键点

• VR 间隙与脑脊液信号相一致，好发于特定部位。

• 腔隙性脑梗死与感染（隐球菌）和 VR 很相似，但其周围存有异常信号。

• MPS 可引起智力和运动迟缓，扩大的 PV 间隙毗邻异常信号融合区。

病例 100

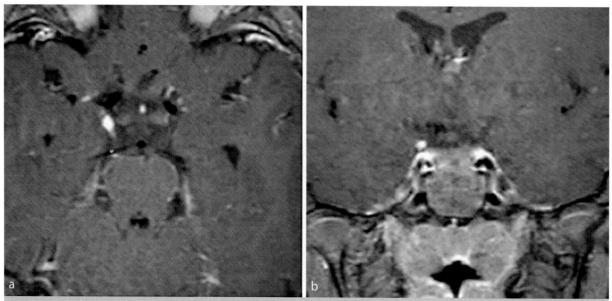

图 100.1 MRI 轴位 (a) 冠状位 (b) T1 脂肪抑制并增强图像显示，右侧动眼神经脑池段局部增粗和强化（CNⅢ）

■ 临床表现

年轻女性，头痛并短暂性复视（图 100.1）。

■ 推荐阅读

Mark AS, Casselman J, Brown D, et al. Ophthalmolegic migraine: reversile enhancement and thickening of the cisternal segment of the oculomotor nerve on contrast-enhanced MR images. Am J Neuroradiol, 1998, 19: 1887 – 1891

■ 主要影像学表现

动眼神经强化。

■ Top 3 鉴别诊断

● **施万细胞瘤** 施万细胞瘤是源于周围神经施万细胞的神经鞘瘤。其发病率在脑外肿瘤中位列第二，仅次于脑膜瘤。施万细胞瘤颅内好发部位包括：内听道、颅底、基底池和海绵窦内。施万细胞瘤在 MRI T1 呈等至低信号，在 T2 呈易变的高信号，有显著的不均匀强化。该肿瘤绝大多数为单发，多发病灶见于 2 型神经纤维瘤病。

● **脑膜炎** 脑膜炎是指累及软脑膜、蛛网膜和脑脊液的炎症，多由远隔部位感染经血行播散所致。非典型感染可见于免疫抑制患者。腰椎穿刺是最敏感的检查，常表现为脑脊液白细胞计数和蛋白含量升高，而葡萄糖水平降低。准确的评估有赖于病原学检查（细菌性或病毒性）。脑膜炎的 MRI 表现可正常，也可在 FLAIR 序列呈高信号，和（或）光滑的或结节状软脑膜强化。其并发症包括：脑积水、脑室炎、脑脓肿、颅内积脓、脑梗死和静脉血栓形成。

● **软脑膜癌** 软脑膜癌主要源于远隔转移、直接扩散或脑脊液播散。MRI 是最敏感的影像学检查，病灶在 FLAIR 上表现为脑脊液样高信号，可见光滑的或结节状软脑膜强化。病灶可弥漫分布，也可呈局灶性。脑室内室管膜和颅神经也可受累。交通性脑积水是其潜在的并发症，多因脑脊液吸收障碍所致。此外，同时并发的脑实质或颅骨转移病灶有助于诊断。

■ 其他鉴别诊断

● **神经系统结节病** 结节病属全身性炎性肉芽肿（非干酪性），30 ~ 40 岁高发。中枢神经系统受累少见（约 5%），常表现为光滑的或结节状硬脑膜或软脑膜增强，多沿基底池分布。病变常累及视交叉、下丘脑、漏斗、内听道和颅底神经。血管周围间隙和室管膜可见增强。有约 1/3 患者可表现为脑实质受累，按序依次为脑干、大脑或小脑半球。脑积水是潜在的并发症。可通过胸部 X 线或 CT 检查寻找肺部受累的淋巴结，病灶可伴有或不伴有间质性肺病。

● **眼肌麻痹性偏头痛** 眼肌麻痹性偏头痛应属于误称，因为其本质为颅神经麻痹，而非偏头痛。该病罕见，系病因未明的自限性疾病，多见于儿童或青年人，主要表现为头痛和动眼神经功能障碍。增强 CT 和 MRI 可显示动眼神经脑池段局部增粗，可见动眼神经强化，通常毗邻神经根入颅区。在有典型影像学和临床表现的年轻患者，可拟诊眼肌麻痹性偏头痛，同时应进行严密的临床和影像学随访。影像学表现和临床症状通常均在数周内消失。

● **米勒 - 费舍尔综合征** 米勒 - 费舍尔综合征为格林巴利综合征的一种变异，其典型的三联症包括：眼肌麻痹、共济失调和腱反射消失。在 MRI 可显示其异常的颅神经增强。脊柱检查可显示马尾强化。预后通常较好，临床症状和影像学表现可完全消失。

■ 诊 断

眼肌麻痹性偏头痛

■ 关键点

● 颅神经强化通常为感染、肿瘤和肉芽肿等多因素共同作用所致。
● 神经鞘瘤常为单发，多发者可见于 2 型神经纤维瘤病。
● 眼肌麻痹型偏头痛的特征表现为短暂的自限性头痛并动眼神经功能障碍。
● 米勒 - 费舍尔综合征为格林巴利综合征的一种变异，其典型的三联症包括眼肌麻痹、共济失调和腱反射消失。

（病例 76 ~ 100　陈向荣　吴宗涛　译，刘重霄　校）

病例 101

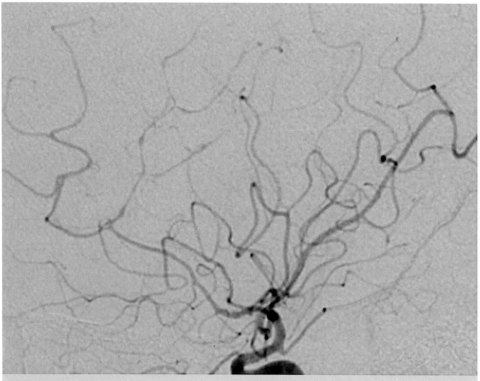

图 101.1 选择性颈内动脉 DSA 侧位片显示，大脑前动脉分支血管多发交替性狭窄和轻度扩张。大脑中动脉分支血管可见部分显示正常。图片由 Aaron Betts，MD 和 Todd Abruzzo，MD 提供

■ 临床表现

成年男性，表现为头痛，其他病史不详（图 101.1）。

■ 推荐阅读

Küker W. Cerebral vasculitis: imaging signs revisited. Neuroradiology, 2007, 47: 471 - 479

Yoon DY, Choi CS, Kim KH, et al. Multidetector-row CT angiography of cerebral vasospasm after aneurysmal subarachnoid hemorrhage: comarison of volumerendered images and digital subtraction angiography. Am J Neuroradiol, 2006, 27: 370 - 377

■ 主要影像学表现

多发血管狭窄。

■ Top 3 鉴别诊断

• **血管炎** 血管炎导致动脉壁的炎性浸润。该病虽然可发生于任何年龄，但最常见于年轻人。在中枢神经系统（CNS），可分为原发性（原发性 CNS 脉管炎）和继发性。继发性病因包括自身免疫、感染或肉芽肿性疾病、放射和非法使用药物。MRI 扫描显示双侧浅表、深部灰白质异常信号（T2/FLAIR 序列信号增高），GE 序列和 SWI 序列显示多发性微出血区，可见斑片状强化。可累及小、中和大动脉。需行 DSA 以显示交替性狭窄和扩张区域，因为 MRA 扫描和 CTA 扫描较不敏感，活检可确诊。治疗包括类固醇和免疫抑制治疗。

• **血管狭窄** 血管痉挛是指动脉管腔的可逆性狭窄，最常发生于颅内动脉瘤破裂或创伤所导致的蛛网膜下腔出血（SAH）。通常发生于发病后 4 ~ 14d。患者可无症状（最常见）或表现为血管狭窄相关症状；大多数可通过 TCD 识别，表现为受累血管系统血流速度增快。CTA 扫描、MRA 扫描和 DSA 可用于评估患者。CTA 扫描和 MRA 扫描在评估远端小的末梢血管时有局限性，CTA 扫描有益于检测临床上明显的狭窄区域。影像学表现为多区域平滑的相对长节段的血管狭窄。临床上，采用"3H"治疗，包括高血压、高血容量及血液稀释，以保证灌注压。血管内治疗包括支架成形术和动脉内血管扩张药物（钙通道阻滞剂）。

• **可逆性脑血管收缩综合征（RCVS）** RCVS 也称作 Call-Fleming 综合征，是一种一过性的综合征，以脑动脉系统多区域血管狭窄和扩张为特征。患者常表现为发作性"霹雳"性头痛，年轻女性到中年女性发病较男性多。血管扩张剂、偏头痛史、妊娠、高血压和非动脉瘤性 SAH 者发病率升高。影像学上表现为受累血管系统多发交替性狭窄和扩张，与血管炎和出血后脑血管痉挛表现相类似。治疗措施取决于症状持续时间和严重程度，因为常为一过性。药物治疗包括停用相关药物，或在严重病例中应用血管扩张剂。

■ 其他鉴别诊断

• **动脉粥样硬化** 动脉粥样硬化常见于中老年患者，合并以下疾病时更为严重，如糖尿病、高血压和高血脂。可导致动脉管壁增厚、钙化，相应的管腔狭窄，常不规则，为偏心性。颅内常见的部位包括颈内动脉、基底动脉以及脑动脉近端。CTA 扫描和 MRA 扫描可用于评估受累节段。并发症包括脑灌注降低、血栓和血管栓塞，均可导致短暂性脑缺血或脑卒中。

■ 诊 断

RCVS（继发于血管活性药物使用）

■ 关键点

• 血管炎所致动脉壁的炎性浸润，可累及小、中和大动脉。

• 血管炎导致多发灰白质信号异常和微出血。

• 血管痉挛导致可逆性动脉狭窄，常见原因包括动脉瘤破裂和创伤。

• 血管扩张剂、偏头痛、妊娠和非动脉瘤性 SAH 者 RCVS 发病率升高。

病例 102

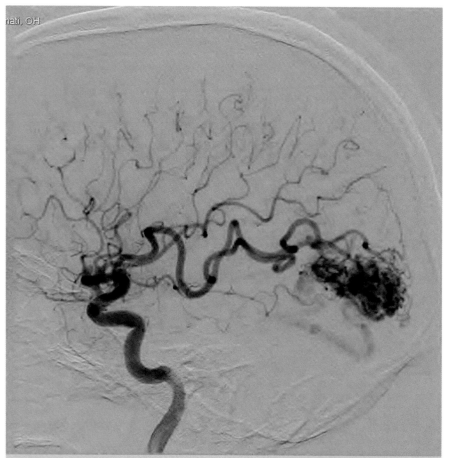

图 102.1 颈内动脉 DSA 动脉晚期侧位片显示，枕区巨大富含血管占位性病变和粗大供血动脉。沿病变下方可见早期静脉引流，符合动静脉分流

■ 临床表现

40 岁男性，头痛两个月（图 102.1）。

■ 推荐阅读

Geibprasert S, Pongpech S, Jiarakongmun P, et al. Radiologic assessment of brain arteriovenous malformations：what clinicians need to know. Radiographics，2010，30：483 – 501

O'Brien WT, Vagal A, Cornelius R. Applications of CT angiography in neuroimaging. Semin Roentgenol，2010，45：107 – 115

■ 主要影像学表现

DSA 显示大脑富含血管占位性病变/异常。

■ Top 3 鉴别诊断

• **动静脉畸形（AVM）** AVM 是动静脉分流的一种形式而其中间无毛细血管网。大多数 AVM 患者一生中均可出现症状。发病高峰为 20～40 岁，最常见的临床表现是出血、癫痫和头痛。绝大多数位于幕上，单发。最主要诊断依据是 MRI 扫描可见丛状或团状流空信号伴轻微或无占位效应，除非有潜在的出血发生。其中间可有少量或无脑组织。由于邻近的胶质细胞增生，FLAIR 序列呈高信号。AVM 明显强化伴粗大的供血动脉和引流静脉。DSA 能完整显示其特点，确定供血动脉、病灶大小和引流静脉的位置。Spetzler-Martin 分级标准基于 AVM 的大小（<3cm，3～6cm，>6cm）、位置（功能区或非功能区）、引流静脉（深部或浅表）分类，可评估手术风险。治疗方法包括动脉内栓塞、立体定向放射术和（或）显微血管外科手术。

• **动脉瘤** 动脉瘤在人群中发生率约 2%～4%，其中 20%～25% 为多发性动脉瘤。既往无出血史者，破裂风险平均为每年 1%～2%。CT 扫描中，动脉瘤与脑实质比较呈稍高密度，尤其是部分血栓形成或钙化时多见。增强扫描强化明显。

MRI 扫描常表现为流空信号或混杂信号，合并血栓形成时尤其明显。搏动性伪影一旦出现，可作为有价值的鉴别点。CTA 扫描、MRA 扫描和 DSA 可用于识别和描述动脉瘤，90%～95% 起源于 Willis 环，最常见部位包括前交通动脉、后交通动脉、大脑中动脉分叉处和基底动脉末端。巨大动脉瘤（>2.5cm）常位于颈动脉海绵窦段和基底动脉。治疗方法包括血管内栓塞或开颅动脉瘤夹闭术。

• **富含血管肿瘤** 富含血管肿瘤，如多形性胶质母细胞瘤（GBM）或脑膜瘤。表现为特征性的肿瘤染色，此与 AVM 见到强化的血管性病灶不同。DSA 脑膜瘤表现为"阳光"或放射状表现伴血管显影延迟。可见粗大的供血动脉，尤其是 GBM 伴新生血管。偶尔，GBM 可表现为病灶内分流伴引流静脉早期充盈；DSA 中此与动静脉分流性病变相类似。MRI 扫描中，GBM 表现为肿瘤性强化、占位效应、血管源性脑水肿和中央坏死。脑膜瘤表现为界限清楚的脑外占位性病变，宽硬脑膜基底和脑膜尾征。在 MRI T2 粗大的血管表现为迂曲的流空信号。CT 扫描可用于评估脑膜瘤，通常呈高密度伴钙化。常见表面骨改变。

■ 其他鉴别诊断

• **烟雾病** 烟雾病是指颈内动脉远端和 Willis 环近端血管特发性进行性狭窄以及继发的多发侧支形成。MRI 扫描和 DSA 中，烟雾病穿通侧支（豆纹动脉和丘纹动脉）呈烟雾样表现。发病呈双峰样年龄分布，高峰为 0～10 岁和 30～40 岁。继发性原因包括 1 型神经纤维瘤病、镰状细胞病、唐氏综合征、放疗和进行性动脉粥样硬化性疾病。临床上，患者常表现为慢性缺血后遗症。

■ 诊 断

动静脉畸形

■ 关键点

• AVM 包含供血动脉，血管性病灶和粗大的引流静脉而无毛细血管网。

• 动脉瘤最常见部位包括前交通动脉、后交通动脉、大脑中动脉分叉处和基底动脉末端。

• 由于新生血管，GBM/脑膜瘤可有流空信号，GBM 可有动静脉分流。

• 烟雾病（一团烟雾）可继发于颈内动脉闭塞的大量侧支血管形成。

病例 103

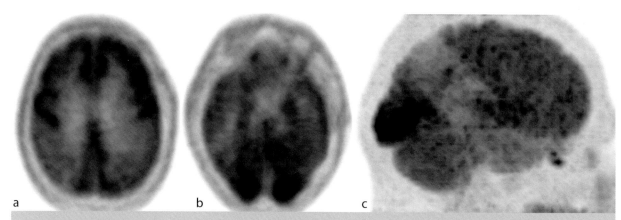

图 103.1 脑衰减校正 FDG－PET 扫描轴位图像显示，双侧顶叶（a）和颞叶（b）活性降低，双侧额叶和枕叶活性正常。矢状位最大密度投影（c）显示，顶叶和颞叶活性降低，小脑、额叶和枕叶活性正常。图片由 Cameron C. Foster, MD 提供

■ 临床表现

62 岁男性，表现为认知功能减退 6 年（图 103.1）。

■ 推荐阅读

Hoffman JM, Welsh-Bohmer KA, Hanson M, et al. FDG PET imaging in patients with pathologically verified dementia. J Nucl Med, 2000, 41：1920－1928

■ 主要影像学表现

痴呆情况下皮质^{18}F-FDG 活性降低。

■ Top 3 鉴别诊断

• **阿尔茨海默病（AD）** AD 是最常见的成人痴呆类型。常发生于 65 岁以上人群，且随年龄增长而发病率上升。最初的影像学表现为颞顶叶代谢（FDG-PET 扫描）和血流（SPECT 扫描）降低，而主要的运动、躯体感觉和视觉（枕叶）皮质则相对不受影响。扣带回后部的代谢活性降低是 AD 最早的表现之一。AD 早期也可表现为双侧大脑半球不对称。AD 进一步发展开始出现额叶代谢活性降低，速率较正常衰老性痴呆为快。一般来说，代谢降低程度直接关系症状的严重程度。研究显示 FDG-PET 扫描在 AD 中灵敏度 >90%，特异性 70% ~75%。

• **皮克病** 皮克病是经典但罕见的额颞叶痴呆（FTD）的一种形式。以 FDG-PET 扫描中双侧额叶和颞叶前部代谢降低为特征。与其他疾病，如 AD 的鉴别主要基于临床症状；记忆减退在皮克病中为次要表现或缺失表现，而在 AD 中为主要特征。单独的额颞叶区域代谢降低还应考虑与多发梗死性痴呆（MID）、抑郁、精神分裂症、肌萎缩侧索硬化和药物滥用等相鉴别。而这种分布在 AD 中罕见。

• **多发梗死性痴呆（MID）** MID 是血管性痴呆最常见的病因，也是 65 岁以上成人痴呆第二位常见病因（AD 最常见）。MID 一般通过 CT 或 MRI 扫描发现，FDG-PET 扫描和 SPECT 扫描可显示类似的形式，表现为弥散性或多灶性分布的代谢活性降低。临床症状和影像学表现随时间而进展。偶尔，MID 的 FDG-PET 扫描影像学表现与 FTD 或 AD 相类似。MRI 扫描有助于提示正确的诊断，表现为多灶性微血管缺血性疾病或先兆梗死。

■ 其他鉴别诊断

• **帕金森病** 帕金森病与路易体痴呆相关，很大程度上是临床诊断，通常 FDG-PET 扫描检查正常，尤其在早期阶段。晚期，可见皮质代谢活性降低，此与症状的严重程度和疾病的进展成比例。表现与 AD 相类似，很少累及枕叶（视觉）皮质。帕金森病患者应用连续^{18}F-FDOPA-PET 扫描，最初表现为壳核后部代谢活动降低，而不累及尾状核；随着时间延长，大部分壳核受累，出现代谢活性降低，并最终累及尾状核后部。

■ 诊 断

阿尔茨海默病

■ 关键点

• AD 显示双侧颞顶叶低代谢，枕叶（视觉皮质）不受影响。

• 额叶低代谢可见于 FTD、抑郁、精神分裂症和肌萎缩侧索硬化。

• MID 表现为弥散性或多灶性代谢活性降低，MRI 扫描有助于提示诊断。

• 与帕金森病相关的痴呆表现类似于 AD，很少累及枕叶。

病例 104

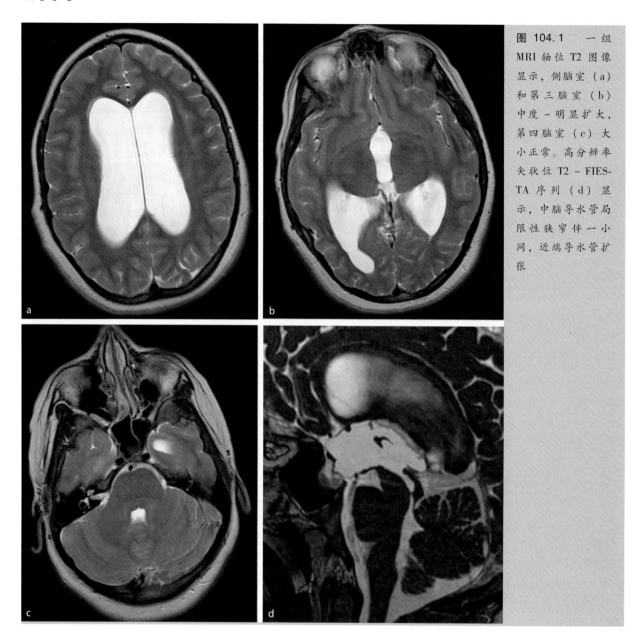

图 104.1 一组 MRI 轴位 T2 图像显示，侧脑室（a）和第三脑室（b）中度 – 明显扩大，第四脑室（c）大小正常。高分辨率矢状位 T2 – FIESTA 序列（d）显示，中脑导水管局限性狭窄伴一小网，近端导水管扩张

■ 临床表现

13 岁女孩，表现为头痛进行性加重（图 104.1）。

■ 推荐阅读

Stoquart-EI Sankari S，Lehmann P，Gondry-Jouet C，et al. Phase-contrast MR imaging suport for the diagnosis of aqueductal stenosis. Am J Neuroradiol, 2009，30：209 – 214

■ 主要影像学表现

中脑导水管狭窄伴侧脑室和第三脑室扩大。

■ 诊　断

● **导水管狭窄**　中脑导水管是脑脊液由第三脑室流入第四脑室的通道，它位于背盖和顶盖之间。其缩小变窄可导致中脑导水管狭窄，可为先天性或获得性。先天性狭窄多由中脑导水管内膜状或网状异常所致。获得性原因包括既往出血、感染或临近占位性病变继发的阻塞。

临床表现因病因和狭窄或阻塞的持续时间而不同。胎儿期至成人期均可发病，在婴幼儿最常见的临床表现是囟门膨隆及颅内压增高继发的巨颅。年长儿童及成人主要表现为头痛，且常为隐匿性的。

CT扫描表现为第三脑室和侧脑室扩大而第四脑室大小正常，脑室扩大导致大脑表面脑沟内脑脊液相对消失。对于急性失代偿性脑积水，可见沿侧脑室边缘环状低密度影，此与脑脊液跨室管膜外渗有关。评估松果体区有无梗阻性占位性病变很重要。CT扫描常无法显示先天性网状异常或出血后/炎症所导致的狭窄，除非狭窄部位的近端中脑导水管明显扩张。

MRI扫描表现相似，第三脑室和侧脑室扩大而第四脑室大小正常，失代偿性脑积水时，脑脊液跨室管膜外渗，表现为T2/FLAIR序列沿侧脑室边缘环状信号增高。T2显示第三脑室和侧脑室高动力性脑脊液流动。矢状位T2或MRI电影扫描显示导水管内正常的脑脊液流动消失。高分辨率薄层矢状位T2有助于识别先天性网状异常。狭窄或梗阻部位的近端导水管扩张更为明显。出血后和炎症渗出所导致的梗阻更难鉴别。评估松果体区很重要，包括顶盖和背盖。导水管周围异常信号可能提示炎症过程所引起的胶质细胞增生或低级别顶盖胶质瘤相关的异常信号。较大的松果体区占位性病变容易识别，并不造成诊断上的困难。

治疗主要针对病因和（或）脑脊液分流。第三脑室底造瘘术是最常用的分流方法，且已被证实对梗阻性脑积水相关症状治疗有效。高分辨率薄层矢状位T2和电影序列有助于治疗后影像学随访，表现为造瘘部位流空信号。

■ 关键点

● 中脑导水管狭窄可为先天性（网状异常）或获得性（出血后/感染或梗阻性占位性病变）。

● 影像学表现为第三脑室和侧脑室扩大而第四脑室大小正常。

● 高分辨率薄层矢状位T2有助于识别狭窄和可能的病因。

● 导水管狭窄治疗主要针对病因和（或）脑脊液分流。

病例 105

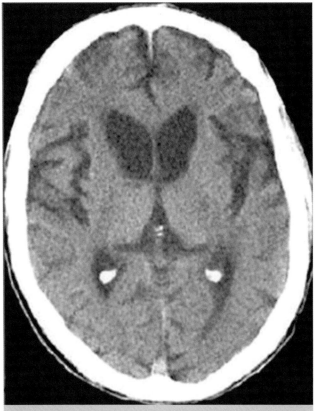

图 105.1 CT 轴位图像显示，尾状核头明显的对称性萎缩，侧脑室前角代偿性扩大。尾状核头间距明显增宽。图片由 Paul M. Sherman, MD 提供

■ 临床表现

44 岁女性，表现为进行性痴呆（图 105.1）。

■ 推荐阅读

Ho VB, Chuang HS, Rovira MJ, et al. Koo B. Juvenile Huntington disease：CT and MR features. Am J Neuroradiol, 1995, 16：1405 – 1412

■ 主要影像学表现

成年人早期尾状核萎缩。

■ 诊　断

● **亨廷顿病**　亨廷顿病（HD）是一种常染色体显性遗传的神经系统退行性疾病。好发于成年人早–中期（30～50 岁），表现为痴呆、精神病、手足舞蹈徐动征。舞蹈症是最主要的临床特点。青少年类型不常见，发生于 20 岁前，临床表现以肢体僵硬为主要特征而非舞蹈症。

成年类型最常见的影像学特点是尾状核早期萎缩和相关的侧脑室前角扩大。萎缩性改变造成尾状核头间距增宽，指的是两侧尾状核头内侧之间的距离。正常人间距为 10～14mm，而亨廷顿舞蹈症患者间距 > 20mm。可见弥漫性脑实质萎缩，但尾状核受累与其不成比例，程度更大。深部灰质结构信号异常不是成人类型的特征。

青少年 HD，基底节可见对称性 T2/FLAIR 序列高信号，尤其是尾状核及壳核。这种异常信号是非特异性的，也见于其他的神经系统退行性疾病、代谢性疾病及缺血、中毒或感染性损伤。早期尾状核萎缩是有价值的继发性表现，提示 HD。

HD 无法根治，且不断进展。治疗措施主要针对减轻临床症状（舞蹈症、肢体僵硬、精神病等）。

■ 关键点

● HD 是一种常染色体显性遗传的神经系统退行性疾病，好发于成年人；舞蹈症是最主要的临床特点。

● 成年类型最常见的影像学特点是尾状核早期萎缩。

● 青少年 HD 发生于 20 岁前，表现为肢体僵硬，基底节 T2 高信号。

病例 106

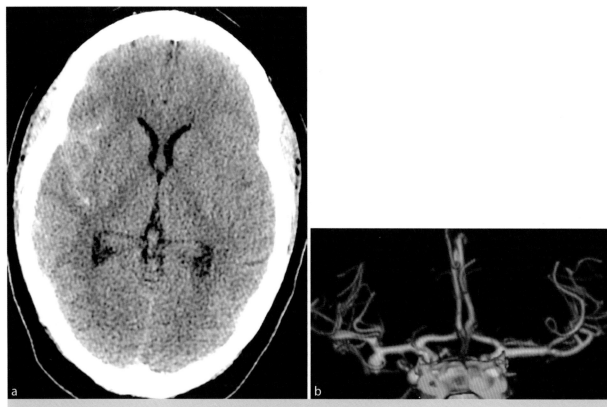

图 106.1　CT 轴位图像（a）显示，右外侧裂蛛网膜下腔出血。3D-CTA 扫描容积重建图像（b）显示，右侧大脑中动脉囊性动脉瘤（M1 - M2 交界处），朝向下方，M2 一分支由其基底部发出

■ **临床表现**

　　年轻男性，表现为急性发作的头痛，无创伤史（图 106.1）。

■ **推荐阅读**

O'Brien WT, Vagal AS, Cornelius RS. Applications of CTA in neuroimaging. Semin Roentgenol, 2010, 45: 107 - 115

■ 主要影像学表现

蛛网膜下腔出血（SAH）伴邻近的动脉瘤。

■ 诊　断

● **动脉瘤破裂**　颅内动脉瘤破裂是急性 SAH 最常见的非创伤性原因，占所有病例的 85%。颅内动脉瘤的发病率约 2% ~ 4%，其中 20% ~ 25% 的病例为多发动脉瘤，尽管大多数为单发，但在高血压、主动脉缩窄、常染色体显性遗传的多囊肾、结缔组织病、血管炎、肌纤维发育不良、1 型神经纤维瘤病患者中发病率升高。也可见于以下情况：创伤（假性动脉瘤）、感染（细菌性动脉瘤）以及血管畸形。假性动脉瘤及细菌性动脉瘤更易发生在外周血管，如未经治疗快速增大和破裂概率升高。

破裂的风险主要取决于动脉瘤的大小；既往无出血史者，破裂风险平均为每年 1% ~ 2%。破裂后如未经治疗，最开始 6 个月内再出血的风险 > 50%。6 个月后风险降至每年 3%。大出血后幸存的患者常遗留神经功能缺损，尤其是脑实质内出血患者。

出血患者最常表现"一生中最剧烈的头痛"。CT 扫描作为一种影像学检查方式可供早期评估 SAH。早期 SAH 集中在动脉瘤所在区域，随着时间延长，出血更为弥散，使得定位或判断破裂位置更为困难，尤其是存在多发动脉瘤者。

CTA 扫描或 MRA 扫描可用于评估颅内动脉瘤。首选 CTA 扫描，因为其在急诊室检查时间短且应用广泛。MRA 扫描无电离辐射，但检查耗时长，且较 CTA 扫描对运动伪影更为敏感。借助于进一步的后处理，CTA 扫描还能发现大小 < 3mm 的动脉瘤。DSA 常用于动脉瘤的进一步评估和必要时治疗。

动脉瘤的重要描述信息包括位置、大小、瘤颈、形状、朝向及其与血管分叉和载瘤动脉的关系。最好发的位置依次为前交通动脉、后交通动脉、大脑中动脉分叉处和基底动脉末端，其他位置包括颈内动脉海绵窦段、椎 - 基底动脉交界处、眼动脉和小脑后下动脉。巨大动脉瘤定义为 ≥ 2.5cm，多发生在颈内动脉海绵窦段和基底动脉末端。

在多发动脉瘤情况下判定破裂动脉瘤较为困难，形状不规则或赘生物提示动脉瘤破裂。动脉瘤的朝向及其与动脉分支和载瘤动脉的关系是决定进行外科手术还是血管内治疗的关键因素。血管内治疗包括动脉瘤弹簧圈填塞，偶尔需辅助支架或球囊技术，尤其是宽颈动脉瘤。治疗后的随访是评估再发的关键。

■ 关键点

● 颅内动脉瘤破裂是急性 SAH 最常见的非创伤性原因。

● 破裂的风险主要取决于动脉瘤的大小；既往无出血史者，破裂风险平均为每年 1% ~ 2%。

● 早期 SAH 集中在动脉瘤所在区域，随着时间延长，出血更为弥散。

● 动脉瘤的重要描述信息包括位置、大小、形状、朝向及其与血管的关系。

病例 107

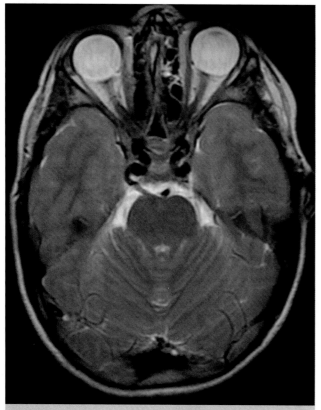

图 107.1 MRI 轴位 T2 图像显示，异常动脉起源于后方的右侧颈内动脉海绵窦段，向后延伸至基底动脉中段

■ 临床表现

年轻男孩，在治疗头痛时偶然发现（图 107.1）。

■ 推荐阅读

Dimmick SJ, Faulder KC. Normal variants of the cerebral circulation at multidetector CT angiography. Radiographics, 2009, 29: 1027 - 1043

■ 主要影像学表现

异常的颈动脉 – 椎基底动脉吻合。

■ 诊　断

● **永存胚胎型颈动脉 – 椎基底动脉吻合（永存性三叉动脉）**　在早期胚胎发育过程中，在颈内动脉及椎基底动脉系统之间存在吻合血管，这些吻合血管退化失败导致持续性血管吻合的存在。这些动脉的命名主要根据邻近的组织，最常见的持续性吻合血管从上到下依次为：三叉动脉、耳动脉、舌下动脉、寰椎前动脉。

永存性三叉动脉是最常见的胚胎型颈动脉 – 椎基底动脉吻合血管，它起始于颈内动脉刚出颈动脉管的前面，向后延伸至基底动脉中段，吻合血管近端基底动脉下方相对发育不良，而吻合血管远端部分管径较粗。永存性三叉动脉可能与三叉神经伴行或从正中穿过蝶鞍或蝶鞍上方。识别这种正常变异重点在于避免在经蝶骨或其他颅底手术中不慎损伤该血管，与其他改变血流动力学的异常血管一样，颅内动脉瘤的发病率升高。

永存性舌下动脉是第二位常见的胚胎型颈动脉 – 椎基底动脉吻合血管，它起源于颈内动脉远端，穿过扩大的舌下神经管，与基底动脉相连接。椎动脉和吻合血管近端基底动脉下方常发育不良。由于它位于舌下神经管内，患者可出现舌下神经功能障碍。

寰椎前动脉起源于颈动脉远端或颈内/外动脉近端，与枕下段椎动脉相吻合。吻合血管近端椎动脉可能发育不良或缺如。其他的颅内血管变异和颅内动脉瘤已见报道。

永存性耳动脉是最罕见的胚胎型颈动脉 – 椎基底动脉吻合血管，它起源于颈内动脉的岩骨段，与其伴行向后延伸通过内听道，与基底动脉近端相吻合。吻合血管近端基底动脉下方常发育不良。

■ 关键点

● 永存胚胎型颈动脉 – 椎基底动脉吻合是少见但重要的变异。

● 永存动脉的命名主要根据邻近的组织：三叉动脉、耳动脉、舌下动脉、寰椎前动脉。

● 永存性三叉动脉最常见，颅底手术前识别很重要。

● 永存性舌下动脉延伸进入舌下神经管，可导致颅神经功能障碍。

病例 108

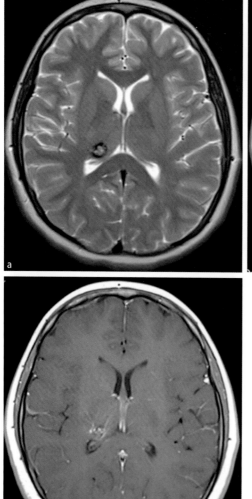

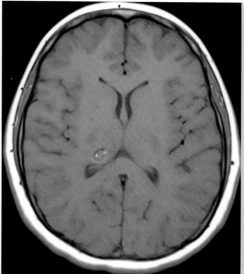

图 108.1 MRI 轴位 T2 图像（a）显示，右侧丘脑后部局限性病变，中心信号增高，伴明显的环形信号降低。信号改变导致特征性的"爆米花"表现。无占位效应或水肿。轴位 T1 图像（b）显示，相似的但更不明显信号特征，中心信号增高伴周围信号降低。MRI 增强轴位 T1 图像（c）显示，病变轻度强化，以及毗邻的发育性静脉异常

■ 临床表现

16 岁男孩，表现为慢性头痛（图 108.1）。

■ 推荐阅读

Smith AB. Vascular malformations of the brain：radiologic and pathologic correlation. J Am Osteopath Coll Radiol，2012，1：10 - 22

■ 主要影像学表现

局限性病变伴中心信号增高，周围信号降低，呈"爆米花"样表现。

■ 诊　断

• **海绵状血管瘤（CM）**　CM 是慢血流病变，由扩大的血窦、毛细血管间隙、窦间隙组成而无脑实质。病灶内包含各阶段血液，外周为含铁血黄素囊。CM 是仅次于脑发育性静脉异常（DAVs）的第二位常见的血管畸形（VM），其发生与 DAVs 有关。

绝大多数 CM 为散发、单发。10% ~ 20% 的病例为多发，尤其在家族性病例（常染色体显性遗传），或既往有放疗史者。大多数病变尚无症状，常见的症状包括：急性脑出血、癫痫及局灶性神经功能缺损。病变的部位多与症状相关；后颅窝病变出血几率高，幕上浅表病变更易发生癫痫或局灶性神经功能缺损。出血风险平均为每年 <1%。急性出血后 2 ~ 3 年内，再出血的风险增加至每年 4.5%，此后降至原来水平。

CT 扫描中，大的病灶表现为界限相对清楚的密度轻微增高区域，有约 60% 的病例可见钙化，小的病灶与周围脑实质比较呈等密度，难以识别。在无急性出血情况下，常无占位效应或周围脑水肿。急性出血突破病灶囊后常导致周围脑水肿和占位效应，以及急性发作的症状。

CM 的 MRI 扫描表现具有特征性，T2 病变周围为低信号的含铁血黄素环。T1 和 T2 由于不同阶段的血液成分，病变中心为信号增高与降低混杂区域，此被称为"爆米花"表现。GE 序列和 SWI 序列病变呈"花瓣"样表现。强化表现多样，可见于约 15% 的病例。同 CT 扫描一样，除合并急性出血外，常无占位效应或脑水肿。

对于无症状的 CM，需随访以确保其稳定性。急性出血情况下，除临床病情需干预外，保守治疗是理想的方法，治疗方法包括手术切除或放疗，取决于病变大小、位置和临床病情。

■ 关键点

• CM 是慢血流病变，无脑实质，系仅次于 DAVs 的第二位常见的 VM。

• 绝大多数 CM 为散发、单发，在家族性病例或既往有放疗史者中可为多发。

• MRI 扫描中，CM 周围为低信号的含铁血黄素环，中心呈"爆米花"表现。

• CM 常需随访以确保其稳定性，有时因病变大小、位置或临床病情特殊需行干预。

病例 109

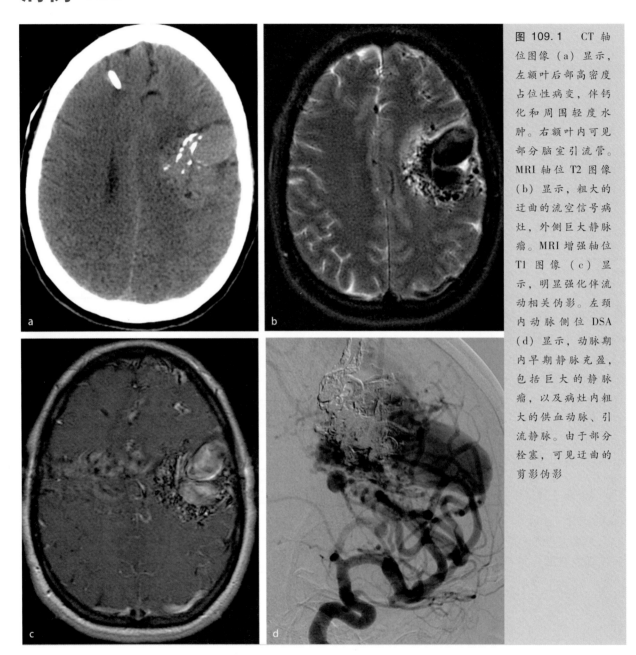

图 109.1　CT 轴位图像（a）显示，左额叶后部高密度占位性病变，伴钙化和周围轻度水肿。右额叶内可见部分脑室引流管。MRI 轴位 T2 图像（b）显示，粗大的迂曲的流空信号病灶，外侧巨大静脉瘤。MRI 增强轴位 T1 图像（c）显示，明显强化伴流动相关伪影。左颈内动脉侧位 DSA（d）显示，动脉期内早期静脉充盈，包括巨大的静脉瘤，以及病灶内粗大的供血动脉、引流静脉。由于部分栓塞，可见迂曲的剪影伪影

■ 临床表现

44 岁女性，表现为头痛伴癫痫（图 109.1）。

■ 推荐阅读

Smith AB. Vascular malformations of the brain：radiologic and pathologic correlation. J Am Osteopath　　Coll Radiol，2012，1：10－22

■ 主要影像学表现

实质性占位性病变，伴血管性病灶和粗大的供血动脉、引流静脉。

■ 诊　断

• **动静脉畸形（AVM）**　颅内 AVM 是高血流量病变，以动静脉异常连接和中间血管性病灶为特点，由动静脉分流和发育异常的血管所组成。AVM 大多数位于幕上，多见于年轻人。常见的表现包括头痛、癫痫及脑实质内出血；出血风险为每年 2%～4%。AVM 是年轻人自发性颅内脑实质内出血最常见的原因。

在无出血情况下，由于富含血流，CT 扫描中，大的 AVM 与周围脑实质比较呈轻微高密度。钙化可见于约 30% 的病例。小的病变可能为等密度而难以识别。CTA 扫描有助于发现粗大的供血动脉和引流静脉。MRI T2 扫描中，AVM 表现为团状流空信号，此与血管性病灶和供血/引流血管相符，这种表现常被形容为"蠕虫袋"。在 GE 序列上，因为血液成分和（或）钙化，常呈"花瓣样"表现。MRA 扫描有助于判定粗大的供血动脉和引流静脉，以及病灶内动脉瘤或静脉瘤，这些通常为出血来源。血液分流可导致病灶周围脑实质内胶质细胞增生。

当合并出血时，常使影像学表现变得复杂，甚至可掩盖潜在的 AVM。因此，对于自发性脑实质内出血，行增强扫描以评估是否存有潜在的占位性病变很重要，如 AVM 或肿瘤。

常规脑血管造影仍然是诊断 AVM 的金标准，尤其在识别血管构成来源及相关的动脉瘤时，要详细检查颈内动脉、颈外动脉及椎动脉系统，因为多条血管供应并不罕见。血管造影能显示血液分流，在动脉期显示引流静脉，粗大的供血动脉和引流静脉以及中间的血管性病灶。

AVM 的治疗方法包括血管内栓塞、手术和（或）放射治疗。Spetzler Martin 分级系统（表 109.1）有助于预测手术并发症发生率和死亡率，这套分级系统的标准包括病变大小、部位和引流静脉的形式，分数越高，手术并发症发生率和死亡率越高。

表 109.1　Spetzler Martin 分级标准

病灶大小	小（<3cm）=1
	中（3～6cm）=2
	大（>6cm）=3
部位	非功能区 =0
	功能区 =1
引流静脉	表浅 =0
	深部 =1

■ 关键点

• AVM 是高血流量病变，以动静脉异常连接和中间血管性病灶为特点。

• AVM 最常见于年轻人，常见表现包括头痛、癫痫和出血。

• 影像学表现为血管性病灶伴粗大的供血动脉和引流静脉。

• Spetzler Martin 分级系统（大小、部位和引流静脉）可预测手术并发症发生率和死亡率。

病例 110

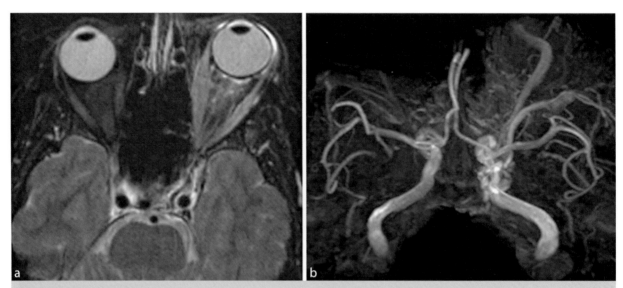

图 110.1 MRI 低聚焦筒轴位脂肪抑制 T2 图像（a）显示，左侧海绵窦外缘弯曲，海绵窦内流空信号增高，左侧眼外肌增粗伴水肿，眶内及眶周脂肪炎症和眼球突出。3D - MRA 扫描容积重建图像（b）显示，左侧海绵窦和左侧眼上静脉（图像中向上走行）内信号/流空增高。摘自 Smith AB. J Am Osteopath Coll Radiol, 2012, 1（1）：10 - 22

■ 临床表现

成年患者，表现为眼眶疼痛，视力丧失和眶部杂音（图 110.1）。

■ 推荐阅读

Smith AB. Vascular malformations of the brain：radiologic and pathologic correlation. J Am Osteoath Coll Radiol, 2012, 1：10 - 22

■ 主要影像学表现

海绵窦扩大伴动脉期内早期静脉充盈。

■ 诊 断

• **颈内动脉 - 海绵窦瘘（CCF）** CCF 是指颈内动脉和海绵窦异常沟通，分为直接型和间接型。直接型 CCF 导致颈内动脉和海绵窦之间高流量动静脉分流伴相对急性发作的症状，包括搏动性眼球突出、眶部杂音、球结膜水肿和偶见的颅内出血。绝大多数直接型 CCF 源于外伤，颈内动脉海绵窦段动脉瘤破裂是更不常见的原因。间接型 CCF 是颈内或颈外动脉的硬脑膜支与海绵窦之间的低流量分流，常为自发性，起病隐匿。

CCF 导致静脉和眼眶压力增高，可见海绵窦扩大和静脉血通过同侧眼上静脉引流。MRI 扫描可见受累侧海绵窦外缘外凸（正常为平直或凹陷）。T2 海绵窦内流空信号增多，同侧眼上静脉和眼外肌增粗以及眼球突出。因为与对侧海绵窦存在静脉沟通，海绵窦扩大可为双侧。

血管造影可见动脉期内早期静脉充盈（海绵窦和眼上静脉）。血管内治疗受到青睐，包括胶或弹簧圈栓塞。

■ 关键点

• CCF（直接型或间接型）是指颈内动脉和海绵窦异常沟通。

• 直接型 CCF 源于外伤，表现为急性发作的搏动性眼球突出、眶部杂音和球结膜水肿。

• 影像学表现包括海绵窦外凸（伴流空信号），眼上静脉和眼外肌增粗及眼球突出。

• CCF 血管内治疗受到青睐，包括胶或弹簧圈栓塞。

病例 111

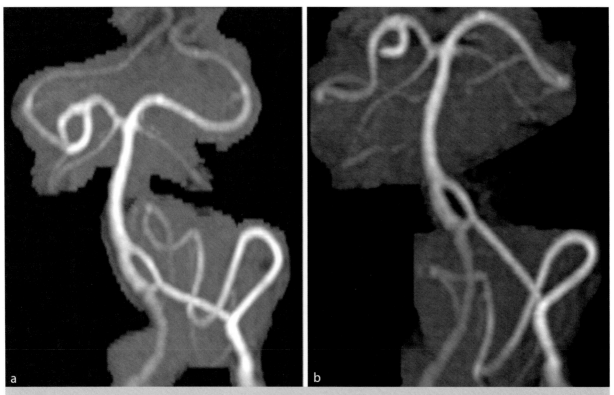

图 111.1　3D-MRA 容积重建图像（a，b）显示，椎基底动脉交界处两个分离的管腔。分别在近端和远端汇合。右侧开窗起始处可见血流信号轻微消失，此与局限性动脉狭窄区域相对应

■ 临床表现

77 岁男性，表现为短暂性脑缺血发作和眩晕（图 111.1）。

■ 推荐阅读

Dimmick SJ, Faulder KC. Normal variants of the cerebral circulation at multidetector CT angiograhy. Radiograhics, 2009, 29: 1027 - 1043

■ 主要影像学表现

分离的动脉管腔分别在近端和远端汇合。

■ 诊　断

● **动脉开窗**　动脉开窗是指两个分开的血管通道分别有各自的内膜、肌层，却共享外膜层，一般发生在短节段，起始处及汇合近端、远端动脉管腔均正常。由于开窗改变原有血流动力学，故较普通人群动脉瘤发生率高。

在威利斯环中，最常见的位置包括前交通动脉和基底动脉，基底动脉开窗病例一般认为源于成对的胚胎型纵向神经动脉未完全融合，大多数基底动脉开窗位于近椎基底动脉连接处。也可发生于脑和椎动脉，但较少。

■ 关键点

● 动脉开窗是指两个分开的血管通道分别有各自的内膜/肌层，却共享外膜层。

● 由于开窗改变原有血流动力学，故动脉瘤发生率高。

● 最常见的开窗位置包括前交通动脉及基底动脉。

病例 112

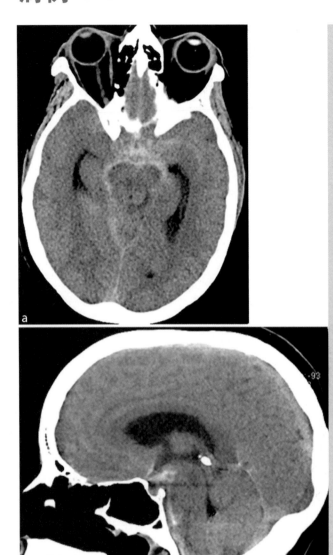

图 112.1　CT 轴位图像（a）显示，环池周围蛛网膜下腔出血。矢状位重建图像（b）显示，出血位于脑桥前，延髓前和中脑周围池

■ 临床表现

年轻男性，表现为性交后头痛，近期无创伤史。最初 DSA 结果正常，2 周后复查与最初结果一致（图 112.1）。

■ 推荐阅读

Agid R. Andersson T, Almqvist H, et al. Negative CT angiography findings in patients with spontaneous subarachnoid hemorrhage: when is digital subtraction angiograhy still needed? Am J Neuroradiol, 2010, 31: 696 - 705

■ 主要影像学表现

非创伤性蛛网膜下腔出血（SAH），其中心位于脑桥前和中脑周围池。

■ 诊　断

- **非动脉瘤性中脑周围出血（PMH）**　非动脉瘤性 PMH 是指 SAH 集中在脑干前的中脑周围池附近，目前认为非动脉瘤性出血源于静脉，这样能解释影像学上无动脉瘤，且再出血概率/风险低。

非动脉瘤性 PMH 患者常表现为劳累后出现头痛，相比动脉瘤破裂出血，头痛发作更为隐匿，程度较轻，此外一般无意识障碍或神经功能缺损，长期预后较好，因为即刻并发症和再出血概率低。

CT 扫描表现包括高密度的 SAH，集中在脑干前方的脑池，尤其是脑桥前和中脑周围池，也可能扩散到环池、大脑外侧裂的基底部和大脑纵裂前方近端。但通常不扩散至大脑外侧裂的外侧、大脑纵裂前方远端或脑室内。

现行指南推荐对于怀疑非动脉瘤性 PMH 者行 CTA 扫描。CTA 扫描阴性结果而临床表现符合的患者，作进一步的检查是必需的。也就是说最初仍会进行许多必要的检查以及作为预防措施的 DSA 随访，以排除潜在的或形成血栓的动脉瘤。

■ 关键点

- 非动脉瘤性 PMH 是指 SAH 集中在脑干前的中脑周围池周围。
- 非动脉瘤性 PMH 被认为出血源于静脉，再出血概率/风险低。
- 非动脉瘤性 PMH 影像学检查包括 CT 扫描、CTA 扫描或 DSA。

病例 113

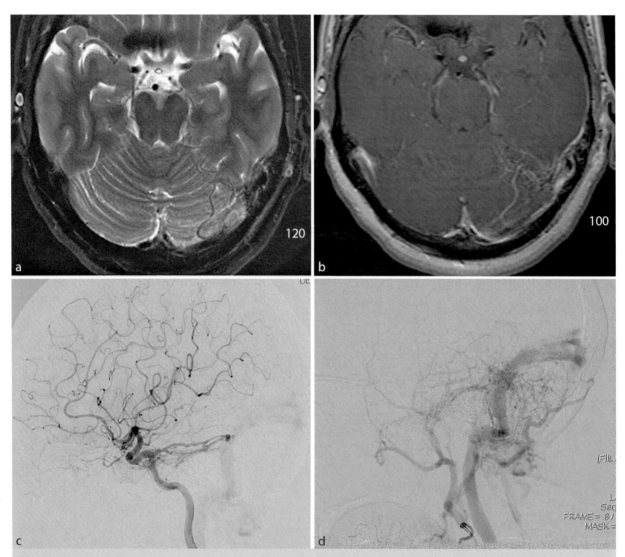

图 113.1 MRI 轴位 T2 图像（a）显示，沿左侧小脑幕流空信号增高，并延伸至远端横窦。MRI 增强轴位 T1 图像（b）显示血管强化。选择性左侧颈内动脉（c）和颈外动脉（d）DSA 侧位片显示，动脉期内左侧横窦和乙状窦早期充盈。其他影像学显示，主要的动脉血供来自脑膜垂体干、脑膜中动脉、咽升动脉和枕动脉。图片由 Aaron Betts，MD 和 Andrew Ringer，MD 提供

■ 临床表现

51 岁女性，表现为左侧耳后部头痛（图 113.1）。

■ 推荐阅读

Agid R，Andersson T，Almqvist H，et al. Negative CT angiography findings in patients with spontaneous subarachnoid hemorrhage：when is digital subtraction angiography still needed？ An J Neuroradiol，2010，31：696 – 705

■ 主要影像学表现

基底位于硬脑膜的动静脉分流。

■ 诊　断

• **硬脑膜动静脉瘘（AVF）**　AVF 区别于动静脉畸形（AVM），AVF 是动脉与静脉之间直接交通，而中间无可见于 AVM 的血管性病灶。两者都是高血流量分流性病变。

硬脑膜（颅内）动静脉瘘（dAVF）分为婴儿或成人病变。婴儿型罕见，由于静脉窦血栓形成，以多发 dAVF 为特点，MRI 扫描有助于识别静脉血栓及常位于窦汇的血管性病变。

成人型 dAVF 被认为是后天获得的，也是由于硬脑膜静脉窦血栓形成，多见于中年人。dAVF 包括阻塞静脉窦壁上的少量分流。最常见的部位包括颅内横窦与乙状窦连接处及海绵窦。临床症状多样，基于病变部位。发生在横窦 - 乙状窦连接处的常见表现为耳鸣和眩晕，潜在的并发症包括局灶性神经功能缺损和出血，一般认为是静脉充血所造成。

dAVF 分类是良性的还是侵袭性的，取决于静脉引流的方式，存在逆向的软脑膜静脉分流是更为侵袭性病变的特点，提示需进行早期干预。

无对照的 dAVF CT 扫描多是正常的。CTA 扫描能发现沿硬脑膜静脉窦粗大的供血动脉或引流静脉。CTV 扫描可显示邻近硬脑膜静脉窦血流受限引起的狭窄或闭塞。MRI 扫描中，T2 可见 dAVF 多发流空信号，可能为轻微的。T2 血栓形成的静脉窦表现为正常的流空信号消失，MRV 扫描显示更佳。静脉充血可导致毗邻脑实质内胶质细胞增生。

DSA 显示 dAVF 最佳，表现为多条供血动脉和动脉期内静脉充盈。大多数病变动脉血供来源于颈外动脉硬脑膜支和穿通支，颈内动脉和（或）椎动脉的硬脑膜支和小脑幕支也可参与。因此，在脑血管造影识别所有动脉血管很重要。更为侵袭性的病变表现为硬脑膜静脉窦和软脑膜/皮层静脉的血液逆流，呈特征性的"假性静脉炎"表现。

治疗方法包括血管内栓塞、手术切除或放疗。

■ 关键点

• AVF 是动静脉之间直接交通，中间无血管性病灶。

• 由于硬脑膜静脉窦血栓，dAVF 被认为是获得性的，分为成人型和婴儿型。

• dAVF 治疗方法包括血管内栓塞、手术切除或放疗。

病例 114

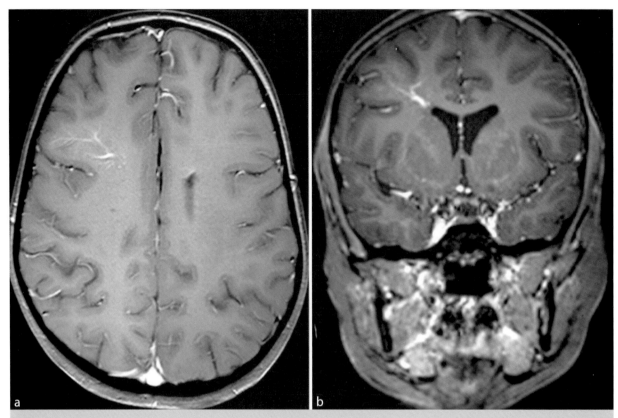

图 114.1 MRI 增强扫描轴位 (a) 和冠状位 (b) 脂肪抑制 T1 加权像显示，右侧额叶分支区域强化，通过共同的主干引流至深部扩大的室管膜静脉，表现为特征性的"海蛇头"征

■ 临床表现

8 岁女孩，表现为头痛（图 114.1）。

■ 推荐阅读

Smith AB. Vascular malformations of the brain: radiologic and pathologic correlation. J Am Osteopath Coll Radiol, 2012, 1: 10 - 22

■ 主要影像学表现

分支区域强化，延伸进入扩大的静脉主干（"海蛇头"征）。

■ 诊　断

- **发育性静脉异常（DVA）** DVA 是最常见的脑血管畸形，被认为属于正常变异，为脑实质周围提供静脉引流，故 DVA 被认为是无须处理的病变。DVA 由扩大的髓静脉引流入共同的静脉干组成。临床常无症状，除非发生相对罕见的急性血栓。这种情况常与邻近的海绵状血管瘤相关。

CT 扫描中，DVA 与脑实质比较可呈等密度或稍高密度。如果发生急性血栓，栓子常呈高密度伴周围低密度脑水肿。常规 MRI 扫描显示分枝状流空信号，汇合成共同的静脉干，呈特征性的"海蛇头"表现，T2 显示最佳。增强扫描（CT 或 MRI 扫描）显示扩张的髓静脉和静脉干更清晰，引流入硬脑膜静脉窦或室管膜静脉。

■ 关键点

- DVA 是最常见的脑血管畸形，被认为是正常变异。
- DVA 由扩大的髓静脉引流入共同的静脉干所组成。
- MRI 扫描显示分枝状流空信号，汇合成共同的静脉干，呈"海蛇头"表现。

病例 115

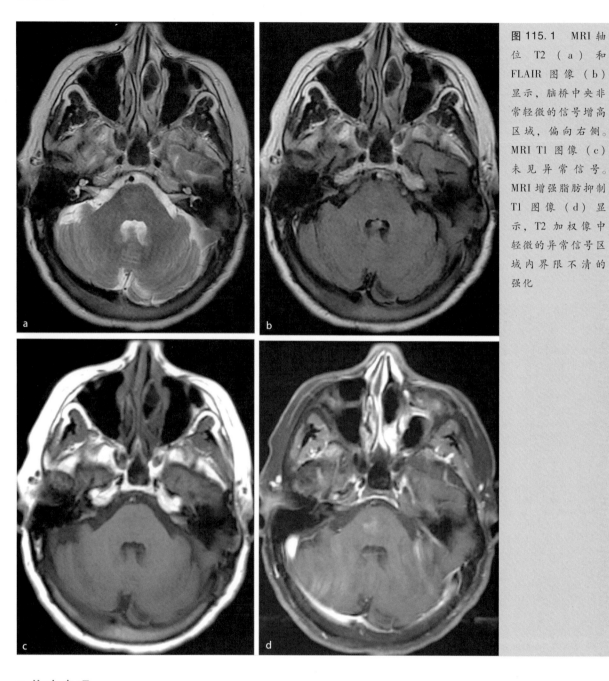

图 115.1 MRI 轴位 T2（a）和 FLAIR 图像（b）显示，脑桥中央非常轻微的信号增高区域，偏向右侧。MRI T1 图像（c）未见异常信号。MRI 增强脂肪抑制 T1 图像（d）显示，T2 加权像中轻微的异常信号区域内界限不清的强化

■ 临床表现

74 岁女性，表现为记忆力减退（图 115.1）。

■ 推荐阅读

Smith AB. Vascular malformations of the brain：radiologic and pathologic correlation. J Am Osteopath Coll Radiol，2012，1：10 - 22

■ 主要影像学表现

脑干微弱的异常信号区域伴界限不清的强化。

■ 诊　断

• **毛细血管扩张症**　毛细血管扩张症表现为正常脑实质内散在的扩张血管。尽管其病因不太明确，一般认为是一种获得性疾病，此与静脉引流或静脉异常有关。大多数位于脑桥，也可见于颞叶、基底节和脑干的其他部位，通常体积较小（<1cm），多为偶然发现，无症状。

毛细血管扩张症在 CT 扫描中不显示。MRI T2/FLAIR 序列信号正常或轻微增高伴界限不清的"毛刷"样强化。GRE 序列或 SWI 序列，由于病变内的脱氧血红蛋白表现为低信号。无病变相关的占位效应、胶质细胞增生或钙化。在多数病例，可有明显的引流静脉或相关的发育性静脉异常，如果表现具有特征性，需作进一步的影像学检查或随访观察。

■ 关键点

• 毛细血管扩张症表现为正常脑实质内散在的扩张血管。

• 毛细血管扩张症被认为是一种获得性疾病，大多数位于脑桥。

• MRI T2/FLAIR 序列信号轻微增高，GRE 或 SWI 序列信号降低伴"毛刷"样强化。

病例 116

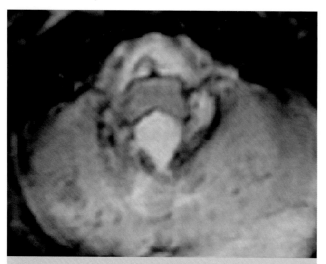

图 116.1 MRI 轴位 T2 – GRE 图像显示，沿脑干和小脑表面信号降低，包括四脑室的室管膜表面

■ 临床表现

年轻男孩，表现为头痛，听力丧失和共济失调（图 116.1）。

■ 推荐阅读

Kumar N. Neuroimaging in superficial siderosis: an in-depth look. Am J Neuroradiol, 2010, 31: 5 – 14

■ 主要影像学表现

梯度回波（GRE）序列沿脑和脑干表面信号降低。

■ 诊　断

● **浅表性铁沉着**　浅表性铁沉着是指软脑膜及软脑膜下含铁血黄素沿脑、脑干及脊髓表面沉积。这些含铁血黄素来源于持续及反复发作的蛛网膜下腔出血（SAH）。常见的原因包括外伤、既往手术史、硬脑膜撕裂、血管畸形和肿瘤。临床上，患者常表现为隐匿起病的进行性感音神经性耳聋、共济失调和构音障碍，某些患者也可无症状。主要针对出血原因进行治疗。

MRI 扫描作为一种影像学检查方式可供选择，T2 - GRE 序列和磁敏感（SWI）序列表现为具有确诊价值的沿脑、脑干及脊髓表面的低信号，以及脑室的室管膜表面。脑干、小脑和脊髓最常受累，临床表现有颅神经病变和小脑体征，常合并小脑萎缩和胶质细胞增生。

对该病的识别重要，同时寻找潜在的病因也很重要，这就需要评估整个神经系统，常需行脑血管造影，以排除潜在的血管畸形。

■ 关键点

● 浅表性铁沉着是指持续及反复发作的 SAH 所致的软脑膜和软脑膜下含铁血黄素沉着。

● 患者常表现为隐匿起病的进行性感音神经性耳聋、共济失调和构音障碍。

● MRI 扫描表现为具有确诊价值的沿脑、脑干及脊髓表面软脑膜下 T2/GRE 序列低信号。

● 评估整个神经系统以寻找潜在的出血原因很关键。

病例 117

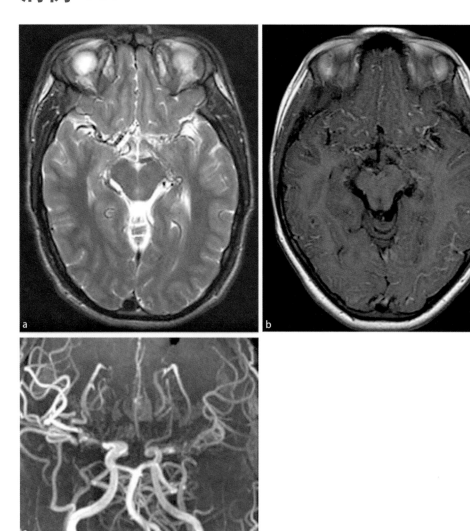

图 117.1　MRI 轴位 T2 图像（a）显示，左侧颈动脉末端闭塞，右侧颈动脉末端严重狭窄，伴多发小的基底动脉侧支流空信号。MRI 增强轴位 T1 图像（b）显示，深穿支（基底动脉）侧支血管强化，以及大脑凸面的软脑膜侧支血管强化。MRA 扫描最大密度投影（c）显示，颈内动脉末端闭塞，大脑中动脉 M1 段近端多发小侧支血管，左侧呈特征性的模糊或"烟雾"表现。由于皮质-皮质血管吻合，可见大脑中动脉（MCA）远端血管充盈

■ 临床表现

16 岁男孩，表现为慢性头痛（图 117.1）。

■ 推荐阅读

Burke GM, Burke AM, Sherma AK, et al. Moyamoya disease：a summary. Neurosurg Focus, 2009，26：E11

Geibprasert S, Pongpech S, Jiarakongmun P, et al. Radiologic assessment of brain arteriovenous malformations：what clinicians need to know. Radiographics，2010，30：483－501

■ 主要影像学表现

颈动脉末端闭塞伴大量基底侧支血管。

■ 诊　断

• **烟雾病**　烟雾病是一种相对罕见的脑血管进行性闭塞性疾病，主要累及颈内动脉颅内段和脑动脉近端。日语中"moyamoya"的意思是"烟雾"，因首次描述时，脑血管造影上异常侧支血管酷似"烟雾"而得名。先天性类型多见于亚洲。烟雾综合征也可能与 1 型神经纤维瘤病、镰状细胞病、唐氏综合征、胶原血管病和放疗史有关。

发病呈双峰样年龄分布，高峰为 0 ~ 10 岁儿童和 30 ~ 40 岁年轻人。儿童患者常表现头痛、反复发生的短暂性脑缺血发作或脑梗死以及癫痫。出血多见于成人。治疗主要针对潜在的病因，以及预防和治疗并发症。根据病情和症状的严重程度，可给予抗凝治疗或血管旁路手术，比如颞上动脉（STA）– 大脑中动脉（MCA）搭桥术，或许有效。

CT 扫描有助于评估脑实质内出血，也可显示慢性缺血征象，多位于分水岭区。MRI 扫描作为一种影像学检查可用于诊断该病及其并发症。T2 序列可显示颈动脉末端和脑动脉近端狭窄或闭塞，常见双侧受累，也能看到颈内动脉末端邻近脑实质穿通血管（基底动脉）多发粗大的流空信号。增强扫描可见基底穿通血管强化，以及粗大的软脑膜侧支静脉强化。沿大脑凸面的软脑膜侧支血管被形容为"常春藤"征。硬脑膜侧支血管 MRI 扫描显示不清晰，但在常规脑血管造影则容易识别。

MRA 扫描显示颈动脉末端和脑动脉近端流空信号消失。粗大的基底侧支呈模糊或"烟雾"表现。在合适的视野，还能看到沿大脑凸面粗大的软脑膜侧支血管，表现类似于常规脑血管造影。常规脑血管造影能提供实时的血管评估，显示硬脑膜侧支血管更佳。然而脑血管造影属于有创性检查，MRI/MRA 扫描提供的诊断信息也较可信。

CT 扫描和 MRI 灌注成像可用于监测病情进展和筛选需行旁路搭桥手术的病例。CTA 扫描因显示颈外动脉分支（STA）更优，故对行血管旁路手术颇有价值。在血管旁路术后，灌注成像有助于判断是否显著改善受累血管分布区的血液供应，也可直接反应 STA-MCA 吻合处的开放情况。

■ 关键点

• 烟雾病系由颈内动脉颅内段和脑动脉近端进行性闭塞所致。

• 烟雾病可为先天性或与 1 型神经纤维瘤病、镰状细胞病、唐氏综合征、胶原血管病或放疗史有关。

• MRA 扫描显示颈动脉末端和脑动脉近端闭塞伴多发侧支血管。

• MRI 扫描和常规脑血管造影显示粗大的基底侧支血管，呈"烟雾"表现。

病例 118

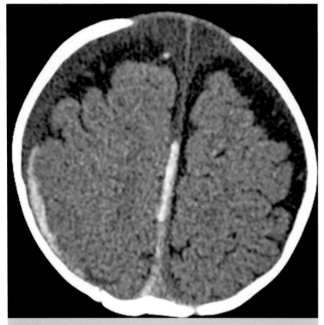

图 118.1　颅脑 CT 扫描显示，大脑纵裂/大脑镰旁区域和大脑半球凸面右后方急性脑外出血，以及双侧额顶部亚急性-慢性硬膜下血肿

■ 临床表现

6 个月大女婴，从床上摔下后意识丧失，由其母亲送至急诊室（图 118.1）。

■ 推荐阅读

Demaerel P, Casteels l, Wilms G. Cranial imaging in child abuse. Eur Radiol, 2002, 12: 849 - 857

Dias MS. Traumatic brain and spinal cord injury. Pediatr Clin North Am, 2004, 51: 271 - 303

■ 主要影像学表现

不同时期的硬膜下出血。

■ 诊　断

● **虐待（NAT）** 中枢神经系统损伤是 NAT 致残、致死的首要原因，可见于 40% 的病例。中枢神经系统损伤可源于直接创伤、剧烈摇晃、窒息或勒杀。直接创伤和摇晃伤常引起颅内出血。缺血性损伤可发生于严重创伤（直接或摇晃伤）、窒息及勒杀。直接钝器伤也可引起颅骨骨折。

NAT 最常见的颅内出血类型是硬膜下出血，可越过骨缝。除非发生在后颅窝，一般不跨越中线。NAT 常见硬膜下出血扩散进入大脑纵裂。蛛网膜下腔出血是第二位常见类型，可为局限性或弥散性。硬膜外出血常与表面的颅骨骨折相关。由于婴儿颅骨相对较软，显著的外力才可造成颅骨骨折。尚无合理病史的多发或凹陷性颅骨骨折应高度怀疑 NAT。也可见脑实质内出血和弥漫性轴索损伤，此与严重的头部损伤有关。

描述脑外出血的部位、大小及占位效应/并发症很重要。不同时期的出血共存高度提示 NAT，表现为不同的密度（CT 扫描）和信号（MRI 扫描）。硬膜下出血存有分隔提示为慢性出血。除识别不同时期的出血外，当影像科医生询问到出血时间时也应引起注意，因不同于脑实质内出血，脑外出血的评估并不按照可以预测的方式，MRI 扫描中的信号由多种因素决定。

缺血常见于严重的直接头部创伤、剧烈摇晃、窒息和勒杀。缺血改变可以是局限性、弥散性或发生在分水岭区，取决于损伤的类型、程度以及损伤发生时脑的成熟程度。婴幼儿倾向于因摇晃导致的头颈部损伤，这是因为头颅相对较大，蛛网膜下腔空间大以及颈部肌肉组织力量弱。加速及减速活动可致皮质桥静脉撕裂、脑水肿、弥漫性轴索损伤和偶见的颈部血管或脊髓损伤。

视网膜出血是 NAT 的一种特殊临床表现，尤其是双侧视网膜出血。然而 NAT 的临床表现各异，且无特异性。因此，影像科医生在提示诊断中发挥着关键作用。无合理受伤机制情况下发现硬膜下出血、缺血和颅骨骨折，应高度怀疑 NAT。一旦怀疑 NAT，应恰当地告知和进行影像学检查。急性颅内出血和颅骨骨折在 CT 扫描显示更优。MRI 扫描对于微小的出血、缺血和局限性脑实质损伤更为敏感。尚应进行骨骼检查，以评估其他与 NAT 相关的特征性损伤。如果患者有兄弟姐妹，他（她）们也有必要进行 NAT 相关检查。

■ 关键点

● NAT 相关的中枢神经系统损伤是由直接创伤、剧烈摇晃、窒息或勒杀所致。

● 尚无合理病史的硬膜下出血、缺血和颅骨骨折应高度怀疑 NAT。

● 除识别不同时期的出血外，当被询问到出血时间时也应引起注意。

病例 119

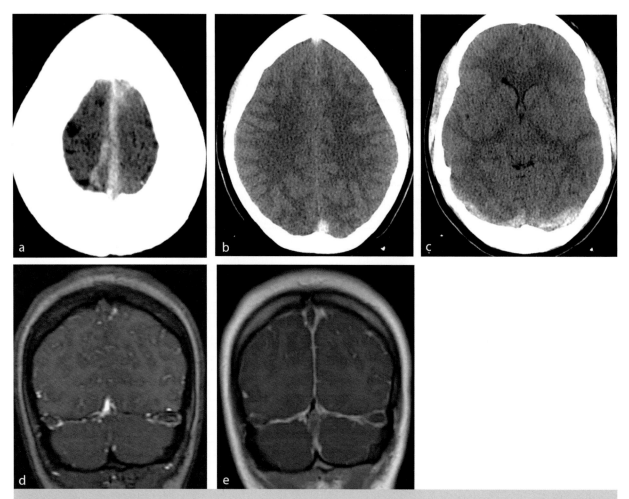

图 119.1　颅脑 CT 扫 CT 轴位非强化图像（a~c）显示，上矢状窦（a，b）、颅顶点表面皮质静脉（a）和横窦（c）高密度。MRI 冠状位 2DTOF 图像（d）显示，上矢状窦和双侧横窦等 - 低信号充盈缺损。沿充盈缺损边缘可见微弱的高信号流空。MRI 增强相应的冠状位 T1 加权像（e）显示"空三角"征，上矢状窦和横窦内非强化的充盈缺损周围强化

■ 临床表现

19 岁女性，表现为持续加重的头痛（图 119.1）。

■ 推荐阅读

Leach JL, Fortuna RB, Jones BV, et al. Imaging of cerebral venous thrombosis: current techniques, spectrum of findings, and diagnostic pitfalls. Radiographics, 2006, 26（Suppl 1）: S19 - S41, discussion S42 - S43

■ 主要影像学表现

硬脑膜静脉窦（CT 扫描）高密度，伴流空信号（MRV 扫描）消失和充盈缺损（增强扫描）。

■ 诊　断

● **静脉窦血栓形成**　静脉窦血栓形成好发于潜在高凝状态的患者，如创伤、局部或全身感染、恶性肿瘤、妊娠、药物（包括口服避孕药）、脱水或遗传性凝血障碍等。然而仍有不到 25% 的病例病因不明确。静脉窦血栓形成的临床表现多样，故影像学检查对提示诊断发挥关键作用。最常见的临床表现是头痛，当与静脉窦血栓形成有关的脑实质异常时可出现局灶性神经功能缺损和癫痫，治疗包括抗凝和纠正潜在的高凝状态。

静脉窦血栓形成最常累及矢状窦、横窦及乙状窦。有时，静脉窦发育的先天变异常使狭窄或闭塞的评估变得复杂。某些患者的上矢状窦的前部先天发育异常或闭锁。同时，大多数患者以一侧横窦、乙状窦为优势侧，另一侧则有不同程度的发育异常。另有一个陷阱是蛛网膜颗粒延伸到硬脑膜窦内，多在横窦远端。有价值的鉴别点是蛛网膜颗粒接近脑脊液密度或信号，而血栓则有所不同。

CT 扫描中，有血栓的静脉窦较正常血管结构呈高密度。需要警惕的是，在脱水及红细胞计数增多的情况下，所有的血管结构均可呈高密度，此时可通过对比动静脉密度做出鉴别。出现静脉血栓时有血栓的静脉较威利斯环的动脉密度高。CT 增强扫描中，表现为周边强化围绕中心低密度血栓，称为"空三角"征。

MRI 扫描中，常规序列因不同血栓时期血红蛋白降解产物的顺磁性而呈现不同的信号。急性期（发病 5d 内），血栓在 T1 呈等信号，T2 呈低信号，类似于 T2 流空信号。在亚急性期（6～15d），血栓更为明显，T1、T2 均呈高信号。慢性期血栓的影像学表现混杂而多样，取决于血管再通程度和含铁血黄素含量。GE 序列或 SWI 序列常在血栓区域表现为花瓣样伪影。

MRV 扫描可用于评估静脉血栓。可应用 2DTOF 或增强 MRV 扫描。两个平面的 TOF 图像很重要，因为一个平面的流动可导致信号消失，可与信号缺失相混淆。对比剂增强的 MRV 扫描很重要，尤其是急性期 T2 血栓信号降低，类似于流空信号。表现类似于 CTV 扫描，周边强化围绕腔内充盈缺损。在慢性期，增强 MRV 扫描作用有限，因为已经机化的血栓或部分再通的血栓也可出现强化，有可能误认为是正常的。

静脉血栓相关的脑实质受损，常发生于静脉高压或血栓延伸进入浅表静脉。脑实质损伤并发症包括细胞毒性或血管源性脑水肿、脑梗死或脑出血。最常受累的表浅静脉是 Labbe 静脉，该静脉闭塞常导致特征性的颞叶出血。

■ 关键点

● CT 扫描静脉血栓呈高密度，增强 CTV 扫描可见"空三角"征。

● MRI 扫描中，由于慢性化血栓表现多样，2DTOF MRV 扫描常用于识别静脉血栓。

● 脑实质受损（水肿、梗死或出血）常发生于血栓延伸进入浅表静脉。

病例 120

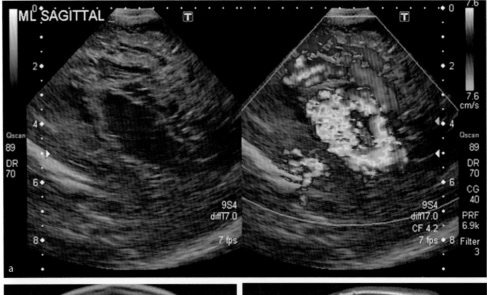

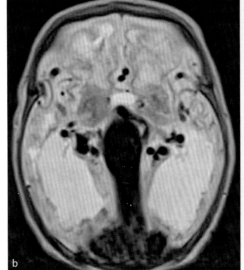
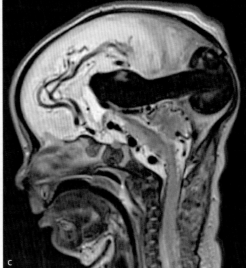

图 120.1 正中矢状位超声（a）显示，巨大管状富含血管低回声占位性病变。MRI 轴位（b）和矢状位（c）T2 图像显示，在 Galen 静脉区巨大血管畸形，以及大量附加的粗大的脑血管。畸形引流通过永存镰状窦进入上矢状窦。可见巨脑室伴脑实质体积缩小。矢状位图像显示，颈髓扩大、脑干体积缩小

■ 临床表现

出生两天的男婴，表现为充血性心力衰竭（图 120.1）。

■ 推荐阅读

Jones BV, Ball WS, Tomsick TA, et al. Vein of Galen aneurysmal malformation: diagnosis and treatment of 13 children with extended clinical follow-up. Am. J Neuroradiol, 2002, 23: 1717–1724

■ 主要影像学表现

新生儿顶盖区至上矢状窦巨大血管畸形引流。

■ 诊　断

• **Galen 静脉畸形（VOGM）**　VOGM 是罕见的先天性血管畸形，可导致颅内动静脉（AV）分流。患者常表现为新生儿期充血性心力衰竭。分流少的病变可在幼儿期发病，出现静脉高压和缺血相关症状。由于胎儿超声及 MRI 扫描的可用性和利用率升高，越来越多的病例在产前被诊断，故在出生时即应考虑给予恰当的护理。

VOGM 由脉络膜动脉、深部中脑动脉和胚胎型中央前脑静脉异常连接所组成。该静脉在胚胎期逐渐退化发育为 Galen 静脉。中央前脑静脉血流增多阻碍其萎缩、退化以及 Galen 静脉的形成。增粗的中央前脑静脉通过粗大的永存镰状静脉/窦引流至上矢状窦，直窦典型缺如。其他的静脉畸形还包括静脉狭窄区域和异常的静脉引流。

VOGM 有两种类型：即脉络膜型及壁型。脉络膜型最常见，由许多脉络膜和深部中脑动脉汇入中央前脑静脉前部所构成。壁型的不同之处在于供血动脉的数量较少，位置偏侧，汇入中央前脑静脉的侧壁。临床上，脉络膜型常表现为新生儿期充血性心力衰竭，而壁型起病更为隐匿，发病较晚。

在血管内栓塞治疗应用前，VOGM 的治疗方法仅限于外科手术，死亡率近 90%。栓塞治疗明显降低了死亡率，改善了临床预后。液体栓更常用，注入瘘口和供血动脉部位。

许多 VOGM 患者合并脑积水，很可能因为静脉压高导致脑脊液的吸收减少。脑积水的治疗目前尚有争议，因为先于 VOGM 治疗的脑脊液分流可能会导致 AV 分流增加和症状加重。

■ 关键点

• VOGM 系因脉络膜动脉和永存型中央前脑静脉间 AV 分流所致。

• 患者常表现为新生儿期充血性心力衰竭，可通过胎儿超声及 MRI 扫描识别病变。

• 直接位于瘘口和供血动脉的血管内治疗可极大地改善临床预后。

病例 121

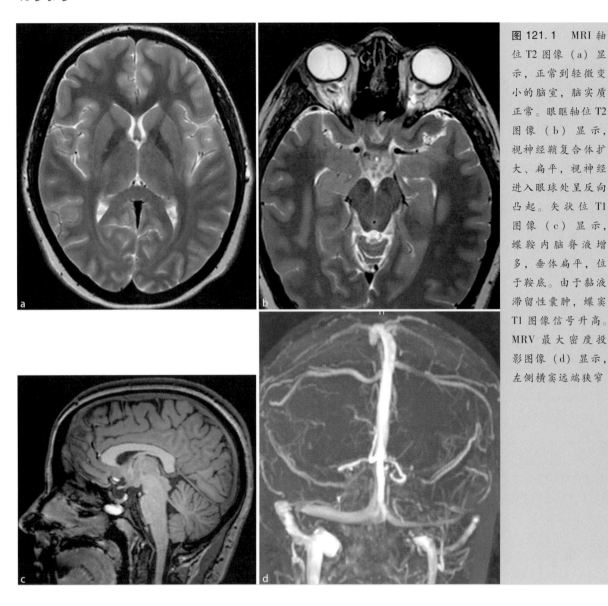

图 121.1 MRI 轴位 T2 图像（a）显示，正常到轻微变小的脑室，脑实质正常。眼眶轴位 T2 图像（b）显示，视神经鞘复合体扩大、扁平，视神经进入眼球处呈反向凸起。矢状位 T1 图像（c）显示，蝶鞍内脑脊液增多，垂体扁平，位于鞍底。由于黏液滞留性囊肿，蝶窦 T1 图像信号升高。MRV 最大密度投影图像（d）显示，左侧横窦远端狭窄

■ 临床表现

年轻女性，表现为进行性头痛（图 121.1）。

■ 推荐阅读

Degnan AJ, Levy LM. Pseudotumor cerebri: brief review of clinical syndrome and imaging find-ings. Am J Neuroradiol, 2011, 32: 1986-1993

■ 主要影像学表现

脑室变小，部分空蝶鞍，眼球反向凸起，静脉窦狭窄。

■ 诊　断

• **假性脑瘤**　假性脑瘤也称为颅内压升高，多见于育龄期超重女性。常见临床表现包括头痛、视力改变，体格检查可发现视力下降和视盘水肿。确切的病因尚不明确，且有争议。尽管绝大多数特发性颅内压升高患者存在横窦狭窄，但尚不明确其狭窄是颅内压升高的原因还是结果。

典型的影像学表现包括脑室缩小，部分空蝶鞍，视神经鞘复合体内脑脊液增多，视神经进入眼球处扁平或呈反向突起。偶见视神经强化，被认为是静脉充血和血－神经屏障破坏的共同作用。MRV 扫描中，超过 90% 的患者可见横窦狭窄。

许多假性脑瘤的病程呈自限性，可给予视觉症状明显的患者相关治疗，包括碳酸酐酶抑制剂、类固醇以及治疗性腰椎穿刺或腰大池分流。

■ 关键点

• 假性脑瘤多见于育龄期超重女性，表现为头痛和视力改变。

• MRI 扫描表现包括脑室缩小、部分空蝶鞍、眼球扁平和静脉窦狭窄。

• 治疗包括碳酸酐酶抑制剂、类固醇以及治疗性腰椎穿刺或分流。

病例 122

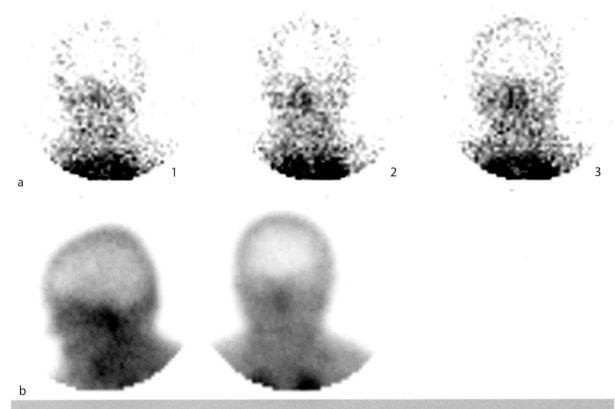

图 122.1 Tc99m-HMPAO 进行的脑死亡研究。由动态血流（每秒 1 帧共 1min）选择图像（a）显示，颅内血流消失。正位和侧位血池图像（b）显示，大脑及小脑无摄入，头皮生理上轻微的核素摄取增高，鼻区核素摄取增强（"热鼻"征）。这些表现在颅脑延迟 SPECT 扫描中也得到证实（未包括）。图片由 Kamal D. Singh, MD. 提供

■ 临床表现

57 岁男性，车祸后无反应（图 122.1）。

■ 推荐阅读

Conrad GR, Sinha P. Scintigraphy as a confirmatory test of brain death. Semin Nucl Med, 2003, 33: 312 - 323

■ 主要影像学表现

Tc99m-HMPAO 扫描脑活动消失。

■ 诊　断

• **脑死亡**　脑死亡是基于体格检查、脑电图及影像学检查做出的一个临床诊断。脑死亡扫描发现无脑灌注对确定脑死亡特异性较高。核素显像可使用便携式伽马相机在床旁实施。应用一种非特异性的显像剂 Tc99m-TDPA 或亲脂性的脑灌注显像剂 Tc99m-HMPAO 或 Tc99m-ECD，它们能被存活的脑组织摄取，与脑血流呈正比例，还需用一个头皮绑带或止血带围绕头部一圈以避免脑外血管的干扰，因为头皮绑带会升高颅内压，所以禁用于小儿患者。

第 1 分钟动态血流图像扫描由正位开始，随后观察正位和侧位静态血池图像，延迟 SPECT 扫描能提高脑灌注显像剂的敏感性。正常影像表现为正位大脑前及大脑中动脉对称性血流（"三角"征），血池图像可见硬脑膜静脉窦。在脑死亡者显示颈动脉活动终止在颅底水平，因为升高的颅内压超过脑灌注压。因此，通过颈外动脉分支血液分流投射在鼻区（"热鼻"征）。

合理的质量控制是必需的，以避免将放射性药物低剂量区误认为脑死亡。外周静脉内注射放射示踪剂形成一个快速、致密的团注，合适的团注以颈总动脉近端内不同的活动能清晰显示为准。药物外渗、注射速度慢或遗漏团注均可导致假阳性结果，尤其是使用显影剂（如 Tc99m-DT-PA，不通过血脑屏障）时。但 Tc99m-DTPA 通过肾脏排泄较快，在结果可疑或技术受限时可重复注射和成像。

■ 关键点

• 脑死亡扫描发现无脑灌注对确定脑死亡特异性较高。

• 核素显像可使用非特异性显像剂或亲脂性脑灌注显像剂。

• 正常的影像学表现为正位脑动脉血流和血池图像中硬脑膜静脉窦。

• 颅内血流消失，出现"热鼻"征可确诊脑死亡。

病例 123

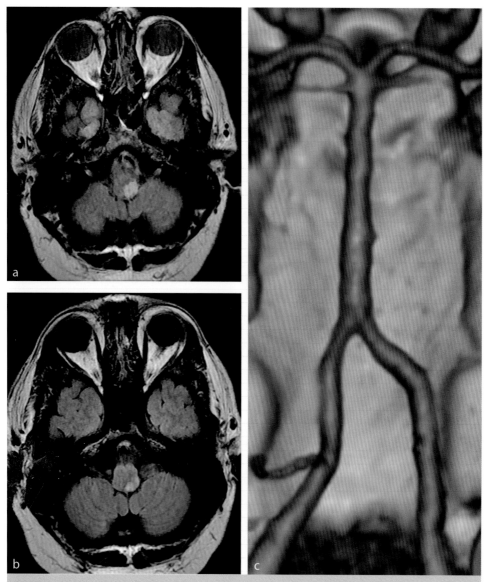

图 123.1 MRI 轴位 FLAIR 图像（a、b）显示，左侧延髓背外侧信号异常升高。3D 容积再现 CTA 图像（c）显示，左侧小脑后下动脉缺如，右侧小脑后下动脉近端部分显示。尽管 CTA 扫描可见小脑后下动脉，常规血管造影可明确闭塞（未显示）

■ 临床表现

42 岁男性，表现为左侧面部及对侧肢体感觉缺失、左眼睑下垂、声音嘶哑和眩晕（图 123.1）。

■ 推荐阅读

Kim JS, Lee JH, Suh DC, et al. Spectrum of lateral medullary syndrome. Correlation between clinical findings and manetic resonance imaging in 33 subjects. Stroke, 1994, 25: 1405 - 1410

■ 主要影像学表现

FLAIR 序列显示延髓背外侧信号异常升高。

■ 诊　断

● 延髓背外侧综合征（LMS）　LMS 或 Wallenberg 综合征典型的是由小脑后下动脉闭塞导致延髓背外侧梗死所造成。椎动脉受累也可有类似表现，大多数发生于继发血栓栓塞性疾病的老年患者。年轻患者中，创伤或血管病变相关的椎动脉夹层是最常见的病因。

临床上，患者表现为急性发作的同侧面部及对侧身体痛温觉缺失，同侧 Horner 征，同侧肢体共济失调和眩晕。声音嘶哑、吞咽困难常继发于颅神经受累。临床症状和预后与梗死的范围大小密切相关，梗死范围大者预后较差。然而大多数患者预后相对较好，症状逐渐好转。

CT 扫描多为正常，因其评估后颅窝结构较为困难。MRI 扫描更为灵敏，表现为 T2/FLAIR 序列沿延髓背外侧信号升高。孤立的延髓病变微小，仅见于 MRI 扫描轴位最下层图像。较大的梗死累及小脑下部，影像学上更加明显。急性期可见弥散受限和占位效应或水肿，亚急性期可见轻微强化，慢性期受累节段体积缩小。

■ 关键点

● LMS 通常是由小脑后下动脉闭塞导致延髓背外侧梗死所造成。

● 症状包括痛温觉缺失、Horner 征、肢体共济失调、声音嘶哑和眩晕。

● MRI 扫描显示沿延髓背外侧 T2/FLAIR 序列信号升高，弥散受限（急性期）。

● 孤立的延髓病变微小，仅见于 MRI 扫描轴位最下层图像。

病例 124

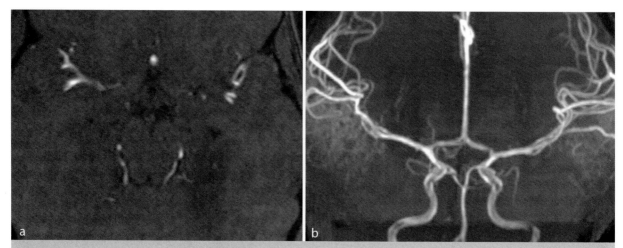

图 124.1 通过 Willis 环原始 (a) 和 3D 容积再现 MRA 图像 (b) 显示，孤立垂直的大脑前动脉 A2 段，前交通动脉缺如

■ 临床表现

年轻女性，表现为已知的先天性脑畸形（图 124.1）。

■ 推荐阅读

LeMay M，Gooding CA. The clinical significance of the azygos anterior cerebral artery（A. C. A.）. Am J Roentgenol Radium Ther Nucl Med，1966，98：602 – 610

■ 主要影像学表现

孤立垂直的大脑前动脉 A2 段。

■ 诊　断

• **不成对的大脑前动脉（ACA）**　ACA 是指颈内动脉分叉为 ACA 和大脑中动脉后的前部分支。水平段或 A1 段向前延伸一段距离后与来自对侧的 ACA-A1 段通过前交通动脉（ACOM）相交通，然后垂直进入大脑纵裂内 A2 段。A2 段的主要分支包括胼胝体缘动脉和胼胝体周动脉。

孤立的或不成对的垂直 ACA-A2 段属相对少见的血管变异，可为偶发或与某些综合征有关，如前脑无裂畸形。更常见的解剖变异是双侧 ACA，有两个垂直的 A2 段，一侧为优势侧，另一侧血管较小。不成对的 ACA 有两种潜在的风险，由于潜在的狭窄、闭塞或动脉损伤可导致双侧 ACA 供血区域发生缺血性疾病，而且因为血流动力学的改变，其 ACA 血管分布区远端发生动脉瘤的风险增加。对于表现为双侧 ACA 供血区域脑梗死的患者，需鉴别是不成对的 ACA 造成还是外伤或大脑镰下疝所致双侧 ACA 损伤或血栓栓塞性疾病累及双侧 ACA。

在横断面影像或血管造影上，不成对的 ACA 表现为位于中间孤立的直接起源于双侧 ACA-A1 段的 A2 段，无 ACOM，此时需寻找有无其他异常，如前脑发育异常（前脑无裂畸形）或动脉瘤。

■ 关键点

• 不成对 ACA 可为偶发或与某些综合征有关，如前脑无裂畸形。

• 不成对 ACA 可使双侧 ACA 供血区梗死和远端动脉瘤风险增加。

• 在横断面影像或血管造影上表现为位于中间孤立的 A2 段，无 ACOM。

病例 125

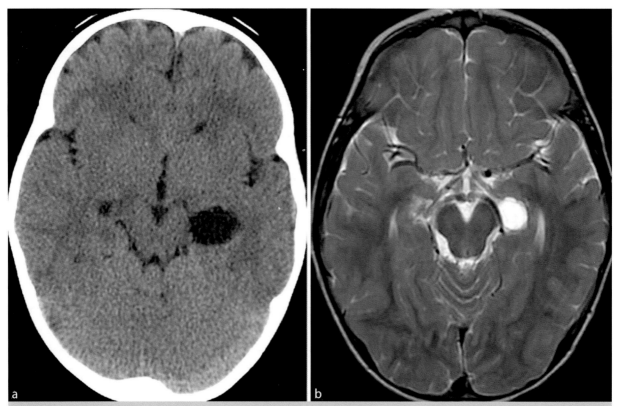

图 125.1　CT 轴位图像（a）显示，左侧脉络膜裂内界限清楚呈脑脊液密度占位性病变。MRI 轴位 T2 图像（b）显示，连续的水平面有类似表现，脉络膜裂内呈脑脊液信号病变

■ 临床表现

年轻男性，表现为慢性头痛（图 125.1）。

■ 推荐阅读

Osborn AC, Preece MT. Intracranial cysts: radiologic-pathologic correlation and imaging approach. Radiology, 2006, 239: 650 - 664

Sherman JL, Camponovo E, Citrin CM. MR imaging of CSF-like choroidal fissure and parenchymal cysts of the brain. Am J Roentgenol, 1990, 155: 1069 - 1075

■ 主要影像学表现

脉络膜裂内脑脊液囊肿。

■ 诊　断

• **脉络膜裂囊肿**　脉络膜裂囊肿是一种发生于脉络膜裂内的神经上皮或蛛网膜囊肿。解剖学上脉络膜裂是指沿着侧脑室壁、丘脑、穹窿和海马之间的裂隙，它是脉络丛的附着处。神经上皮或神经胶质囊肿其他常见的部位包括大脑半球（额叶最多见）、丘脑和脑干。这些先天性的囊肿相对少见。神经上皮或神经胶质囊肿是退化的神经管结构，未与脑室相通，被覆室管膜或脉络丛细胞。影像学上囊肿表现为光滑非分叶状，无强化，所有序列中与脑脊液信号相一致。常无（或微弱）周围脑实质信号异常。

■ 关键点

• 脉络膜裂囊肿是一种发生于脉络膜裂内的神经上皮或蛛网膜囊肿。

• 先天性变异代表退化的神经管结构未与脑室相通。

• 脉络膜裂囊肿表现为光滑非分叶状，无强化，所有序列中与脑脊液信号相一致。

（病例 101 ~ 125　翟跃芬　濮璟楠　译，刘重霄　校）

病例 126

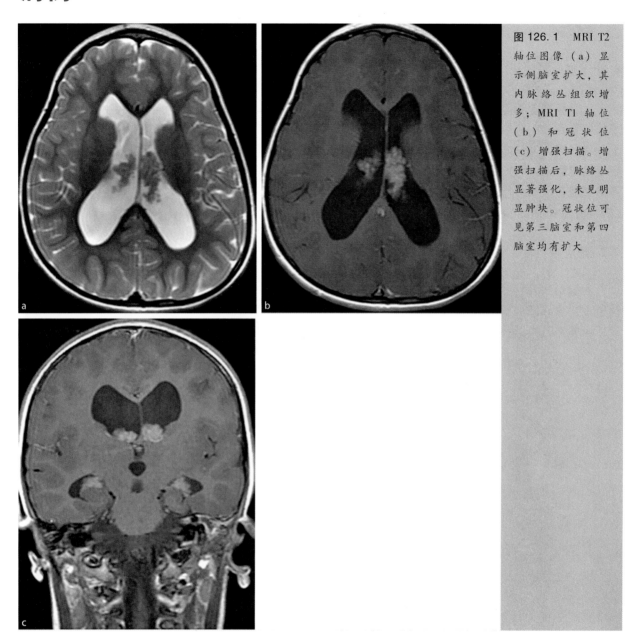

图 126.1 MRI T2 轴位图像（a）显示侧脑室扩大，其内脉络丛组织增多；MRI T1 轴位（b）和冠状位（c）增强扫描。增强扫描后，脉络丛显著强化，未见明显肿块。冠状位可见第三脑室和第四脑室均有扩大

■ 临床表现

4 岁女孩，表现为头痛（图 126.1）。

■ 推荐阅读

Naeini RM，Yoo JH，Hunter JV. Spectrum of choroid plexus lesions in children. Am J Roentgenol, 2009，192：32 – 40

■ 主要影像学表现

弥漫性、对称性脉络丛增大，无局部肿块。

■ 诊　断

● **脉络丛绒毛样增生**　脉络丛绒毛样增生是一种罕见的先天变异，以弥漫性、对称性脉络丛增大为主要特点。因脑脊液生成过多，患者常表现为交通性脑积水。病理检查常显示为脉络丛细胞形态正常而数量增多。在 MRI 和 CT 上，该病常表现为弥漫性、对称性脉络丛增大而无局部肿块。这可与脉络丛乳头状瘤或脉络丛癌进行鉴别。治疗主要是行脑脊液分流术，或脉络丛切除、凝固术。

■ 关键点

● 脉络丛绒毛样增生是以弥漫性、对称性脉络丛增大为特点。

● 患者因脑脊液生成过多而表现为交通性脑积水。

● 在 MRI 和 CT，其表现为脉络丛弥漫性扩大，显著增强，但无局部肿块。

● 治疗主要针对脑积水，包括脑脊液分流术和脉络丛切除、凝固术。

病例 127

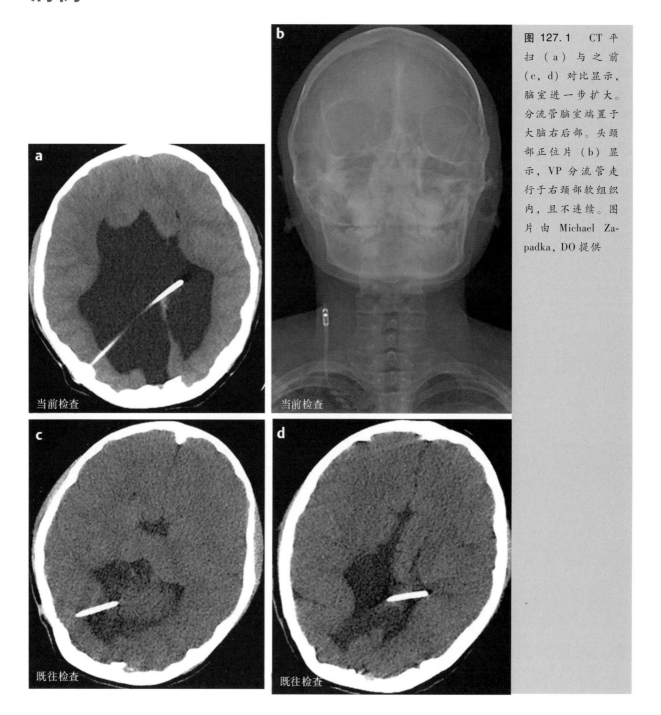

图 127.1 CT 平扫（a）与之前（c，d）对比显示，脑室进一步扩大。分流管脑室端置于大脑右后部。头颈部正位片（b）显示，VP 分流管走行于右颈部软组织内，且不连续。图片由 Michael Zapadka, DO 提供

■ 临床表现

12 岁男孩，基里亚 II 型畸形，脑室 – 腹腔（VP）分流术后，精神状态异常（图 127.1）。

■ 推荐阅读

Goeser CD, McLeary MS, Young LW. Diagnostic imaging of ventriculoperitoneal shunt malfunctions and complications. Radiographics, 1998, 18: 635 – 651

■ 主要影像学表现

VP 分流术后患者，脑室扩大临床症状加重。

■ 诊　断

• **分流管故障**　脑积水是由于脑脊液循环通道梗阻、分泌过多或吸收减少所致。交通性脑积水是继发于蛛网膜粒对脑脊液的吸收减少，可能因出血、感染、癌扩散或蛛网膜粒细胞不成熟所致。非交通性脑积水是由于先天性或获得性脑室内梗阻所致。脑脊液生成过多常见于脉络丛肿瘤或绒毛肥大。

慢性脑积水最常采用的治疗方式仍然是 VP 分流。VP 分流包括脑室内引流管、颅外阀和（或）蓄水囊和穿过皮下软组织延伸至腹腔内的导管。但长期分流的患者常会出现分流故障，这可能是机械性的（最常见），也可能为感染所引起。其常见症状有头痛、易怒、嗜睡、恶心和呕吐，其他症状包括：发热和局部疼痛，小儿常表现为头颅增大和颅缝增宽。在临床上，蓄水囊充盈减慢常提示分流障碍。

机械性分流故障常由于分流管阻塞、中断、破裂或移位所致。阻塞最常见于分流管脑室端，常因蛋白类物质（出血、感染或肿瘤）、脑组织或脉络丛阻塞 CSF 流入而造成。分流管远端腹腔内段阻塞不常见，常由于分流管尖端被腹膜粘连引起。偶见脑室内囊肿或腹腔假性囊肿阻碍脑脊液引流。放射同位素、增强 CT 和荧光分流检查可用于评估 VP 系统的阻塞情况。

分流系统连接中断常见于分流管与蓄水囊连接处。活动度大的部位易出现连接中断，如颈部。而移位则常发生在 VP 分流管的远端或近端。在分析 VP 患者的 X 线片时，了解分流管类型较重要，尤其是要了解透射线部分和不透射线部分，避免将正常引流管的透射线部分误认为是引流管中断。如有需要，加横断面扫描有助于辨别。在 VP 引流障碍处可出现局限性积液。

在分流障碍时，脑 CT 和 MRI（优先）常显示脑室扩大，但这种表现并不完全敏感或具特异性。假阴性通常见于脑室瘢痕组织形成，或脑组织顺应性减弱。反之，分流正常时也可出现脑室扩大。分流障碍继发性表现有脑沟、脑池消失和间质性脑水肿，提示失代偿后急性脑积水。VP 分流并发症包括小脑室综合征和硬膜下积液。小脑室综合征可因过度引流、纤维化、脑组织顺应性下降或低颅压所致。过度引流可引起硬膜下血肿或水瘤。通常情况下，硬膜下积液为自限性。

分流管感染最常见于术后数月内，患者表现为分流障碍的相关体征和发热。影像学检查可正常，或者出现脑室炎或脑膜炎的相关表现，包括沿脑室缘和脑膜的 MRI T2/FLAIR 异常信号，可强化。通常需要更换感染的分流管。

■ 关键点

• 分流障碍最常见于长期 VP 分流患者，可因机械原因或感染所致。

• 了解分流管类型很重要，需明确 X 线检查中正常分流管的透射线部分和不透射线部分。

• 分流失败时，在 CT 或 MRI 上常表现为脑室扩大。

• 过度引流常引起小脑室综合征，或者硬膜下血肿或水瘤。

病例 128

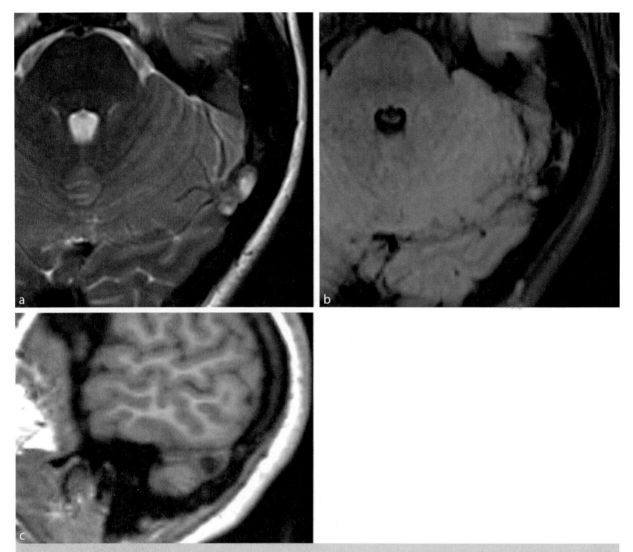

图 128.1 颅脑 MRI T2 图像 (a) 显示，在左侧横窦静脉汇入区有一边界清晰的高信号病灶，呈椭圆形。病灶大部 (b) 在 MRI FIAIR 上信号减弱，类似于脑脊液。(c) 在矢状位偏中线 T1WI 上，可见左侧横窦内低信号病灶，其信号与脑脊液相似

■ 临床表现

19 岁女孩，表现为头痛（图 128.1）。

■ 推荐阅读

Leach JL, Jones BV, Tomsick TA, et al. Normal appearance of arachnoid granulations on contrast-enhanced CT and MR of the brain: differentiation from dural sinus disease. Am J Neuroradiol, 1996, 17: 1523 – 1532

■ 主要影像学表现

静脉窦内边界清晰的病变，呈 T1 低信号和 T2 高信号。

■ 诊　断

• **蛛网膜颗粒**　蛛网膜颗粒是指突入到硬脑膜静脉窦腔内的软脑膜，尤其是突入到矢状窦、横窦和乙状窦内。其为正常结构，偶被发现，但在影像断层图像上可能会被误认为是硬膜窦病变，如血栓等。

蛛网膜颗粒与蛛网膜绒毛相类似。但前者较大且复杂，后者在显微镜下才能看到。蛛网膜颗粒的确切功能仍不清楚。但多数观点认为其在脑脊液吸收中发挥重要作用，此与蛛网膜绒毛相类似。蛛网膜颗粒常见于静脉汇入处，其数量随年龄增长而增加。尽管在解剖上蛛网膜颗粒常见于矢状窦，但影像学研究发现其在横窦远端也常见。

在 CT 增强扫描，蛛网膜颗粒呈现硬膜静脉窦内局灶性充盈缺损，边界清晰，其周为静脉窦的强化。在 CT 平扫，病变常表现为脑脊液样低密度，有时呈脑组织样等密度。在 MRI T1 序列蛛网膜颗粒呈低信号，而在 T2 呈高信号，在质子密度加权和 FlAIR 序列上，其信号多变。病灶一般无增强。

依据蛛网膜颗粒的特定部位和影像学特征，可将其与静脉窦血栓相鉴别。血栓常占据静脉窦整段或多段，并延伸至大脑皮质静脉。静脉窦血栓在 CT 上通常呈高密度，在 MRI T1 序列呈高信号，尤其是在急性或亚急性期血栓。静脉窦血栓形成可引起颅内静脉高压，而侧支血管形成、脑膜强化、脑水肿和脑出血可继发于静脉高压而出现，尤其是当血栓延伸至皮质静脉时，这些特点在蛛网膜颗粒并不出现。

蛛网膜颗粒系正常结构，偶尔被发现，患者通常无症状，无须治疗和随访。

■ 关键点

• 蛛网膜颗粒是指突入到硬脑膜静脉窦内的软脑膜。

• 蛛网膜颗粒在功能上与蛛网膜绒毛相类似，但前者较大且复杂。

• 蛛网膜颗粒常见于矢状窦、横窦和乙状窦的静脉汇入部位。

• 蛛网膜颗粒作为正常结构，边界清晰，在 MRI T1 呈低信号，T2 呈高信号。

第二部分
头和颈

病例 129

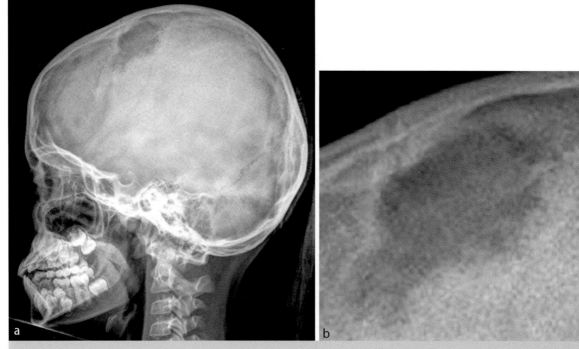

图 129.1　头颅 X 线侧位片（a）显示，在冠状缝后方，顶骨内局灶性溶骨性破坏，边缘呈分叶状，边界清楚。（b）局部放大摄影图可看到"斜边"，无硬化缘

■ 临床表现

　　9 岁女孩，表现为头痛（图 129.1）。

■ 推荐阅读

　　Gibson SE, Prayson RA. Primary skull lesions in the pediatric population：a 25 - year experience. Arch Pathol Lab Med, 2007, 131：761 - 766

　　Glass RBJ, Fernbach SK, Norton KI, et al. The infant skull：a vault of information. Radiographics, 2004, 24：507 - 522

　　Krasnokutsky MV. The button sequestrum sign. Radiology, 2005, 236：1026 - 1027

　　Yalçin O, Yildirim T, Kizilkiliç O, et al. CT and MRI findings in calvarial non-infectious lesions. Diagn Interv Radiol, 2007, 13：68 - 74

■ 主要影像学表现

儿童颅骨溶骨性破坏。

■ Top 3 鉴别诊断

• **朗格汉斯组织细胞增生症（LCH）** LCH 最常累及颅骨。传统 X 线检查常表现为颅骨内溶骨性破坏，边界清晰，无硬化缘。"斜边"样表现是由于颅骨内板的破坏面积大于颅骨外板。LCH 也可表现为类圆形颅骨缺损，其中央出现致密结节或完整的死骨，为"纽扣样死骨"。LCH 常见症状有疼痛、肿块和（或）全身性症状。其在 MRI 上表现为软组织肿块，呈低 T1 信号，等或低 T2 信号，中度强化，此与骨质缺损有关。

• **表皮样囊肿** 表皮样囊肿主要是板障发育过程中上皮残留物异常堆积所致。在儿童孤立性颅骨破坏病变中，表皮样囊肿为相对常见的病因，易沿颅缝生长。当表皮样囊肿累及板障时，其影像学表现类似于 LCH。表皮样囊肿常表现为边界清晰的膨胀性病变，但无中央基质，有或无硬化缘。与脑脊液相比，表皮样囊肿在 MRI T1 上呈低至等信号，在 T2 上等至高信号，在 MRI DWI 上呈特征性高信号。

• **恶性肿瘤** 在儿童，累及颅骨的常见恶性肿瘤包括淋巴瘤、白血病、尤因肉瘤和转移性神经母细胞瘤（转移瘤），横纹肌肉瘤可直接侵犯颅骨。恶性病变常引起膨胀性骨质破坏，表现为边界不清的透亮影。可出现侵袭性骨膜反应，尤其是尤因肉瘤。病变可单发或多发，多发提示血行播散。在 MRI 上，恶性病变出现骨髓浸润，表现为骨质膨胀、破坏和软组织肿块。软组织肿块在 MRI T1 呈低信号，T2 呈高信号，不均匀显著强化。

■ 其他鉴别诊断

• **感染** 颅骨骨髓炎的影像学表现多样，可表现为正常，也可像肿瘤一样具有侵袭性。骨髓炎常引起颅骨溶骨性破坏，边界不清，可出现软组织肿胀。亚急性或慢性骨髓炎在 X 线片常表现为圆形颅骨缺损，含有中心致密结节或完整死骨，称为"纽扣样死骨"。骨髓炎在 MRI 上表现为骨髓浸润或骨质破坏，强化多变。

• **软脑膜囊肿** 软脑膜囊肿（生长性颅骨骨折）是指因外伤后硬脑膜撕裂，使颅骨暴露于蛛网膜下腔，随后因脑脊液搏动而出现边界清晰的骨质缺损。由于脑脊液搏动压力的侵蚀，促使骨折线渐增宽。软脑膜囊肿是颅骨骨折的罕见并发症，好发于 3 岁以下儿童。在断层影像学上表现为脑脊液样密度或信号，无软组织成分。

■ 诊 断

朗格汉斯组织细胞增生症

■ 关键点

• LCH 典型表现为颅骨溶骨性破坏，无硬化缘，可见"斜边"样表现。

• LCH 和骨髓炎均可出现"纽扣样死骨"和全身性症状。

• 儿童最常见的颅骨恶性病变包括淋巴瘤、白血病、尤因肉瘤和神经母细胞瘤。

• 软脑膜囊肿（生长性颅骨骨折）是由于硬脑膜损坏处脑脊液搏动所致。

病例 130

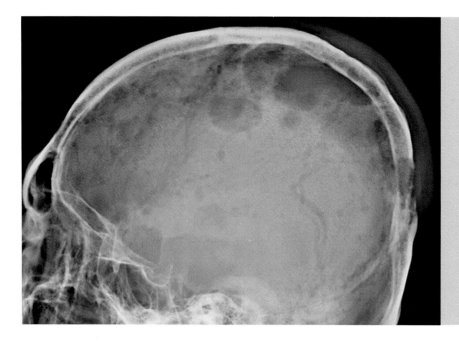

图 130.1 颅骨侧位片显示，颅骨内多个类圆形透亮区，无硬化缘，大小不等。多个病灶具有"穿凿样"外观。图片由 Eva Escobedo, MD 提供

■ 临床表现

------

42 岁男性，表现为全身疼痛（图 130.1）。

■ 推荐阅读

Yalçin O, Yildirim T, Kizilkiliç O, et al. CT and MRI findings in calvarial non-infectious lesions. Diagn Interv Radiol, 2007, 13: 68 – 74

■ 主要影像学表现

成人颅骨溶骨性破坏。

■ Top 3 鉴别诊断

● **恶性肿瘤** 在成人，常见的颅骨溶骨性破坏病变包括转移瘤、多发性骨髓瘤和淋巴瘤，可单发或多发（更常见）。可引起颅骨转移的原发肿瘤包括肺癌、乳腺癌、前列腺癌、肾癌和甲状腺癌。肺癌的颅骨转移为溶骨性破坏，前列腺肿瘤颅骨转移表现为硬化性，而乳腺癌颅骨转移可以是溶骨性破坏，也可为硬化性。肾癌和甲状腺肿瘤常引起颅骨单发且富血供的转移，可为溶骨性或硬化性。颅骨转移瘤常表现为病变部位的骨髓浸润、软组织肿块和骨质破坏，强化明显。多发性骨髓瘤是成人最常见的原发性骨肿瘤。浆细胞瘤常为单发病灶。骨髓瘤表现为边界清楚的"穿凿"样病变，颅骨内外板均受累。肿瘤的软组织成分在 MRI T1 呈低信号，T2 呈高信号，多有强化。骨扫描可用于明确其他部位的病灶。淋巴瘤类似于颅骨转移瘤，表现为颅骨溶骨性破坏，常有强化。

● **颅骨纤维结构发育不良（FD）** FD 好发于年轻女性，最常累及颅骨和颌面骨。在 CT 上，其典型表现为局部骨质膨大，板障呈"毛玻璃"样改变。然而有时 FD 可表现为骨质硬化和囊变，囊变类似于溶骨性破坏。在 MRI T1 和 T2 序列，FD 均表现为低信号，显著强化。囊变不具有特征性，因其在 MRI T2 常表现为高信号。FD 的 MRI 表现类似于侵袭性疾病，故对可疑的 FD 患者，首选 CT 检查。

● **佩吉特病（Paget 病）** 佩吉特病常见于老年人，可分成 3 期：溶骨性破坏期、骨质硬化期和混合期。在溶骨期，颅骨较大范围受累，表现为骨质破坏、外板受侵蚀，称为局限性骨质疏松。在硬化期，表现为颅骨膨胀、骨皮质和板障硬化，呈弥漫性或局灶性分布。在混合期，溶骨性破坏和骨质硬化同时存在，呈特征性的"棉絮"样表现。

■ 其他鉴别诊断

● **术后颅骨缺损** 术后颅骨缺损见于钻孔或开颅术后。开颅术后的颅骨缺损很明确。钻孔术后的颅骨缺损边界多清晰，大多位于额叶（右侧多于左侧），其内无软组织成分，除非邻近的脑膜和（或）脑组织延伸至缺损区。在分流管或颅内压监测管置入部，偶尔可见低密度（CT）或 T2 高信号（MRI）带。

● **表皮样囊** 肿颅骨表皮样囊肿主要是因为在发育过程中，板障内的上皮残留物异常堆积所致。表皮样囊肿常表现为膨胀性病变，边界清晰，而病灶中心无生发组织，可有或无硬化缘。

与脑脊液相比较，其在 MRI T1 呈低至等信号，T2 呈等至高信号，在 MRI DWI 呈特征性高信号。

● **代谢性疾病** 甲状旁腺功能亢进症（HPT）可分为原发性和继发性。原发性 HPT 主要是由于甲状旁腺功能亢进所引起，而继发性则是继发于维生素 D 缺乏或慢性肾衰竭，因长期继发性 HPT 所致的甲状旁腺增生排第三位。甲状旁腺激素增加可引起全身性钙或骨吸收。在颅骨病变区，可见透亮区和硬化区交替出现，即"胡椒和盐"现象。在病变晚期，可出现局灶性褐色瘤，常表现为多发且边界清晰的溶骨性病灶。

■ 诊　断

恶性病变（多发骨髓瘤）

■ 关键点

● 转移瘤、多发性骨髓瘤和淋巴瘤常侵犯颅骨，骨髓瘤表现为"穿凿"样改变。

● 颅骨佩吉特病可引起局限性骨质疏松、骨质硬化或"棉絮"样表现。

● HPT 表现为透亮区与硬化区交替出现，如"胡椒和盐"征象。

病例 131

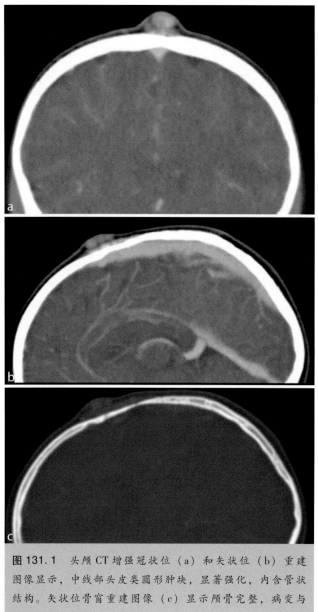

图 131.1 头颅 CT 增强冠状位（a）和矢状位（b）重建图像显示，中线部头皮类圆形肿块，显著强化，内含管状结构。矢状位骨窗重建图像（c）显示颅骨完整，病变与颅内结构无交通

■ 临床表现

6 岁女孩，表现为局部头皮隆起，质软（图 131.1）。

■ 推荐阅读

Morón FE, Morriss MC, Jones JJ, et al. Lumps and bumps on the head in children: use of CT and MR imaging in solving the clinical diagnostic dilemma. Radiographics, 2004, 24: 1655 – 1674

病例 131

■ **主要影像学表现**

儿童显著强化的头皮病变。

■ **Top 3 鉴别诊断**

• **血管瘤** 血管瘤好发于头颈部（约 60%），是由内皮细胞组成的良性病变，常散在单发在 PHACES 综合征（后颅窝畸形、血管瘤、动脉异常、心脏缺陷、眼睛异常、胸骨裂和脐上裂综合征）时可多发。病变可分为婴儿型和先天性；其中婴儿型最常见，好发于生后几周，在婴儿期和儿童早期增大，10 岁前消退，代替以脂肪组织。先天性者于出生时即出现，随后可很快消退，或不消退。在 CT 和 MRI 上，病灶边界清晰，呈分叶状，显著强化。病变在 MRI T2 呈特征性高信号，常位于浅表软组织，但可延伸至多个间腔。对于因占位效应而影响重要结构的症状性病变需进行治疗。

• **静脉淋巴管畸形（VM）** VM 系先天性畸形，为低流量静脉 - 淋巴畸形的一部分，常见于头颈部（约 40%）。VM 大多为单发和散发，但在 Klippel Trenaunay Weber 综合征（畸形骨肥大、多发性内生软骨瘤病）和蓝色橡皮疱样痣综合征（浅表组织和内脏血管瘤）中常出现多发病灶。与婴儿型血管瘤不同的是，VM 在出生时即有，但不会消失。在儿童期，病变常与身体成比例生长。在影像学上，病灶典型表现为类圆形，可为多囊性，显著强化，有时可并发血栓。静脉石是 VM 的特征性表现，其在 CT 上呈高密度，在 MRI 上为低信号。

• **颅骨骨膜窦** 颅骨骨膜窦为颅内外静脉结构的异常交通，常为硬脑膜静脉窦。在儿童，颅骨骨膜窦常表现为头皮蓝色或紫色柔软肿块，平躺或做瓦尔萨尔瓦动作时肿块增大。超声提示头皮血管性肿块经扩张的板障静脉延伸至颅内。病灶颅外部分可为类圆形，或由单条或多条扩张的静脉所组成。CT 有助于确定病灶下方的骨质缺损，其可能为微小缺损。CTV 或 MRV 能最为清晰地显示颅内外静脉交通情况。通常首选 MRV，因其无电离辐射。在常规 MRI 序列，头皮肿块在 T1 呈等或低信号，在 T2 呈高信号，显著强化。通常需手术治疗。

■ **其他鉴别诊断**

• **朗格汉斯组织细胞增生症（LCH）** 颅骨是 LCH 骨侵犯最常见的部位。在传统 X 线检查，LCH 典型表现为边界清楚的溶骨性破坏，无硬化缘。"斜边"样表现是由于颅骨内板的破坏面积大于颅骨外板。LCH 也可表现为类圆形颅骨缺损，其中央出现致密结节或完整的死骨，称为"纽扣样死骨"。其常见症状有疼痛、肿块和（或）全身症状。LCH 在 MRI T1 呈低信号软组织肿块，而在 T2 呈等或高信号，中度强化，可伴发骨质缺损。

• **恶性肿瘤** 儿童浅表头皮肿瘤不常见，多数系颅骨恶性病变直接蔓延，如淋巴瘤、白血病、尤因肉瘤或转移瘤（神经母细胞瘤最常见）。原发性肉瘤非常罕见。恶性病变通常具侵袭性，伴有软组织浸润和骨质破坏，其在 MRI T2 呈等或高信号，显著但不均匀强化。

■ **诊 断**

头皮静脉畸形

■ **关键点**

• 婴儿血管瘤常于生后出现，在婴儿或儿童期生长，并于 10 岁前消退。

• VM 系先天性变异，于出生时出现，与身体成比例生长，常不会消失。

• 颅骨骨膜窦是颅内外静脉经颅骨的异常交通。

病例 132

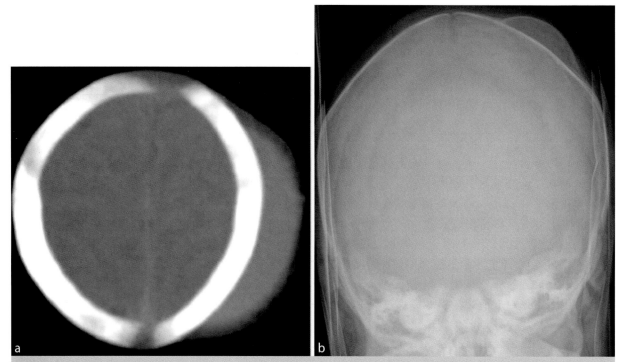

图 132.1　（a）头颅 CT 显示，左侧顶骨头皮下高密度血肿。血肿边界清晰，受颅缝限制，未跨越颅缝。（b）1 年后随访头颅 X 正位片显示，额骨畸形，深达颅骨骨膜

■ 临床表现

因胎头真空吸引辅助分娩、产程延长所致新生儿头皮血肿（图 132.1）。

■ 推荐阅读

Glass RBF, Fernbach SK, Norton KI, et al. The infant skull：a vault of information. Radiograph- ics，2004，24：507 – 522

■ 主要影像学表现

新生儿头皮下血肿。

■ Top 3 鉴别诊断

• **帽状腱膜下血肿** 当血液积聚于帽状腱膜下与颅骨骨膜之间时，会引起帽状腱膜下血肿。在新生儿，帽状腱膜下血肿常见于器械辅助分娩，最多见于胎头吸引时。使用器械可引起小的桥静脉破裂，此时要注意相应部位有无骨折，因为常可伴发骨折。鉴于其出血位置和来源，帽状腱膜下血肿可沿颅盖弥漫性扩散。尽管多数病例具有自限性，但当帽状腱膜下血肿范围广泛时，可出现临床症状。

• **头颅血肿** 头颅血肿是指血肿位于颅骨骨膜与颅骨之间，常因产伤引起跨骨膜的静脉破裂所致。其发生率随着产程延长和分娩中使用器械（手术钳、吸引器等）而增加。出血位于骨膜下，常不跨越颅缝。应重点查看有无颅骨骨折或颅内血肿。血肿可持续数月，少数可钙化，引起局部颅骨增厚和硬化。

• **胎头水肿** 胎头水肿是指头皮血肿位于头皮与颅骨骨膜和帽状腱膜之间。其不受颅缝限制，可跨越颅缝，因此可沿整个头皮扩散，甚至跨过中线。多数患者表现为头皮轮廓异常，具有自限性，消散较快。

■ 诊　断

头颅血肿

■ 关键点

• 帽状腱膜下血肿指血液积聚于帽状腱膜下与颅骨骨膜之间。

• 帽状腱膜下出血可迅速扩散，偶尔引起大范围和症状性出血。

• 头颅血肿位于颅骨与骨膜之间，受颅缝限制。

• 胎头水肿是指位于头皮与颅骨骨膜和帽状腱膜之间的头皮出血。

病例 133

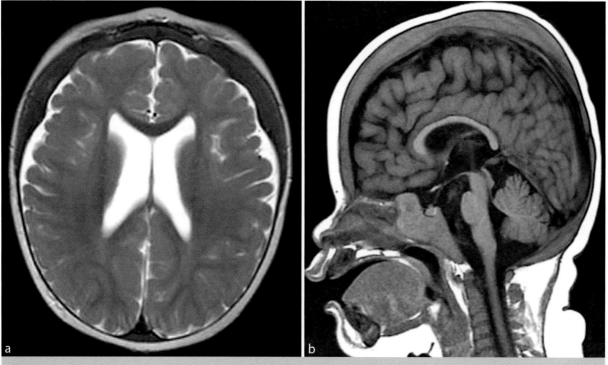

图 133.1 MRI T2 轴位（a）和 T1 矢状位图像（b）显示，顶骨和额骨对称性增厚，骨髓信号减低

■ 临床表现

2 岁男孩，有慢性疾病史，表现为"大头"（图 133.1）。

■ 推荐阅读

Chow KM, Szeto CC. Cerebral atrophy and skull thickening due to chronic phenytoin therapy. Canadian Med Assoc J, 2007, 176: 321 – 323

Georgy BA, Snow RD, Brogdon BG, et al.

Value of bone window images in routine brain CT: examinations beyond trauma. Appl Radiol, 1997, 2: 26 – 38

■ 主要影像学表现

儿童弥漫性颅骨增厚。

■ Top 3 鉴别诊断

• **正常变异** 多数轻微的或可疑颅骨增厚在正常变异范围内，系偶尔发现。正常变异的颅骨增厚表现为板障呈对称性扩大，而密度（CT）或信号强度（MRI）正常，骨皮质正常。若出现局灶性骨密度或信号异常，或有代谢性疾病和血液病病史时，需做进一步检查。

• **慢性贫血或血红蛋白病** 慢性贫血或血红蛋白病可引起骨髓增生，表现为板障扩大，黄骨髓变成红骨髓。颅骨常表现为对称性增厚，其中额、顶骨最常受累，枕骨相对受累较少。β-地中海贫血特征性的 X 线表现为板障增厚，类似

"竖发"样改变。由于红骨髓增加，引起 MRI T1 和 T2 信号减弱。

• **骨纤维结构发育不良（FD）** FD 是累及颅骨、颅底和颌面骨最常见的骨发育不良，然而其通常为局限性，而非弥漫性病变。典型表现为局部板障增厚，呈"毛玻璃样"。骨硬化病系遗传性疾病，是因无效的破骨活动导致骨沉积增加和骨硬化。尽管有硬化，但骨的相对脆性增加。颅骨受累表现为弥漫性颅骨增厚和硬化。巨人症是儿童型肢端肥大症，由生长激素异常升高所致。

■ 其他鉴别诊断

• **苯妥英治疗** 苯妥英是常见的抗癫痫药，用于治疗各种癫痫发作。长期使用可引起各种副作用，其中以牙龈增生最为常见。在中枢神经系统并发症中，常见相关神经症状是小脑发育不良和弥漫性颅骨增厚。在长期使用苯妥英治疗的患者中，有约 1/3 发生颅骨增厚，考虑是由刺激成骨所致，这主要影响患者的外观。

• **甲状旁腺功能亢进症** 甲状旁腺功能亢进症（HPT）可为原发性，主要因甲状旁腺功能亢进所引起，也可继发于维生素 D 缺乏或慢性肾衰竭，排在第三位的是长期继发性 HPT 引起的增生。甲状旁腺激素增加可致全身钙或骨吸收。在

颅骨，其主要表现为透亮区和硬化区交替出现，即颗粒样或"胡椒和盐"样变化，也可表现为颅骨外板和内板变薄。在晚期，可出现局灶性褐色瘤，表现为边界清楚的溶骨性破坏灶，常为多发。其特征性表现为牙周硬骨板（较薄的硬化区）消失。

• **脑积水长期分流** 在颅骨发育和成熟过程中，脑实质和脑膜的生长可刺激颅骨生长。在长期脑积水分流成功的患者，常出现颅内低压和颅内容积减小。在缺乏向外生长刺激时，骨内膜下颅骨可弥漫性增厚以填充多余的空间。脑室体积多变，但通常缩小。

■ 诊　断

慢性贫血

■ 关键点

• 慢性贫血或血红蛋白病可引起颅骨板障增厚，骨髓信号减弱。

• 地中海贫血在 X 线片上具有特征性的"竖发"样改变，此与颅骨板障扩大有关。

• 脑积水长期分流术后颅骨增厚与颅骨生长刺激减退相关。

• 长期的苯妥英抗癫痫治疗可引起弥漫性颅骨增厚及小脑发育不良。

病例 134

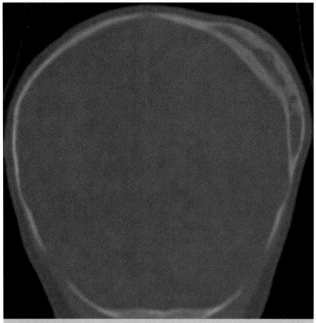

图 134.1 CT 冠状位重建图像显示，左侧顶骨局部增厚，轮廓光滑，中心可见透亮区

■ 临床表现

可触摸的头皮包块、质硬（图 134.1）。

■ 推荐阅读

Georgy BA, Snow RD, Brogdon BG, et al. Value of bone window images in routine brain CT: examinations beyond trauma Appl Radiol, 1997, 2: 26－38

■ 主要影像学表现

局限性颅骨增厚。

■ Top 3 鉴别诊断

● **骨纤维结构发育不良（FD）** FD 好发于年轻女性，最常累及头颈部的颅骨和颌面骨。在 CT 上其典型表现为局部骨质膨大，板障呈"毛玻璃"样改变。但有时会出现骨质硬化和囊变，囊变类似于溶骨性破坏。在 MRI 上，FD 典型表现为 T1 和 T2 均呈低信号，显著强化。囊变并不具有特征性，因其在 MRI T2 常表现为高信号，类似于侵袭性疾病。因此对疑似 FD 的患者，首选 CT 检查。

● **恶性肿瘤** 转移瘤常累及颅骨，表现为软组织浸润或伴骨质破坏的软组织肿块，局部硬化少见。在恶性肿瘤中，前列腺癌、乳腺癌和淋巴瘤易于发生硬化性转移。原发性骨肿瘤较少见，

在儿童常为尤因肉瘤，在年轻患者常见于骨肉瘤，而在老年人群则多见于既往有佩吉特病或放疗史。尤因肉瘤和骨肉瘤在 CT 均表现为局灶性、侵袭性成骨肿瘤，溶骨性破坏少见。其在 MRI T1 或 T2 均呈中等信号，显著强化，但不均质。肿瘤的钙化部分呈低信号。

● **佩吉特病** 佩吉特病常见于老年人，包括 3 个时期：溶骨性骨质破坏期、骨质硬化期和混合期。在溶骨期，颅骨较大范围骨质破坏，侵蚀外板，称为局限性骨质疏松；在硬化期，表现为颅骨膨胀，骨皮质和板障硬化，呈弥漫性或局灶性分布；在混合期，溶骨性破坏和骨质硬化并存，呈颅骨特征性的"棉絮"样表现。

■ 其他鉴别诊断

● **脑膜瘤** 脑膜瘤是以硬脑膜为基底的良性肿块，是最常见的脑外肿瘤。其好发部位为中线旁、大脑凸面、中颅窝和蝶骨翼，其他部位如鞍区、鞍上和桥小脑角不常见。硬膜外脑膜瘤很少见，在脑膜瘤中不足 2%。颅骨内脑膜瘤是硬膜外脑膜瘤的一种，多见于成人，常累及颅盖骨、颅底骨及颌面骨，肿瘤位于板障中心。其表现为板障膨胀，皮质增厚，硬化区和透亮区混杂，此与纤维发育不良和恶性病变相类似，尤其是在

MRI 检查多见。

● **头颅血肿钙化** 头颅血肿位于骨膜与颅骨之间，常因产伤引起跨骨膜的静脉破裂所致。其发生率随产程延长和分娩中使用器械（手术钳、吸引器等）而增加。鉴于出血位于骨膜下，故常不跨越颅缝。血肿可持续数月，少数血肿可钙化，引起局部颅骨增厚和硬化，可持续至成年期。

■ 诊　断

头颅血肿钙化

■ 关键点

● FD 见于年轻人，其典型 CT 表现为颅骨局部膨大，伴"毛玻璃"样密度。

● 恶性颅骨病变包括转移瘤、淋巴瘤、骨肉瘤和尤因肉瘤（儿童）。

● 佩吉特病常见于老年人，在硬化期可引起骨皮质或板障增厚和硬化。

● 脑膜瘤因其原发于颅骨或反应性颅骨增生，可致颅骨增厚。

病例 135

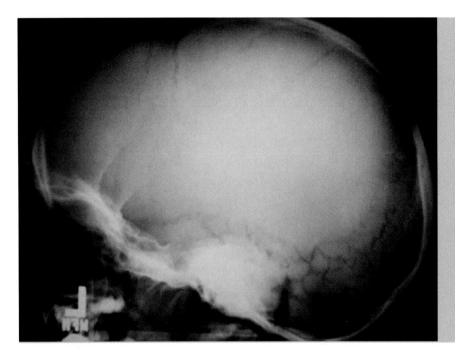

图 135.1　颅骨侧位片显示，颅缝内骨化（Wormian 骨），累及矢状缝和人字缝。图片由加利福尼亚大学 Davis 提供

■ 临床表现

儿童，表现为面部异常（图 135.1）。

■ 推荐阅读

Jeanty P, Silva SR, Turner C. Prenatal diagnosis of wormian bones. J Ultrasound Med, 2000, 19: 863 – 869

Paterson CR. Radiological features of the brittle bone diseases J Diagn Radiogr Imaging, 2003, 5: 39 – 45

■ 主要影像学表现

沃姆（Wormian）骨。

■ Top 3 鉴别诊断

• **先天性缝间骨** Wormian 骨是位于颅缝内的不规则小骨（缝间骨）。先天性 Wormian 骨常较小，数量较少（<10），少于与颅骨发育不良相关的小骨；然而，尚无能明确区分良性和病理异常的鉴定标准。Wormian 骨常位于人字缝（50%），也可位于冠状缝（25%）。Wormian 骨可见于所有颅缝及囟门，位于人字缝和矢状缝交界处的大缝间骨称作"顶间骨"。要明确诊断Wormian 骨，除 X 线片之外，仍需进一步评估与Wormian 骨相关的疾病。

• **成骨不全症（OI）** OI 是一种遗传性疾病（常染色体显性遗传），可引起 I 型胶原形成异常。I 型胶原存在于骨质结构和巩膜中，故患者常表现为骨脆性增加、多发性骨折和蓝色巩

膜。OI 主要分 4 种类型，其中以 I 型和 IV 型最常见。I 型见于儿童，伴多发性骨折和 Wormian 骨。OI 中的 Wormian 骨常多发，呈马赛克样（铺路石样）。骨骼肌影像表现为弥漫性矿物质减少、弯曲变形、多发性骨折、扁平椎、脊柱侧凸、骨骺增大、干骺端典型的"爆米花"样钙化和骨皮质变薄。

• **颅骨锁骨发育不良** 颅骨锁骨发育不良是一种遗传性疾病，以膜化骨形成缺陷为特征。其临床表现包括巨头畸形、眼距增宽、面部发育不全以及锁骨缺如或发育不全。中枢神经系统影像学检查显示 Wormian 骨、颅缝和前囟延迟闭合。全身性骨骼肌异常包括耻骨联合间距增宽、股骨颈发育不良和髋内翻畸形。

■ 其他鉴别诊断

• **唐氏综合征** 唐氏综合征（21 - 三体综合征）是引起儿童智力障碍最常见的遗传性疾病，孕妇年龄越大（>35 岁），其发病率越高。与唐氏综合征相关的影像异常较多，包括 Wormian 骨。其他骨骼肌异常包括寰椎椎弓发育不良、颅颈交界区狭窄、寰枢椎半脱位、第 12 肋缺如、手短管状骨（包括小指中节指骨弯曲变形）、髂骨翼增宽、髋骨发育不良和髌骨脱位。在唐氏综合征患者，其并发阿尔茨海默症的发病年龄常提前。

• **代谢性疾病（佝偻病、甲状腺功能低下）** Wormian 骨可见于多种代谢缺陷性病变，如佝偻病、甲状腺功能减退症和低磷酸酯酶症（遗传性佝偻病）。佝偻病患者常出现骨质软化和矿物质减少，此与维生素 D（主要的）、钙和磷缺乏有关。早期的全身性骨骼肌影像异常包括干骺端磨损变形，呈杯口状。Wormian 骨的出现与该类疾病的治愈相关。甲状腺功能减退的特征性表现为骨成熟延迟、胸腰段出现"子弹椎"、骨骺碎裂和 Wormian 骨。

■ 诊　断

颅骨锁骨发育不良

■ 关键点

• Wormian 骨在病因上可为先天性或偶发性，最常见于人字缝。

• 在成骨不全症患者，Wormian 骨可多发，呈马赛克样。

• 颅骨锁骨发育不良表现为 Wormian 骨，锁骨缺如或发育不良。

• 在代谢缺陷性病变也可出现 Wormian 骨，如佝偻病和甲状腺功能减退症。

病例 136

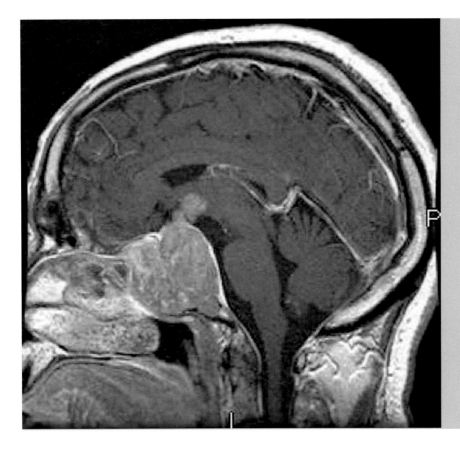

图 136.1 MRI T1 正中矢状位增强图像显示，斜坡有一较大且呈膨胀性生长的软组织肿块，可见强化。肿块向颅内延伸，累及蝶鞍及鞍上。垂体与肿块分界不清

■ 临床表现

53 岁男性，视觉障碍（图 136.1）。

■ 推荐阅读

Kimura F, Kim KS, Friedman H, et al. MR imaging of the normal and abnormal clivus. Am J Ro-entgenol, 1990, 155：1285 – 1291

■ 主要影像学表现

斜坡肿块。

■ Top 3 鉴别诊断

- **转移瘤** 转移瘤常累及颅底，其常见的原发性肿瘤包括乳腺癌、肺癌和前列腺癌；淋巴瘤可为原发性或继发性。乳腺癌、肺癌、肾癌和甲状腺癌转移最易出现溶骨性破坏。前列腺癌（偶尔见乳腺癌）可引起硬化性骨转移。与 MRI 相比较，CT 能更好地显示骨转移情况，尤其是沿颅底的转移。MRI 适于评价软组织成分和颅内侵犯。转移瘤在 MRI T1 呈低信号，在 T2 呈高信号，显著强化；而淋巴瘤在 T2 呈低信号。

- **脊索瘤** 脊索瘤是起源于胚胎脊索残留物的恶性肿瘤。其常累及斜坡和骶骨，好发于青、中年患者，男性多见，较少累及椎体。侵犯斜坡的患者因颅神经受累，常表现为头痛和眼肌麻痹。脊索瘤在 CT 表现为中线部膨胀性和溶骨性破坏，中央可见高密度灶。脊索瘤在 MRI T2 呈高信号，其内可见低信号纤维分隔；在 T1 呈低 – 中等信号，强化显著但不均质。

- **软骨肉瘤** 软骨肉瘤是原发性恶性骨肿瘤，可发生于颅底，常偏离中线生长。该肿瘤可发生于任何年龄，但以中年人最常见，表现为颅神经功能障碍。软骨肉瘤在 CT 上表现为骨质膨胀，病变内软骨基质呈"弧形和漩涡形"。软组织成分常呈高密度。在 MRI 上，软骨基质在 T2 呈高信号；内部钙化呈低信号。其典型表现为不均质强化。

■ 其他鉴别诊断

- **侵袭性垂体大腺瘤** 垂体腺瘤是常见的垂体良性肿瘤。其可分为微腺瘤（<1cm）和大腺瘤（≥1cm）两种。一般而言，微腺瘤是功能性腺瘤，可分泌激素；而大腺瘤多为非功能性，表现局部占位效应。偶尔，垂体大腺瘤也可表现侵袭性特征，侵犯海绵窦、鼻旁窦、斜坡或颅底和脑实质。其影像学表现包括：巨大的、膨胀性软组织肿块，T1 信号减低，T2 信号增加，显著强化。正常垂体腺消失，此为关键鉴别点。

- **浆细胞瘤** 浆细胞瘤是浆细胞异常增殖的结果，为多发性骨髓瘤的单发形式。患者常≥40岁。其临床表现取决于肿块部位；局部疼痛、头痛和颅神经症状常见。在 CT 上，浆细胞瘤表现为膨胀性溶骨性破坏，边界不清。在 MRI T1 和 T2 上，其信号强度均与灰质一致。均匀强化为其特点。肿块内可见血管流空。对于此类患者，必须随访以排除多发性骨髓瘤。

- **脑膜瘤** 硬膜外脑膜瘤很少见，不足 2%。颅骨内脑膜瘤是硬膜外脑膜瘤的一种亚型；常累及颅盖骨、颅底及颌面骨，位于板障中心，常见于成人。在 CT 上，颅骨内脑膜瘤可表现为骨质膨大、光滑或不规则硬化，类似于纤维发育不良或恶性病变。瘤内可有相关软组织成分。肿瘤硬化成分在 MRI T1 和 T2 均呈低信号，显著强化。

■ 诊　断

侵袭性垂体巨腺瘤

■ 关键点

- 转移瘤和淋巴瘤常累及斜坡，乳腺癌、肺癌和前列腺癌为常见原发病灶。
- 脊索瘤起源于胚胎脊索残留物；位于中线，在 T2 呈特征性高信号。

- 软骨肉瘤的特征性表现为软骨基质呈"弧形和漩涡形"钙化，在 T2 呈高信号。
- 侵袭性垂体大腺瘤累及斜坡，垂体腺结构消失具有鉴别意义。

病例 137

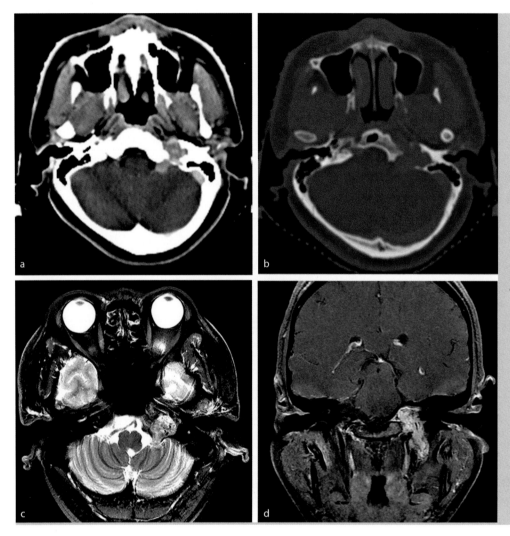

图 137.1 CT 轴位增强图像（a）和骨窗图像（b）显示，颈静脉孔区有一不规则形软组织肿块，明显强化，颈静脉孔扩大，并不规则侵蚀。MRI T2 轴位图像（c）显示，左侧颈静脉孔区肿块，呈等–高信号，其内可见多处血管流空影。MRI T1 冠状位增强 + 脂肪抑制图像（d）显示，肿块显著强化，位于颈静脉孔内，向颅内延伸进入内听道，向下延伸至上颈部区域

■ 临床表现

46 岁女性，吞咽困难，耳鸣（图 137.1）。

■ 推荐阅读

Caldemeyer KS，Mathews VP，Azzarelli B，et al. The jugular foramen：a review of anatomy，masses，and imaging characteristics. Radiographics，1997，17：1123–1139

▍主要影像学表现

颈静脉孔区肿块。

▍Top 3 鉴别诊断

• **副神经节瘤** 颈静脉球副神经节瘤（颈静脉球瘤）是富含血供病变，表现为颈静脉孔扩大，常伴有侵蚀性骨质破坏，呈不规则形。CT 骨窗是显示骨质受侵袭最好的检查方法。这些侵袭性改变与颈静脉受侵袭，以及肿瘤在颈静脉孔内生长有关。在 MRI 上，颈静脉球瘤常表现为典型的"胡椒盐"征，在 T2 上可见多发低信号血管流空，病灶内偶见钙化。肿块实质成分在 MRI T1 呈等信号，T2 呈等或高信号，显著强化。肿块通常向颅内延伸，同时向下延伸至颈部。肿瘤也可累及中耳腔，称为鼓室血管球瘤。

• **施万细胞瘤** 颈静脉孔（颅底）的施万细胞瘤相对少见，常见于舌咽神经。其临床症状与局部占位效应有关；最常见的症状包括单侧听力丧失和吞咽困难。施万细胞瘤具有良性和生长缓慢的特性，可引起颈静脉孔区骨性扩大和（或）重塑，边缘光滑。肿块较大时会压迫同侧颈静脉和（或）乙状窦。在 CT 上，神经鞘瘤呈等密度，显著强化。在 MRI 上，施万细胞瘤常表现为 T1 低信号，T2 高信号，显著强化，偶尔囊变。

• **脑膜瘤** 脑膜瘤是最常见的脑外肿瘤，偶尔可位于颈静脉孔内或邻近颈静脉孔区（颅底）。在 CT 上，肿瘤呈等密度或稍高密度，其内可有钙化。邻近骨质如有增生，则有助于脑膜瘤诊断。在 MRI 上，脑膜瘤在 MRI T1 和 T2 上均呈等信号，弥漫性均匀强化，肿瘤基底与硬膜广泛相连，可见脑膜尾征。

▍其他鉴别诊断

• **转移瘤** 颈静脉孔区转移瘤的影像学表现多样，从非侵袭性的骨重塑到侵袭性的骨侵蚀和骨质破坏。乳腺癌、肺癌和前列腺癌是颅底转移瘤最常见的原发性肿瘤。基于原发肿瘤的起源和细胞类型不同，转移瘤的 CT 值、信号强度和强化方式也各异。转移瘤可多发，因此寻找其他的骨性、脑膜和脑实质内转移灶极为重要。

• **颈静脉球变异** 最常见的颈静脉球变异为不对称性突出，其在多数 MRI 图像上可见。在突出明显时，可引起乙状窦和颈内静脉交汇处信号变化，从而引起假象。当疑有病变时，CT 静脉成像（CTV）和 MR 静脉成像（MRV）可明确有无病变。在普通人群中，颈静脉球裂或颈静脉球高位（更常见）约占 6%，偶尔可致耳鸣。当颈静脉球高于圆窗下缘时，应考虑高位变异。高分辨 CT 可评估位于中耳和颈静脉球之间的骨性分裂。CTV 也有助于确诊。

▍诊　断

副神经节瘤（颈静脉球瘤）

▍关键点

• 副神经节瘤是富血供肿瘤，在 MRI 上可表现为"胡椒盐"征。

• 颈静脉孔施万细胞瘤边界清晰、锐利，常引起颈静脉孔扩大和（或）重塑，轮廓光滑。

• 颈静脉孔脑膜瘤在 CT 上呈高密度，可伴钙化，强化显著。

• 颅底转移瘤多源于乳腺癌、肺癌和前列腺癌，要寻找其他转移灶。

病例 138

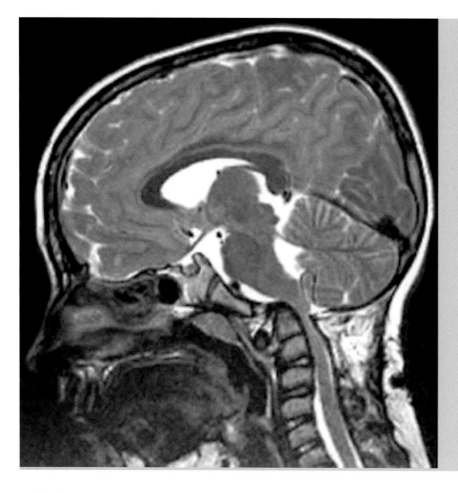

图 138.1　MRI T2 矢状位图像显示，齿状突经枕骨大孔向上移位，延颈髓交界区和上段颈髓严重受压

■ 临床表现

　　10 岁男孩，软骨发育不良伴神经功能障碍（图 138.1）。

■ 推荐阅读

　　Smoker WRK. Craniovertebral junction: normal anatomy, craniometry, and congenital anomalies.　　Radiogrpahics, 1994, 14: 255 - 277

■ 主要影像学表现

齿状突经枕骨大孔向上延伸，压迫颅颈交界区。

■ Top 3 鉴别诊断

● **颅底陷入**　颅底陷入是指由于先天性因素或发育缺陷，脊柱通过枕骨大孔突入颅内。这种现象在许多情况下都可见到，如颅底骨性成分发育不良、寰枕融合、骨和软骨发育不良、克利佩尔–费尔综合征、唐氏综合征和基里亚畸形。在临床上患者可无症状，或有隐匿性的小脑、脑干或颈髓神经症状。在影像学上，可见齿状突尖通过枕骨大孔突入，压迫延颈髓交界区。颈 1 和颈 2 椎体相对位置正常。通常用腭枕线评估颈椎与颅底的位置关系，腭枕线为从硬腭后缘至枕骨大孔后缘的连线。在绝大多数正常人，其齿状突尖一般低平于腭枕线。在某些情况下，可以超出几毫米。但若超过腭枕线 5mm 或以上则视为异常，考虑为颅底陷入或颅底凹陷（见下文）。两者可能均与扁平颅底有关。

● **颅底凹陷**　颅底陷入和颅底凹陷在临床和影像上表现均相同，其关键的区别在于颅底陷入是先天性或发育异常，而颅底凹陷为后天性的。由于颅底凹陷是后天性的，故其骨质发育正常。可引起颅底凹陷的常见疾病有佩吉特病、成骨不全症、佝偻病、钙磷代谢异常和创伤。

● **颅底下沉**　颅底下沉也可致齿状突经枕骨大孔向上延伸。然而，这是因寰枕关节和寰枢关节的破坏，继而使颅底和寰椎相对于颈 2 向下移位。其关键影像学特征为：寰椎前弓与枢椎基底部形成关节，而并非与齿状突。类风湿性关节炎（RA）是引起颅底下沉最常见的疾病，好发于中年女性。

■ 诊　断

颅底陷入症

■ 关键点

● 颅底陷入或颅底凹陷系齿状突通过枕骨大孔向上移位所致。

● 颅底陷入是原发性或先天性的，而颅底凹陷为后天性的。

● 腭枕线用于诊断颅底陷入，即硬腭后部至枕骨大孔后缘的连线。

● 颅底下沉是指寰椎和颅底相对于枢椎下移，好发于 RA 患者。

病例 139

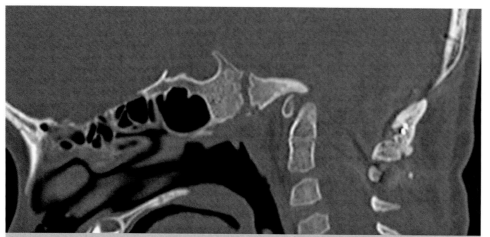

图 139.1 矢状位 CT 重建图像显示颅底扁平，斜坡几乎平行于枕骨大孔，颅颈交界后缘可见术后改变

■ 临床表现

5 岁男孩，颅骨发育不良，伴头痛和神经功能障碍（图 139.1）。

■ 推荐阅读

Smoker WRK. Craniovertebral junction: normal anatomy, craniometry, and congenital anomalies, Radiographics, 1994, 14: 255 - 277

■ 主要影像学表现

颅底异常扁平。

■ 诊　断

● **扁平颅底**　扁平颅底即颅底变扁平，其发病原因与先天性颅底陷入的病因（颅底发育不良、寰枕融合、骨和软骨发育不良和基里亚畸形等）和后天性颅底凹陷的病因（佩吉特病、成骨不全症、佝偻病、钙磷代谢异常和外伤）相类似。在多数情况下，扁平颅底伴发颅底陷入或颅底凹陷。然而在个别病例，扁平颅底可单独发生。

Welcher 基底角用于评估颅底扁平的程度。从鼻根至鞍结节画第一条线；从鞍结节至枕骨大孔前缘画第二条线。在正常人群，此两条线所成角度平均约为 132°，若角度若角度 >140° 则提示扁平颅底。

治疗主要针对有脑干和（或）颈髓受压的患者，包括后路减压和颅颈融合术。

■ 关键点

● 扁平颅底指颅底变扁平，其病因与颅底陷入或颅底凹陷相类似。

● Welcher 基底角用于评估颅底扁平程度，若角度 >140° 时应考虑扁平颅底。

● 治疗主要针对有神经压迫者，可采取后路减压和颅颈融合术。

病例 140

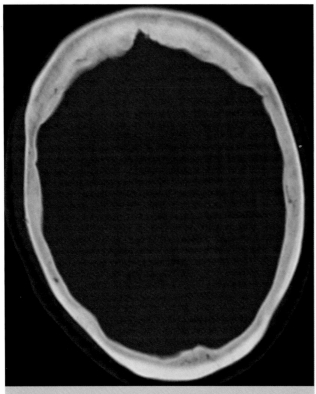

图 140.1　头颅 CT 轴位骨窗图像显示，对称性额骨增厚，累及内板

■ 临床表现

82 岁女性，慢性头痛（图 140.1）。

■ 推荐阅读

She R，Szakacs J. Hyperostosis frontalis interna：case report and review of literature. Ann Clin Lab Sci，2004，34：206－208

■ 主要影像学表现

对称性额骨增厚，累及内板。

■ 诊　断

• **额骨内板增生症（HFI）**　HFI 是指因颅骨内板过度生长所致颅骨增厚。该病好发于成年女性，额骨受累为其特征性表现，常呈双侧、对称性。在某些患者，病变可延伸至眶顶，或偶尔越过冠状缝累及顶骨。其确切病因仍不清楚，可能与内分泌疾病有关。HFI 多为偶然发现，无临床症状，不需要进一步检查。

■ 关键点

• 额骨内板增生症是指因颅骨内板过度生长所致颅骨增厚。

• HFI 好发于女性，累及额骨为其特征，呈双侧性对称分布。

• HFI 为无症状的偶然发现，不需要进一步检查。

病例 141

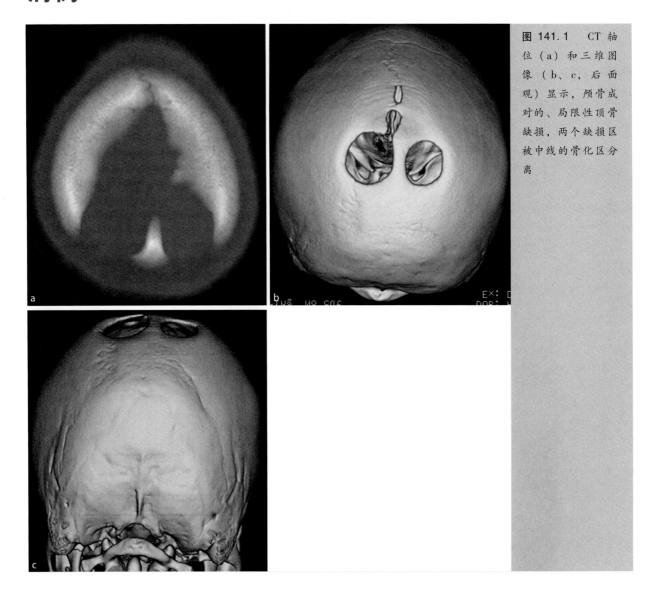

图 141.1 CT 轴位（a）和三维图像（b、c，后面观）显示，颅骨成对的、局限性顶骨缺损，两个缺损区被中线的骨化区分离

■ 临床表现

10 岁女孩，可见"囟门"（图 141.1）。

■ 推荐阅读

Glass RBF, Fernbach SK, Norton KI, et al. The infant skull: a vault of information. Radiograph-ics, 2004, 24: 507 - 522

■ 主要影像学表现

局限性、对称性顶骨缺损。

■ 诊　断

• **顶骨孔症**　顶骨孔症是指累及顶骨的遗传性顶骨缺损，常单独发生，可能与某些综合征有关。在临床上，顶骨孔症表现为正常颅缝之外的"囟门"样改变。其在影像学显示为成对的、局限性顶骨缺损，中间有骨性分隔，或为一大的骨性缺损，跨过中线。缺损区可持续至成年后。

■ 关键点

• 顶骨孔症是指遗传性顶骨缺损，常单独发生，或与某些综合征有关。

• 在临床上，顶骨孔症表现为正常颅缝之外的"囟门"样改变。

• 在影像学上，其表现为成对的或孤立性顶骨缺损，可持续至成年后。

病例 142

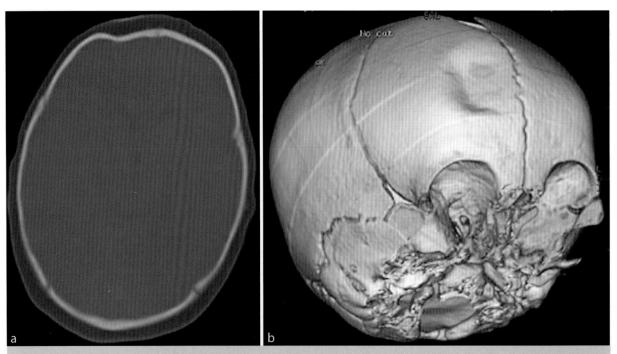

图 142.1 CT 轴位骨窗图（a）显示，额骨右侧局部凹陷，无颅内损伤。CT 三维重建图像（b）更清楚地显示邻近额骨缝的变形，类似局部凹陷的乒乓球

■ 临床表现

6 个月女婴，外伤（图 142.1）。

■ 推荐阅读

Basaldella L，Marton E，Bekelis K，et al. Spontaneous resolution of atraumatic intrauterine ping-pong fractures in newborns delivered by cesarean section. J Child Neurol，2011，26：1449 – 1451

Brittain C，Muthukumar P，Job S，et al. "Ping Pong" fracture in a term infant. BMJ Case Reports，2012

■ 主要影像学表现

婴儿颅骨凹陷。

■ 诊　断

• **"乒乓球"样骨折**　"乒乓球"样骨折是指特殊的凹陷性颅骨骨折，见于婴儿期。其表现为颅骨局部凹陷变形，类似于凹陷的乒乓球。由于婴儿颅骨可塑性强，骨折常看不到透亮的骨折线。"乒乓球"样骨折相对少见，可为先天性，或继发于外伤。在分娩过程中使用器械是其常见原因之一。治疗方法取决于畸形的严重程度，和是否并发相关损伤，如颅内出血。轻者可自行复位，或须行吸引治疗。较严重的凹陷须行外科矫正。

■ 关键点

• "乒乓球"样骨折见于婴儿，表现为颅骨凹陷，类似于凹陷的乒乓球。

• "乒乓球"样骨折少见，分娩中使用器械是其常见原因之一。

• 治疗方法依据凹陷的严重程度，和有无伴发相关的损伤而定。

病例 143

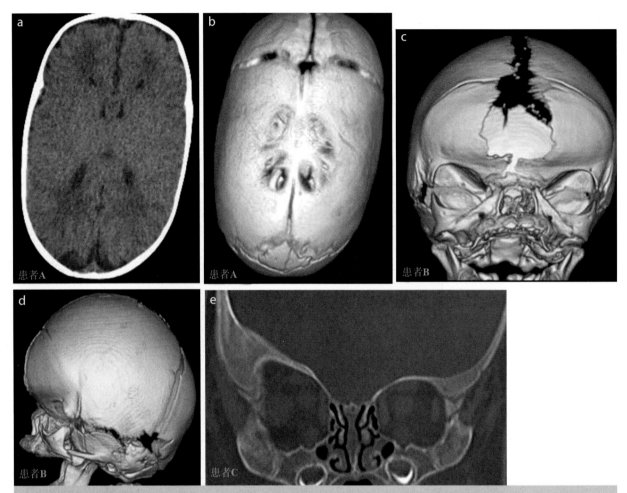

图 143.1　4 个月男婴的 CT 轴位（a）和三维重建图像（b）显示，舟状头畸形和矢状缝提前闭合。5d 女婴的 CT 三维重建图像正面观（c）和侧面观（d）显示，冠状缝提前闭合，呈短头畸形，前脑突出，颌面中部发育不良。4 个月男婴的 CT 冠状位（e）显示，右眼眶上升，呈"眼镜蛇眼"样，因单侧冠状缝提前闭合所致

■ 临床表现

新生儿和婴儿，头颅畸形（图 143.1）。

■ 推荐阅读

Glass RBF, Fernbach SK, Norton KI, et al. The　　　　2004，24：507 - 522
infant skull：a vault of information. Radiographics，

■ **主要影像学表现**

头颅畸形，颅缝提前闭合。

■ **诊　断**

● **颅缝早闭**　颅缝早闭是指因颅缝提前闭合而引起的头颅畸形，伴或不伴有面部畸形。该病患者在出生时、婴儿期或幼儿期，即可出现头颅发育不对称。颅缝早闭好发于男孩，约 85% 为散发，约 15% 可并发多种综合征，如阿 - 克综合征（手/足畸形、面中部发育不良、听力丧失、颅面骨发育障碍和外耳道闭锁）和致死性侏儒症（多发性颅缝闭合）。伴有其他综合征的颅缝早闭患者病情更加严重，更易累及多个颅缝，可在早期出现。治疗方法取决于畸形程度和确诊年龄。中 - 重度头颅畸形需行外科分离和（或）重建。

颅缝早闭使得平行于颅缝的颅骨生长过快，而垂直于颅缝的颅骨则生长变慢。因此，受累颅缝不同可出现不同特征的头颅畸形。

矢状缝受累——前后径增加，横径变小，称为舟状头或长头畸形。

额骨缝受累——三角形前额，称为三角头畸形。

单侧冠状缝或人字缝受累——不对称性单侧生长，即斜头畸形；单侧冠状缝闭合引起同侧眼眶上移，引起"眼镜蛇眼"畸形。

双侧冠状缝或人字缝受累——横径增加，前后径减小，称为短头畸形。

双侧冠状缝和人字缝受累——横径增加，前后径减小，"塔"样外观，称为尖头畸形。

矢状缝、双侧冠状缝和双侧人字缝受累——头颅四叶草样，称为"四叶草"畸形。

在颅缝早闭中，矢状缝最易受累，之后依次为冠状缝、额骨缝和人字缝。除额骨缝之外，其余颅缝在颅骨生长中通常继续开放，而额骨缝在生后第 1 年（6~9 个月）即闭合。在正常情况下，矢状缝最后闭合。

在评估颅缝早闭和之后的随访中，低剂量 CT 三维重建是最佳方法。骨缝闭合区可表现为纤维化或骨化，可累及整个颅缝或部分颅缝，从而引起头颅畸形。该方法在评估颞骨和面骨畸形中也很重要。

■ **关键点**

● 颅缝早闭是指颅缝提前闭合，可引起头颅畸形，并可伴发面部畸形。

● 颅缝早闭通常为散发，但也可并发其他综合征。

● 根据早闭所累及的颅缝不同，可表现出不同特征的头颅畸形。

● 在颅缝早闭中，矢状缝最易受累，之后依次为冠状缝、额骨缝和人字缝。

病例 144

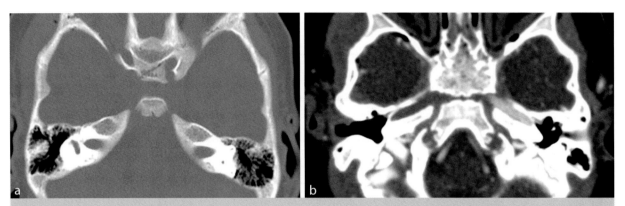

图 144.1 CT 轴位骨窗图像 (a) 显示，蝶骨、颅底中央骨折，骨折线延伸至右侧颈动脉管和左侧眶尖。右侧颞骨表面软组织肿胀。头颅 CTA 图像 (b) 显示，右侧颈内动脉岩骨段闭塞，另外可见右侧颅中窝少量积气，左侧眼眶（眶尖附近）积气

■ **临床表现**

16 岁男孩，机动车伤后（图 144.1）。

■ **推荐阅读**

Sliker CW. Blunt cerebrovascular injuries: imaging with multidetector CT angiography. Radiographics, 2008, 28: 1689 – 1708, discussion 1709 – 1710

■ 主要影像学表现

颅底中心区骨折，伴血管损伤。

■ 诊　断

●**颅底骨折伴颈内动脉闭塞**　颅底中心骨折通常由钝器伤所引起，可延伸至颅骨或颌面骨。由于颅顶的结构特点，钝器伤所致骨折易于向下方和颅底中心区延伸。

在有明显创伤病史，如车祸时，多数创伤中心会行全身 CT 检查，包括头颅和颈椎 CT、头颈部 CTA、胸部、腹部和盆腔增强 CT。根据临床表现，可能还要行眼眶、颌面骨和颞骨的 CT 三维重建。颅底中心骨折或蝶骨骨折可能是轻微的，因其常无移位，可能仅在某些特定的成像平面显示。故多平面重建有助于发现这类骨折。在颅底骨折时推荐行 CTA 检查，以评估血管的完整性。

评估并描述骨折程度和受累结构非常重要。蝶骨骨折常累及颈内动脉管和眶尖。当骨折累及颈内动脉管时，可能引起颈内动脉损伤，包括夹层动脉瘤、血管栓塞、血管闭塞和颈内动脉 - 海绵窦瘘。累及眶尖的骨折可引起视神经损伤或压迫。在颅底骨折的并发症中，脑脊液漏虽不常见，但却很重要。多数脑脊液漏可自愈。如果脑脊液漏持续存在，感染风险则会显著增加。核医学或 CT 脊髓造影检查，可用以评估持续性脑脊液漏。

■ 关键点

● 颅底中心骨折通常由于钝器伤所致，可延伸至颅骨或颌面骨。

● 蝶骨骨折可累及颈内动脉管或眶尖，引起颈内动脉损伤或脑脊液漏。

● 颅底中心骨折引起的血管损伤包括夹层动脉瘤、血管栓塞、血管闭塞和颈内动脉 - 海绵窦瘘。

病例 145

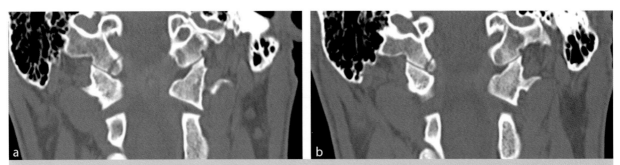

图 145.1　CT 冠状位重建图像（a，b）显示，垂直于右侧枕髁有一线状透亮影，骨片撕脱，伴轻度移位

■ 临床表现

28 岁男性，车祸（图 145.1）。

■ 推荐阅读

Leone A，Cerase A，Colosimo C，et al. Occipital condylar fractures：a review. Radiology，2000，216：635 – 644

■ 主要影像学表现

垂直于枕髁的线状透亮影。

■ 诊　断

● **枕髁骨折（OCF）**　枕髁是枕骨成对的突起，其为枕骨大孔的一部分，并与寰椎形成关节。枕髁、寰椎（C_1）和枢椎（C_2）共同形成颅颈连合（CCJ）。CCJ 的韧带保持其稳定性。与枕髁密切相关的结构，包括延髓、椎动脉、脊髓动脉、舌下神经管和颈静脉孔。

随着影像技术的发展和图像分辨率的提高，OCF 越来越易于发现。颅骨骨折常见于高速减速性损伤，如机动车碰撞、坠落或直接损伤。

根据大体形态学和受伤机制，OCF 主要分成 3 型。Ⅰ型骨折是指粉碎性嵌入骨折，骨碎片无或轻微移位。该类型骨折被认为是因轴向受力所致。如为单侧Ⅰ型枕髁骨折，通常较为稳定，因为保持 CCJ 稳定性的主要韧带（盖膜和翼状韧带）完整。若为双侧骨折，则不稳定性增加。Ⅱ型骨折由更为复杂的颅底骨折延伸至一侧或双侧枕髁。此类骨折常见于颅底直接受打击后，通常被认为是稳定性骨折。Ⅲ型骨折是指沿枕髁内侧翼状韧带附着处的撕脱性骨折。骨碎片常向内侧移位，并进入枕骨大孔。其损伤机制包括旋转应力和边缘受力。该类骨折常不稳定，因其伴有固定韧带的扭伤或断裂。

枕髁骨折，尤其是无移位的骨折，在常规 X 线平片很难发现。CT 矢状位和冠状位重建是确诊该类骨折的主要手段，即使是轻微的骨折。MR 可用于评估韧带结构，其完整性决定骨折的稳定性。与高速创伤相关的其他表现有多发骨折、软组织损伤、血管损伤、脊髓损伤和颅内结构损伤。

治疗方法取决于外伤后骨折的稳定性。稳定性骨折常采用保守处理，予以制动处理。不稳定性骨折则需行外科固定。

■ 关键点

● Ⅰ型 OCF 是指粉碎性嵌入骨折，无或仅轻微移位。

● Ⅱ型 OCF 是指颅底骨折延伸至一侧或双侧枕髁。

● Ⅲ型 OCF 是指枕髁内侧翼状韧带附着处撕脱性骨折。

● Ⅱ型和单侧Ⅰ型 OCF 常较为稳定，而Ⅲ型和双侧Ⅰ型 OCF 具有潜在的不稳定性。

病例 146

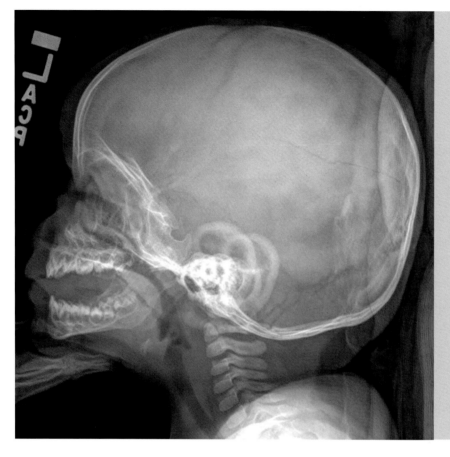

图 146.1　颅骨侧位片显示，前后走行的透亮线，横贯顶骨

■ 临床表现

　　6 个月女婴，易激惹，"正常"的头颅 CT（图 146.1）。

■ 推荐阅读

　　Glass RBF, Fernbach SK, Norton KI, et al. 　ics, 2004, 24: 507－522
The infant skull: a vault of information. Radiograph-

■ 主要影像学表现

颅骨线状透亮影。

■ 诊 断

● **颅骨线性骨折** 线性骨折是最常见的颅骨骨折，多见于钝器伤。除非伴发骨折碎片内陷（凹陷性骨折），累及血管（如脑膜中动脉）或延伸至颅缝并引起颅缝分离，线性骨折在多数情况下，临床症状并不明显。其预后取决于是否伴有颅脑损伤〔如颅内出血、脑实质剪切伤和（或）脑水肿等〕。

CT 是颅脑损伤首选的影像学检查，这是因为其易于完成，扫描速度快，能清楚地显示急性颅内异常，尤其是在颅内出血时更易发现。在多数情况下，颅骨骨折在 CT 骨窗上易于显示。但当骨折线平行于成像平面时，无移位的骨折则可能被遗漏。在这些情况下，冠状位重建图像、三维容积重建图像、定位像和颅骨平片可清楚显示线性骨折。

颅骨线性骨折的骨折线为线性，而非锯齿状或交错状，依据该特征可将其与颅缝相鉴别。此外，骨折线较颅缝更透亮。线性骨折也要和血管压迹相区别，骨折常同时累及颅骨内外板，而血管压迹只累及内板。

在颅骨骨折儿童患者，应仔细询问骨折过程，确保病史与影像学发现相一致。当病史或损伤机制与影像学发现不一致时，应当考虑到非意外性创伤。

■ 关键点

● 线性骨折是最常见的颅骨骨折，多见于钝器伤。

● 若不伴发骨折片下陷、血管损伤或颅缝分离时，线性骨折可自愈。

● 线性骨折应与颅缝相鉴别，主要依据其骨折线的线性轮廓和透亮度增加。

● CT 是颅脑损伤首选的检查方法，易于完成，能清楚地显示急性颅内损伤情况。

病例 147

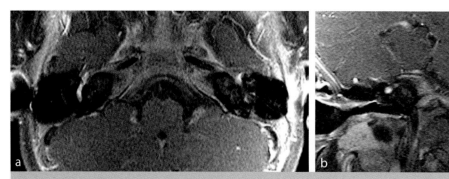

图 147.1 MRI T1 增强并脂肪抑制轴位（a）和冠状位图像（b）显示，右侧面神经鼓室段增粗，不对称性异常强化。冠状位图像（b）显示，双侧面神经迷路段（耳蜗内上方）正常，无强化，大小正常；而左侧面神经鼓室段强化（迷路段外侧）

■ 临床表现

年轻男性，面部不对称（图 147.1）。

■ 推荐阅读

Saremi F, Helmy M, Farzin S, et al. MRI of cranial nerve enhancement. Am J Roentgenol, 2005, 185: 1487 – 1497

■ 主要影像学表现

面神经强化。

■ Top 3 鉴别诊断

• **正常面神经强化** 面神经近段（脑池段、管内段和迷路段）周围为脑脊液，在正常情况不强化，若有强化则认为是异常。从膝状神经节开始至远段的水平段（鼓室段）和垂直段（乳突段），正常情况下这段面神经可强化，常表现为对称性或轻微不对称性强化。

• **贝尔面瘫** 贝尔面瘫指急性感染或感染后同侧面神经瘫。多数病例为自限性，被认为与 I 型单纯疱疹病毒感染有关，该病毒可引起唇疱疹。对不典型或不能自愈的病例，要进行影像学检查。在 MRI 上，健康人面神经膝状神经节、鼓室段和乳突段可见强化。在贝尔面瘫患者，面神经鼓室段和（或）迷路段常为不对称强化，边缘光滑；面神经有血脑屏障的部分也会出现异常强化，包括管内段和迷路段。其中管内段远端和迷路段最常受累。

• **施万细胞瘤** 施万细胞瘤起源于周围神经的施万细胞，主要有两种类型：Antoni A 型（致密型）和 Antoni B 型（疏松型，T2 高信号）。多数面神经施万细胞瘤患者表现为听力丧失，或面神经损伤。颞骨 CT 显示受累段面神经管扩大，边缘光滑。面神经最常经行于膝状神经节区后，再延伸至邻近段。受累节段面神经 MRI 表现为信号异常，呈管状或梭形增粗，异常强化。

■ 其他鉴别诊断

• **面神经血管瘤** 面神经血管瘤是一种血管性肿瘤，沿面神经走行区生长。好发于膝状神经节，其次是内听道远段、面神经水平段（鼓室段）和垂直段（乳突段）交汇处。该病在 CT 表现为特征性的"蜂巢"状骨基质。在 MRI 上，病灶呈 T2 高信号，显著强化，强化区对应于肿瘤血管成分。

• **肿瘤沿神经播散** 腮腺恶性肿瘤是最常见的沿面神经播散的肿瘤，尤其是腺样囊性癌，其具有沿神经播散的倾向。原发性头颈部或皮肤肿瘤累及面神经者少见。在 CT 上，肿瘤沿面神经扩散表现为受累节段的骨性面神经管扩大，典型表现为从茎乳突孔向近侧延伸。在 MRI 可见受累面神经异常增粗，信号异常并强化。一旦怀疑肿瘤沿神经播散，影像学检查范围应扩大至颈部，以寻找原发灶。

• **Ramsey Hunt 综合征** Ramsey Hunt 综合征是由于水痘 – 带状疱疹病毒激活所致，该病毒主要存在于膝状神经节。该病好发于老年人和免疫功能不全者，表现为同侧耳痛，累及外耳道和耳廓，主要由于水痘 – 疱疹病毒侵及面神经。MRI 可见受累面神经节段异常强化；前庭蜗神经和面神经迷路段也常可见异常强化。对该类患者，常采用类固醇激素和抗病毒治疗（如阿昔洛韦）。约 50% ~70% 的患者预后、恢复良好。

■ 诊 断

面神经施万细胞瘤。

■ 关键点

• 贝尔面瘫常累及面神经管内段远端和迷路段，通常具有自限性。

• 肿瘤（施万细胞瘤或肿瘤沿神经播散）可引起神经信号异常、强化和增粗。

• 血管瘤为血管性肿瘤，在 CT 上表现"蜂窝"状骨基质，MRI 上显著强化。

病例 148

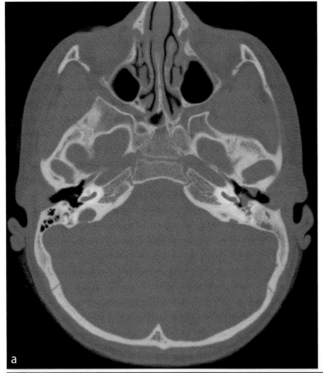

图 148.1　CT 轴位骨窗图像 (a) 显示，左侧中耳内有一分叶状软组织影，左侧乳突气房骨质硬化、密度升高，提示慢性炎症。经颞骨的 CT 冠状位重建图像 (b) 显示，肿块位于鼓室上隐窝和蒲氏间隙内，颞鳞变钝，听小骨侵蚀破坏，密度减低

■ 临床表现

　　年轻男孩，表现慢性耳痛和传导性听力丧失（图 148.1）。

■ 推荐阅读

Betts A，Esquivel C，O'Brien WT. Vascular retrotympanic mass. J Am Osteoath Coll Radiol，2012，1：31 – 33

Remley KB，Coit WE，Harnsberger HR，et al. Pulsatile tinnitus and the vascular tympanic membrane：CT，MR，and angiographic findings. Radiology，1990，174：383 – 389

Swartz JD，Harnsberger HR，Mukherji SK. The temporal bone. Contemporary diagnostic dilemmas. Radiol Clin North Am，1998，36：819 – 853，vi

■ 主要影像学表现

中耳肿块。

■ Top 3 鉴别诊断

• **获得性胆脂瘤** 胆脂瘤即表皮样囊肿，由角化的鳞状上皮细胞所构成。在中耳，大部分胆脂瘤继发于慢性中耳炎。患者有反复发作的中耳感染史，伴鼓膜穿孔和传导性耳聋。在影像学上，胆脂瘤表现为鼓室上隐窝和蒲氏间腔的软组织肿块，常表现颞骨鳞部（鼓室上隐窝侧壁）变钝，听小骨侵蚀破坏。当胆脂瘤较大时，可突入到乳突气房内。确定面神经的骨性边界和鼓室盖（中耳腔顶）的完整性以及肿块边界，对于制定手术计划非常重要。在 MRI DWI 图像，胆脂瘤信号增加。该病可能的并发症包括，融合性乳突炎、脑膜炎、硬膜外脓肿和静脉窦血栓。

• **面神经施万细胞瘤** 面神经施万细胞瘤可发生于面神经走行的任何区域。当肿瘤位于中耳鼓室段时，骨性面神经管常扩大。受累的面神经节段在增强扫描常呈管状增粗和强化；迷路段受累则有助于将面神经施万细胞瘤与其他中耳肿块相鉴别。由于小病灶难以被发现，因此注意双侧面神经的对称性很重要。

• **鼓室血管球瘤** 鼓室血管球瘤是一种副神经节瘤，发生于中耳，沿耳蜗岬和鼓室神经（雅各布森神经）生长。肿瘤起源于神经嵴，血供丰富，增强显著。随着肿块生长，其可充满中耳腔并侵蚀听小骨，可见骨质破坏。当肿块较大时，血管球瘤内可见钙化和血管流空影，在 MRI 上呈"胡椒盐"样改变。在临床上，患者表现为传导性听力丧失和搏动性耳鸣。

■ 其他鉴别诊断

• **正常血管变异** 颈内动脉（ICA）异常系发育异常，常由于颈内动脉颈段和岩骨近段退化并交替汇合所致。其影像学表现包括：ICA 颞骨段（延伸至中耳）偏移和变窄，ICA 岩骨段近段和颈段缺如。当颈静脉球的乙状板缺乏时，则会出现颈静脉球裂，致使颈静脉球延伸至中耳腔。该病的影像学表现很直观，具有诊断意义。

• **胆固醇肉芽肿** 胆固醇肉芽肿继发于非特异性慢性炎症，最常见于颞骨（中耳和岩尖）。CT 表现为中耳软组织肿块，无骨质破坏。检查时可见鼓膜呈蓝色或紫色。由于病灶内出血，其在 MRI T1 和 T2 上均呈高信号。增强扫描可见肿块周边环形强化。

■ 诊 断

获得性胆脂瘤

■ 关键点

• 获得性胆脂瘤起源于蒲氏间腔，引起颞骨鳞部变钝和听小骨破坏。

• 面神经施万细胞瘤表现为扩大的面神经管内强化肿块。

• 鼓室血管球瘤是一种富含血管的副神经节瘤，沿耳蜗岬生长。

• 正常血管变异（颈内动脉异常、颈静脉球裂），可表现为中耳腔肿块。

病例 149

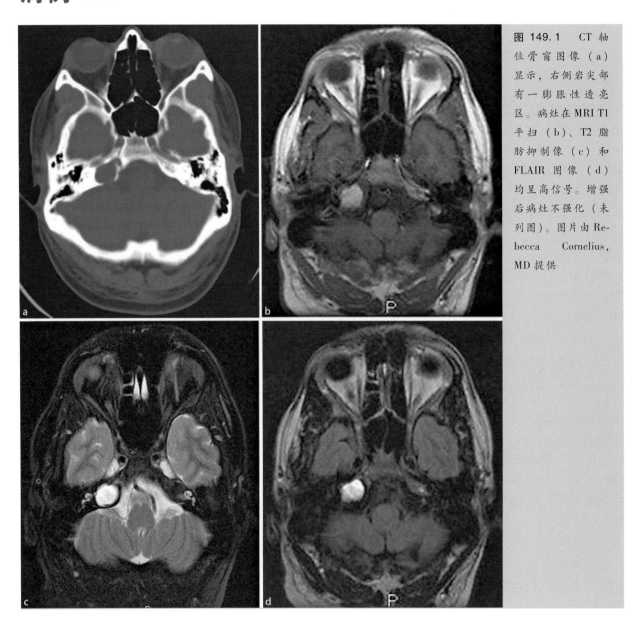

图 149.1　CT 轴位骨窗图像（a）显示，右侧岩尖部有一膨胀性透亮区。病灶在 MRI T1 平扫（b）、T2 脂肪抑制像（c）和 FLAIR 图像（d）均呈高信号。增强后病灶不强化（未列图）。图片由 Rebecca Cornelius, MD 提供

■ 临床表现

37 岁男性，头痛伴听力丧失（图 149.1）。

■ 推荐阅读

Chapman PR, Shah R, Curé JK, et al. Petrous apex lesions: pictorial review. Am J Roentgenol, 2011, 196 Suppl: WS26 - WS37, Quiz S40 - S43

Connor SEJ, Leung R, Natas S. Imaging of the petrous apex: a pictorial review. Br J Radiol, 2008, 81: 427 - 435

■ 主要影像学表现

岩骨尖部（岩尖）肿块。

■ Top 3 鉴别诊断

• **胆固醇肉芽肿** 胆固醇肉芽肿继发于非特异性慢性炎症，好发于颞骨（中耳腔和岩尖）。其为岩尖部最常见的原发性病变。胆固醇肉芽肿在 CT 表现为低密度肿块，并可见膨胀性骨重建，骨质侵蚀不常见。由于病灶合并出血，其在 MRI T1 和 T2 均呈高信号。偶尔在 MRI T2 可见低信号环，系由含铁血黄素所形成。病变周边可有环形强化，而病变本身不强化。

• **黏液囊肿** 黏液囊肿常位于鼻旁窦，但也可见于含气的岩尖部，其继发于含气岩尖部残留的分泌物。黏液囊肿在 CT 上呈低密度，膨胀性生长（多见）。在 MR 上，病灶典型表现为 T1 低信号，T2 高信号。随着黏液浓缩和蛋白分泌物含量增加，其在 T1 可呈稍高信号，但升高程度不如胆固醇肉芽肿。病变不强化，尽管周边可出现炎性强化。

• **先天性胆脂瘤** 先天性胆脂瘤即表皮样囊肿，好发于中耳和岩尖，类似于胆固醇肉芽肿。在 CT 上，病灶呈低密度，膨胀性生长。在 MRI 上，病灶内囊性成分 T2 信号较高，而在 T1 通常呈低 – 稍高信号。与其他表皮样囊肿一样，其在 DWI 上呈特征性高信号。周边可见薄的环形强化，而病变本身不强化。

■ 其他鉴别诊断

• **岩尖炎** 岩尖气房可出现浆液或反应性液体，很常见。在无症状患者，其临床意义不大。岩尖部炎症是指岩尖气房的重复感染，通常与中耳乳突炎有关。CT 显示岩尖部液体密度，并可见邻近的骨质侵蚀。浆液在 MR T1 呈低信号，T2 呈高信号。炎症所引起的显著强化，常沿硬脑膜延伸。格拉代尼戈综合征是指眶后疼痛和复视，系因岩尖炎引起的外展神经受损所致。当感染沿 Dorello 管经硬脑膜反折处时，则常压迫神经。尽早诊治对于减少此类疾病的并发症是必要的。

• **肿瘤** 转移瘤常因直接蔓延和血行播散而累及颅底。直接蔓延可见于鼻咽癌或鼻窦原发性肿瘤（鳞癌）。肺癌、乳腺癌、肾细胞癌和前列腺癌常经血行转移至颅底。软骨肉瘤、多发骨髓瘤和浆细胞瘤为颅底原发性肿瘤。软骨肉瘤呈膨胀性和偏中线生长，由于软骨基质的存在，其在 T2 表现为特征性高信号；CT 上可见内部钙化，呈"弧形和漩涡形"。骨质破坏常不规则，且呈侵袭性。该肿瘤可显著强化，在脂肪抑制序列更为清晰。

■ 诊　断

胆固醇肉芽肿

■ 关键点

• 胆固醇肉芽肿是最常见的原发性岩骨尖部病灶，其在 T1 和 T2 均呈高信号。

• 黏液囊肿可见于岩尖气房，其内含有分泌物。

• 岩部炎可引起格拉代尼戈综合征（岩尖炎症、眶后疼痛和外展神经功能障碍）。

• 软骨肉瘤可发生于岩骨，其在 T2 呈高信号，瘤内可见"弧形和漩涡形"钙化。

病例 150

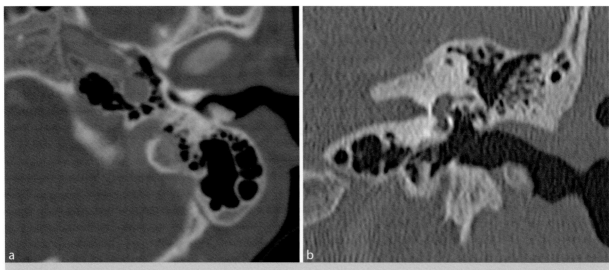

图 150.1 CT 骨窗轴位图像（a）显示，左侧外耳道局部钙化并狭窄；左侧颞骨 CT 冠状位重建图像（b）显示，骨性外耳道和软骨连接部钙化。连续图像显示钙化带蒂（蒂不在该层面）

■ 临床表现

14 岁男孩，体检发现异常（图 150.1）。

■ 推荐阅读

Tran LP, Grundfast KM, Selesnick SH. Benign lesions of the external auditory canal. Otolaryngol Clin North Am, 1996, 29: 807 – 825

■ 主要影像学表现

局限性外耳道（EAC）钙化/骨化。

■ Top 2 鉴别诊断

● **外耳道外生骨疣** 外耳道骨疣是由于慢性炎症刺激所致的骨生长过度，属良性病变。该病好发于年轻人，常见于冲浪者、潜水员和游泳员，因此又称"冲浪耳"。该类人员外耳长期暴露于冷水，可引起外耳炎反复发作。其最常见的致病菌为金黄色葡萄球菌和假单胞菌，此与恶性外耳道炎有所不同。恶性外耳道炎系侵袭性感染，好发于免疫功能抑制者，在老年糖尿病患者中最常见。在急性期，外耳道骨疣患者出现耳痛、皮肤瘙痒、外耳道流水和传导性听力丧失。

在慢性期，出现特征性的外耳道骨过度生长，常为双侧性，无蒂，位于外周。该病通常无须治疗。如需治疗，则行手术矫正外耳道狭窄。

● **外耳道骨瘤** 骨瘤是良性骨生长过度，很少累及颞叶。该病常为散发，无症状，为偶然发现。EAC 骨瘤在 CT 上为局限性、带蒂的骨性病变，常为单侧，好发于外耳道骨和软骨连接处。而外耳道覆盖的软组织层正常。除非有显著的外耳道狭窄症状，EAC 骨瘤一般无须治疗。

■ 诊　　断

外耳道骨瘤

■ 关键点

● 外耳道外生骨疣是"冲浪耳"的并发症，常为双侧局限性病变，无蒂。

● 外耳道骨瘤为骨的过度生长，单侧带蒂，常见于骨-软骨连接处。

● 在多数情况下，外耳道外生骨疣或骨瘤均无须治疗。

（病例 126～150　毛翠平　张秋娟　译，师　蔚　校）

病例 151

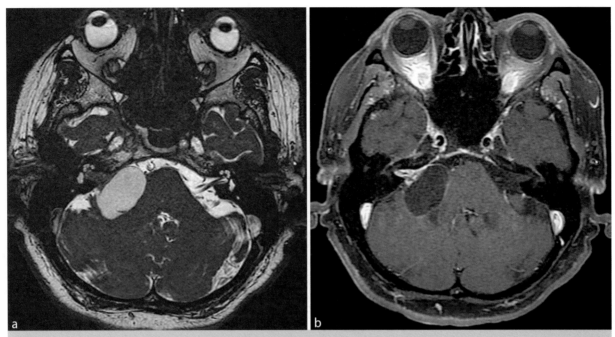

图 151.1　高分辨轴位 FIESTA（稳态采集快速成像）图像（a）显示，右侧桥小脑角区囊性肿块，并右侧内听道软组织影。轴位 MRI T1 压脂增强图像（b）显示，右侧内听道内实性部分明显强化，并沿听神经孔延伸

■ 临床表现

男性，32 岁，感音神经性耳聋（图 151.1）。

■ 推荐阅读

Bonneville F, Savatovsky J, Chiras J. Imaging of cerebellopntine angle lesions：an update. Part 1：enhancing extra-axial lesions. Eur Radiol, 2007, 17：2472 - 2482

Bonneville F, Savatovsky J, Chiras J. Imaging of cerebellopntine angle lesions：an update. Part 2：intra-axial lesions, skull base lesions that may invade the CPA region, and non-enhancing extra-axial lesions. Eur Radiol, 2007, 17：2908 - 2920

■ 主要影像学表现

脑桥小脑角区（CPA）肿块。

■ Top 3 鉴别诊断

• **前庭神经施万细胞瘤**　前庭神经施万细胞瘤起源于前庭神经的施万细胞。根据组织特征其可分为两种类型，即 Antoni A 和 Antoni B。A 型细胞排列紧密，在 T2 上信号较低；而 B 型细胞排列疏松，在 T2 呈高信号。前庭神经施万细胞瘤可累及位于内耳道（IAC）后部的前庭上或前庭下神经，常会引起内耳道和内耳门扩大。肿瘤边缘与颞骨岩部之间的夹角为锐角。肿块信号多样，但在 T2 常为高信号；有时会有囊变或出血，钙化不常见；增强扫描呈明显的不均质强化。双侧前庭神经施万细胞瘤应诊断为 2 型神经纤维瘤病（NF2）。

• **脑膜瘤**　脑膜瘤起源于脑膜上皮的蛛网膜细胞，为最常见的脑外肿瘤。其好发于成年女性，也见于 NF2 病和有颅脑放疗史的儿童。脑桥小脑角区脑膜瘤呈局限性或扁平状；肿瘤与颞骨岩部间常可见广基底硬膜，增强扫描呈明显强化并可见"硬膜尾"征；孤立的管内型脑膜瘤罕见。在 CT 平扫，脑膜瘤较脑实质呈等密度或高密度，邻近骨质有破坏或增生；肿瘤内常可见钙化。

• **蛛网膜囊肿**　蛛网膜囊肿是蛛网膜内局限性脑脊液聚积。其大多数是由于在胚胎发育过程中，脑膜未能完全融合所致，也有获得性蛛网膜囊肿的病例报道。蛛网膜囊肿好发于中颅窝，其次为后颅窝。囊肿在 CT 上为低密度，在 MRI 上与脑脊液信号相一致。由于无脑脊液搏动的影响，其在质子密度像和 T2 序列信号较脑脊液略高；弥散不受限，此为其与表皮样囊肿鉴别的关键。增强检查囊肿不强化。囊肿较大时，可对邻近脑实质产生占位效应。

■ 其他鉴别诊断

• **表皮样囊肿**　表皮样囊肿是起源于外胚层的肿瘤，内含角化蛋白等碎片，周围覆以层状排列的鳞状上皮细胞。其在颅内最常见于脑桥小脑角区。表皮样囊肿在 MRI T1 呈低信号，在 T2 为高信号，在 FLAIR 表现为不均匀低信号。弥散受限是表皮样囊肿的典型征象，也是其与蛛网膜囊肿的鉴别要点。此外，表皮样囊肿边缘不规则，包绕血管和神经，而非推移血管和神经，这些特点有别于蛛网膜囊肿。

• **脂肪瘤**　颅内脂肪瘤来源于软脑膜和蛛网膜前体，原始脑膜的残存，主要位于中线部和幕上，在后颅窝则以脑桥小脑角区最为常见。脂肪瘤在 CT 表现为低密度；在 MRI 所有序列上与脂肪信号相一致，表现化学位移性伪影和脂肪抑制是诊断的关键。大多数脂肪瘤无临床症状，偶尔出现颅神经受损症状。治疗则主要针对有症状的病变，但完全切除较为困难。

■ 诊　断

前庭神经施万细胞瘤

■ 关键点

• 前庭神经施万细胞瘤是脑桥小脑角区最常见的占位，双侧发病则称为 NF2。

• 脑膜瘤在 CT 呈等密度，可有钙化，有明显增强，并可见硬膜尾征。

• 蛛网膜囊肿在所有 MRI 序列上信号同脑脊液，可有局部占位效应。

• 表皮样囊肿除特征性的弥散受限外，其他表现与蛛网膜囊肿相类似。

病例 152

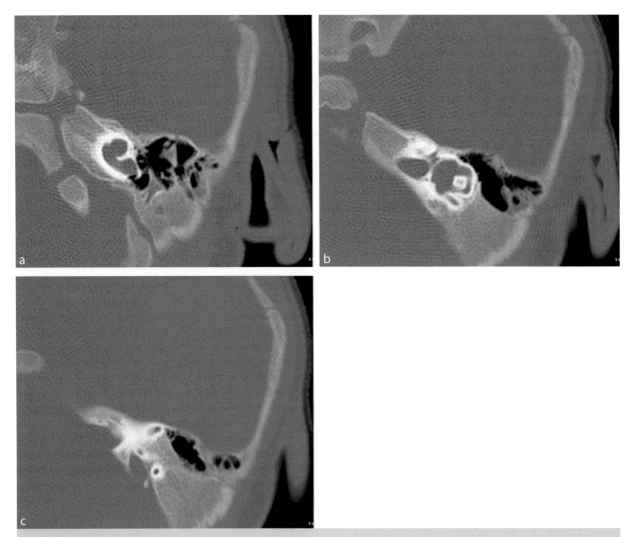

图 152.1 经左侧内耳层面锥形轴位 CT 骨窗图像（a～c）显示，耳蜗正常的 2½ 转结构未显示（a），前庭扩大（b），并前庭导水管扩张（c）

■ 临床表现

6 岁男孩，耳聋（图 152.1）。

■ 推荐阅读

Joshi VM，Navlekar SK，Kishore GR，et al. CT and MR imaging of the inner ear and brain in children with congenital sensorineural hearing loss. Radiographics，2012，32：683－698

■ 主要影像学表现

先天性内耳畸形。

■ Top 3 鉴别诊断

• **前庭导水管扩大综合征（LVAS）** 前庭导水管扩大综合征是儿童感音神经性耳聋最主要的病因。此类患儿出生时听力正常，在生后的数月或数年逐出现双侧感音神经性耳聋。在 CT 平扫，LVAS 表现为前庭导水管扩大（大于 90% 见于双侧），中段内径大于 1.5mm。有时也根据半规管大小以粗略评估前庭导水管的扩张程度。该病常合并轻微的耳蜗和前庭畸形。

• **囊状耳蜗前庭畸形** 囊状耳蜗前庭畸形是由于内耳发育受阻，耳蜗和前庭囊状扩张，内耳结构缺失。此类患者在出生时即有感音神经性耳聋。在轴位 CT 平扫和 MRI T2 图像上，扩张的耳蜗和前庭呈 8 字征，半规管通常也增宽，而前庭导水管表现正常。

• **囊性共同腔** 囊性共同腔是指耳蜗和前庭未发育，半规管受累程度不等，通常缺失，偶见发育不良，甚或正常。与囊性耳蜗前庭畸形一样，该类患者通常在出生时即表现为感音神经性耳聋。在影像学上可见正常内耳结构（耳蜗、前庭及半规管）被单个囊腔所取代，而中耳结构和前庭导水管一般正常。

■ 其他鉴别诊断

• **耳蜗未发育** 耳蜗未发育是由于胚胎期耳蜗的正常发育停滞所致。耳蜗发育停滞的类型和时期，决定该病究竟为单侧或双侧。患者通常在出生时即表现为感音神经性耳聋。在影像学表现为耳蜗缺失，而其余的内耳结构，包括前庭和半规管可正常或发育不良。中耳结构和前庭导水管通常正常。

■ 诊　断

前庭导水管扩大并耳蜗及前庭畸形

■ 关键点

• LVAS 表现为前庭导水管直径大于 1.5mm，渐进性的听力丧失，双侧性。

• 在囊状耳蜗前庭畸形中，耳蜗和前庭呈特征性的 8 字征。

• 囊性共同腔为正常内耳结构被单个囊腔所替代。

病例 153

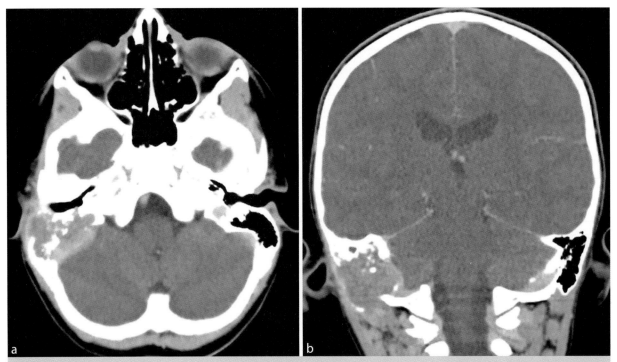

图 153.1 头颅 CT 增强轴位（a）和冠状位重建（b）图像显示，右颞骨乳突部密度升高，骨质破坏，其内可见强化。右侧颞骨内侧开裂，病变沿右小脑外侧面向颅内延伸

■ 临床表现

6 岁男孩，耳部剧痛（图 153.1）。

■ 推荐阅读

Connor SEJ, Leung R, Natas S. Imaging of the petrous apex: a pictorial review. Br J Radiol, 2008, 81: 427–435

Razek AA, Huang BY. Lesions of the petrous apex: classification and findings at CT and MR imaging. Radiographics, 2012, 32: 151–173

■ 主要影像学表现

儿童颞骨内侵袭性生长肿块。

■ Top 3 鉴别诊断

• **融合性中耳乳突炎** 融合性中耳乳突炎是指中耳与乳突内的急性感染，伴乳突分隔和骨皮质破坏。其可为原发性感染，或并发于获得性胆脂瘤。患者表现为发热、听力损害和耳部疼痛。在 CT 上，可见中耳及乳突内密度升高，乳突气房间隔和骨皮质侵蚀破坏，有时会累及听小骨。在 MRI 上，炎性病变在 T2 呈高信号，强化相对弥漫。如合并有脓肿或胆脂瘤，则在弥散加权序列呈高信号。其并发症包括脓肿、脑膜炎和静脉窦血栓。其中脓肿可位于骨膜下、Bezold 下（乳突尖深入胸锁乳突肌）、硬膜外或脑实质内。

• **朗格汉斯组织细胞增生症（LCH）** LCH 系组织细胞异常增殖。在临床上其可分为三种类型：孤立性病变（嗜酸性肉芽肿）、多病灶（汉－许－克病）和弥漫性病变（莱特勒－西韦病）。孤立性病变最常见，临床症状最轻；在该类型中，颅盖骨最易受累，脊柱次之。在放射学上，孤立性病变典型表现为无硬化缘的溶骨性病变，颅骨内板破坏较外板严重，有时会呈"斜边"样改变。MRI 检查可见髓腔内软组织影，并明显强化。颞骨受累主要见于岩尖和耳软骨囊。颞骨 LCH 也可表现为弥漫性骨质破坏，难与肿瘤和侵袭性感染或炎症区别。其最常见的临床表现为疼痛、局部肿物和全身症状。

• **横纹肌肉瘤** 横纹肌肉瘤是儿童少见的侵袭性恶性肿瘤，常累及头颈部。累及颞骨的横纹肌肉肿瘤常起源于中耳，并向乳突和外耳道延伸。侵袭性较强的肿瘤可向颅内延伸，并进入颅底和上颈部颅外软组织。颈部淋巴结转移少见。在 CT 上，该病常表现为中耳和乳突内软组织肿块，并有侵蚀性骨质破坏。肿块在 MRI 常呈 T1 低信号，T2 高信号，无特异性。增强扫描常为明显不均匀强化，如有硬膜强化则提示肿瘤向颅内延伸。肿瘤也可沿第Ⅶ和第Ⅷ对颅神经扩散。在 10～20 岁患者，其临床表现类似于反复发作的慢性中耳乳突炎。

■ 诊 断

朗格汉斯细胞组织增生症

■ 关键点

• 融合性乳突炎是指乳突气房间隔和骨皮质的急性感染性骨破坏。

• LCH 典型表现为边界清楚的溶骨性破坏，伴有"斜边"样征；颞骨弥漫性受累。

• 横纹肌肉瘤为儿童恶性肿瘤，表现为中耳和乳突内侵袭性肿块。

• LCH 和横纹肌肉瘤呈软组织样强化，而非炎性（中耳乳突炎）强化。

病例 154

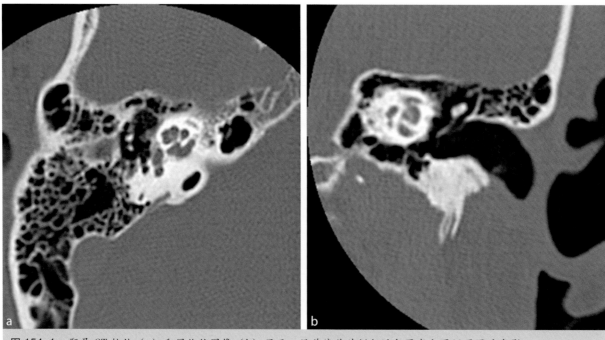

图 154.1 颞骨 CT 轴位（a）和冠状位图像（b）显示，沿前庭前外侧邻近卵圆窗和耳蜗周围透亮影

■ 临床表现

成年男性，混合型耳聋（图 154.1）。

■ 推荐阅读

Pekkola J, Pitkaranta A, Jappel A, et al. Localied pericochlear hypoattenuating foci at temporal-bone thin-section CT in pediatric patients: nonpatho-logic differential diagnostic entity? Radiology, 2004, 230: 88 – 92

■ 主要影像学表现

耳软骨囊透亮影。

■ 成人 Top 3 鉴别诊断

• **耳硬化症** 耳硬化症源于骨发育和生长异常，一般累及镫骨和卵圆窗。该病约 60% 与遗传有关，其余为散发病例。该病虽可见于从青春期到成年的任何时期，但以年轻人多见。临床表现为混合型耳聋，呈渐进性。CT 是检查耳软骨囊钙化异常的理想方法，但其表现可能较轻微。有近 85% 的病例为窗型，表现为卵圆窗和圆窗周围异常透亮影；其余 15% 为耳蜗型，表现为耳蜗周围透亮影。通常，窗型和耳蜗型耳硬化症可同时发生。在临床上，对症状较轻的患者可选配助听器；对较严重患者，则采取镫骨切除并假体移植。

• **佩吉特病** 佩吉特病好发于老年男性。该病表现为骨质膨胀、骨皮质增厚和骨小梁增粗，常见于中轴骨、骨盆、长骨和颅盖骨。颅盖骨受累最常见的表现为局限性骨质疏松，即骨质内显著透亮区；同时由于骨皮质和骨小梁增厚，在 X 平片上呈"棉絮"状改变。若耳软骨囊受累，则常表现为骨质增厚和广泛透亮影。受累骨质常向耳软骨囊外延伸，这些特征和患者年龄对鉴别很有价值。

• **放射性骨坏死** 放射性损伤所致骨坏死是放疗的迟发并发症，常发生在放疗后数月或数年。这是由于放疗引起血管损伤，最终导致局部缺血所致。病变严重程度与放疗部位、放疗剂量、放疗间隔和放疗持续时间均有关。放射性骨坏死的影像学表现为骨密度减低，呈广泛分布的透亮影；在严重病例可出现骨质破坏（可见于颞骨）。耳软骨囊被包在放射野内的常见原发性肿瘤包括颅底肿瘤、鼻咽癌和脑肿瘤。

■ 儿童和青年 Top 3 鉴别诊断

• **耳硬化症** 同上。
• **骨质矿化的正常变异** 在高分辨 CT 上，婴幼儿耳软骨囊周围偶尔可见透亮影。除此之外，其有时也可见于一些无症状患者。在随访病例中，许多患者仅表现为该区域的间隔骨化。该情况提示其为一种正常变异，或延迟的软骨骨化。在疑似骨硬化的无症状幼儿，综合症状、听力测定和影像学随访可鉴别正常变异骨化和耳硬化症。

• **迟发性成骨不全** 成骨不全症（OI）是一种结缔组织病，可引起脆骨症和其他结缔组织异常。1 型 OI 为迟发型成骨不全，病情最轻，可表现为耳软骨囊透亮区、无明显变形的脆骨和蓝色巩膜。此型临床表现富有特征，但其与耳硬化症在 CT 上的耳软骨囊透亮区表现相似，当然耳硬化症的透亮影是以耳蜗周围为著。由于 OI 罕见，故对于符合临床表现者可建议做出诊断。

■ 诊 断

耳硬化症

■ 关键点

• 耳硬化症表现为混合性听力下降，在 CT 上可见卵圆窗（最常见）和（或）耳蜗周围透亮影。
• 佩吉特病常见于老年患者，表现为骨质膨胀，累及颅盖骨者可延伸至耳软骨囊。
• 放射性骨坏死常发生于照射野内，由于血管损伤引起骨质缺血。
• OI 可引起耳软骨囊透亮区，此与耳硬化症的表现相类似，尚可表现出无明显变形的脆骨和蓝色巩膜。

病例 155

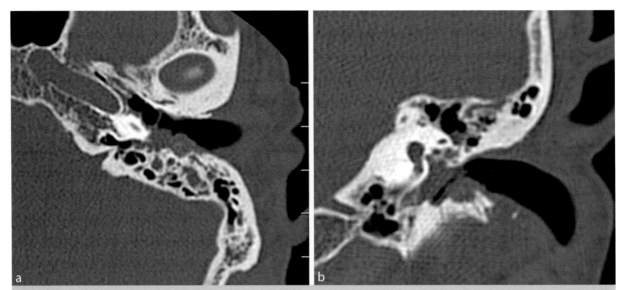

图155.1 （a）左颞骨轴位CT显示，外耳道后方软组织肿块，其下方可见骨质侵蚀。（b）冠状位CT重建显示，外耳道后下方类似改变，中下鼓室透亮度减低

■ **临床表现**

59岁男性，耳部疼痛并溢液（图155.1）。

■ **推荐阅读**

Grandis JR, Curtin HD, Yu VL. Necrotizing (malignant) external otitis: prospective comparison of CT and MR imaging in diagnosis and follow-up. Radiology, 1995, 196: 499 – 504

Heilbrun ME, Salzman KL, Glastonbury CM, et al. External auditory canal cholesteatoma: clinical and imaging spectrum. Am J Neuroradiol, 2003, 24: 751 – 756

■ 主要影像学表现

外耳道软组织肿块伴骨质侵蚀。

■ Top 3 鉴别诊断

• **坏死性外耳炎（NOE）** NOE 通常是由于老年糖尿病或免疫抑制患者合并假单胞菌感染所致。患者常表现为外耳疼痛、听力下降、外耳溢液以及邻近软组织肿胀。在 CT 平扫，可见外耳道软组织影，并浅表软组织肿胀。随着病情进展，出现骨质侵蚀和脓肿形成。NOE 在 MRI T2 表现为外耳道内弥漫性等或高信号；由于蜂窝织炎形成，增强扫描可见外耳道内强化软组织影；局部脓肿形成后，可见环形强化。治疗可采用抗炎和（或）行局部清创术。感染可向颅底和颅内蔓延。

• **外耳道鳞状细胞癌（SCC）** 外耳道 SCC 好发于老年人，常为外耳癌直接蔓延。其原发灶常表现为溃疡样皮肤病变，向外耳道蔓延后，患者常出现耳痛、听力下降和外耳溢液。在 CT 平扫上，外耳道 SCC 的表现主要与病变分期和范围有关。在早期主要表现为软组织影和外耳道狭窄。在晚期则有骨质破坏、外耳周围和同侧腮腺淋巴结肿大。MRI 能更准确地显示病变范围，以及肿瘤向颅内和周围神经的扩散。肿瘤在 MRI T2 常呈高信号，而增强扫描则表现多样。治疗方案主要依据病变范围，以及是否有局部或远处转移来确定，可选择手术切除或清创术，并辅以放疗和（或）化疗。

• **外耳道胆脂瘤** 外耳道胆脂瘤常见于中老年患者，其主要由角化的鳞状上皮组成。尽管为良性病变，但该病变可展现局部侵袭性。患者常出现耳痛、听力下降和外耳溢液。CT 平扫显示外耳道内软组织影，其下方骨质受侵蚀和（或）碎片状，外耳道狭窄，乳突和（或）中耳也可受累。该病灶在 MRI T2 呈中等信号的软组织影，边缘强化，在 DWI 呈高信号。在治疗上，多采用手术切除。

■ 诊　断

坏死性外耳炎

■ 关键点

• NOE、外耳道 SCC 和外耳道胆脂瘤在临床和影像学方面均很相似。

• NOE 常见于老年糖尿病或免疫抑制患者，系假单胞菌感染所致。

• 外耳道 SCC 好发于老年人，常由溃疡型外耳癌直接蔓延。

• 外耳道胆脂瘤由角化的鳞状上皮组成。尽管为良性病变，但该病可表现局部侵袭性。

病例 156

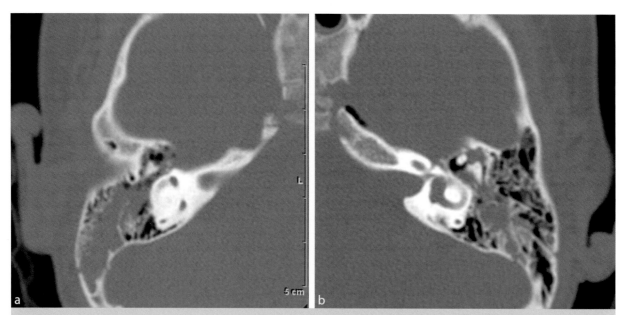

图 156.1 双侧颞骨 CT 轴位图像（a、b）显示，颞骨纵行骨折并锤砧关节脱位，"冰淇淋征"消失，中耳腔和乳突内积液。同时在双侧乳突尖部可见横行骨折，耳软骨囊未受累；左侧中颅窝可见少量颅腔积气（b）

■ 临床表现

青年男性，车祸伤（图 156.1）。

■ 推荐阅读

Fatterpekar GM, Doshi AH, Dugar M, et al. Role of 3D CT in the evaluation of the temporal bone. Radiographics, 2006, 26 Suppl 1: S117 – S132

Zayas JO, Feliciano YZ, Hadley CR, et al. Temporal bone trauma and the role of multidetector CT in the emergency department. Radiographics, 2011, 31: 1741 – 1755

■ 主要影像学表现

颞骨骨折。

■ 诊　断

● **颞骨骨折**　颞骨骨折通常见于严重创伤。患者常表现传导性听力下降、面神经功能障碍和脑脊液耳漏；如内耳受累，则可出现眩晕。从临床角度考虑，颞骨骨折的处理取决于耳软骨囊是否受累。依据影像学上骨折线与颞骨的位置关系，在传统上将颞骨骨折分为纵行骨折、横行骨折和混合性骨折。

纵行骨折是沿颞骨长轴的骨折，累及颞骨鳞部并向乳突延伸，是最常见的颞骨骨折（75%）。无移位的颞骨骨折在 CT 上表现轻微，尤其当缺少高分辨颞骨成像或重建图像时，不易被发现。其继发表现包括乳突气房、中耳腔或外耳道积血。听小骨脱位（最常见）和面神经损伤（仅次于横行骨折）是纵行骨折的常见并发症。听小骨脱位表现为"冰淇淋征"消失（即锤骨头和砧骨短脚脱离），和（或）砧镫关节脱位。而骨折可延伸至颈动脉管和颅底中央区。

横行骨折较纵行骨折少见，骨折线垂直于颞骨长轴。由于横行骨折的方向关系，其常累及面神经管，也可延伸至耳软骨囊，累及内耳结构。其临床症状和纵行骨折类似，也可因累及不同的结构，出现感音性听力下降和眩晕等。约 50% 的横行骨折会累及面神经，面神经损伤较纵行骨折常见。一旦发现横行骨折，需特别关注面神经管、内耳结构和颈静脉球。

在许多病例，纵行骨折和横行骨折可同时发生，即混合性骨折。此类骨折一旦发生，需仔细观察每处骨折，并注意血管管道（包括颈静脉球和颈内动脉岩骨段）、内耳结构、面神经和听小骨是否受累。

■ 关键点

● 在临床上，颞骨骨折因耳软骨囊是否受累而呈现不同表现。

● 纵行骨折常引起听小骨脱位和传导性听力下降。

● 横行骨折常累及面神经管和内耳结构。

● 当骨折延伸至颈静脉管和（或）颈内动脉岩段时，可出现血管损伤。

病例 157

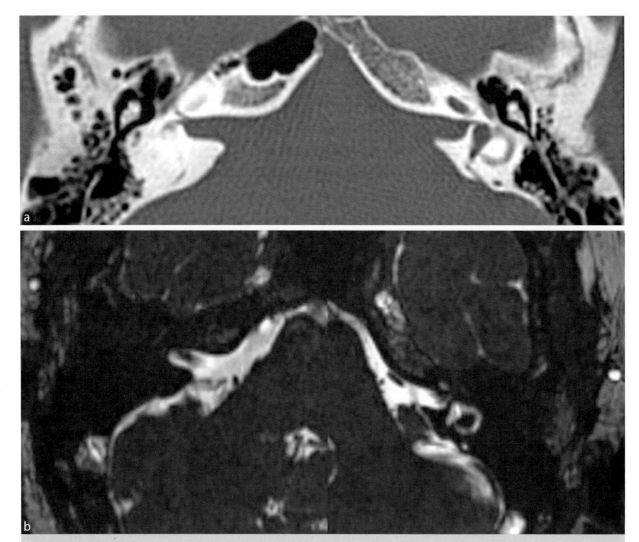

图 157.1 颞骨轴位 CT 图像（a）显示，右侧前庭、半规管和耳蜗异常骨化。高分辨 MRI T2 图像（b）显示，右侧内耳正常的高信号淋巴液缺失，左侧前庭和半规管内 T2 信号正常

■ 临床表现

28 岁女性，一侧听力严重下降并眩晕（图 157.1）。

■ 推荐阅读

Phillips GS，LoGerfo SE，Richardson ML，et al. Interactive Web-based learning module on CT of the temporal bone：anatomy and pathology. Radiographics，2012，32：E85 - E105

■ 主要影像学表现

内耳迷路内异常骨化（CT）和高信号缺失（MRI）。

■ 诊 断

• **骨化性迷路炎** 骨化性迷路炎是指因某些原因，通常为感染或炎症所致的膜迷路［前庭、半规管和（或）耳蜗］异常骨化。脑膜炎和中耳炎是最常见的感染原因，而外伤后出血并不常见。由于病因和损伤程度的不同，该病可表现为单侧或双侧。

骨化性迷路炎可分为三个时期：急性期、纤维化期和骨化期。在急性期，其表现为局限或弥漫性迷路炎，影像学可表现正常，或在 MRI 增强时可见迷路结构强化。内耳迷路内淋巴液最初呈正常的 T2 高信号，在 CT 上内耳密度如常。当病程进展到纤维化期，在 MRI T2 上内耳迷路的部分高信号消失，而相应的 CT 密度升高。在此期，残存的迷路结构在 MRI T1 可有强化。在骨化期，骨化导致迷路结构 MRI T2 正常信号丧失，在 CT 密度升高。

骨化性迷路炎患者，大多在感染或炎症发生一年后出现感音神经性聋，也可出现严重眩晕。耳蜗移植是治疗耳蜗受累（尤其在双侧受累者）较好的选择。准确描述耳蜗内纤维化和骨化程度很重要，因为这关系到外科手术的选择和预后。

■ 关键点

• 骨化性迷路炎指因感染和炎症所致的膜迷路骨化。

• 该病在 CT 上表现为内耳密度升高，在 MRI T2 表现为正常高信号消失。

• 该病患者常表现为感音神经性聋和眩晕。

病例 158

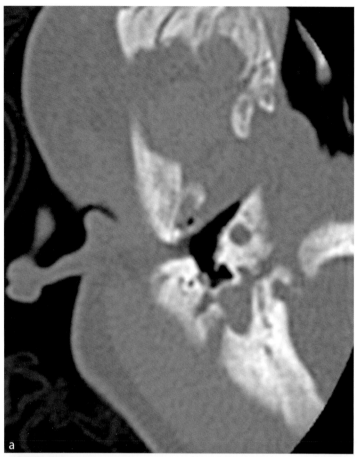

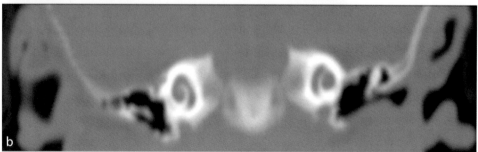

图 158.1 CT 轴位 (a) 和冠状位重建 (b) 图像显示，右侧外耳道骨性狭窄，并软组织性闭锁。冠状位图像显示，右侧所示的锤骨与砧骨部分发育不全，并沿中耳腔外侧壁融合。右耳廓轻度畸形和发育不良，在所选层面显示不佳

■ 临床表现

3d 女婴，新生儿体检异常（图 158.1）。

■ 推荐阅读

Gassner EM, Mallouhi A, Jaschke WR. Preoperative evaluation of external auditory canal atresia on high-resolution CT. Am J Roentgenol, 2004, 182: 1305 - 1312

■ 主要影像学表现

外耳道发育不全。

■ 诊　断

● **外耳道闭锁**　外耳道闭锁包括外耳道和耳廓发育不全等一系列畸形。在基因缺陷时，第一、二鳃弓（发育为锤骨、砧骨）和第一咽弓（发育为外耳道）可受累。

CT 平扫是发现和观察外耳道闭锁最合适的方法。外耳道狭窄或闭锁可由于骨性或软组织结构畸形所致，或由二者共同作用而引起。该病较轻者包括外耳道狭窄，并有耳廓缩小或畸形；较严重者表现为外耳道骨性闭锁和耳廓明显畸形。乳突和中耳通常受累，表现为气化不良、听小骨发育不良或缺失，尤其是起源于第一、二鳃弓的锤骨和砧骨。部分发育的听小骨与中耳腔骨壁相融合，也可见卵圆窗闭锁。面神经位置通常会发生变化，明确其走行对手术计划很重要。在约 10% 的患者可见迷路畸形，内耳结构一般不受累。

患者表现为耳廓畸形和传导性耳聋，在体检时可见外耳道狭窄或完全闭锁。在遗传学中，外耳道闭锁可以为散发性、遗传性或与其他综合征并发，如皮埃尔·罗班综合征、特雷彻·柯林斯综合征、克鲁宗综合征和戈尔登哈尔综合征。对于单侧发病者，治疗可选择外耳道成形和骨性传导助听。而双侧发病者，则需更广泛的手术干预以保留听力，包括中耳和听小骨重建。

■ 关键点

● 外耳道闭锁包括外耳道和耳廓发育不全等一系列畸形。

● 外耳道闭锁常累及外耳道、耳廓和中耳结构，尤其是锤骨和砧骨。

● 外耳道闭锁可以为散发性、遗传性或与皮埃尔·罗班综合征、特雷彻·柯林斯综合征、克鲁综合征和戈尔登哈尔综合征等并发症。

病例 159

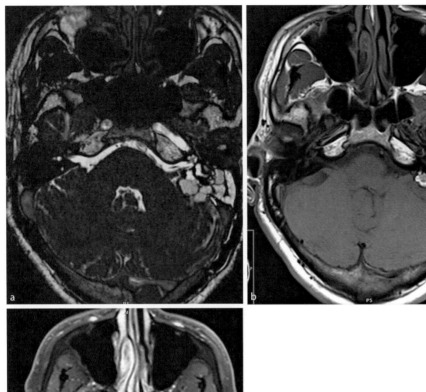
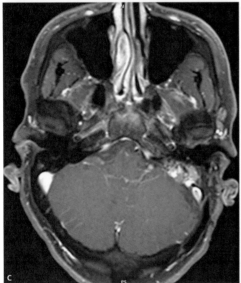

图 159.1 轴位高分辨 MRI T2 图像（a）显示，左颞骨迷路后高信号分叶状肿块，向乳突内延伸。轴位 T1 平扫图像（b）显示，肿块内高信号；T1 增强抑脂序列（c）显示肿块明显强化

■ 临床表现

青年男性，长期听力下降，偶发眩晕（图 159.1）。

■ 推荐阅读

Chapman PR, Shah R, Curé JK, et al. Petrous apex lesions: pictorial review. Am J Roentgenol, 2011, 196 Suppl: WS26 - WS37, Quiz S40 - S43

Connor SEJ, Leung R, Natas S. Imaging of the petrous apex: a pictorial review. Br J Radiol, 2008,

81: 427 - 435

Razek AA, Huang BY. Lesions of the petrous apex: classification and findings at CT and MR imaging, Radiographics, 2012, 32: 151 - 173

■ 主要影像学表现

颞骨迷路后方 MRI T1 高信号肿块，增强明显。

■ 诊　断

• **内淋巴囊肿瘤** 内淋巴囊肿瘤是起源于内淋巴管（囊）的乳头状腺瘤。尽管其发病率升高与 VHL 综合征有关，但多数病例为散发。其典型症状为隐匿起病的听力下降、耳鸣和眩晕，但若病灶合并出血时也可急性起病。

内淋巴囊肿瘤起源于颞骨迷路后方的内淋巴管（囊），通常向内后方延伸至桥小脑角区。其他不常见的扩展方式包括，向外侧延伸至乳突、中耳腔和外耳道，以及向前沿岩骨嵴进入斜坡和颅底中央区。

在 CT 上，内淋巴囊肿瘤表现为软组织肿块，有不规则钙化，可见侵袭性骨质破坏。病变在 MRI T2 呈高信号，病灶如有出血则在 T1 呈高信号。本病特征表现为 MRI T1 高信号和发病部位。该肿瘤为富含血供病变，呈结节样明显强化，大的病灶内可见显著的血管流空。

治疗选择大范围的手术切除。

■ 关键点

• 内淋巴囊肿瘤为起源于内淋巴管（囊）的乳头状腺瘤。

• 尽管其发病率升高和 VHL 综合征有关，但多数病例为散发。

• 在 CT 上，肿瘤表现为不规则钙化的软组织肿块，并有侵袭性骨质破坏。

• 肿瘤在 MRI T2 呈高信号，而 T1 高信号系病灶内出血所致，明显强化。

病例 160

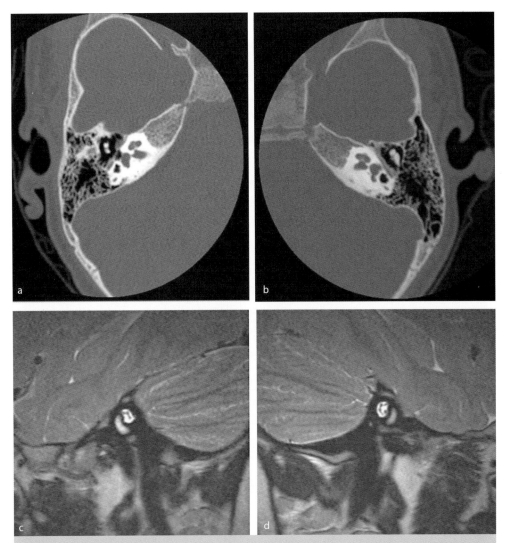

图 160.1　颞骨轴位 CT 图像（a、b）显示，右侧耳蜗孔狭窄（a），相对于左侧正常耳蜗（a），右耳蜗神经发育不良。经内听道斜矢位高分辨 MRI T2 图像（c、d）显示，沿内听道前下方走行的右蜗神经缺如（c），而左侧显示正常（d）。双侧面神经（前上方）和前庭上、下神经（后方）显示正常

■ 临床表现

儿童，单侧感音神经性耳聋（图 160.1）。

■ 推荐阅读

Glastonbury CM，Davidson HC，Harnsberger HR，et al. Imaging findings of cochlear nerve defi-ciency. Am J Neuroradiol，2002，23：635－643

■ 主要影像学表现

蜗神经孔狭窄，并蜗神经发育不良。

■ 诊　断

• **蜗神经发育不良**　蜗神经缺如所致感觉神经性耳聋，可为先天性（很常见）或后天性。垂直于内听道（ICA）的斜矢状高分辨 MRI T2 图像可清晰显示蜗神经。在此层面，内听道被划分为四个象限，经水平方向的横嵴分为上下象限，经与内听道底垂直方向的贝尔棒，将横嵴上方分为前后象限。其中最粗大的面神经位于 ICA 的前上象限，而蜗神经位于内听道前和面神经下方；通常蜗神经比面神经细，但较位于内听道后方的前庭上、下神经粗。

在蜗神经发育不全时，蜗神经同面神经或前庭神经相比较时不易显示，或明显变细。蜗神经先天发育不全时，可伴发骨质异常，此因神经发育可影响内听道骨质和耳蜗发育。在单发的蜗神经发育不全病例，可见内听道和蜗神经孔（内听道通向耳蜗的孔）较正常孔径窄。在前庭蜗神经发育不全病例，内听道几乎不发育，仅较面神经略宽，供面神经穿行。在少数先天性病例，可见不同程度的耳蜗发育不良，其中以耳蜗轴发育不全最为常见。获得性蜗神经发育不全，是指在蜗神经发育正常后继发于缺血或外伤所致。因此，该类患者其内听道和蜗神经孔大小正常。

可采用耳蜗移植治疗蜗神经发育不全，但蜗神经完全缺如则为耳蜗移植的禁忌证。因此，在 MRI 上应描述为蜗神经发育不全，而非蜗神经不发育，因为即使有影像上不能发现的细小神经纤维，也能进行成功的耳蜗移植，这对于双侧异常的患者极为重要。在有些复杂病例，影像学诊断必须与临床症状和神经评估相结合。

■ 关键点

• 蜗神经发育不全多为先天性，可引起感音神经性耳聋。

• 蜗神经位于内听道前下方，斜矢状 MRI T2 像可以清晰显示。

• 先天性蜗神经发育不全，通常可引起内听道和蜗神经孔发育不全。

• 耳蜗移植是治疗先天性蜗神经发育不全的主要方法。

病例 161

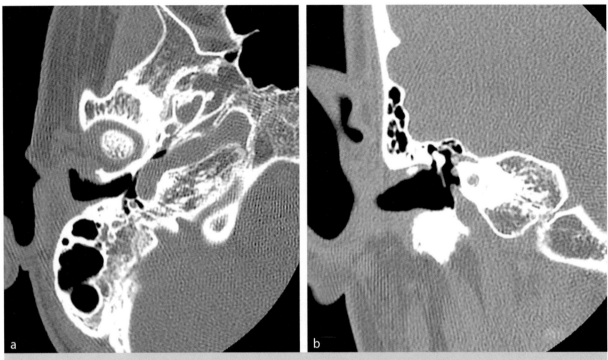

图 161.1　轴位（a）和冠状位 CT（b）图像显示，右颈内动脉管变窄，并向后外侧移位至中耳腔

■ 临床表现

青年男性，搏动性耳鸣，鼓膜后肿块（图 161.1）。

■ 推荐阅读

Betts A，Esquivel C，O'Brien WT. Vascular retrotympanic mass. J Am Osteopath Coll Radiol，2012，1：28 - 30

Sauvaget E，Paris J，Kici S et al. Aberrant internal carotid artery in the temporal bone：imaging findings and managements. Arch Otolaryngol Head Neck Surg，2006，132：86 - 91

■ 主要影像学表现

颈内动脉异常，向后外侧移位至中耳腔。

■ 诊　断

• **迷走颈内动脉（ICA）**　迷走颈内动脉是由于颈内动脉颈段和近岩段发育不全，经由颈外动脉交替吻合所引起的畸形。在此情况下，鼓膜下动脉（咽升动脉分支）和颈内动脉岩段颈鼓支之间可形成侧支血管，这两支血管都会横穿鼓室，而后增粗的颈鼓支同颈内动脉岩段水平部相吻合。

轴位图像可显示颈内动脉狭窄，并向后外侧移位进入中耳鼓室腔，同时颈内动脉岩段近端和颈内动脉颈段缺如。同时颅底的颈内动脉孔缺如。约 1/3 的病例可见镫骨动脉和迷走颈内动脉并存。当镫骨动脉存在时，同侧棘孔缺如。

在临床上，患者可出现搏动性耳鸣，合并鼓膜后血管性肿块，此与鼓室内血管球瘤相类似。在对鼓室内血管性肿块活检前，确诊或排除迷走颈内动脉是非常重要的。

■ 关键点

• 迷走颈内动脉是由于颈内动脉颈段和近岩段发育不全所致。

• CT 可显示颈内动脉狭窄，并向后外侧移位进入中耳腔。

• 有时迷走颈内动脉与镫骨动脉并存。

• 临床查体时可发现搏动性耳鸣，并鼓膜后血管性肿块。

病例 162

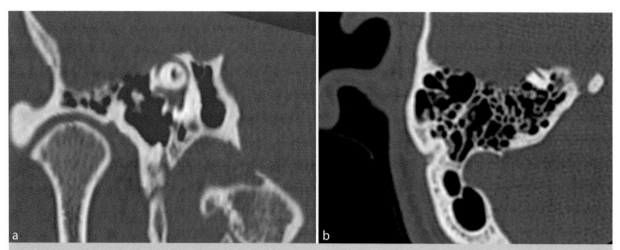

图 162.1 经上半规管层面的 CT 重建图像 (a) 显示，上半规管上方骨缘裂开。相对应的轴位 CT 图像 (b) 显示，上半规管前上缘局部骨质缺如

■ 临床表现

成年男性，闻及噪音时表现为阵发性"头晕"（图 162.1）。

■ 推荐阅读

Belden CJ, Weg N, Minor LB, et al. CT evaluation of bone dehiscence of the superior semicircular canal as a cause of sound-and/or pressure-induced vertigo. Radiology, 2003, 226: 337 - 343

Offiah CE, Ramsden RT, Gillespie JE. Imaging appearances of unusual conditions of the middle and inner ear. Br J Radiol, 2008, 81: 504 - 514

■ **主要影像学表现**

上半规管骨性开裂。

■ **诊　断**

• **上半规管裂**　Tullio 现象是指因声音刺激，或颅内压和鼓室压改变所引起的前庭症状和（或）眼球震颤。这种情况可因多种中耳和内耳病变所致，包括上半规管裂、外淋巴瘘、耳外伤和梅尼埃病。在正常情况下，半规管为封闭系统，不受声音和压力刺激的影响。但当半规管周围骨性结构开裂或开窗时，声音和压力刺激可传导至半规管的内淋巴系统，从而引起临床症状。

治疗方式包括避免刺激和手术修补开裂区。

上半规管裂的诊断主要依据临床症状、前庭功能测试和典型的影像学征象。颞骨高分辨 CT 可显示上半规管骨性管壁的缺损或开裂。尽管常规的轴位和冠状位 CT 通常也可显示病变，但经上半规管层面的重建图像对其诊断仍非常重要。高分辨 MRI T2 三维成像也能显示其典型征象。

■ **关键点**

• Tullio 现象是指由于声音刺激，或颅内压和鼓室压改变所致的眩晕或眼球震颤。

• 颞骨 CT 可显示上半规管骨性缺损或开裂。

• 经上半规管层面的 CT 重建图像对发现病变有很大的帮助。

病例 163

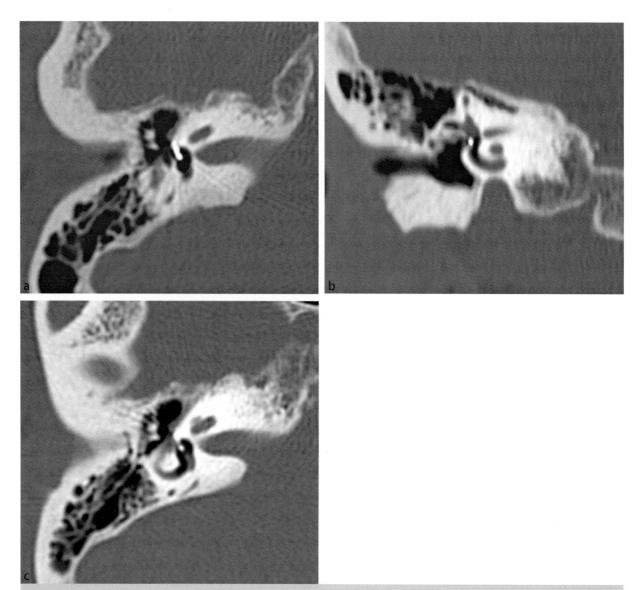

图 163.1 右颞骨 CT 轴位 (a) 和冠状位重建 (b) 图像显示, 听小骨假体穿过卵圆窗进入前庭, 此与前庭穿孔位置相一致。CT 轴位连续层面可见迷路积气 (a, c)

■ 临床表现

成年男性, 矫正术后复发传导性耳聋 (图 163.1)。

■ 推荐阅读

Stone JA, Mukherji SK, Jewett BS, et al. CT evaluation of prosthetic ossicular reconstruction procedures: what the otologist needs to know. Radiographics, 2000, 20: 593 – 605

■ 主要影像学表现

听小骨假体穿过卵圆窗，并迷路积气。

■ 诊　断

• **中耳听小骨假体位置异常**　听小骨假体植入是治疗传导性耳聋的有效手术方法。常见的适应证包括因慢性炎症或胆脂瘤所引起的听小骨侵蚀破坏、耳硬化症和累及听骨链的先天性病变。尽管假体材料和影像表现多样，但其功能相近，主要为将声波从鼓膜传导至卵圆窗。在正常情况下，声波经外耳道传导至鼓膜，后沿听骨链（锤骨、砧骨和镫骨）经卵圆窗传入前庭。听小骨假体可完全或部分替代听骨链。

与假体相关的主要并发症包括假体位置不正、半脱位和脱位以及断裂。当中耳疾病复发或假体周围出现肉芽组织时，即使假体位置正常，也可能丧失传导功能。

导致听小骨假体无效的最常见原因为假体半脱位或脱位。评价假体应着重观察听小骨或假体与鼓膜、镫骨足板以及卵圆窗的关节部。假体在听骨链间或与卵圆窗连接脱失，则表明有假体半脱位或脱位。有时假体可穿过卵圆窗，导致前庭穿孔和外淋巴瘘。如有迷路积气或中耳腔积液，则提示外淋巴瘘和镫骨假体移位。评估是否有中耳病变（如胆脂瘤）复发和假体周肉芽组织形成也十分重要，因为即使听小骨—假体链排列正常，上述情况也可引起传导性耳聋。

■ 关键点

• 听小骨假体植入的适应证包括胆脂瘤、耳硬化症和先天性异常。

• 听小骨—假体听骨链应从鼓膜延伸至卵圆窗。

• 常见的假体并发症包括位置不正、半脱位和脱位以及断裂。

• 假体可穿过卵圆窗，引起前庭穿孔和外淋巴瘘。

病例 164

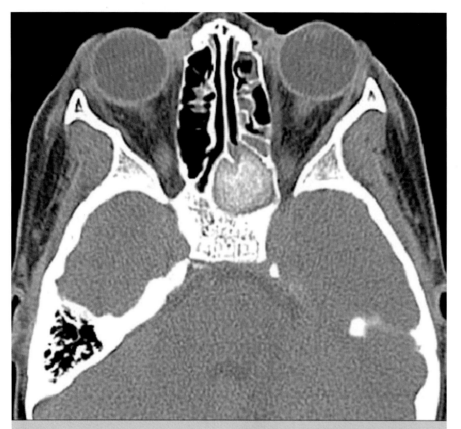

图 164.1 轴位 CT 图像显示，蝶窦左侧高密度影，向蝶筛隐窝延伸并阻塞隐窝，左侧筛窦黏膜稍增厚

■ 临床表现

青少年，头痛（图 164.1）。

■ 推荐阅读

Aribandi M，McCoy VA，Bazan C，et al. Imaging features of invasive and noninvasive fungal sinusitis：a review. Radiographics，2007，27：1283 - 1296

▣ 主要影像学表现

蝶窦内高密度影。

▣ Top 3 鉴别诊断

• **分泌物浓缩** 分泌物浓缩主要见于慢性鼻窦炎，由于分泌物中水分减少和蛋白类物浓缩，可表现为鼻窦内密度升高。其常可引起鼻窦出口的慢性阻塞，可伴有或无黏膜下囊肿或黏液囊肿；有时可能并发鼻息肉综合征。在 CT 上，由于窦腔内蛋白含量增多，水分含量减少，使得窦腔内呈高密度。少数病例可有钙化，或鼻窦石形成。该病可并发慢性鼻窦壁增厚和骨炎。随着蛋白含量增加，浓缩的分泌物在 MRI T1 信号相应增高，在 T2 仍呈高信号。而当蛋白含量持续增加时，其 MRI T2 信号逐渐降低。

• **真菌性鼻窦炎** 非侵袭性真菌性鼻窦炎主要见于高敏体质者，常表现为孤立的非膨胀性窦腔（常见），系足分枝菌感染所致；或多发的膨胀性窦腔，为过敏性真菌性鼻窦炎（AFS）。AFS 常见于鼻息肉和（或）多发过敏患者。两者在 CT 上均表现为窦腔内高密度，此为真菌感染所致，可伴或不伴分泌物的浓缩。此外，也可并发钙化、慢性窦壁增厚和骨炎。真菌成分在 MRI T1 和 T2 均呈低信号，与含气窦腔相类似。在慢性侵袭性真菌性鼻窦炎患者，也可见窦腔内高密度，可伴有骨质破坏，窦腔内软组织可越过窦腔边缘蔓延。该病少见，常见于老年糖尿病患者。

• **外伤性出血** 鼻旁窦骨折大多是由于颌面和眼眶的直接创伤所引起，或因颅盖和颅底部外伤延伸至鼻旁窦的间接损伤所致。当窦内出血时，表现为骨折窦腔内高密度气液平面。有时骨折显示并不明显，但当窦腔内出现高密度气液平面时，应高度怀疑窦壁骨折。眼眶和颌面部的直接外伤，常累及上颌窦和筛窦。而颅底骨折常累及蝶窦。

▣ 诊　　断

浓缩的分泌物

▣ 关键点

• 分泌物浓缩见于慢性鼻窦炎，分泌物中蛋白含量增加而水分减少。

• 在真菌性鼻窦炎 CT 所见的窦腔内高密度影，主要为真菌成分。

• 真菌成分在 MRI T1 和 T2 均呈低信号，与含气窦腔信号类似。

• 鼻旁窦骨折表现为骨折窦腔内高密度出血性气液平面。

病例 165

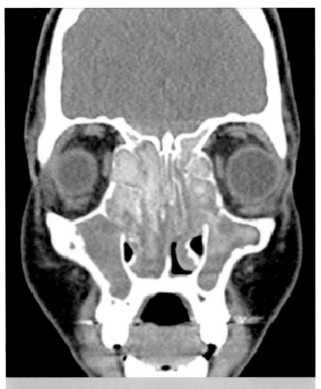

图 165.1　冠状位 CT 重建图像显示全副鼻窦炎，在窦口鼻道复合体、鼻腔和双侧嗅隐窝内可见高密度物充填。双侧筛窦和左上颌窦内可见部分高密度影，筛窦和左上颌窦口扩大。筛窦侧壁骨性部分变薄，右侧可见局部裂开。窦腔扩大引起眼距增宽

■ 临床表现

　　青年男性，长期面部充血、疼痛（图 165.1）。

■ 推荐阅读

　　Aribandi M，McCoy VA，Bazan C，et al. Imaging features of invasive and noninvasive fungal sinusitis：a review. Radiographics，2007，27：1283 – 1296

　　Yousem DM. Imaging of sinonasal inflammatory disease. Radiology，1993，188：303 – 314

■ 主要影像学表现

鼻窦腔扩大，并窦腔内高密度影。

■ Top 3 鉴别诊断

● **过敏性真菌性鼻窦炎（AFS）** AFS 主要见于高敏体质患者，为非侵袭真菌性鼻窦炎。AFS 是真菌性鼻窦炎最常见类型，更易发生于温暖且潮湿环境，是机体对真菌的一种高敏反应。在多重过敏、特异反应性、哮喘和鼻息肉患者，AFS 发病率亦升高。该病常见于双侧、多个窦腔甚或全部鼻窦腔，受累的鼻窦腔常扩大。由于窦腔内真菌成分伴或不伴浓缩分泌物，其在 CT 呈高密度，也可见钙化或慢性窦壁增厚并骨炎。病变在 MRI T1 呈中等信号，在 T2 信号减低；MRI T2 信号减低可能与窦内容物所含锰、铁和镁等成分有关。真菌成分可引起 MRI T1 和 T2 信号减低，类似含气的窦腔。

● **鼻窦息肉** 鼻窦息肉是由于炎性黏膜增生所致，此与慢性炎症有关，单独发生者或与过敏性鼻炎和哮喘相关。在囊性纤维化和卡塔格内综合征（纤毛运动障碍及器官转位）患儿，该病发病率增高。其可累及单个或多个窦腔，息肉常会经扩张的窦口向外延伸。在 CT 上息肉呈圆形，可填满窦腔；或可延伸至鼻腔，引起特征性的上颌窦后鼻孔息肉。骨质异常包括骨炎，因慢性炎症所致的窦壁增厚，骨质膨胀引起的窦壁变薄，或侵袭性骨质破坏和（或）裂开。鼻窦息肉在 MRI T1 信号减低，在 T2 信号增高，病灶周黏膜强化。中心无强化是其与鼻窦癌相鉴别的关键。

● **黏液囊肿** 黏液囊肿系鼻窦囊性病变，因鼻窦腔流出道阻塞引起的慢性鼻窦积液和鼻窦腔扩大。该病通常累及一个或两个邻近的窦腔，其中额窦、筛窦和蝶窦（发生率依次降低）常受累。由于囊肿增长缓慢，且无疼痛感，患者常无症状。如有症状，则以疼痛或视觉障碍最为常见。黏液囊肿的 CT 表现与所阻塞窦腔内的蛋白含量相关，随着蛋白含量升高，其相应的 CT 密度也增高，常有窦壁骨质变薄但无骨质破坏。在 MRI 上，最初蛋白含量升高时黏液囊肿呈 T1 高信号，在 T2 仍为高信号；而当蛋白含量继续增高时，其 MRI T2 信号逐渐降低。

■ 其他鉴别诊断

● **鼻窦肿瘤** 鳞状细胞癌（SCC）约占鼻窦恶性肿瘤的 90%，其中以上颌窦最常受累，其次为筛窦。在病程后期，患者常表现窦腔阻塞症状。SSC 在 CT 上表现为窦腔内软组织肿块，并有骨质破坏，肿块可超出鼻窦边缘向外延伸。当肿块累及翼腭窝时，常沿神经周围扩散，并引起眼眶和颅中窝沟通。肿瘤在 MRI T1 呈低信号，在 T2 呈等 - 低信号，呈不均匀强化。其他较少见的鼻窦肿瘤有鼻窦未分化癌、腺癌、横纹肌肉瘤（最常见于儿童）和淋巴瘤。

■ 诊　　断

过敏性真菌性鼻窦炎

■ 关键点

● AFS 常累及双侧多个窦腔，受累窦腔扩大。

● 鼻窦息肉是因炎性鼻黏膜增生所致，受累窦腔及窦口扩大。

● 黏液囊肿为囊性病变，因窦口阻塞所致窦腔密度增高和窦腔扩大。

病例 166

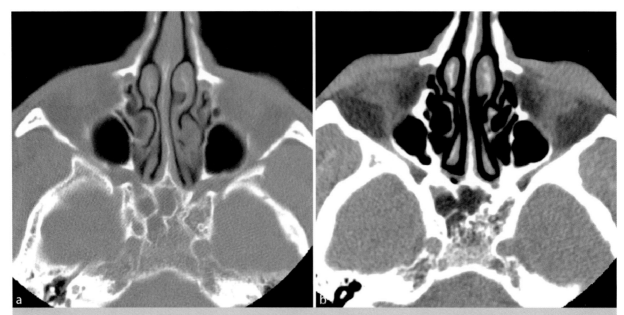

图 166.1 经颅底的 CT 轴位骨窗图像（a）显示，颅底的非膨胀性溶骨性病变，呈分叶状。相应的软组织窗（b）显示，颅底中央区脂肪样密度影

■ 临床表现

成年女性，慢性鼻窦炎症状（图 166.1）。

■ 推荐阅读

Georgy BA, Snow RD, Brogdon BG, et al. Value of bone window images in routine brain CT: examinations beyond trauma. App Radiol, 1997, 2: 26 - 38

Welker KM, DeLone DR, Lane JI, et al. Arrested pneumatization of the skull base: imaging characteristics. Am J Roentgenol, 2008, 190: 1691 - 1696

■ 主要影像学表现

颅底溶骨性病变。

■ Top 3 鉴别诊断

● **骨纤维结构发育不良（FD）** FD 多发生于年轻女性。在头颈部，FD 多发生于颅盖骨、颅底骨和颌面骨。在 CT 上，其典型表现为局灶性骨质膨胀，并板障间"毛玻璃"样密度影，而骨质硬化、囊变或溶骨性改变不常见。在 MRI 上，FD 在 T1 和 T2 均呈低信号，且明显强化，而囊变区表现为 T2 高信号。MRI 表现类似侵袭性病变。因此，对怀疑 FD 的患者应首选 CT 检查。

● **恶性肿瘤** 颅底转移瘤和原发性骨肿瘤在影像学上常被漏诊，尤其是当病变较小时。在发生颅底转移的原发性肿瘤中，乳腺癌、肺癌和前列腺癌最为常见，其在 CT 上表现为膨胀性颅底溶骨性破坏或硬化性（前列腺癌，偶为乳腺癌）病变。颅底常见的原发性肿瘤包括脊索瘤、软骨肉瘤、淋巴瘤和浆细胞瘤。恶性病变的关键特征为骨膨胀或骨质破坏，并出现强化的软组织肿块。由于肿瘤类型不同，其在 MRI 表现多样。恶性病变多在 MRI T1 和 T2 均呈等信号。脊索瘤（中线）和软骨肉瘤（偏中线）的特征表现为 T2 高信号，常可见不均匀强化。

● **气化受阻** 在鼻窦发育过程中，最初由红骨髓向黄骨髓转变，随后发生气化。此过程如在气化前受阻，发育受阻区则可出现不均匀黄骨髓，与颅底病理性改变类似。尽管气化受阻区可毗邻于任何鼻副窦或乳突，但蝶窦是目前最为常见的部位。在 CT 上，气化受阻区表现为沿未发育的鼻窦边缘，呈非膨胀性不均匀密度影，其周边可见菲薄硬化缘，而中心为脂性低密度。在 MRI 上，气化受阻区表现为沿鼻窦边缘，非膨胀性且无强化的脂肪信号。

■ 其他鉴别诊断

● **骨髓炎** 骨髓炎的影像学表现多样，可为正常，也可为类肿瘤的侵袭性改变。颅底骨髓炎可致边界模糊的骨破坏区，呈浸润性改变。在亚急性和慢性感染期，可见骨质吸收，在低密度中央区可见一高密度病灶或死骨片，称为"纽扣样死骨"。在 MRI 上，骨髓炎表现为骨髓浸润或骨质破坏，在 MRI T1 呈低信号，在 T2 呈等 - 高信号，且有不同程度强化。

■ 诊　断

气化受阻

■ 关键点

● FD 通常表现为局灶性骨质膨胀，并呈"毛玻璃"样密度影。

● 颅底恶性肿瘤表现为局灶性骨质膨胀或溶骨性破坏，呈可强化的软组织影。

● 气化受阻表现为非膨胀性病变，周围有薄的硬化缘，中心为脂肪密度。

● 颅底骨髓炎常表现为浸润性溶骨性破坏，边界不清。

病例 167

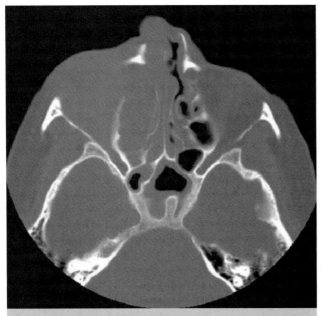

图 167.1 经鼻副窦层面轴位 CT 骨窗图像显示，右筛窦内低密度物充填，同时可见骨质侵蚀和软骨畸形。右眼眶内软组织取代脂肪组织。左侧筛窦和蝶窦黏膜增厚

■ 临床表现

32 岁女性，慢性进行性鼻塞，伴咳嗽（图 167.1）。

■ 推荐阅读

Allbery SM, Chaljub G, Cho NL, et al,. MR imaging of nasal masses. Radiographics, 1995, 15: 1311 – 1327

Valencia MP, Castillo M. Congenital and acquired lesions of the nasal septum: a practical guide for differential diagnosis. Radiographics, 2008, 28: 205 – 224, quiz 326

■ 主要影像学表现

侵袭性鼻窦病变或肿块，伴骨质破坏。

■ Top 3 鉴别诊断

● **侵袭性真菌性鼻窦炎（IFS）** IFS 常见于免疫低下患者，尤其在老年糖尿病患者。毛霉菌和曲霉菌为最常见的病原菌，当然曲霉菌也可见于健康人群。毛霉菌可经海绵窦和眼眶蔓延，引起致命性感染。曲霉菌可侵犯血管系统引起细菌性动脉瘤、血管痉挛和栓子形成。真菌分泌物在 CT 常呈高密度，常可见钙化灶。MRI T1、T2 均呈低信号（T2 信号更低）为真菌感染的特征。如有骨质破坏和窦腔外延伸，则提示侵袭性感染。

● **肉芽肿性病变（韦氏肉芽肿病/肉瘤）** 韦格氏肉芽肿为系统性血管炎，主要侵犯肾脏及呼吸道。患者常表现为反复发作的鼻窦"感染"、呼吸系统症状和肾功能不全。累及小血管或中等血管的坏死性血管炎，可引起鼻窦病变（上颌窦多见），并有局部的侵蚀性改变。在病程早期，

鼻中隔常受累。随着病程进展，鼻窦内肿块形成，并常伴广泛的骨质侵蚀和邻近结构受累，如眼眶。病变在 MRI T1、T2 均呈低信号，可见强化。韦氏肉瘤的影像学表现与肉芽肿相类似，总是伴有肺部疾病，表现为肺门或纵隔淋巴结肿大和（或）间质性肺病。

● **鼻旁窦癌** 鳞状细胞癌（SSC）约占鼻窦恶性肿瘤的 90%。该病最常累及上颌窦，其次为筛窦。在病程后期，患者常出现鼻窦阻塞症状。SSC 在 CT 表现为窦腔内软组织肿块，并骨质破坏，可见病变向窦外延伸。当病变累及翼腭窝时，常通过神经周围扩散，沟通眼眶和颅中窝。肿瘤在 MRI T1 呈低信号，在 T2 呈等-低信号，不均匀强化。其他不常见的鼻窦肿瘤包括，鼻窦未分化癌、腺癌（与从事木工和化学暴露有关）和横纹肌肉瘤（最常见于儿童）。

■ 其他鉴别诊断

● **淋巴瘤** 鼻旁窦淋巴瘤是非霍奇金瘤的一种类型。在影像学上，其与鳞状细胞癌相类似，表现为一侧鼻窦内肿块，并骨质侵犯，病变在 MRI T2 呈等-低信号。其鉴别要点为出现颈部淋巴结肿大和瓦尔代尔扁桃体环（由扁桃腺、咽鼓管扁桃体、腭扁桃体和舌扁桃体组成的咽部淋

巴组织环）受累。

● **可卡因鼻** 长期使用可卡因，可引起鼻窦肉芽肿性软组织肿块，并有软骨侵蚀。局限性肉芽肿和可卡因所引起的血管收缩，可导致鼻中隔坏死。随着病情进展，坏死范围扩大，可引起鼻中隔穿孔。

■ 诊　断

肉芽肿性疾病（韦氏肉芽肿）

■ 关键点

● IFS 常见于免疫低下患者，其在 CT 呈高密度，在 MRI 呈低信号。

● 韦氏肉芽肿可引起侵袭性鼻窦病变、呼吸道症状和肾功能不全。

● SCC（目前为止，最常见）和淋巴瘤常累及鼻窦。

● 长期使用可卡因可引起缺血坏死，并有骨质和软骨破坏。

病例 168

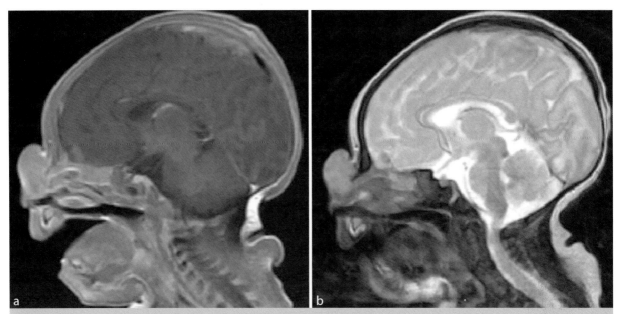

图 168.1 矢状位 MRI T1 增强抑脂图像（a）显示鼻背部分叶状肿块，在 T2 图像（b）肿块与脑实质相比呈等、高信号。肿块与颅内结构未见明显相连

■ **临床表现**

新生儿鼻部肿块（图 168.1）。

■ **推荐阅读**

Hedlund G. Congenital frontonasal masses: developmental anatomy, malformations, and MR imaging. Pediatr Radiol, 2006, 36: 647 – 662, quiz 726 – 727

■ 主要影像学表现

新生儿鼻表面肿块。

■ Top 3 鉴别诊断

● **鼻胶质瘤** 鼻胶质瘤其实为误称，其本质为异位的胶质组织，而非真性肿瘤。病变大多位于眉间鼻外，沿鼻骨背侧生长，内眦不常见。有约 30% 的病变位于鼻腔内，表现为鼻腔内肿块或鼻阻塞；有 15% 的病变内可见纤维条带，延伸至颅腔。在临床上，常因肿块颜色而将其误认为血管瘤。随着身体发育，肿块可逐渐增大。在 MRI 上，鼻胶质瘤呈浅分叶状肿块，边界清楚。与脑灰质相比较，神经胶质增生常在 MRI T1 呈低信号，而在 T2 为高信号。

● **鼻皮窦** 鼻皮窦是因在胎儿发育过程中，神经外胚层（发育成硬脑膜）与皮肤分隔不完全所致。因此沿退化管道仍有真皮成分，从而形成皮窦和（或）囊肿（皮样囊肿或表皮样囊肿）。皮窦或囊肿可发生于鼻前部皮下组织到盲孔（邻近鸡冠）的任何位置。患者常表现为鼻部凹陷（皮窦），或易触及的软组织肿块（囊肿）。表皮样囊肿由脱落的上皮所组成，皮样囊肿内尚有角化蛋白和皮肤附属结构。皮窦形成线样管状结构，延伸至盲孔，有时可穿过扩大的盲孔，在 MRI 可见其内为液体信号。皮样囊肿的特点为其内含有脂肪成分，故在 MRI T1 呈高信号，在 T2 信号多变。表皮样囊肿 MRI 表现为液体信号，其特征表现为 DWI 高信号。鼻皮窦在增强扫描时，其周可见强化，该征象有助于评估病变向颅内的延伸情况。鸡冠裂开、盲孔增大、眼距过宽（50% 病例）和其他颅内畸形，均有助于鼻皮窦诊断。

● **脑膨出** 脑膨出是指由于神经组织和外胚层分离异常，引起中枢神经系统内容物经硬膜或颅骨缺损处向外突出。脑膨出包括脑膜膨出和端脑膨出。鼻额部脑膨出较后枕部脑膨出少见，其多与神经管缺陷无关，常见于东南亚人群。前顶部脑膨出在临床易于发现，依据骨性缺损位置可分为鼻额部、鼻筛部和鼻眶部脑膨出。颅底脑膨出（经筛窦、经蝶窦和蝶筛窦）发生于颅底，临床表现多隐匿；常表现为鼻内肿块，或有脑脊液漏和脑膜炎病史。多数前部脑膨出患者呈现眼距过宽。MRI 是评价脑膨出的有效方法。肿块与颅内容物相连续是鉴别诊断的关键。鼻额部肿块位于眉间，鼻筛部肿块通过盲孔延伸。脑脊液呈液体信号，而脑实质常与脑灰质信号相一致，其内含胶质增生区。

■ 其他鉴别诊断

● **血管瘤** 血管瘤是无包膜的血管增生性肿瘤，是婴儿期最常见的良性肿瘤。肿瘤增殖常见在生后 1 年内，随后很快消退，被脂肪组织所替代。一般采取保守治疗，除非肿块影响到邻近的重要结构。在临床上，患者表现为皮肤表面浅蓝色或深红色肿块。肿块在 MRI T1 呈稍高信号，在 T2 为高信号的分叶状肿块，明显强化。

■ 诊　断

鼻胶质瘤

■ 关键点

● 鼻胶质瘤是指异位的胶质组织，可发生于鼻外（多数）或鼻内。

● 鼻皮窦表现多样（皮窦或囊肿），常见鸡冠裂开和盲孔扩大。

● 脑膨出包括前顶部膨出（可见）和颅底膨出（隐蔽），其特征为与颅内结构相连续。

● 婴儿血管瘤表现为 T2 高信号，明显强化，肿瘤增殖见于生后 1 年内，随后消退。

病例 169

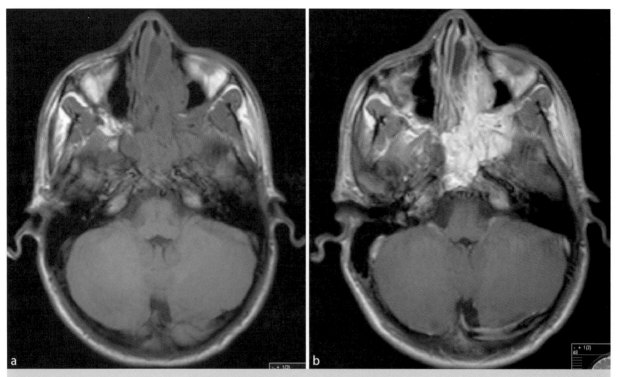

图 169.1 轴位 MRI T1 平扫（a）和增强图像（b）显示，巨大的 T1 低信号肿块，明显均匀强化。肿块累及左侧鼻咽部和鼻腔，并沿蝶腭孔延伸至翼颚窝。肿块累及左侧上颌窦内侧壁，后壁向前移位；颅底受累，但未向颅内及眶内延伸（图像未显示）

■ 临床表现

17 岁青少年，慢性鼻塞并间断出血（图 169.1）。

■ 推荐阅读

Valencia MP, Castillo M. Congenital and acquired lesions of the nasal septum: a practical guide for differential diagnosis. Radiographics, 2008, 28: 205 – 224, quiz 326

■ 主要影像学表现

青少年鼻部强化肿块。

■ Top 3 鉴别诊断

• **青少年鼻咽血管纤维瘤（JNA）** JNA 为局部侵袭性生长的良性肿瘤，见于青少年。JNA 起源于鼻咽部，邻近蝶腭孔和翼腭窝。病灶常向多个间腔延伸，如颞下窝、颅内、眶内和鼻副窦。常见上颌窦后壁向前弓起。患者常表现鼻塞和鼻出血。JNA 在 MRI T1 呈低 - 等信号，在 T2 呈等 - 高信号，可见明显强化，并常见血管流空。治疗常采用手术切除，术前行血管栓塞以减少术中出血。

• **鼻腔神经胶质瘤（ENB）** ENB 系起源于上鼻腔嗅上皮的恶性神经内分泌肿瘤。该病常见

于青少年或中年人，表现为鼻塞和鼻出血，在 MRI T1 呈低 - 等信号，在 T2 呈高信号，常穿过筛板向颅内延伸。其典型表现为鼻腔（鼻咽腔）与前颅窝内哑铃状肿块，在筛板水平变细，肿瘤颅内部分常呈囊状。

• **横纹肌肉瘤** 横纹肌肉瘤是来源于横纹肌的恶性肿瘤，为青少年鼻内最常见的肉瘤。病变可累及鼻窦、鼻腔和鼻咽部，并伴有骨质破坏，常向颅内延伸。与肌肉相比较，肿瘤在 MRI T1 呈均质的等 - 低信号，在 T2 呈均质高信号，明显强化。

■ 其他鉴别诊断

• **血管瘤** 血管瘤是鼻腔内良性肿瘤，在任何年龄均可发生，但大多见于儿童或胎儿。该病包括毛细血管瘤（常见）和海绵状血管瘤，常沿鼻中隔或鼻甲发生。其临床症状包括鼻塞和鼻出血。在影像学上，血管瘤表现为边界清楚的鼻腔软组织肿块，呈分叶状，明显强化，在 T2 为高信号。

• **鼻旁窦淋巴瘤（NHL）** 非霍奇金淋巴瘤常累及头颈部，常伴发颈部淋巴结肿大。鼻旁窦

受累不常见，表现为界限清楚或浸润性软组织肿块。NHL 在 MRI 上信号多变，常呈等 - 低信号，相对均匀强化。

• **内翻乳头状瘤（IP）** IP 为局部侵袭性良性肿瘤，可发生于青少年，但最常见于成年男性。病变起源于中鼻道，并向鼻副窦延伸，其临床表现为鼻塞。IP 在 CT 上可见钙化；在 MRI T1 呈等信号，T2 呈高信号，其内可见典型纹状改变，不均匀强化。

■ 诊 断

青少年鼻咽血管纤维瘤

■ 关键点

• JNA 见于青少年，增强明显；常可向多个间腔延伸。

• ENB 是恶性神经内分泌肿瘤，常穿过筛板向颅内延伸。

• 血管瘤最常见于儿童或胎儿，沿鼻中隔和

鼻甲发生。

• IP 是局部侵袭性肿瘤，病灶内可见钙化，在 MRI 可见典型的条纹状改变。

病例 170

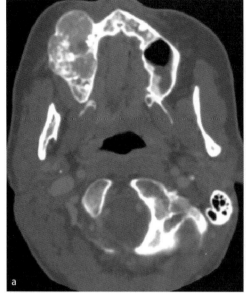
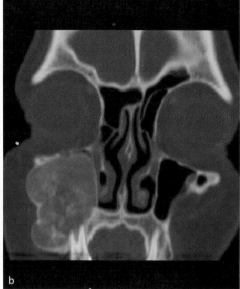
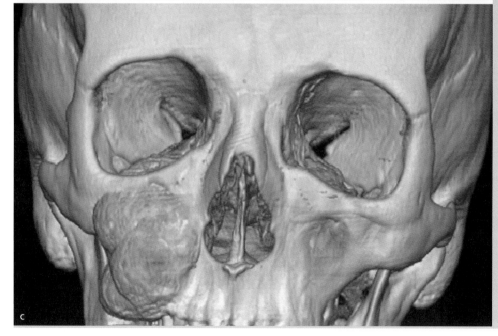

图 170.1 轴位 CT (a) 显示，右上颌骨内膨胀性病变，呈"毛玻璃"样。病变内可见上颌牙的牙根，呈圆形高密度影。冠状位 CT 重建图像（b）显示膨胀性病变，骨皮质变薄，其内呈"毛玻璃"样，病变突入右上颌窦。CT 三维重建图像（c）显示，病变的外部轮廓呈骨性增大，双侧面部不对称

■ 临床表现

青年女性，面部不对称（图 170.1）。

■ 推荐阅读

Yonetsu K, Nakamura T. CT of calcifying jaw bone diseases. Am J Roentgenol, 2001, 177: 937－943

■ 主要影像学表现

膨胀性骨质病变。

■ Top 3 鉴别诊断

• **骨纤维结构发育不良（FD）** FD 是由于正常致密的骨质被纤维结缔组织所替代，导致骨质结构分层紊乱。颅骨常被累及，上颌骨受累多于下颌骨。FD 常见于青年人群，除非骨质膨胀影响到邻近结构，大多无症状。近 80% FD 仅累及单个骨性结构，而其余 20% 则可累及多个骨性结构。在累及单骨的病例中，男女发病率相等。纤维性骨营养不良综合征包括累及多骨的纤维结构发育不良、皮肤牛奶咖啡斑和性早熟，常见于女性。其 CT 表现多样，多数病例表现为骨质膨胀，呈"毛玻璃"样。囊性和硬化型病变不具特异性，常累及下颌骨。FD 在 MRI 类似于侵袭性病变，在 T1、T2 信号均减低，中度强化。

• **骨化性纤维瘤** 骨化性纤维瘤是指一系列良性的纤维性骨病，其由成熟骨组织和纤维组织所构成。与 FD 相类似，骨化性纤维瘤常累及颌面骨，但下颌骨受累多于上颌骨，中青年女性多见。除非影响到邻近结构，尤其是鼻窦的引流通道，骨化性纤维瘤常无症状。骨化性纤维瘤典型表现为膨胀性骨病，边界清楚，外周为增厚的骨化缘，中心为纤维基质，CT 上呈"毛玻璃"样

改变。较为少见的影像表现包括，中心为骨化组织，周围为纤维组织；或中心为纤维组织，伴周围薄层骨化缘。骨化性纤维瘤在 MRI T1 呈低 - 等信号，在 T2 信号多变，其中纤维成分常为中等信号，而骨化部分常为 T2 低信号。该病常呈不均匀强化。

• **骨瘤** 骨瘤是良性肿瘤，由密质骨或松质骨增生所致。绝大多数骨瘤为单发的孤立病灶。多发骨瘤可表现为散发，或伴有 Garder 综合征。在颌面部，鼻旁窦骨瘤远多于上颌骨与下颌骨骨瘤，其中下颌骨较上颌骨多见。除非影响咬合功能或压迫邻近血管神经，骨瘤多无症状。骨瘤可分为外生性和内生性骨瘤。外生性骨瘤起源于骨外膜，向外生长，而内生性骨瘤则源于骨内膜。在 CT 上，外生性骨瘤表现为沿骨外膜向外生长的带蒂或不带蒂的致密钙化肿块。内生性骨瘤表现为局部骨质硬化，伴或不伴骨质膨胀。骨瘤需与外生性骨疣相鉴别，骨瘤无与母体骨相延续的骨皮质和骨髓腔。在某些病例上述特征表现不明确，很难将两者做出鉴别。

■ 其他鉴别诊断

• **骨髓炎** 骨髓炎大多继发于牙齿感染，而术后感染不常见。易感人群包括牙齿排列不良、糖尿病、免疫抑制或正在接受二膦酸盐治疗的患者。骨髓炎在 CT 表现多样，此与感染性质和持

续时间有关。病灶内可见溶骨性破坏，骨质硬化，或此两种改变均有。在慢性感染期，病灶内可见死骨片。尽管继发性骨膜反应在骨髓炎不具有特异性，但其非常有助于提示骨髓炎的诊断。

■ 诊 断

骨纤维结构发育不良

■ 关键点

• FD 典型表现为骨质膨胀，其中心呈"毛玻璃"样改变。

• 骨化性纤维瘤常表现为增厚的骨化缘，中心为"毛玻璃样"纤维组织。

• 骨瘤是良性肿瘤，膨胀性生长，可发生于骨外膜（外生性）或骨内膜。

• 骨髓炎在 CT 上可见溶骨性破坏，骨质硬化，或两者均有，骨膜反应多见。

病例 171

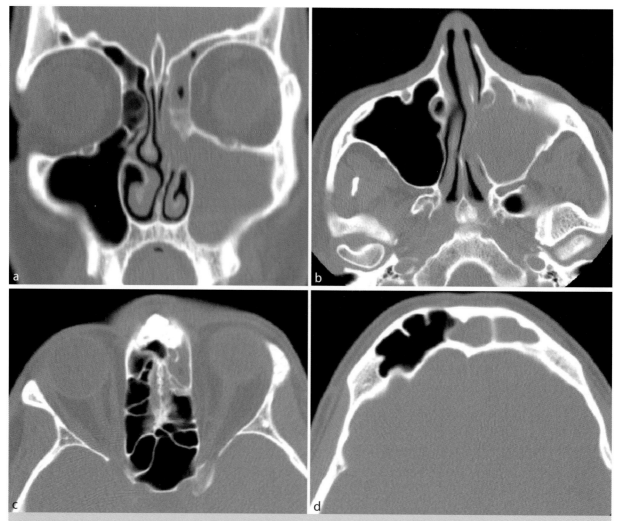

图 171.1 冠状位 CT（a）显示，左侧窦口鼻道复合体、上颌窦、前组筛窦和额窦内被低密度影充填，钩突和中鼻甲骨性部分脱钙。轴位 CT（b~d）显示，左侧上颌窦（b）、前组筛窦（c）和额窦（d）被低密度影完全充填

■ **临床表现**

青年男性，面部疼痛、头痛（图 171.1）。

■ **推荐阅读**

Hoang JK, Eastwood JD, Tebbit CI, et al. Multiplanar sinus CT：a systematic approach to ima- ging before functional endoscopic sinus surgery. Am J Roentgenol, 2010, 194：W527 - 36

■ 主要影像学表现

窦口鼻道复合体、上颌窦、前组筛窦和额窦内低密度影充填。

■ 诊　断

• **窦口鼻道复合体型鼻窦炎**　窦口鼻道复合体是上颌窦、前组筛窦和额窦的主要引流通道。其在冠状位 CT 能被清晰显示，其流出通道包括上颌窦口、漏斗管、半月裂和中鼻道。窦口鼻道复合体的骨性和软组织边界为：内侧以钩状突和中鼻甲为界，外侧以眼眶内下壁为界。解剖变异可致窦口鼻道复合体流出道狭窄，如 Haller 气房（沿眶底的筛窦小房）、中鼻甲气化（泡状鼻甲）、中鼻甲异常旋转和鼻中隔偏曲。

对于慢性鼻窦炎和反复发作性鼻窦炎所引起的并发症，需行内镜鼻窦手术（FESS）以减轻症状，并修复引流通道。窦口鼻道复合体是 FESS 的主要关注点。术前 CT 检查能为手术计划提供重要的解剖标志，同时也能预先发现解剖变异以减少术后并发症。术前 CT 评估应包括以下重要内容：筛板、纸板、Onodi 气房和蝶窦的气化程度，窦口鼻道复合体与颈内动脉的关系，以及筛前动脉的位置。

在评估筛板时，采用 Keros 分类以判定嗅隐窝的深度。在嗅隐窝较深或双侧不对称时，会增加外侧板穿孔性病变进入前颅窝的风险。眼眶内侧壁骨折可导致筛骨纸板内移进入筛窦。筛骨纸板穿孔可引起眶内容物损伤。Onodi 气房（蝶筛气房）是指位于蝶窦后上方的筛窦气房，系解剖变异。视神经常位于 Onodi 气房内，常需分离和标记，以避免损伤。在评估蝶窦时，其向后下方延伸至蝶鞍的气化方式很重要，因为该气化方式可增加术中斜坡穿孔的风险。此外，也需注意延伸至颈内动脉边缘气化的蝶窦腔，因为这使颈内动脉损伤的风险增加。最后，筛前动脉依靠眶内侧壁压迹加以识别。如果压迹靠近外侧板或筛板凹陷，需加以保护。当出现眶上筛窦气房包绕筛前动脉压迹时，术中易损伤动脉。

■ 关键点

• 窦口鼻道复合体是上颌窦、前组筛窦和额窦的主要引流通道。

• FESS 目的在于恢复引流通道的生理功能，需重点关注窦口鼻道复合体。

• 术前 CT 检查能提供手术解剖标志，并提前发现引起手术并发症的潜在危险。

病例 172

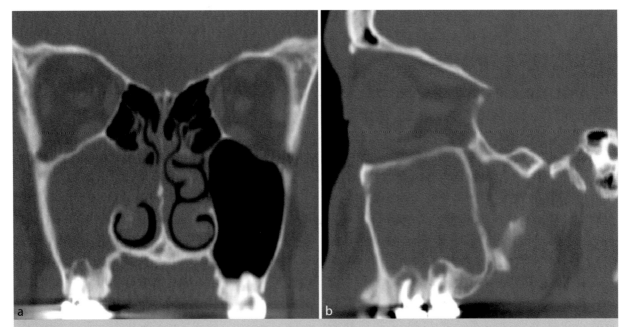

图 172.1 冠状位 CT (a) 显示，右上颌窦和窦口鼻道复合体（包括上颌窦窦腔、漏斗管、半月裂和中鼻道）呈低密度影。右侧钩突和鼻甲骨性部分显示不清，左侧中鼻甲呈扭曲状。CT 冠状位和矢状位重建图像（b）显示，右上颌牙根尖周可见透亮影，表面所覆盖的骨质膨胀伴脱钙，上颌窦底部可见小的骨质裂开

■ 临床表现

男性，24 岁，难治性鼻窦炎，伴右面部顽固性疼痛（图 172.1）。

■ 推荐阅读

Mehra P，Murad H，Maxillary sinus disease of odontogenic origin. Otolaryngol Clin North Am，2004，37：347 – 364

■ 主要影像学表现

牙根尖周透亮影，并表面骨质脱钙，上颌窦疾病。

■ 诊　断

• **牙源性鼻窦疾病**　牙源性鼻窦炎约占上颌窦炎的 10%。其可因严重的龋齿、牙周病或牙齿治疗不当所致。尽管采取药物治疗，但患者仍表现为顽固性鼻窦炎，反复发作。然而，由于该病可能由需氧菌和厌氧菌所形成的混合菌群感染，故常规抗生素治疗并不完全有效。

对于怀疑为牙源性鼻窦炎的患者，全景牙片和鼻窦 CT 是有效的评估方法。在影像学上，该病表现为沿上颌窦底部明显的龋齿或牙根尖透亮影，透亮影表面所覆盖的骨质变薄，或局部骨性开裂。此外，尚可见上颌窦黏膜增厚，或窦腔密度增高。如果骨性开裂较大，受累牙齿可疝入窦腔。

治疗包括广谱抗生素治疗，拔牙和修补牙源性 - 上颌窦瘘。

■ 关键点

• 牙源性鼻窦炎可由龋齿、牙周病或牙齿治疗不当所致。

• 该病在 CT 可表现为龋齿和牙根尖周透亮影，透亮影表面所覆盖的骨质变薄，或上颌窦底开裂。

• 治疗包括广谱抗生素治疗，拔牙以及修补牙源性 - 上颌窦瘘。

病例 173

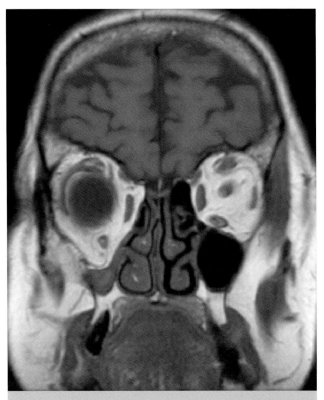

图 173.1　冠状位 MRI T1 显示，双侧上颌窦不对称，右上颌窦呈实性改变，较左上颌窦明显缩小。右上颌窦窦腔消失，右眶底下移，右钩突向外偏移并与眼眶内下壁接触。双侧上颌窦向下气化的程度相同

■ 临床表现

————————————————————————————————

　　青年女性，进行性颜面部畸形（图 173.1）。

■ 推荐阅读

————————————————————————————————

　　Hourany R，Aygun N，Della Santina CC，et al.　　Neuroradiol，2005，26：2390－2392
Silent sinus syndrome：an acquired condition. Am J

■ 主要影像学表现

上颌窦膨胀不良。

■ 诊　断

● **静窦综合征**　静窦综合征是指上颌窦全部（多数）或部分膨胀不良。尽管其病理生理学改变并不完全清楚，但目前多认为系上颌窦出口阻塞引起窦腔内负压形成，继而各窦壁向内移位所致。患者常表现为后天性颜面部畸形，伴受累侧渐进性眼球内陷。

静窦综合征的影像学表现很有特征，包括上颌窦腔、窦口和漏斗管透光度消失，上颌窦壁向内移位，尤其是内侧壁和上壁（眶底）。钩突向外移位，与眶底内侧接触。上颌窦壁厚度不一，可表现正常，也可为增厚或变薄。长期的窦腔内乳浊化可导致分泌物浓缩，其在 CT 呈高密度，在 MRI T1 为高信号，T2 呈相对低信号。

静窦综合征主要与上颌窦发育不全相鉴别。上颌窦发育不全更为常见，且不会出现渐进性颜面部畸形。尽管两者在影像学上很难鉴别，但上颌窦底的位置有助于做出鉴别。上颌窦发育不全表现为上颌窦发育不完全，或气化不良，因此受累的上颌窦底通常较厚，且颅侧受累明显。而在静窦综合征中，双侧上颌窦发育基本对称，受累侧膨胀不良，故上颌窦下部气化程度相近。有时，这两种病可并存，即在窦腔发育不良的基础上叠加了获得性窦腔膨胀不良。

■ 关键点

● 静窦综合征是指上颌窦完全（多数）或部分膨胀不良。

● 静窦综合征多见于青年，常表现为后天性和渐进性面部畸形，伴眼球内陷。

● 在影像学上，该病表现为上颌窦壁向内移位，尤其是内侧壁和眶底。

● 静窦综合征主要应与上颌窦发育不全相鉴别。

病例 174

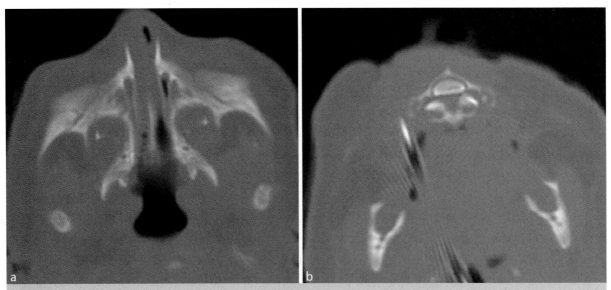

图 174.1 经鼻腔入口层面轴位 CT 图像（a）显示，前鼻道软组织充填，梨状孔狭窄，后鼻孔形态如常。经上颌骨层面轴位 CT（b）显示，上腭呈三角形，其内可见一颗巨大中切牙

■ 临床表现
***

新生儿，呼吸窘迫，鼻胃管置入不能通过（图 174.1）。

■ 推荐阅读
***

Belden CJ, Mancuso AA, Schmalfuss IM. CT features of congenital nasal Piriform aperture stenosis: initial experience. Radiology, 1999, 213: 495 – 501

Lowe LH, Booth TN, Joglar JM, et al. Midface anomalies in children. Radiographics, 2000, 20: 907 – 922, quiz 21106 – 1107, 1112

■ 主要影像学表现

梨状孔狭窄，并单个巨大中切牙。

■ 诊 断

• **梨状孔狭窄** 梨状孔为鼻腔的前骨性开口或入口，由鼻骨和上颌骨所组成。梨状孔狭窄相对少见，大多引起新生儿呼吸窘迫，尤其在进食时，因为此时患儿被迫用鼻呼吸。此病可单独发生，也可并发于其他综合征，如前脑无裂畸形。其主要临床表现为面色苍白，呼吸窘迫和（或）新生儿鼻胃管置入不能通过。

CT 是评估梨状孔狭窄的有效方法，其典型征象包括上颌骨弯曲，向内突出，导致梨状孔横径小于 11mm，并三角形上腭。在大多病例，尚可见单个巨大中切牙。单个巨大中切牙出现时，常合并其他异常。

治疗常采用保守治疗，随着患儿生长发育，鼻道开口可渐增大，呼吸道症状将有改善。

■ 关键点

• 梨状孔是鼻腔前骨性开口或入口。
• 梨状孔狭窄是新生儿呼吸窘迫少见的病因。

• 该病在 CT 表现为梨状孔狭窄、三角形上腭和单个巨大中切牙。

病例 175

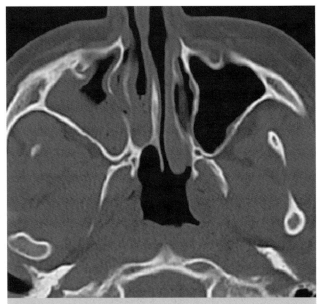

图 175.1 轴位 CT 显示，右后鼻孔骨性闭锁，右鼻道内可见气液平面。鼻中隔略增厚并向右偏移，右上颌窦内可见稍低密度影和气液平面

■ 临床表现

儿童，慢性鼻塞和鼻溢（图 175.1）。

■ 推荐阅读

Lowe LH，Booth TN，Joglar JM，et al, Midface anomalies in children. Radiographics，2000，20： 907 – 922，quiz 1106 – 1107，1112

■ 主要影像学表现

后鼻腔/孔阻塞。

■ 诊　断

● **鼻后孔闭锁** 鼻后孔闭锁是指先天性或发育性后鼻孔闭塞，是新生儿鼻塞的主要病因。鼻后孔闭锁可分为骨性或膜性闭锁，其中骨性闭锁约占 90%。鼻后孔闭锁常见于单侧，与其他异常或综合征并发。约 25% 的病例为孤立性畸形。

患者的发病年龄和症状，主要与闭锁为单侧或双侧有关。双侧鼻后孔闭锁可能危及生命。在新生儿期或婴儿早期，可出现呼吸窘迫，进食时加重，哭闹时减轻。此外，一个常见表现为鼻胃管置入不能通过。进食时呼吸窘迫加重，这是因为进食时新生儿和婴儿只能用鼻呼吸，不能用口呼吸，而后鼻孔闭锁影响鼻呼吸。哭闹时症状减轻，这是由于哭闹迫使患儿用口呼吸。对于单侧后鼻孔闭锁患儿，症状并不严重，常在儿童后期出现症状，可有鼻塞和闭锁鼻道长期溢液病史。

CT 是评估后鼻孔闭锁的有效方法。该病在 CT 表现为后鼻腔/孔狭窄，骨性或软组织阻塞，常在阻塞平面可见软组织和液体。此外，尚可见犁状骨增厚，上颌骨后部向中间弓起。在新生儿和婴儿，后鼻孔闭锁的量化诊断标准为后鼻孔开口小于 3.4mm。

对于膜性鼻后孔闭锁，其治疗主要是膜上开孔。而对于骨性闭锁，则需要外科矫正，并行后鼻孔重建。

■ 关键点

● 鼻后孔闭锁是指先天性或发育性后鼻孔闭塞。

● 后鼻孔闭锁可为骨性（更常见）或膜性闭锁，可为单侧（更常见）或双侧发病。

● 该病在 CT 表现为骨性或膜性后鼻孔闭锁，伴犁状骨增厚。

（病例 151～175　刘　乐　张秋娟　译，师　蔚　校）

病例 176

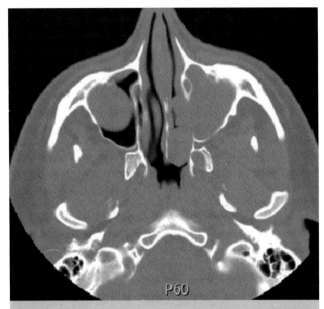

图 176.1　CT 平扫骨窗图像显示，息肉样软组织完全充填左上颌窦，并经扩大的上颌窦口延伸至后鼻腔/后鼻孔。与对侧相比较，左上颌窦侧壁因继发慢性炎症而轻度增厚、硬化。右上颌窦腔内可见黏液囊肿，邻近黏膜增厚

■ 临床表现

青年男性，一侧鼻塞、鼻阻（图 176.1）。

■ 推荐阅读

Yaman H，Yilmaz S，Karali E，et al. Evaluation and management of antrochoanal polyps. Clin Exp Otorhindaryngol，2010，3：110 - 114

■ 主要影像学表现

上颌窦和鼻腔和（或）后鼻孔内哑铃型息肉样肿块。

■ 诊　　断

• **上颌窦后鼻孔息肉**　上颌窦后鼻孔息肉是指上颌窦炎性息肉经扩大的上颌窦口/腔，延伸至后鼻腔（后鼻孔）和（或）鼻咽腔。蝶窦后鼻孔息肉不常见，是指息肉从蝶窦延伸至后鼻腔和（或）鼻咽腔。该病好发于青少年或年轻人，表现为单侧鼻阻塞，双侧发病少见。

上颌窦后鼻孔息肉在 CT 表现为哑铃型肿块，边界清晰，病灶"腰部"位于上颌窦口，两侧膨大部分别位于上颌窦和鼻腔和（或）鼻咽腔内。有时位于上颌窦口的"腰部"很小，易被忽略。上颌窦后鼻孔息肉常呈低密度。当密度增高时，可能系分泌物浓缩或合并真菌感染。在增强扫描时，由于黏膜的炎性改变，病灶边缘可见轻度强化，但息肉本身不强化。

病灶大多在 MRI T1 呈低信号，在 T2 呈高信号，并可见边缘轻度炎性黏膜强化。当蛋白含量增多时，病灶在 T1 信号可轻度增高。与 CT 表现一样，上颌窦后鼻孔息肉在 MRI 也呈哑铃型，"腰部"位于上颌窦口。

治疗包括鼻内镜下病变完全切除，可治愈，而部分切除复发率高。

■ 关键点

• 上颌窦后鼻孔息肉是发生在上颌窦内息肉样肿块，并向鼻腔内延伸。

• 上颌窦后鼻孔息肉呈哑铃型，其"腰部"位于扩大上颌窦口。

• 治疗包括内窥镜下完全切除，局部切除术易导致复发。

病例 177

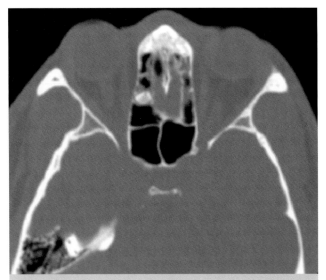

图 177.1　CT 平扫显示，右筛窦内可见硬化、钙化性病灶，边界清楚，筛窦黏膜增厚

■ 临床表现

33 岁男性，间断性鼻窦炎和头痛（图 177.1）。

■ 推荐阅读

Price HI, Batnitzky S, Karlin CA, et al. Computed tomography of benign disease of the paranasal sinuses. Radiographics, 1983, 3: 107 - 140

■ 主要影像学表现

硬化或钙化性鼻旁窦肿块。

■ 诊　断

• **骨瘤**　骨瘤是缓慢生长的成骨性肿瘤，是鼻旁窦内最常见的良性肿瘤。骨瘤分为致密型（最常见）、网状型和混合型。骨瘤可见于任何年龄，但以中年人群最为常见。绝大多数（>95%）骨瘤无临床症状，偶被发现。对于有症状者，则是因窦腔出口堵塞，常表现为疼痛或鼻窦炎。额窦骨瘤典型表现为航空旅行引发的疼痛。在少数情况下，骨瘤可延伸至眼眶甚至颅内，引起上述结构与鼻旁窦相交通，从而导致眼眶气肿或颅腔积气。

在 CT 上，骨瘤表现为鼻旁窦内硬化或钙化性肿块，边界清楚。其最好发部位是额窦和筛窦，其次为上颌窦和蝶窦。病灶大多较小，直径 <1cm。病灶直径 >3cm 则提示为巨大骨瘤，常有症状。骨瘤在 MRI 典型表现为所有序列均呈低信号，类似含气的窦腔。

如无症状，则不需治疗。对于有症状的患者，可采用开放手术或鼻内镜下手术切除。

■ 关键点

• 骨瘤是成骨性肿瘤，为副鼻窦内最常见的良性肿瘤。

• 额窦和筛窦为最好发部位，其次是上颌窦和蝶窦。

• 在 CT 上，骨瘤表现为鼻旁窦内硬化或钙化性病灶，边界清楚。

病例 178

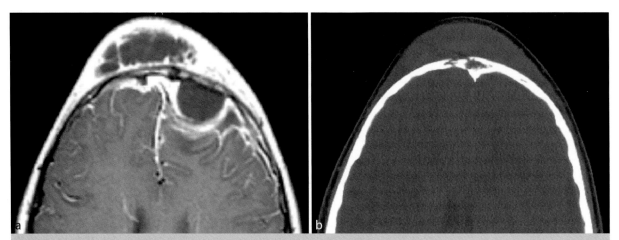

图 178.1 头颅 MRI T1 增强图像（a）显示，额骨表面软组织明显肿胀，呈炎性改变，其内可见环形强化的脓肿。左额部可见硬膜外脓肿，有占位效应，其邻近的硬脑膜和软脑膜异常强化。轴位 CT 骨窗图像（b）显示，额窦密度增高，额窦前壁和后壁骨质破坏或骨皮质中断。图片由 Richard Latchaw, MD 提供

■ 临床表现

青少年，表现为发热、鼻窦充血、头痛和"颜面部肿胀"（图 178.1）。

■ 推荐阅读

Ludwig BJ, Foster BR, Saito N, et al. Diagnostic imaging in nontraumatic pediatric head and neck emergencies. Radiographics, 2010, 30: 781-799

■ 主要影像学表现

额窦密度增高，表面软组织肿胀。

■ 诊　断

● **波特头皮肿块**　波特头皮肿块是额窦炎少见的并发症，因创伤所致者少见。额窦局部感染经导静脉播散，可引起血栓性静脉炎、额骨骨髓炎和骨膜下脓肿。除有鼻窦炎的症状和体征外，患者尚表现有局部硬化和额骨表面软组织肿胀。

在横断面影像学检查中，可见额窦密度增高，额骨内板或外板周围可见低密度病灶，边界模糊；头皮表面或深部骨膜下可见蜂窝织炎，或脓肿形成。头皮软组织肿胀和炎性脂肪浸润为其特征表现。在增强扫描，病变呈边界模糊的蜂窝织炎改变，脓肿呈环形强化。应仔细评估颅内结构有无受累，寻找颅内播散的证据。颅内扩散常见于颅骨内板受侵犯时。

波特头皮肿块的并发症包括硬膜外脓肿所引起的颅内扩散，硬膜下积脓、脑炎或脑实质脓肿，以及硬脑膜静脉窦或海绵窦血栓。治疗包括局部脓液引流和持续静脉抗生素治疗。

■ 关键点

● 波特头皮肿块是指骨膜下脓肿形成是额窦炎的并发症。

● 波特头皮肿块在影像学表现为额窦炎、骨髓炎、骨膜下脓肿和表面软组织肿胀。

● 波特头皮肿块并发症包括脑实质内或脑实质外感染，以及硬脑膜静脉窦血栓。

病例 179

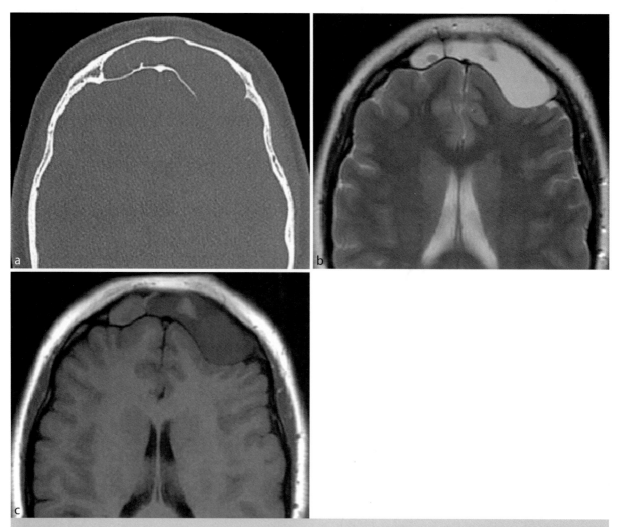

图 179.1 轴位 CT 图像（a）显示，额窦扩大并密度增高，左额窦后壁脱钙伴裂开。MRI 轴位 T2（b）和 T1（c）图像显示，扩大的额窦内可见液体信号强度物质充填，液性物内可见局灶性 T2 等信号和 T1 高信号，此为实腔内液体浓缩或蛋白类物。液性物对左额叶有占位效应，但未见脑组织水肿

■ 临床表现

青少年，慢性头痛（图 179.1）。

■ 推荐阅读

Van Tassel, Lee YY, Jing BS, et al. Mucoceles of the paranasal sinuses: MR imaging with CT corre-lation Am J Roentgenol, 1989, 153: 407－412

■ 主要影像学表现

额窦扩大，其内密度增高，伴窦壁骨质脱钙。

■ 诊　断

• **黏液囊肿**　黏液囊肿是一种黏膜病变，由于窦腔出口慢性梗阻所致。黏液囊肿鼻窦中最常见于额窦（约 2/3），其次为筛窦、上颌窦和蝶窦。在影像学横断面图像上，可见窦腔扩大，其内被完全充填，并伴有骨质脱钙和良性重塑，可见局部骨质裂开。由于分泌物浓缩或蛋白含量增高，窦腔填充物密度增高，或在 MRI T1 信号增高。在增强扫描，通常可见周围黏膜强化。感染性黏液囊肿称为黏脓性囊肿。

■ 关键点

• 黏液囊肿是一种黏膜病变，由于窦腔出口长期梗阻所致。

• 在影像学上，常表现为窦腔扩大，其内被完全填充，伴有良性骨重塑和脱钙。

• 因分泌物浓缩或蛋白含量增高，黏液囊肿可表现为 CT 密度增高，或在 MRI T1 信号增高。

病例 180

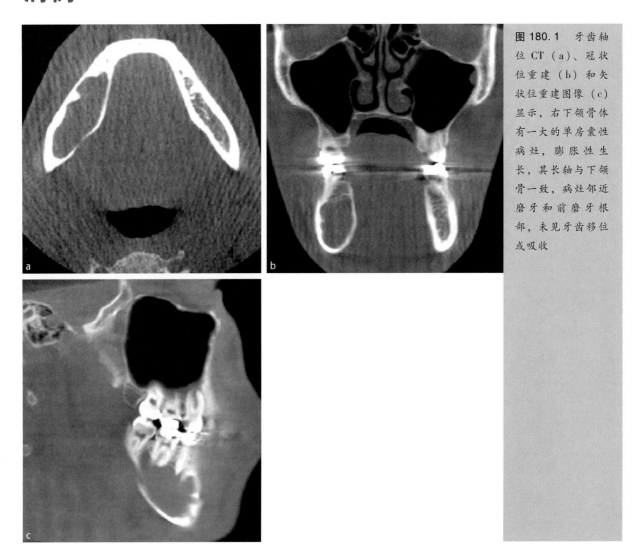

图 180.1 牙齿轴位 CT（a）、冠状位重建（b）和矢状位重建图像（c）显示，右下颌骨体有一大的单房囊性病灶，膨胀性生长，其长轴与下颌骨一致，病灶邻近磨牙和前磨牙根部，未见牙齿移位或吸收

■ 临床表现

18 岁男性，牙科检查（图 180.1）。

■ 推荐阅读

Devenney-Cakir B，Subramaniam RM，Reddy SM，et al. Cystic and cystic-appearing lesions of the mandible：review. Am J Roentgenol，2011，196 Suppl：WS66 – WS77

■ 主要影像学表现

下颌骨局限性囊性病变。

■ Top 3 鉴别诊断

• **根尖周（根端）囊肿** 根尖周囊肿是最常见的牙源性囊性病变，常见于有龋齿史或外伤史的成人。炎性病变可沿牙齿向牙根部蔓延，引起牙周炎。在急性期，可形成根尖周脓肿；在慢性期，肉芽肿性病变可引起根尖周囊肿。在 CT 上，根尖周囊肿表现为边界清晰的透亮区，包绕受累的牙根部。偶尔可见骨质膨胀、邻近结构移位和牙根吸收。若有牙皮质的破坏，则提示覆盖于其表面的软组织炎性改变为脓肿形成，而非单纯囊肿。治疗包括拔牙或根尖手术。

• **含牙（滤泡）囊肿** 含牙囊肿是第二位常见的下颌骨囊性病变，沿未萌发牙的牙冠形成。病灶可相当大，引起骨质膨胀。病灶大多为偶发；双侧病灶罕见，可见于颅骨－锁骨发育不良或黏多糖综合征患者。在 CT 上，含牙囊肿表现为单房囊性病灶，边界清晰，围绕一未萌生的牙冠，最常见于第三磨牙。牙根部常位于囊性病灶之外。骨皮质膨胀，常变薄，尤其在较大病灶。病灶越大，其影像学表现越不典型，且与牙源性肿瘤也愈难以鉴别。

• **牙源性角化囊性瘤（KOT）** KOT 是一种良性囊性肿瘤，可在局部表现为侵袭性，复发率高。KOT 常见于下颌骨体部或升支，并沿下颌骨长轴生长。绝大多数 KOT 为单发病灶，多发病灶见于 Go-lin（基底细胞痣）综合征。在 CT 上，牙源性角化囊性瘤最常表现为单房病变，也可为多房病变，边缘有骨皮质。常见骨质膨胀，其表面骨质变薄或破坏。邻近牙齿可移位，可有牙根吸收。

■ 其他鉴别诊断

• **成釉细胞瘤** 成釉细胞瘤是一种良性囊实性肿瘤，但在局部可有侵袭性，多位于下颌骨（80%）或上颌骨。肿瘤通常较大，常为多囊性（85%），有实性成分。肿瘤在 CT 上表现为骨质膨胀，骨质有侵蚀性破坏，以及特征性的毗邻牙根吸收。单房囊肿不常见，当受累牙齿为未萌芽牙时，则类似于含牙囊肿。多房性成釉细胞瘤更为多见，其复发率相对较高。

• **牙源性黏液瘤** 牙源性黏液瘤是一种良性肿瘤，生长缓慢，在局部可有侵袭性。病灶可位于下颌骨（常在下颌骨升支）和上颌骨。在 CT 上，黏液瘤表现为边界不清的囊性病变，其内有细小的骨性分隔，可见牙齿移位和吸收。

• **非牙源性病变** 单房性骨囊肿是骨髓腔内单房性病变，不伴有牙齿移位或吸收。动脉瘤样骨囊肿是多房性的膨胀性病变，其内可见血液平面。骨髓炎多源于牙齿（颌面部），表现多样，可从骨质破坏到骨质硬化，可见骨膜反应。非牙源性肿瘤，如转移瘤、多发性骨髓瘤（或浆细胞瘤）、淋巴瘤和白血病，很少侵犯颌面部。这些病变表现为明显的软组织强化，伴有骨质破坏。骨纤维结构发育不良有时也表现为囊性骨膨胀。

■ 诊　断

牙源性角化囊性瘤（牙源性角化性囊肿）

■ 关键点

• 根尖周囊肿是最常见的牙源性囊肿，多因龋齿或既往创伤所致。

• 含牙囊肿围绕一个未萌生的牙冠形成，最常见于第三磨牙。

• 牙源性角化囊性瘤是下颌骨体和（或）升支的良性肿瘤，肿瘤沿骨的长轴生长。

• 成釉细胞瘤常为多囊性肿瘤，内含有实性成分，其特征性表现为邻近牙根的吸收。

病例 181

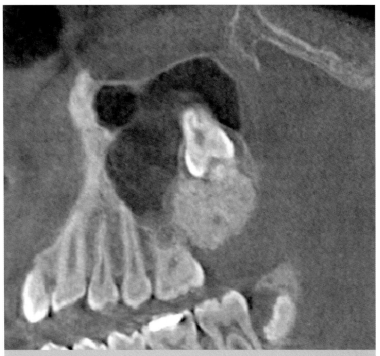

图 181.1 颌面部 CT 斜矢状位重建图像显示，上颌骨内一颗未萌出的磨牙向上移位，牙冠下方可见局限性骨质硬化

■ 临床表现

青年男性，牙痛，临床检查发现一颗未萌出的磨牙（图 181.1）。

■ 推荐阅读

Yonetsu K，Nakamura T. CT of calcifying jaw bone diseases. Am J Roentgenol，2001，177：937 –943

■ 主要影像学表现

牙齿相关的硬化性颌面部病变。

■ Top 3 鉴别诊断

• **牙骨质 - 骨发育异常** 牙骨质 - 骨发育异常是一种累及牙根尖周围的非肿瘤性病变。该病可单发，也可累及多个牙齿。该病无症状，且为自限性疾病。该病在 CT 上呈分叶状的均匀钙化灶，边界清晰，包绕一个或多个牙根。病灶常较小，直径小于 1cm。Florid 牙骨质 - 骨发育异常是少见的一种亚型，起病较晚，可引起根尖周大量钙化，病灶可很大，可见骨质膨胀。单纯骨囊肿与 Florid 亚型有关。尽管 Florid 亚型具有侵袭性，但仍属自限性疾病。

• **骨纤维结构发育不良（FD）** FD 可致正常的密质骨被纤维结缔组织和无组织结构的层状骨所代替，最常见于颌面部骨（上颌骨 > 下颌骨）。FD 好发于年轻人，除非病灶范围大，通常无症状。约 80% 的病例为单骨性的，其余为多骨性的。纤维性骨营养不良综合征包括多骨性 FD、"牛奶咖啡"斑和性早熟。FD 的 CT 表现比较多变，大多表现为特征性骨质膨胀，呈"毛玻璃"样。而小病灶无骨质膨胀。囊变性和硬化性 FD 缺乏特异性，常见于下颌骨。在 MRI 上，FD 类似于侵袭性病变，在 T1 和 T2 其信号均减低，呈中度强化。

• **牙瘤** 牙瘤系先天畸形，累及坚硬或致密的牙组织（如牙体、牙骨质和牙釉质）。根据形态，牙瘤可分为复杂型和复合型。复杂型牙瘤的组织结构更为紊乱，并引起上颌骨和下颌骨内致密且均匀的钙化肿块。肿块通常可引起骨质膨胀，与牙齿形态不同。而复合型牙瘤的组织结构较好，钙化肿块的形态更接近牙齿。

■ 其他鉴别诊断

• **牙髓炎** 牙髓炎最常见的病因为牙齿感染的扩散，而术后感染并不常见。其易感人群包括牙齿发育不良、糖尿病、免疫抑制或正在接受二磷酸盐治疗的患者。牙髓炎的 CT 表现多样，与感染的性质和时间有关，可表现为溶骨性、硬化性和混合性病变。在慢性感染期可出现死骨。骨膜反应很常见，尽管其并非骨髓炎的特异性表现，但骨膜反应对骨髓炎仍有重要的提示价值。

• **致密性骨炎** 致密性骨炎在牙周炎的基础上发生，其与龋齿所引起的牙根尖周炎扩散有关。根尖周的慢性炎症反应可引起骨质硬化。在 CT 上可见牙根尖周边界不清的骨质硬化，不伴有骨质膨胀，可有根尖周囊肿或脓肿。一旦病灶扩大，可形成空洞。

• **牙骨质母细胞瘤** 牙骨质母细胞瘤是一种累牙骨质的良性肿瘤，好发于年轻人。肿瘤沿牙根部生长（多数位于下颌第一磨牙），常引起牙根部吸收。患者可无症状，或表现为疼痛。在 CT 上，牙骨质母细胞瘤表现为膨胀性高密度肿块（牙骨质），可呈分叶状或球形，周围可见透亮带环绕。病灶可长得很大。

■ 诊　断

牙瘤（复杂型）

■ 关键点

• 牙骨质发育异常引起牙根尖周围分叶状钙化，边界清晰。

• 牙瘤是累及坚硬或致密牙组织的先天畸形，可以是复杂型或复合型，其形态类似于牙齿。

• 致密性骨炎是牙周炎所引起的根尖周骨质硬化。

• 牙骨质母细胞瘤表现为膨胀性高密度肿块，可呈分叶状，周围可见透明带环绕。

病例 182

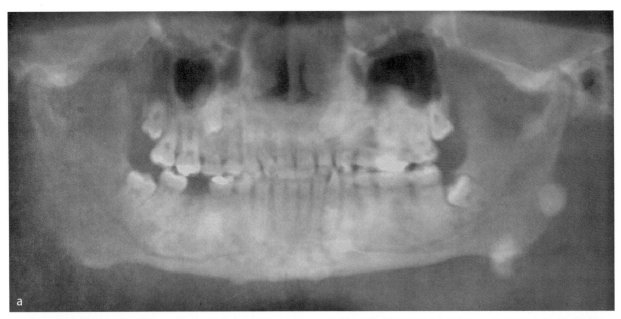

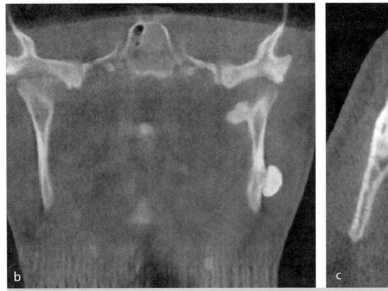

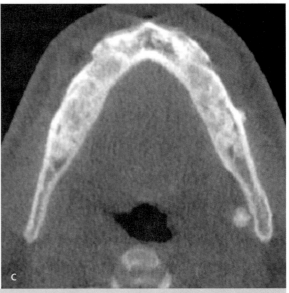

图182.1 曲面体层X线片（a）显示多发带蒂的钙化肿块，沿下颌骨表面分布。牙槽嵴硬化，出现多生牙。牙齿CT冠状位（b）和轴位（c）重建图像，能更好地显示下颌骨外生型和带蒂的钙化肿块。CT轴位图像（c）同时显示弥漫性骨内膜硬化和骨质轻度膨胀

■ 临床表现

青年男性，下颌疼痛，咬合时加剧（图182.1）。

■ 推荐阅读

Woldenberg Y, Nash M, Bodner L. Peripheral osteoma of the maxillofacial region. Diagnosis and management: a study of 14 cases. Med Oral Patol Oral Cir Bucal, 2005, 10 Suppl 2: E139 - E142

■ 主要影像学表现

多发骨瘤和多生牙。

■ 诊　断

● **加德纳综合征或多发性骨瘤**　骨瘤是以密质骨或松质骨增殖为特征的良性肿瘤。其大部分为单发病灶，多发病灶可为散发或与加德纳综合征有关。在颌面部，骨瘤更易发生在鼻旁窦，下颌骨次之，而上颌骨最少受累。除非影响到下颌骨的力学作用，或压迫邻近的神经血管结构，病灶大多无症状。

骨瘤可分为外周型和中央型。外周型起自骨外膜，而中央型沿骨内膜生长。在 CT 上，外周型骨瘤表现为外生的致密钙化肿块，源于骨外膜，可有蒂或无蒂。骨内膜骨瘤表现为局部骨质硬化，伴或不伴骨质膨胀。骨瘤应与外生骨疣相鉴别，前者致密骨保留，无连续的髓腔延伸至病灶内。在一些无典型表现的病例中，二者不易区分。

加德纳综合征系常染色体显性遗传综合征，其典型表现为结肠直肠息肉、骨肿瘤和软组织肿瘤（如腹部硬纤维瘤）。该病多见于青年至中年人群。其在颌面部的典型表现，包括多发性骨瘤、多生牙、阻生牙和骨囊肿。散发的多发性骨瘤少见。故对于多发颅面部骨瘤患者，应行结肠直肠筛查以排除加德纳综合征。

■ 关键点

● 骨瘤是以密质骨或松质骨增殖为特征的良性肿瘤。

● 骨瘤可表现为外周型，源于骨外膜；或表现为中央型，起自骨内膜面。

● 加德纳综合征在颅面部表现包括多生牙、阻生牙和骨囊肿。

● 多发颅面部骨瘤患者，应行结肠直肠筛查以排除加德纳综合征。

病例 183

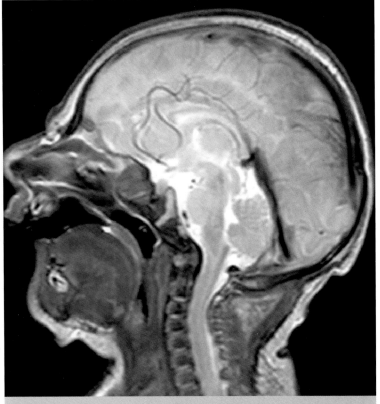

图 183.1 矢状位 MRI T2 图像显示，下颌骨显著发育不良，并向后方移位（缩颌）

■ 临床表现

5 岁男童，呼吸和进食困难（图 183.1）。

■ 推荐阅读

Paladini D, Morra T, Teodoro A, et al. Objective diagnosis of micrognathia in the fetus: the jaw index. Obstet Gynecol, 1999, 93: 382 - 386

Palit G, Jacquemyn Y, Kerremans M. An objective measurement to diagnose micrognathia on prenatal ultrasound. Clin Exp Obstet Gynecol, 2008, 35: 121 - 123

■ 主要影像学表现

下颌骨发育不全。

■ 诊　断

● **小颌畸形**　小颌畸形是指下颌骨发育小或发育不良。因该畸形可引起气道压迫和进食困难，故有重要的临床意义。小颌畸形可为单发畸形，也可与多种综合征相关。小颌畸形相关的综合征包括：皮埃尔·罗班综合征（软腭裂、硬腭高拱、舌后坠、胎生牙和多发性耳感染），特雷彻·柯林斯综合征（颌面骨发育不全综合征），戈尔登哈尔综合征（半面短小征、发育迟缓、唇裂/上腭裂、视觉/眼眶异常、小耳症、听力丧失、脊柱异常、心脏和内脏异常），阿姆斯特丹型侏儒征（侏儒症、小头畸形、智力发育迟缓、低位耳、面部异常和心脏和内脏异常），13 - 三

体综合征（Patau 综合征——中枢神经系统畸形、智力发育迟缓、唇裂/上腭裂、心脏和内脏异常以及多指/趾畸形），18 - 三体综合征（爱德华综合征——颅骨畸形、智力发育迟缓、视觉/眼眶异常、低位耳、耳聋、心脏和胃肠道异常）。

小颌畸形可以在宫内确诊。在胎儿超声，矢状面可显示小的下颌骨，并测量下颌骨指数，计算方法为下颌骨前后径÷双顶径×100；该指数<23，诊断小颌畸形的灵敏度和特异性均高。另外，在侧位上测量的额鼻颏角也可提示小颌畸形；若测量值<142°，则提示小颌畸形或缩颈。

■ 关键点

● 小颌畸形是指下颌骨发育不全；可单独发生，也可为综合征的一部分。

● 小颌畸形的临床意义在于可能会引起气道压迫和进食困难。

● 小颌畸形在宫内时，可通过客观测量下颌骨指数或额鼻颏角作出诊断。

病例 184

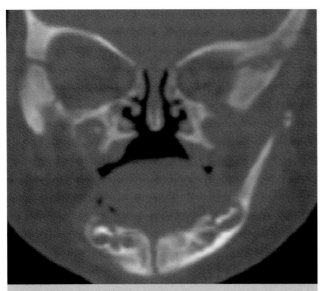

图 184.1 CT 冠状位图像显示，硬腭中线区有较大缺损，口咽与鼻咽腔直接相通。下颌骨表现与年龄相符

■ 临床表现

3 周男婴，进食困难（图 184.1）。

■ 推荐阅读

Stroustrup Smith A，Estroff JA，Barnewolt CE，et al. Prenatal diagnosis of cleft lip and cleft palate using MRI. Am J Roentgenol，2004，183：229 - 235

■ 主要影像学表现

硬腭骨质缺损。

■ 诊　断

● **腭裂**　唇裂与腭裂由相应的成对结构未融合所致,是最常见的颅面部先天畸形。腭裂可单独发生,也可与许多综合征并发。若一级亲属中有唇裂或腭裂,则其子代腭裂发病率增加。大多数病例同时患有唇裂和腭裂,且单侧异常较双侧异常更为常见。唇裂是由于鼻内侧未融合;可以单侧发生,也可以双侧发生。腭裂因上腭外侧、鼻中隔和(或)上腭中间部未融合所致,可影响硬腭和(或)软腭。腭裂使得口腔、鼻腔和咽腔直接相通,引发新生儿进食困难。

在宫内时,可通过对胎儿进行系统检查发现腭裂,或者在出生时经临床证实。在孕 20 周前后,可行产前形态影像学检查。部分常规形态影像学检查,包括专门的冠状位扫描,可显示胎儿鼻和嘴唇,并评价面部裂。可以通过轴位扫描观察硬腭。唇裂和腭裂在超声影像上可能显示得很微小,尤其是单侧病损。在双侧唇裂和腭裂患者中,鼻旁窦内可见颌骨前突回声。3D 超声可进一步提高唇裂与腭裂诊断的敏感性和准确性。因为 MRI 可更好地显示软组织,故胎儿 MRI 检查更有利于确定或进一步评估唇裂与腭裂。

产后胎儿 CT 检查,易于确定腭裂究竟为骨性(硬腭)和(或)软组织(软腭)缺损。在冠状位重建图像上,腭裂可更好地显示。唇裂是上颌骨表面的软组织缺损,可见于单侧(多见)或双侧。

唇裂及腭裂均需手术治疗。单侧唇裂,常在新生儿期行单次手术。而更多严重的腭(唇)裂,则需行多次手术予以修复。

■ 关键点

● 唇裂和(或)腭裂是最常见的颅面部畸形,由相应的成对结构未融合所致。

● 腭裂使得口腔和鼻腔直接相通,引发新生儿进食困难。

● 腭裂和(或)唇裂在胎儿期可通过超声或 MRI 检查发现,或在出生时临床证实,或在出生后行 CT 检查进一步评估。

病例 185

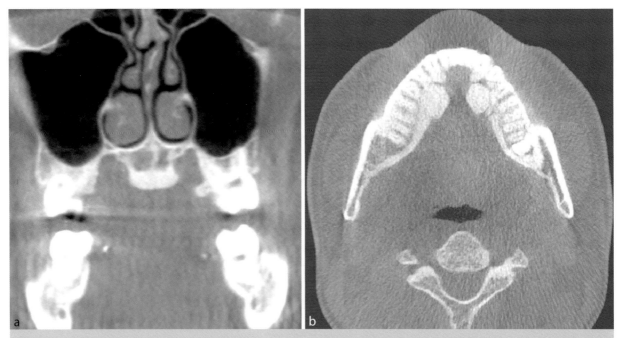

图185.1 锥束（口腔科）CT冠状位重建图像（a）显示，硬腭中线部骨性突起，并延伸至口腔。沿上颌骨左侧，可见其他小的骨性突起。经口腔底部的轴位CT（b）显示，沿下颌骨内侧缘可见硬化的骨性突起。图片由Giovanni Millare，MD提供

■ **临床表现**

成年女性，畸齿矫正评估（图185.1）。

■ **推荐阅读**

Yonetsu K，Nakamura T. CT of calcifying jaw bone diseases. Am J Roentgenol，2001，177：937-943

■ 主要影像学表现

硬腭或口腔顶部及底部的骨性突起。

■ 诊　断

•**腭隆凸和下颌隆凸**　腭隆凸是沿上颌骨表面的局部骨性突起，常见于口腔顶部硬腭中线处。下颌隆凸是沿下颌骨内侧面的局部骨性突起，双侧多见，位于口腔底部。

隆凸是由致密骨所组成，此与骨软骨瘤不同，同时骨软骨瘤与来源骨的骨髓腔相连续。隆凸多为偶然发现，但其会影响义齿的制作和放置。

■ 关键点

• 腭隆凸是指硬腭局限性骨性突起，位于口腔顶部。

• 下颌隆凸是下颌骨局限性骨性突出，位于口腔底部。

• 隆凸是由致密骨所组成，而骨软骨瘤与来源骨保持骨髓腔的连续。

• 隆凸多为偶然发现，但其会影响义齿的制作和放置。

病例 186

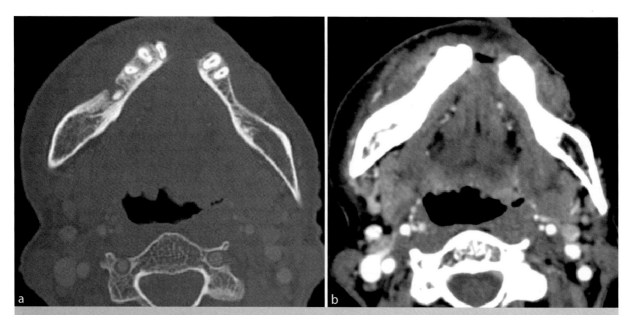

图 186.1 轴位 CT 骨窗（a）和软组织窗（b）图像显示，右侧下颌前磨牙周可见低密度影包绕，相邻内侧骨质硬化，外侧骨皮质破坏（a）。表面软组织肿胀，其内脓肿形成，可见小环形强化（b）

■ 临床表现

青年男性，急性发作性牙疼，伴面部疼痛（图 186.1）。

■ 推荐阅读

Devenney-Cakir B，Subramaniam RM，Reddy SM，et al. Cystic and cystic-appearing lesions of the mandible：review. Am J Roentgenol，2001，196 Suppl：WS66 - WS77

Scheinfeld MH，Shifteh K，Avery LL，et al. Teeth：what radiologists should know. Radiographics，2012，32：1927 - 1944

■ 主要影像学表现

牙根尖周低密度影，伴骨皮质破坏。

■ 诊　断

• **牙根尖周脓肿**　牙周炎主要是由于牙髓腔和牙根尖周的感染播散所致。若机体的免疫反应能有效阻断感染，则在亚急性期形成牙根尖周肉芽肿，随后发展为慢性牙根尖周囊肿。若感染不能很好地被限制，则会形成牙根尖周脓肿。当感染继续扩散，超过牙根尖区域后，将形成急性牙髓炎或牙槽脓肿。

牙根尖周病变，如肉芽肿、囊肿和脓肿，在CT上不易区分。它们均表现为牙根尖周低密度影；囊肿和肉芽肿边界清晰，而脓肿边界可清晰或模糊。在感染初期1~2周，因骨质未被吸收，故牙根尖周无低密度影。牙根尖周脓肿的局部扩散可引起牙髓质和牙皮质吸收，以及反应性骨质硬化，或二者并存。而这些表现在牙根尖周肉芽肿或囊肿均看不到。感染可沿牙皮质进一步扩散，引起其表面软组织炎和脓肿形成。

牙根尖周囊肿通常无症状，偶然被发现。此外，牙根尖周脓肿表现为疼痛。治疗包括拔牙、脓肿引流、美容修复或根管治疗。

■ 关键点

• 牙周炎主要由牙髓腔和牙根尖周感染播散所致。

• 牙根尖周病变，如肉芽肿、囊肿和脓肿，在CT上不易区分。

• 牙根尖周囊肿和肉芽肿边界清晰，而脓肿边界可清晰或模糊。

• 牙根尖周脓肿扩散可引起骨质低密度和（或）硬化改变，可伴周围软组织炎。

病例 187

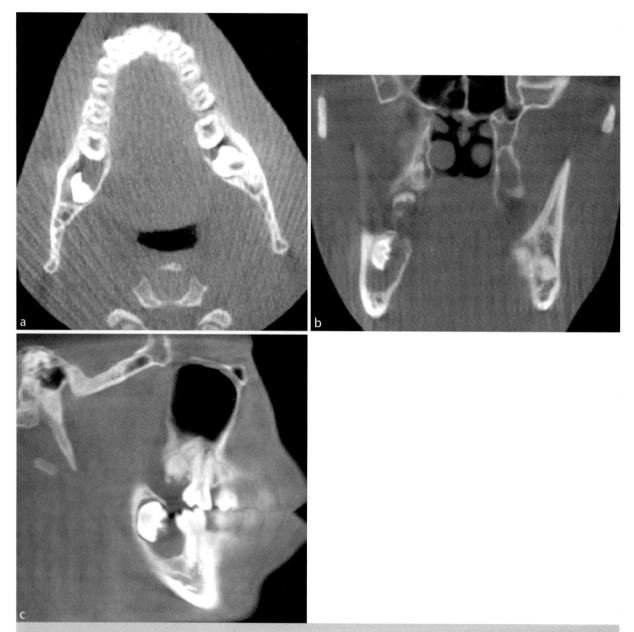

图 187.1 牙齿CT轴位（a）、冠状位（b）和矢状位（c）图像显示未萌出的右侧下颌第三磨牙（阻生牙），其牙冠周可见边界清晰的低密度病灶

■ **临床表现**

22 岁男性，行口腔检查（图 187.1）。

■ **推荐阅读**

Devenney-Cakir B，Subramaniam RM，Reddy SM，et al. Cystic and cystic-appearing lesions of the mandible：review. Am J Roentgenol，2011，196 Supl：WS66 - WS77

■ 主要影像学表现

未萌出磨牙的牙冠周囊性病变。

■ 诊　断

• **含牙囊肿**　含牙囊肿或滤泡囊肿是第二位常见的牙源性囊肿，仅次于牙根尖周囊肿。其与阻生牙的牙冠有关，多见于第三磨牙。牙根部常在病灶外。约 75% 发生于下颌骨，25% 发生于上颌骨。

含牙囊肿可见于任何年龄，但以青少年和青年人最为多见。尽管病灶可很大，引起骨质膨胀，但通常无症状。病灶大多为散发，双侧病灶很少见，可见于颅锁骨发育不全或黏多糖病患者。

含牙囊肿在 CT 表现为阻生牙牙冠周单房囊性病变，边界清晰，常位于第三磨牙。毗邻牙齿可有移位和牙根吸收。病灶在 MRI 上表现为囊性病变，在 T1 呈低信号，T2 为高信号，可无强化。

■ 关键点

• 含牙囊肿为常见的牙源性囊肿，仅次于牙根尖周囊肿。

• 含牙囊肿与阻生牙牙冠有关，多见于第三磨牙。

• 含牙囊肿在 CT 表现为单房囊性病变，边界清晰；在 MRI 上呈液体样信号。

病例 188

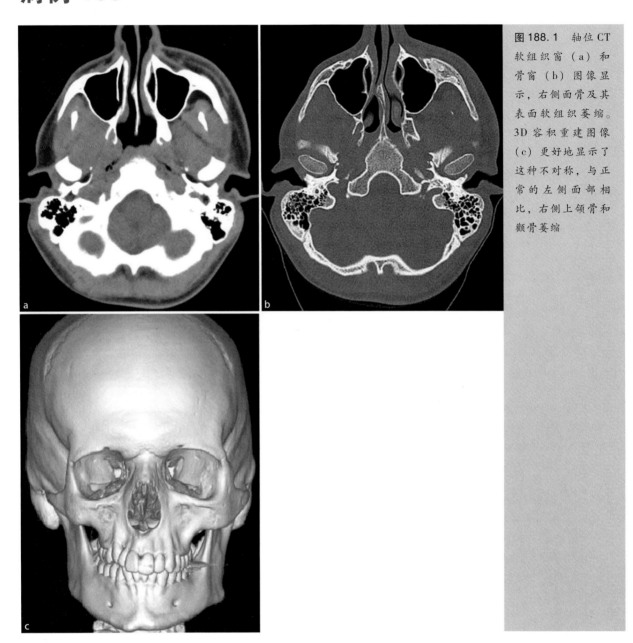

图 188.1 轴位 CT 软组织窗（a）和骨窗（b）图像显示，右侧面骨及其表面软组织萎缩。3D 容积重建图像（c）更好地显示了这种不对称，与正常的左侧面部相比，右侧上颌骨和颧骨萎缩

■ 临床表现

年轻男性，面部不对称加重（图 188.1）。

■ 推荐阅读

Sharma M，Bharatha A，Antonyshyn OM，et al. 2012，262：721 – 725
Case 178：Parry-Rom-berg syndrome. Radiology，

■ 主要影像学表现

半侧颌面萎缩。

■ 诊　断

● Parry-Romberg 综合征（PRS）　PRS 也称进行性半侧颜面萎缩，少见，常发生在青少年和年轻人。虽然确切病因未知，但 PRS 的某些形态学表现与硬皮病的局部表现类似。在临床上，患者表现为进行性单侧面部不对称，这是由于皮肤、皮下软组织、肌肉组织和骨组织萎缩所致，包括面骨和眼眶。眼部受累导致眶内脂肪萎缩和眶容积减少，从而引起眼球内陷。在一些患者，也可表现神经症状。PRS 最常见的临床表现为头痛，其次是三叉神经炎和面部感觉异常，偶有癫痫发作。脑实质异常不常见。

PRS 在头颈部影像学表现为，单侧面部骨质和软组织萎缩。萎缩局限于受累侧，不跨越中线。受累组织和正常组织分界清楚，这种分界被称为类军刀伤。CT 是评估该病变范围的最好方法，并可为某些患者提供手术重建计划。

PRS 所伴发的颅内异常并不少见，可见于萎缩的同侧、对侧或双侧。已报道的异常表现包括，脑实质萎缩、非特异性脑白质病变、颅内钙化、脑皮质发育不全、软脑膜强化和血管异常。

■ 关键点

● PRS 系进行性半侧颜面部萎缩，少见；常见于青少年和年轻人。

● 萎缩局限于单侧，可累及皮肤、皮下软组织、肌肉组织和骨结构。

● 在 PRS 患者中，神经系统症状和脑组织异常并不少见。

病例 189

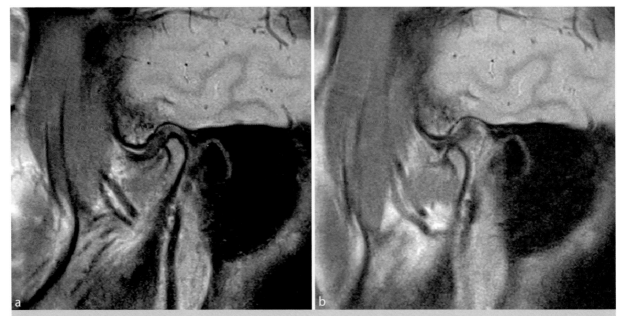

图 189.1 闭口位 MRI 矢状梯度回波图像（a）显示，低信号的关节盘呈新月形，其相对于下颌髁突向前移位。张口位 MRI 图像（b）显示，下颌髁突前旋位置正常，位于关节结节下方，关节盘相对于下颌髁突回归正常位置

■ 临床表现

年轻女性，慢性下颌痛，伴有"弹响"（图 189.1）。

■ 推荐阅读

Tomas X，Pomes J，Berenguer J，et al. MR imaging of temporomandibular joint dysfunction：a pictorial review. Radiographics，2006，26：765－781

■ 主要影像学表现

颞下颌关节（TMJ）关节盘移位与复位。

■ 诊　断

• **颞下颌关节功能紊乱**　TMJ 功能紊乱在临床较常见，好发于青中年人群，女性居多。TMJ 功能紊乱常见原因包括关节盘移位、关节积液和炎症或退行性改变。因为关节紊乱也可见于无症状患者，故影像学检查在临床中非常重要。

关节盘移位是 TMJ 功能紊乱最常见的原因。相对于两端，关节盘中央区较薄，使其在 MRI 呈双凹形或"领结"样外形。在 MRI T2、质子密度成像和梯度回波序列上，正常的关节盘在前、中部皆呈均匀的低信号，而后部呈轻度高信号。随着关节盘退变，其 T2 信号升高，同时关节盘变薄，以前部更加明显。

在正常情况下，闭口时关节盘和下颌髁突在髁窝内形成关节。而当张口时，下颌髁突转至前方，位于颞骨关节结节的下方。关节盘移位是指下颌髁突与其表面关节盘对位异常。关节盘移位可向任何方向，但以前方移位最常见。在矢状闭口位，可显示关节盘相对于下颌髁突向前移位。在张口位，则可见关节盘相对于下颌髁突仍保持前移，或回到正常位置，称之为复位。

TMJ 是滑膜关节，可发生炎性病变和退行性变。关节积液常有症状，表现为关节腔内异常液体集聚。积液可单独出现，也可伴随炎症或退行性病变出现。骨关节炎更多见于老年人群，引起关节盘退变、关节间隙狭窄、硬化和骨赘形成。炎性关节病如风湿性关节炎，可引起骨质侵蚀和脱钙。滑膜增生或滑膜炎在炎性关节病中很常见，最好行影像学增强扫描，可见滑膜异常强化。对于炎症和退行性病变，主要是针对其病因学进行治疗。

■ 关键点

• 关节盘移位是 TMJ 功能紊乱最常见的原因，向前移位最常见。

• 在张口位，关节盘仍处于脱位或复位状态。

• 骨关节炎可引起关节盘退变、关节间隙狭窄、硬化和骨赘形成。

• 炎性关节病如风湿性关节炎，可引起骨质脱钙和骨质侵蚀。

病例 190

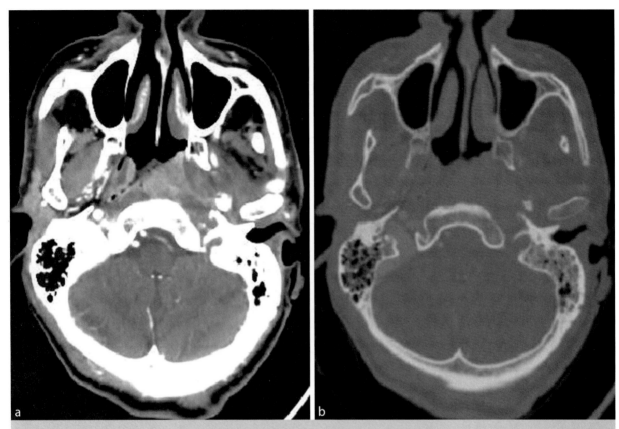

图 190.1　轴位 CT 软组织窗图像（a）显示，左侧咽隐窝内鼻咽肿块，密度不均，肿块有占位效应，部分堵塞鼻咽腔气道。相应水平 CT 骨窗图像（b）显示，由于咽鼓管阻塞，导致左乳突气房内出现液体

■ 临床表现

　　男性，58 岁，表现为进行性鼻阻塞和慢性耳部"感染"（图 190.1）。

■ 推荐阅读

Shin JH, Lee HK, Kim SY, et al. Imaging of para-pharyngeal space lesions: focus on the prestyloid com-partment. Am J Roentgenol, 2001, 177: 1465 - 1470

■ 主要影像学表现

咽部黏膜肿块。

■ Top 3 鉴别诊断

• **鳞状细胞癌（SCC）** SCC 是最常见的头颈部原发性恶性肿瘤。肿瘤常来源于鼻咽或口咽，早期临床症状隐匿，直到病变晚期始有症状。鼻咽癌起源于咽隐窝，患者可无症状；或由于咽鼓管阻塞后继发中耳和乳突气房内积液，表现为鼻腔阻塞和听力障碍。口咽鳞状细胞癌常向侧方延伸至咽旁间隙。其在影像学表现为不均质强化肿块，边界模糊。肿瘤扩散可引起局部和颈部淋巴结转移，典型表现为中心性坏死。鼻咽癌或口咽癌的治疗方法，取决于肿瘤分期，包括原发肿瘤的范围和大小、区域性淋巴结转移部位以及有无远处转移。

• **感染/脓肿** 咽部黏膜感染/脓肿常由腺样体/扁桃体感染引起。患者多表现为发热和咽喉痛。扁桃体炎常表现为线样强化，如"虎斑纹"样，病变区无液体积聚。随着感染进展和机化，在脓肿形成后可见环形强化（扁桃体周脓肿）。当形成蜂窝织炎时，在影像学则表现为边界模糊的或部分机化的炎性改变，无完整的环形强化。环形强化对脓肿而言，并非绝对特异。在 CT 怀疑为脓肿的病例中，约有 25% 穿刺/引流失败，故认识到此点非常重要。对于咽部黏膜感染/脓肿，必须尽快治疗，防止病变向咽后扩散，而咽后扩散可进一步引起纵隔扩散。

• **淋巴瘤** 非霍奇金氏淋巴瘤可累及咽部黏膜，其表现类似于 SCC。全身性淋巴瘤患者常有全身症状，腹部淋巴结肿大有助于鉴别诊断。在缺乏全身症状或广泛转移的情况下，当颈部出现多发的肿大淋巴结，且无中央坏死时也提示淋巴瘤。在一些病例，最终需行活检明确诊断。

■ 其他鉴别诊断

• **Thornwaldt 囊肿** Thornwaldt 囊肿是鼻咽发育时的脊索残留，为良性的囊性病变。病变位于中线颈长肌之间。囊肿内蛋白类物的含量，决定其影像学表现。病变在 MRI T2 呈高信号，而在 T1 信号多变，但常呈高信号。该病多为偶然发现，但其可能与口臭有关，可形成重复感染。Thornwaldt 囊肿需与黏液囊肿相鉴别，后者常偏离中线，位于腺体或咽部黏膜内。

• **小唾液腺肿瘤** 小唾液腺肿瘤可分为良性（如多形性腺瘤）和恶性（如黏液表皮样瘤），很少位于咽黏膜间隙内。其影像学表现取决于病变的组织病理学。通常良性病变在影像学边界清楚，而恶性病变多表现为边界模糊，密度不均，类似于 SSC。在小唾液腺瘤，转移和相关淋巴结肿大并不常见。

■ 诊　断

鼻咽鳞状细胞癌

■ 关键点

• 鼻咽 SCC 起源于咽隐窝，可引起咽鼓管阻塞。

• 扁桃体炎表现为线样强化，而脓肿呈环形强化。

• 出现全身症状或无坏死的淋巴结肿大，则提示淋巴瘤。

• Thornwaldt 囊肿是中线部位的脊索残留，通常在 MRI T1 和 T2 均呈高信号。

病例 191

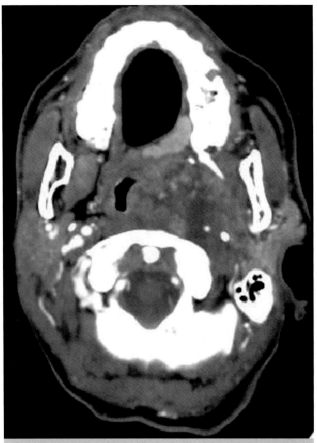

图 191.1 舌骨上平面颈部 CT 增强图像显示，左咽后间隙内不均质低密度影，周边不规则强化，肿块有占位效应，并影响上呼吸道。低密度肿块向颈动脉间隙延伸

■ 临床表现

男性，56 岁，表现为咽喉痛（图 191.1）。

■ 推荐阅读

Shin JH, Lee HK, Kim SY, et al. Imaging of parapharyngeal space lesions: focus on the prestyloid compartment. Am J Roentgenol, 2001, 177: 1465 – 1470

■ **主要影像学表现**

咽后肿块。

■ **Top 3 鉴别诊断**

• **感染/脓肿** 咽后感染或咽后脓肿患者常表现为发热、咽喉痛和白细胞计数升高。咽后间隙感染多继发于扁桃体感染。若侧位 X 线片显示椎前软组织肿胀，应立即行断层影像检查。增强CT 显示咽后间隙软组织肿胀，伴炎性改变。咽后淋巴腺炎是指咽后间隙内淋巴结炎性改变，常表现为淋巴结肿大，中心有异常低密度。化脓性咽后间隙淋巴腺炎与淋巴结外咽后间隙脓肿的表现相类似。如不治疗，化脓性淋巴腺炎会向淋巴结外扩展，引起真正的咽后间隙脓肿。蜂窝织炎呈低密度，边界模糊，增强表现多样。当脓肿形成后，病变中心区表现为液体密度，而周边可见完整的环形强化。因咽后间隙和纵隔相延续，感染可扩散至纵隔等危险区，因此及时治疗非常必要。

• **淋巴结转移** 绝大多数咽后间隙淋巴结转移瘤来源于鳞状细胞癌（SCC），而 SCC 为咽部黏膜最常见的肿瘤。咽后外侧 Rouviere 淋巴结转移是其特征性表现，中心区坏死常见。淋巴结被膜外扩散表现为淋巴结被膜破坏，周围可见低密度影延伸至邻近软组织，边界模糊，提示预后较差。甲状腺癌（乳头状癌）也可转移至咽后间隙淋巴结，常引起淋巴结中心区坏死。头颈区其他部位的影像学表现，有助于鉴别原发病灶系来源于咽部黏膜的 SCC 还是甲状腺癌。

• **淋巴瘤** 非霍奇金淋巴瘤常表现为颈部淋巴结肿大。全身性淋巴瘤患者常出现全身症状和腹部淋巴结肿大，借此有助于鉴别。对于无全身症状或广泛转移的病例，若出现多发且无坏死的颈部淋巴结肿大也提示淋巴瘤。与颈部其他淋巴结不同，孤立的咽后间隙淋巴结肿大很少为淋巴瘤的初始表现。

■ **其他鉴别诊断**

• **静脉淋巴管畸形** 静脉淋巴管畸形是指一系列静脉和淋巴发育畸形。单纯的静脉畸形明显强化，在 MRI T2 可见血管流空影，而出现静脉石则可明确诊断。单纯的淋巴畸形可表现为单房或多房囊性病变，其密度和信号表现均与液体相同。液 – 液平面为其影像学特征，此常由于出血所致。在很多病例，上述两种表现均有。静脉淋巴管畸形常跨越筋膜面，累及多个颈部间隙（如咽后间隙）。

■ **诊 断**

淋巴结转移并结外扩散（SCC 累及外侧咽后间隙淋巴结）

■ **关键点**

• 咽后间隙感染可引起软组织肿胀和炎症，脓肿表现为环形强化。

• 咽后间隙淋巴结转移最常见于 SCC，其次为甲状腺乳头状癌。

• 非霍奇金淋巴瘤常出现全身症状和弥漫性淋巴结肿大。

• 静脉淋巴管畸形含有不同程度的囊性成分或血管成分，可跨越筋膜面。

病例 192

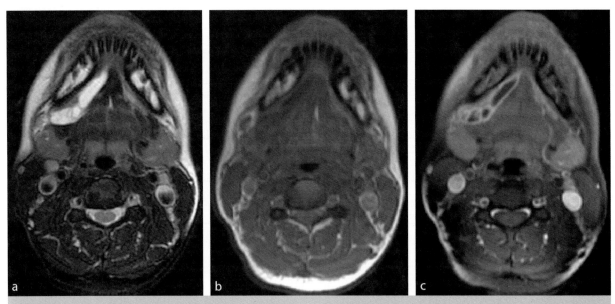

图 192.1 经口腔底部的 MRI 轴位图像显示，右侧沿下颌骨内侧多房囊性肿块，其在 MRI T2 (a) 呈高信号，在 MRI T1 (b) 呈低信号，并延伸至舌骨肌外侧。MRI T1 轴位增强及脂肪抑制图像 (c) 显示，肿块周围可见明显环形强化

■ 临床表现

29 岁男性，下颌痛（图 192.1）。

■ 推荐阅读

Coit WE, Harnsberger HR, Osborn AG, et al. Ranulas and their mimics: CT evaluation. Radiolo-gy, 1987, 163: 211 - 216

■ 主要影像学表现

口腔底部肿块。

■ Top 3 鉴别诊断

• **鳞状细胞癌（SCC）** SCC 是最常见的上呼吸 - 消化道肿瘤，与吸烟高度相关。其常见部位是舌根基底部、鄂部和口腔底部。患者常无症状，直到疾病晚期。下颌舌骨肌将口腔顶部 - 底部癌分为舌下（上方）和颌下肿瘤（下方）。SCC 常表现为边界不清的强化肿块，可见淋巴结肿大伴中心部坏死。

• **感染或脓肿** 口腔底部蜂窝织炎和脓肿常由牙齿感染所致。蜂窝织炎呈炎性改变，其典型表现为边界不清，然而当脓肿形成时，其外围为机化的组织，中心液体聚集，表现为环形强化。

鲁特维格咽峡炎是一种严重感染，可危及生命，其累及舌下间隙、颌下间隙和下颌下间隙，可形成脓肿；感染可压迫呼吸道，从而危及生命。

• **舌下囊肿** 舌下囊肿是起源于口腔底部唾液腺的黏液性囊肿。当病变局限于舌下间隙时，称为单纯性舌下囊肿。当其在下颌舌骨肌下方延伸至颌下间隙时，称为潜水舌下囊肿。该囊肿缺乏真正的囊壁。舌下囊肿在影像学表现为液体密度和信号，常为单房，可见周边环形强化，尤其是当合并感染时易发。

■ 其他鉴别诊断

• **静脉淋巴管畸形** 静脉淋巴管畸形为一系列静脉和淋巴发育畸形。单纯静脉畸形强化明显，在 MRI T2 可见血管流空；出现静脉石可明确诊断。单纯淋巴畸形可为单囊或多囊样病变，在影像学呈液体密度和信号。液 - 液平面具有特征性，此常由于出血所致。在许多病例，上述两种表现都有。静脉淋巴管畸形常跨越筋膜面，累及多个颈部间隙。

• **表皮样或皮样囊肿** 表皮样或皮样囊肿为发育异常，可见于口腔、口咽或口腔底部。表皮样囊肿来源于上皮组织，而皮样囊肿则包括上皮

组织和真皮组织。二者在影像学均表现为囊性病变，在 CT 呈低密度，在 MRI T2 呈高信号。如有强化，则表现为薄壁环形强化。皮样囊肿含肉眼可见的脂肪，如有脂肪组织则可明确诊断。在 MRI，表皮样囊肿表现为弥散受限。

• **血管瘤** 血管瘤是良性血管性肿瘤，可位于口腔或口咽；罕见地，其可表现为口腔底黏膜下肿块。毛细血管瘤在婴儿期常见，随后进入增生期，最后自然消退。血管瘤呈分叶状肿块，边界清晰，明显强化，在 CT 呈高密度，在 MRI T2 为高信号。

■ 诊　断

舌下囊肿（颌下型）

■ 关键点

• SCC 是最常见的上呼吸道 - 消化道肿瘤，可引起淋巴结肿大性坏死。

• 口腔底蜂窝织炎和脓肿常源于牙齿感染；鲁特维格咽峡炎很严重，可危及生命。

• 舌下囊肿为黏液性囊肿，根据其与下颌舌骨肌的关系而表现不同。

• 静脉淋巴管畸形、表皮样/皮样囊肿和血管瘤也可见于口腔底部。

病例 193

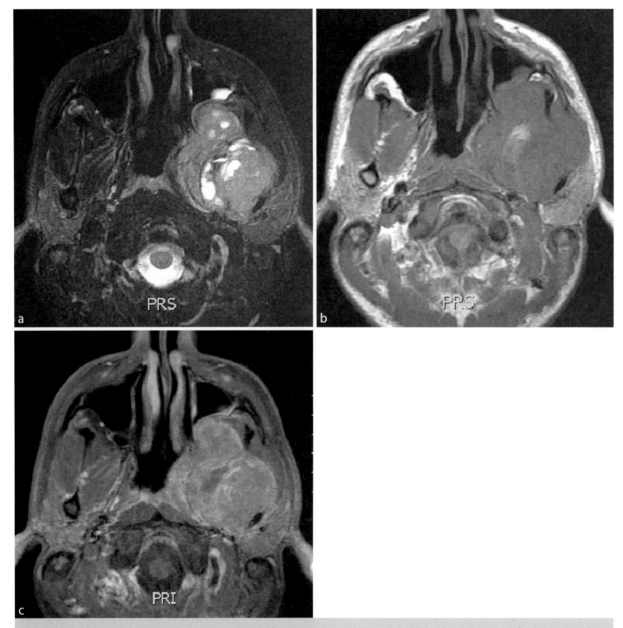

图 193.1 轴位 MRI T2 图像 (a) 显示，左侧咀嚼肌间隙可见一巨大分叶状肿块，在 T2 呈不均质高信号，病灶中央 T2 信号更高。轴位 MRI T1 平扫 (b) 和增强 (c) 图像显示，肿块不均匀强化

■ 临床表现

年轻男性，面部逐渐增大之肿块，并牙关紧闭症（图 193.1）。

■ 推荐阅读

Shin JH, Lee HK, Kim SY, et al. Imaging of para-pharyngeal space lesions: focus on the prestyloid com-partment. Am J Roentgenol, 2001, 177: 1465 – 1470

■ 主要影像学表现

咀嚼肌间隙肿块。

■ Top 3 鉴别诊断

• **感染或脓肿** 咀嚼肌间隙感染大多来源于牙齿感染。感染可表现为骨髓炎、蜂窝织炎或脓肿。骨髓炎的影像学表现多样，包括骨质破坏、硬化或二者混合，常表现为侵袭和浸润性，可见到骨膜反应。因为感染可沿神经和筋膜扩散到其他间隙，甚至颅内，故应注意评估感染范围。骨质侵蚀/浸润是重要的影像表现，其与发现可引流的液体聚集一样重要，因为这些表现可能会改变临床治疗方案。

• **肉瘤** 咀嚼肌间隙肉瘤最常来源于骨（软骨肉瘤、骨肉瘤或尤因肉瘤）或肌肉组织（横纹肌肉瘤）。少数情况下，原发于头颈部的 SCC 可累及咀嚼肌间隙。软骨肉瘤起源于颞下颌关节附近，常表现为软组织肿块，其内出现的软骨基质具有特征性，有助于鉴别诊断。骨肉瘤可见于下颌骨任何区域，为侵袭性病变，可有骨生成和骨膜反应。尤因肉瘤常见于 20 岁以下患者，表现为穿凿样骨质破坏和软组织肿块，骨膜反应程度多变。横纹肌肉瘤起源于咀嚼肌，常见于儿童。在 MRI 上，该肿瘤在 T1 呈等信号，T2 呈不同程度高信号，不均质强化，其与咀嚼肌间隙其他肉瘤很难以鉴别。

• **静脉淋巴管畸形** 静脉淋巴管畸形为一系列静脉和淋巴发育畸形。单纯静脉畸形强化明显，在 MRI T2 可见血管流空；出现静脉石可明确诊断。单纯淋巴畸形可为单囊或多囊样病变，在影像学上呈液体密度和信号。液 - 液平面具有特征性，此常由于出血所致。在许多病例，上述两种表现都有。静脉淋巴管畸形常跨越筋膜面，累及多个颈部间隙。

■ 其他鉴别诊断

• **施万细胞瘤** 施万细胞瘤和神经纤维瘤均可见于咀嚼肌间隙，常累及三叉神经下颌支（V3）。神经鞘瘤通常表现更不均质，其内可见囊变。神经鞘瘤在 MRI T1 常呈等信号，在 T2 为高信号，明显不均质强化。神经纤维瘤大多均质，发生 1 型神经纤维瘤病者常为多发，双侧发病。其在 MRI T1 呈等信号，T2 呈高信号，不均质强化。"靶"征常见于神经纤维瘤病（头颈部），表现为在 T2 中心信号减低，周围信号升高。

• **血管瘤** 血管瘤是无包膜的增生性血管性肿瘤，是婴儿期最常见的良性肿瘤。婴儿型和 RICH 型（迅速消退的先天性血管瘤），增殖生长期大多在刚出生的第 1 年，随后退化，被脂肪组织所取代。NICH 型（不消退的先天性血管瘤）将不会退化。一般采取保守治疗，除非表现有占位效应，并影响到邻近重要结构。在临床上，该肿瘤表现为蓝色或红色浅表血肿。在 MRI 其表现为分叶状肿块，在 T2 呈高信号，T1 为稍高信号，显著强化。

■ 诊 断

肉瘤（软骨肉瘤）

■ 关键点

• 咀嚼肌间隙感染大多为牙源性，应注意寻找骨髓炎和脓肿征象。

• 咀嚼肌间隙肉瘤常来源于骨或肌肉组织，影像学表现常有重叠。

• 静脉淋巴管畸形可发生于咀嚼肌间隙，常累及多个间隙。

• 神经鞘瘤（神经鞘瘤和神经纤维瘤）常沿三叉神经下颌支分布。

病例 194

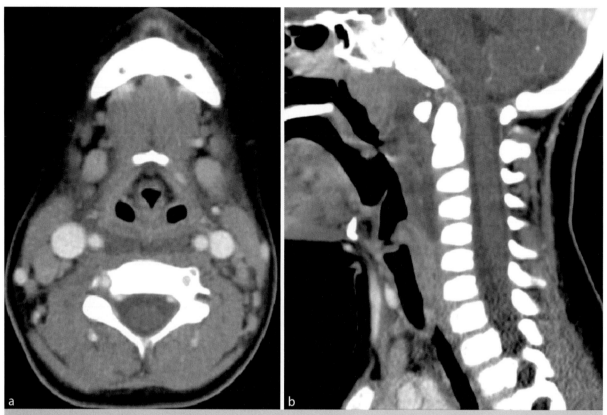

图 194.1 增强 CT 轴位 (a) 和矢状位重建 (b) 图像显示，均匀液体样低密度病变填充于咽后间隙，边界不清，从颅底延伸至 C_{5-6} 水平，病变在尾侧和颅侧逐渐变细。轴位图像 (a) 可见肿大的淋巴结

■ 临床表现

年轻男孩，颈部疼痛 (图 194.1)。

■ 推荐阅读

Hoang JK, Branstetter BF, IV, Eastwood JD, Glastonbury CM. Multiplanar CT and MRI of collections in the retropharyngeal space: is it an abscess? Am J Roentgenol, 2001, 196: W426－32

Muñoz A, Fischbein NJ, de Vergas J, et al. Spontaneous retropharyngeal hematoma: diagnosis by mr imaging. Am J Neuroradiol, 2001, 22: 1209－1211

▋ 主要影像学表现

咽后间隙液体聚积。

▋ Top 3 鉴别诊断

• **脓肿/蜂窝织炎** 咽后间隙位于上呼吸道和消化道后方,脊椎前肌组织的前方,从颅底延伸至纵隔。咽后间隙感染开始常表现为化脓性淋巴结肿大,随后延伸至咽后间隙。扁桃体炎和咽炎是最常见的感染因素。在脓肿形成前,咽后间隙蜂窝织炎表现为边界不清的液体聚积,伴有炎性改变,此与咽后间隙水肿表现相类似。随着病变进展,病变更为局限,可形成局限性液体聚积,并产生占位效应,可见周边强化。当出现完整的环形强化时,则提示咽后脓肿形成。对于感染范围的评估非常重要,同时评价感染对气道和邻近血管的影响也很重要。对于蜂窝织炎,采用抗生素保守治疗;而脓肿则需要手术引流。

• **咽后间隙水肿** 咽后间隙水肿是指咽后间隙内非感染性液体聚积。因病因不同,聚积的液体可为淋巴液或炎性渗出。其最常见的病因包括继发于颈部感染的反应性水肿、放疗、颈内静脉

闭塞和颈长肌肌腱钙化。与蜂窝织炎或脓肿不同,咽后间隙水肿均匀扩散,充满整个咽后间隙。在轴位图像上,咽后间隙水肿呈典型的"领结"征,并沿咽后间隙纵轴延伸,在头端和尾端逐渐变细,无明显边界和强化。在钙化性肌腱,其典型表现为颈长肌肌腱钙化。

• **咽后间隙出血** 咽后间隙血肿最常见于创伤或凝血障碍性疾病,而自发性咽后间隙出血或血管破裂不常见。由于缺少解剖结构的限制,咽后间隙自发性止血困难,出血量常很大。因此,及时诊断和治疗非常重要。在 CT 上,咽后间隙出血与感染相类似,表现为有占位效应的液体积聚,强化方式多样。在出血诊断方面,MRI 的敏感性和特异性更高,其特征表现包括 T1 高信号,在梯度回波或磁敏感加权成像敏感性更高。治疗主要是针对出血源。

▋ 诊 断

继发于咽炎的咽后间隙水肿

▋ 关键点

• 咽后间隙感染常继发于化脓性淋巴结肿大。

• 有占位效应的局限性液体集聚并环形强化,提示脓肿形成。

• 咽后间隙水肿为非感染性液体均匀填充于咽后间隙。

• 在 CT 上咽后间隙出血与感染相类似,MRI 可更好地显示出血。

病例 195

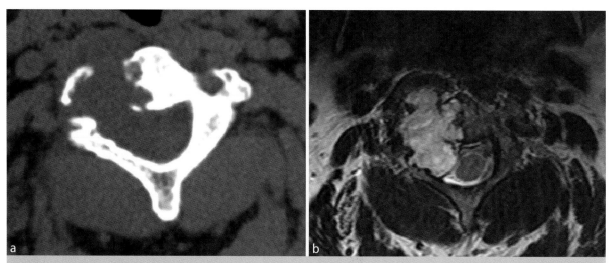

图 195.1　轴位 CT 上颈椎水平图像（a）显示，椎体右侧骨质破坏，椎体前软组织肿块，椎体骨前肌上抬。相应水平 MRI T2（b）图像显示，弥漫性高信号延伸至椎体前间隙，椎体前肌肉上抬，同时高信号病变向后延伸至椎管内硬膜外腔，颈髓受压向左移位

■ 临床表现

年轻男性，表现为咽部异物感，伴迷走神经功能紊乱（图 195.1）。

■ 推荐阅读

Harnsberger HR，Osborn AG. Differential diagnosis of head and neck lesions based on their space of origin. 1. The suprahyoid art of the neck. Am J Roentgenol，1991，157：147 − 154

■ 主要影像学表现

椎体前间隙肿块。

■ Top 3 鉴别诊断

• **骨/硬膜外肿瘤**　转移瘤常累及脊椎和椎骨前间隙。乳腺癌、肺癌、肾癌和甲状腺癌为常见的溶骨性转移瘤。前列腺癌（偶为乳腺癌）为成骨性转移。转移瘤在 MRI 典型表现为 T1 低信号，T2 呈高信号，明显强化，常为多发病灶。多发性骨髓瘤是成人最常见的原发恶性骨肿瘤。浆细胞瘤是多发性骨髓瘤的一种类型，为单发病灶，患者年龄常大于 40 岁。多发性骨髓瘤在 CT 表现为膨胀性骨质破坏，边界不清。在 MRI 上，病变相对于脊髓在 MRI T1 和 T2 呈等信号，均匀强化。脊索瘤为侵袭性肿瘤，起源于脊索残余组织，在年轻人到中年人群中最为常见。病变常见于骶尾骨和颅颈交界区，其中位于颅颈交界区者表现为头痛、眼肌麻痹、颈部疼痛和颅底颅神经受损症状。脊索瘤在 CT 表现为膨胀性病变，位于中线或稍偏中线，中心可见局限性高信号。脊索瘤典型表现为 T2 高信号，而在 T1 常为低信号，不均匀显著强化，瘤内出血常见。淋巴瘤常累及椎体和（或）硬膜外间隙，信号通常均匀，可见均匀强化。

• **椎间盘 – 骨髓炎**　椎间盘 – 骨髓炎常由于远隔细菌感染经血行播散所致，金黄色葡萄球菌感染最为常见。病灶在 MRI 上呈液体信号，椎间隙中央出现强化，邻近终板破坏，并可见骨髓水肿，常有椎旁蜂窝织炎和脓肿形成。结核性（TB）脊柱炎不常见，常见于免疫功能不全患者。TB 脊椎炎特征性地累及椎体，而椎间隙相对保留，病变易沿韧带下扩散。

• **神经鞘瘤（NST）**　NST 包括施万细胞瘤（最常见）和神经纤维瘤。神经纤维瘤可为散发的，或与 1 型神经纤维瘤病相关。二者均表现为局限性肿块（头颈部），在 MRI T1 呈等 – 低信号，T2 呈高信号，明显强化。施万细胞瘤可有囊变和出血。神经纤维瘤常表现为"靶"征，在 MRI T2 呈中心低信号，周边高信号。

■ 其他鉴别诊断

• **血管异常**　椎骨前间隙常见的血管异常，包括椎动脉畸形、动脉瘤和假性动脉瘤。虽然在临床上直接显示这些病变较为困难，但其血管起源的特性在断层图像上易于确定，尤其在增强 CT。部分血栓性动脉瘤或假性动脉瘤，其影像学表现更为复杂，这是因为与其来源血管相比，上述病变表现为不同的密度或信号。

• **退行性椎间盘病变**　随着年龄增长，颈椎退行性病变很常见。向前生长的骨赘可突入椎骨前间隙，并向上推移椎骨前肌肉。骨源性病变很容易通过横断扫描明确。在椎骨前间隙肿块中，椎间盘前突并不常见，常见于创伤。MRI 对椎间盘突出显示很好，突出的椎间盘与其来源的椎间盘走行连续，且信号类似。其他与创伤有关的病变，包括骨折、韧带和软组织损伤和脊髓损伤。

■ 诊　断

骨肿瘤（脊索瘤）

■ 关键点

• 常见的椎体前间隙肿瘤，包括转移瘤、多发性骨髓瘤、脊索瘤、淋巴瘤和神经鞘瘤。

• 椎间盘 – 骨髓炎累及椎间隙和邻近终板，周围可见蜂窝织炎和脓肿。

• 椎间盘退变（骨赘和椎间盘突出）是椎体前间隙肿块的常见原因。

病例 196

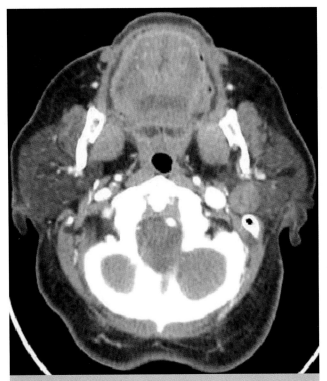

图 196.1 轴位 CT 增强图像显示，左侧腮腺深部圆形高密度肿块，边界清楚

■ 临床表现

43 岁男性，不明原因的下颌痛（图 196.1）。

■ 推荐阅读

Kinoshita T, Ishii K, Naganuma H, et al. MR imaging findings of parotid tumors with pathologic diagnostic clues: a pictorial essay. Clin imaging, 2004, 28: 93 - 101

■ 主要影像学表现

单侧腮腺间隙肿块。

■ Top 3 鉴别诊断

• **多形性腺瘤** 良性腮腺肿瘤（80%）较原发性腮腺恶性肿瘤更为常见。在所有良性腮腺肿瘤中，多形性腺瘤最常见（80%）。该病患者常为中年人，无症状，或无特异性症状或可触及的肿块。在 CT 上，多形性腺瘤呈圆形、椭圆形或分叶状不均质肿块，边界清晰。面神经/下颌后静脉是划分腮腺浅叶和深叶的重要标志。该病变可位于腮腺浅叶和（或）深叶，明确其位置对于手术计划很重要。多形性腺瘤在 MRI T1 呈等 - 低信号，在 T2 呈高信号，延迟强化为其典型表现。

• **Warthin 肿瘤** Warthin 肿瘤也称乳头状淋巴囊腺瘤，为第二位常见的腮腺良性肿瘤，常见于中年男性。病灶呈多灶性，双侧发生。在影像学上，Warthin 肿瘤呈边界清楚的囊实性肿块。

在 CT 其表现为稍不均质的肿块，实性部分强化。在 MRI 上，Warthin 肿瘤的实性强化部分在 MRI T1 呈低信号，T2 呈等信号，而囊性部分则典型地呈液体信号（T1 低信号和 T2 高信号）。

• **腮腺癌** 小唾液腺（如舌下腺和颌下腺）恶性肿瘤较腮腺恶性肿瘤更为常见。在腮腺恶性肿瘤中，黏液表皮样瘤最为常见。其影像学和临床表现因病变的侵袭程度而异。总体而言，边界清楚者为低度恶性肿瘤；而病变边界不清、浸润性生长和等密度或 T1/T2 等信号，这些表现均提示肿瘤更具侵袭性。腺样囊性癌（ACC）是第二位常见的腮腺恶性肿瘤，其典型表现为侵袭性/浸润性肿块。腮腺恶性肿瘤的神经周围扩散常见，可引起面神经损伤，尤其是当病变位于腮腺深叶时易发。

■ 其他鉴别诊断

• **淋巴结肿大** 炎症、感染或肿瘤可引起腮腺内淋巴结肿大。因感染或炎症所致的淋巴结肿大，在影像学随访中可消失。淋巴瘤可累及腮腺内淋巴结，表现为单发、多发或双侧肿块。淋巴瘤也可弥漫浸润性地侵及腮腺实质。因为腮腺淋巴结是头皮淋巴引流的主要区域，故头颈部癌（SCC）或皮肤癌（SCC 或黑色素瘤）也可引起腮腺淋巴结转移。

• **鳃裂囊肿** 第一鳃裂发育缺陷可能导致 1 型鳃裂囊肿，鳃裂囊肿可见于从外耳道至下颌角的任何区域，包括腮腺组织。除非并发感染，鳃裂囊肿常无症状。在成年期，患者常表现为炎症和（或）可触及的肿块。在 CT 和 MRI 上，该病表现为边界清楚的囊性肿块，可见不同程度的边缘强化。

■ 诊　断

多形性腺瘤

■ 关键点

• 多形性腺瘤是腮腺最常见的良性肿瘤，在 MRI T2 呈高信号。

• Warthin 肿瘤常表现为囊实性混合肿块，见于中年男性，可双侧发生。

• 腮腺恶性肿瘤包括黏液表皮样瘤和 ACC（易沿神经扩散）。

• 炎症、感染或肿瘤可引起淋巴结肿大。

病例 197

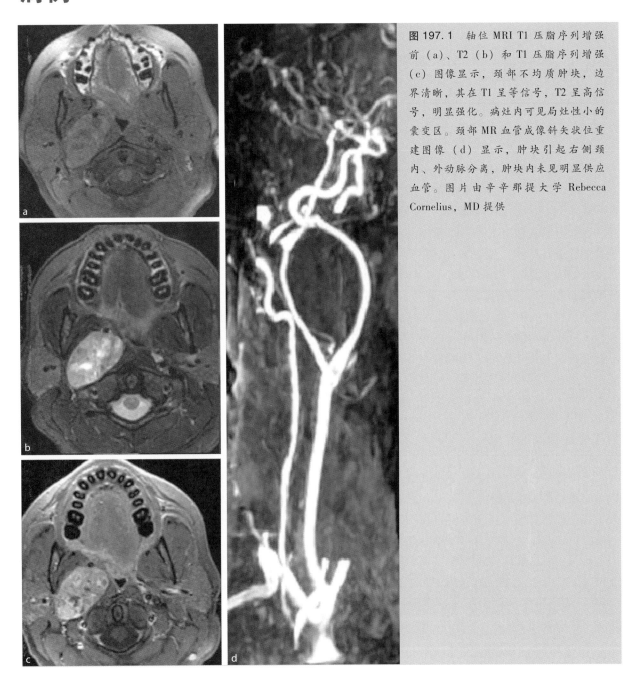

图 197.1　轴位 MRI T1 压脂序列增强前（a）、T2（b）和 T1 压脂序列增强（c）图像显示，颈部不均质肿块，边界清晰，其在 T1 呈等信号，T2 呈高信号，明显强化。病灶内可见局灶性小的囊变区。颈部 MR 血管成像斜矢状位重建图像（d）显示，肿块引起右侧颈内、外动脉分离，肿块内未见明显供应血管。图片由辛辛那提大学 Rebecca Cornelius，MD 提供

■ 临床表现

48 岁女性，"喉咙堵塞"（图 197.1）。

■ 推荐阅读

Fruin ME, Smoker WR, Harnsberger HR. The carotid space in the suprahyoid neck. Semin Ultrasound CT MR, 1990, 11: 504－519

■ 主要影像学表现

颈动脉间隙肿块。

■ Top 3 鉴别诊断

• **副神经节瘤** 副神经节瘤起源于神经节细胞，最常见于中年女性。约10%的副神经节瘤为恶性，10%为双侧性。颈动脉体瘤和迷走神经球瘤是发生在颈动脉间隙最常见的两个肿瘤，其中以颈动脉体瘤最为常见，好发于颈动脉分叉处，而迷走神经球瘤沿迷走神经走行分布，位置较高。颈动脉体瘤可使颈内动脉和颈外动脉分开，此为颈动脉体瘤的特征性表现，但并不能据此确定诊断，因为尚有其他病变也可引起颈内、外动脉分开，如迷走神经球瘤和神经鞘瘤。迷走神经球瘤常使颈内动脉向前移位。副神经节瘤是富血管肿瘤，内有钙化和血管流空，可在MRI表现"盐和胡椒"样征。副神经节瘤与多发内分泌腺肿瘤综合征相关，但其激素水平常不升高。

• **神经鞘瘤** 施万细胞瘤和神经纤维瘤均可见于颈动脉间隙（头颈部），常累及迷走神经和颈神经根。当肿瘤位于颈动脉上间隙且近颅底时，IX、XI和XII脑神经也可受累。较大的施万细胞瘤，常呈不均质的囊实性肿块。病变通常在MRI T1呈等信号，T2呈高信号，瘤内实性部分常呈显著不均质强化。神经纤维瘤在总体上为均质肿块，可见于1型神经纤维瘤病，病变常为多发，且双侧发生。神经纤维瘤在CT呈低密度，在MRI T1为等信号，而在T2呈不均质等信号，常有强化。与施万细胞瘤相比较，神经纤维瘤在T2常出现"靶"征，即中心为低信号，周围信号较高。

• **血管畸形** 在可触及肿块的病变中，最常见的病因是血管畸形和血管不对称。放射科医生确认异常是否为血管源性病变这一点非常重要，因为这样可避免粗心大意的活检。常可见正常变异，如颈静脉粗大。如有高血压或外伤病史，动脉瘤和假性动脉瘤也可见于颈动脉间隙（头颈部）。炎症、肿瘤或血液高凝状态所引起的静脉血栓，在临床不易诊断。有时，静脉血栓管壁和周围软组织可有强化，类似于肿瘤。诊断的关键是要明确异常是否为血管源性病变。

■ 其他鉴别诊断

• **淋巴结肿大** 淋巴结肿大可为反应性增大，也可因炎性或肿瘤而引起。反应性或炎症所致的非特异性淋巴结肿大，常为自限性病变。淋巴结转移最常见的原因是头颈部来源的鳞状细胞癌，常表现为淋巴结肿大，淋巴结结构异常和中心坏死。乳头状甲状腺癌和不典型感染（如分枝杆菌和巴尔通体属亚种）是其他可引起颈部淋巴结中心坏死的病因。淋巴瘤通常表现为明显的淋巴结肿大，可分为霍奇金淋巴瘤或非霍奇金淋巴瘤。颈部霍奇金淋巴瘤是纵隔淋巴瘤的延续和扩散，通常为单侧。非霍奇金淋巴瘤常表现为双侧，可伴有腹部淋巴结肿大。

■ 诊　断

神经鞘瘤（迷走神经施万细胞瘤）

■ 关键点

• 副神经节瘤起源于神经节细胞，呈"盐和胡椒"样改变，明显强化。

• 施万细胞瘤和神经纤维瘤沿迷走神经分布，位于颈动脉间隙。

• 血管畸形和血管不对称可与颈动脉间隙其他肿块表现相类似。

• 颈部淋巴结肿大可为反应性增大，也可因炎性或肿瘤所致。

病例 198

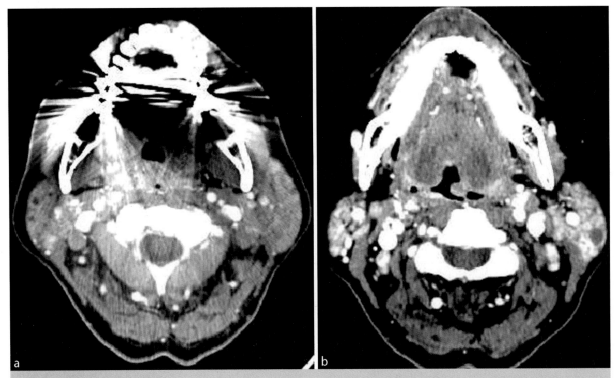

图 198.1 颈部轴位 CT 图像（a，b）显示，双侧多发的低密度肿块和腮腺内强化结节。图片由辛辛那提大学 Rebecca Cornelius，MD 提供

■ **临床表现**

43 岁女性，面部"肿胀"（图 198.1）。

■ **推荐阅读**

Kinoshita T，Ishii K，Naganuma H，et al. MR imaging findings of parotid tumors with pathologic diagnostic clues：a pictorial essay. Clin Imaging，2004，28：93 – 101

■ 主要影像学表现

双侧腮腺间隙肿块。

■ Top 3 鉴别诊断

• **淋巴上皮病**　良性淋巴上皮病最常见于艾滋病（AIDS）患者，其表现为双侧腮腺无痛性肿大。在病理上，淋巴上皮病表现为腺体内淋巴细胞浸润（类似干燥综合征），伴淋巴结上皮囊肿形成。在 CT 和 MRI 上，该病表现为双侧腮腺弥漫性肿大，其内可见囊实性病变。常可见相关的颈部淋巴结肿大和扁桃体肥大。

• **干燥综合征**　干燥综合征是一种自身免疫性疾病，常见于中老年女性，可引起腺体组织内淋巴细胞浸润。其典型三联征包括腮腺肿大、干燥性角膜结膜炎（干眼症）和口腔干燥（口干）。在 CT 和 MRI 上，干燥综合征表现为不均质腺体肿大，其内可见散在分布的强化结节和囊状液体集聚，此与良性淋巴上皮病或淋巴瘤相类似。对于长期的干燥综合征患者，其淋巴瘤发生风险增加。

• **淋巴结肿大**　炎症、感染或肿瘤均可引起腮腺淋巴结肿大。感染或炎症所致的淋巴结肿大，在影像随访中可消失。淋巴瘤可累及腮腺淋巴结，表现为单发、多发或双侧发生的肿块。淋巴瘤也可为弥漫浸润性累及腮腺。因为腮腺内淋巴结是头皮淋巴引流的主要区域，故头颈部癌（鳞状细胞癌）或皮肤癌（鳞状细胞癌或黑色素瘤）也可引起腮腺内淋巴结转移（转移瘤）。

■ 其他鉴别诊断

• **Warthin 肿瘤**　Warthin 肿瘤也称乳头状淋巴囊腺瘤，是第二位常见的腮腺良性肿瘤，常见于中年男性。病灶呈多灶性，可双侧发生。在影像学上，Warthin 肿瘤呈边界清楚的囊实性肿块。其在 CT 表现为稍不均质肿块，实性部分强化。Warthin 肿瘤的实性强化部分在 MRI T1 呈低信号，T2 呈等信号，而囊性部分典型地表现为液体信号（T1 低信号，T2 高信号）。

• **结节病**　结节病是多系统肉芽肿性疾病，常见于非裔美国成年人。弥漫性结节病可引起腺体组织肉芽肿性浸润，包括腮腺和泪腺。患者典型表现血管紧张素转换酶水平升高症状，也可表现为葡萄膜炎和颅神经损伤症状。在影像学上，腺体呈不均匀肿大，常为双侧且对称。^{67}Ga 扫描显示典型的"熊猫"征，这是由于腮腺和泪腺对 ^{67}Ga 的摄取增加所致。

■ 诊　断

干燥综合征

■ 关键点

• 淋巴上皮病见于 AIDS 患者，表现为双侧腮腺囊实性病变。

• 干燥综合征特征性表现为腮腺肿大、干眼症和口干症。

• Warthin 肿瘤典型表现为囊实性混合肿块，见于中年男性，可双侧发生。

• 结节病引起双侧腮腺体不均匀性肿大，^{67}Ga 扫描可见"熊猫"征。

病例 199

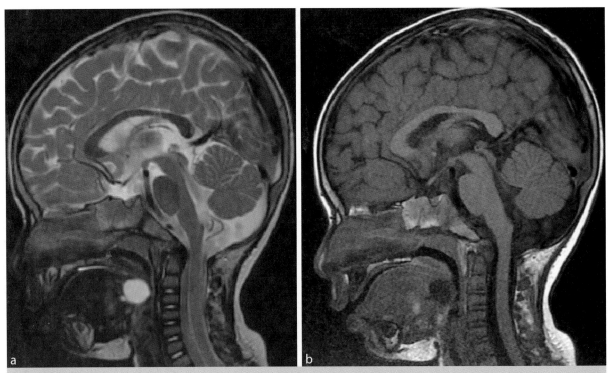

图 199.1　矢状位 MRI T2（a）和 T1（b）图像显示，舌根部局限性囊性肿块。同时可见大枕大池，颅内和颈椎管内脑脊液流动增强（a）。蝶窦仍未气化（开放的软骨结合）

■ 临床表现

────────────────────────────

儿童，口腔有异物感（图 199.1）。

■ 推荐阅读

────────────────────────────

Fang WS, Wiggins RH, Ⅲ, Illner A, et al.　Primary lesions of the root of the tongue. Radiograph-　ics, 2011, 31: 1907 – 1922

主要影像学表现

儿童舌根部肿块。

Top 3 鉴别诊断

- **甲状舌管囊肿** 甲状舌管囊肿是颈部最常见的先天性囊肿。病变大多（85%）位于中线，其中约25%位于舌骨上，其余75%位于舌骨下。舌骨上病变可见于从舌根部盲孔到舌骨的任何一处；舌骨下病变可位于中线或中线旁，特征性地嵌入带状肌。甲状舌管囊肿边界清晰，其内可有分叶或分隔，其典型表现为液体密度（CT）或信号（MRI）。蛋白含量增加可使 CT 密度升高和 MRI T1 信号升高。若并发感染或出血，可使得其影像学表现不均质，周围可见环形强化。

- **舌异位甲状腺** 舌异位甲状腺是指异位的甲状腺组织位于盲孔，包括舌根部和舌基底部。有约90%的异位甲状腺位于该部位。在下颈部评价甲状腺床，并寻找另外的甲状腺组织很重要。在约75%的病例中，舌异位甲状腺为仅有的功能性甲状腺组织。患者大多表现为甲状腺功能低下，而其余患者的甲状腺功能正常。在轴位断层影像上，异位的甲状腺组织与正常甲状腺组织在密度和信号上一致。异位的甲状腺组织在 CT 呈高密度，中等强化；在 MRI T1 和 T2 均呈高信号，明显强化。在确定有功能的甲状腺组织方面，核素甲状腺显像很有帮助。在舌异位甲状腺病例中，甲状腺癌很少见，约为 1% ~ 3%；其特征性影像学表现包括软组织结节或钙化。

- **表皮样囊肿或皮样囊肿** 表皮样/皮样囊肿系发育异常，可见于口腔、咽部或口腔底部。表皮样囊肿包括上皮组织，而皮样囊肿则包括上皮组织和真皮组织。二者在影像学均表现为囊性病变，在 CT 呈低密度，在 MRI T2 为高信号。如有强化，则表现为薄壁环形强化。皮样囊肿含肉眼可见的脂肪，若有脂肪组织则可明确诊断。表皮样囊肿表现为弥散受限。

其他鉴别诊断

- **血管瘤** 血管瘤是良性血管肿瘤，可位于口腔或口咽。毛细管血管瘤在婴儿期常见，但在增生期后可自然消退。在 CT 和 MRI，血管瘤表现为边界清晰的分叶状肿块，呈高密度和 T2 高信号，明显强化。

- **扁桃体肥大** 舌扁桃体是咽淋巴环的组成部分，位于口咽内，沿舌根部分布。扁桃体肥大是指扁桃体肿大，可单独发生，也可继发于局部感染和炎症。大多扁桃体肥大为对称性增大，如为不对称性增大，则类似于肿块。增强 CT 显示，扁桃体均匀强化。扁桃体组织在 MRI T2 呈高信号，其强化程度类似于黏膜组织。

- **静脉淋巴管畸形** 静脉淋巴管畸形是指一系列静脉和淋巴发育畸形。单纯的静脉畸形强化明显，在 MRI T2 可有血管流空效应；出现静脉石可明确诊断。单纯淋巴畸形可为单囊或多囊病变，表现为液体密度和信号。液－液平面具有特征性，这种情况常因出血所致。在大多病例中，上述两种表现都有。静脉淋巴管畸形常跨越筋膜面，累及多个颈部间隙。

诊　断

甲状舌管囊肿

关键点

- 甲状舌管囊肿是颈部最常见的先天性囊肿，表现为中线囊性肿块，边界清楚。
- 舌异位甲状腺在异位甲状腺中最为常见，常为有功能的甲状腺组织。

- 皮样囊肿包括上皮组织和真皮组织，肉眼可见的脂肪组织是明确诊断的关键。
- 表皮样囊肿包括真皮组织，弥散受限具有诊断意义。

病例 200

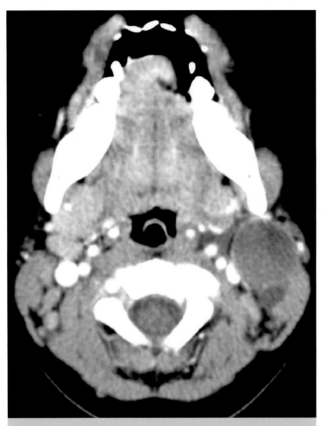

图 200.1 轴位 CT 增强图像显示，左侧下颌骨角胸锁乳突肌（SCM）前内侧多囊状肿块，未见强化。部分肿块突入咽旁间隙

■ **临床表现**

青少年，颈部肿胀（图 200.1）。

■ **推荐阅读**

Lev S, Lev MH. Imaging of cystic lesions. Radiol Clin North Am, 2000, 38: 1013 – 1027

■ 主要影像学表现

颈部囊性肿块。

■ Top 3 鉴别诊断

• **先天性囊肿** 甲状舌管囊肿（TDC）是最常见的先天性颈部囊性肿块，常位于中线（85%），或稍偏离中线，约 75% 位于舌骨下。鳃裂囊肿是由鳃器发育异常所致，病变可分为 4 型，其中以 Ⅱ 型鳃裂囊肿最常见，其次为 Ⅰ 型。Ⅰ 型鳃裂囊肿可见于从外耳道到下颌骨角的任何部位，包括腮腺。Ⅱ 型鳃裂囊肿可发生在下颌骨角附近胸锁乳突肌区（SCM 前内侧）。Ⅲ 型和 Ⅳ 型鳃裂囊肿很少见，常伴有窦道形成。Ⅲ 型鳃裂囊肿发生在胸锁乳突肌深部或后方，而 Ⅳ 型鳃裂囊肿多见于喉部和甲状腺附近。胸腺囊肿是最少见的先天性颈部囊肿，可见于胸腺下降通路的任何位置（从下颌骨角到纵隔内）。该囊肿位于侧面，胸锁乳突肌深部或表面，可为单囊或多囊性病变。所有的先天性囊肿均呈液性密度（CT）或液性信号（MRI）。当合并感染或出血时，其内可出现碎片，并可见外周强化。

• **脓肿** 脓肿可见于颈部任何部位，但最常见于扁桃体周围、咽后间隙或口周。继发于穿通伤或术后感染的颈部脓肿较少见。其临床症状和体征包括疼痛、发热和白细胞计数升高。其典型的影像学表现为局限性液体聚积，可见环形强化和不同厚度的脓壁，周围呈炎性改变。经皮穿刺引流或切开引流以及抗生素治疗，是最常见的治疗方法。

• **淋巴管畸形** 淋巴管畸形最常见于颈部，可见于颈部任何部位。病变可为单囊或多囊样，表现为液性密度和信号。液-液平面是其典型表现，常因出血所致。当合并炎症或感染时，病变周围可出现强化。当病变内出现增强时，提示有静脉成分，可能为静脉淋巴管畸形。淋巴管畸形可较大，并伸入筋膜内。既往所称的"囊性水瘤"为淋巴管畸形最常见的亚型，可能与染色体异常有关，如特纳综合征或唐氏综合征。

■ 其他鉴别诊断

• **囊性淋巴结** 囊性淋巴结是由感染或恶性肿瘤的局部扩散所致。在引起颈部淋巴结囊性转移的原发性肿瘤中，鳞状细胞癌（SCC）和甲状腺乳头状瘤最为常见。非典型感染，如分枝杆菌和巴尔通体属亚种感染，也是引起囊性淋巴结的常见病因。

• **囊性神经鞘瘤** 囊性神经鞘瘤，如施万细胞瘤，可发生在头颈部，沿神经走行分布。肿瘤可通过椎间孔相交通，多中心性为其特征表现。出现软组织成分样增强，有助于将其与先天性囊肿或单纯淋巴管畸形进行鉴别。

■ 诊　断

淋巴管畸形

■ 关键点

• 甲状舌管囊肿（中线）和鳃裂囊肿（侧方），为最常见的先天性颈部囊肿。

• 颈部脓肿常见，呈环形强化，常需手术引流。

• 淋巴管畸形可为单囊或多囊病变，有液-液平面，可穿过筋膜。

• 囊性淋巴结可见于感染或肿瘤（鳞状细胞癌和甲状腺乳头状瘤）。

（病例 176~200　张　蕾　张秋娟　译，师　蔚　校）

病例 201

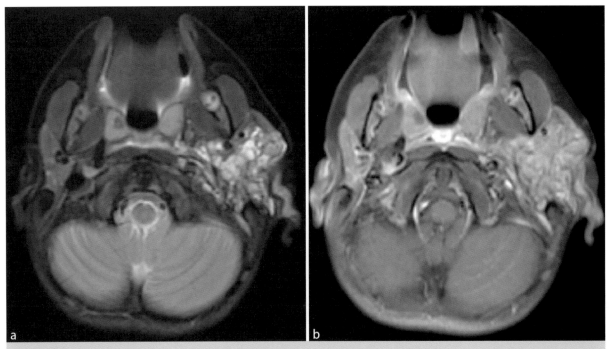

图 201.1 轴位 MRI T2 图像（a）显示，自左侧腮腺表面软组织延伸至深部咽旁间隙一混杂信号肿块，以高信号为主。MRI T1 增强脂肪抑制图像（b）显示，肿块明显强化

■ 临床表现

青春期男性，进行性颈部肿胀（图 201.1）。

■ 推荐阅读

Meuwly JY, Lepori D, Theumann N, et al. Multimodality imaging evaluation of the pediatric neck: techniques and spectrum of findings. Radiographics, 2005, 25: 931 - 948

■ 主要影像学表现

青少年浸润性生长的颈部强化肿块。

■ Top 3 鉴别诊断

● **静脉淋巴管畸形** 静脉淋巴管畸形为一系列静脉和淋巴管的发育异常。单纯静脉畸形强化显著，且在 MRI T2 可见血管流空；静脉石的存在可确定诊断。单纯淋巴管畸形可呈单囊或多囊性病变，表现液体密度和信号。液 - 液平面具有特征性，大多由于出血所致。当合并感染后，病灶可表现外周和分隔明显强化，间隔可延伸至轴位软组织内。许多病例均具有上述两种特征。静脉淋巴管畸形通常穿过筋膜平面，并累及多个颈部间隙。

● **丛状神经纤维瘤** 丛状神经纤维瘤是良性肿瘤，可见于约 5% ~ 15% 的 1 型神经纤维瘤病（NF1）患者。丛状神经纤维瘤可发生于身体任何部位，如中枢和外周神经系统，通常呈浸润性生长，可累及多个间隙和间腔。在头颈部其最好发的部位包括：面部软组织、眼眶、颅底、颈部浅层和深层软组织及颈椎管内。肿瘤由多个神经束膜和增粗的细胞蛋白基质纤维组成。肿瘤在 MRI T2 呈不均质混杂信号，边界不清，不均质强化。肿块中心区在 MRI T2 序列呈低信号，而在外周区表现为高信号，该特征也称为"靶"征，常见于神经纤维瘤。约有 5% ~ 10% 的丛状神经纤维瘤可发生恶变。

● **横纹肌肉瘤** 在儿童和青少年，横纹肌肉瘤是最常见的软组织肉瘤，起源于头颈部骨骼肌。该肿瘤常见的部位包括眼眶、鼻窦腔、颈部表浅和深部软组织。邻近颅底的病变可通过颅底孔延伸至颅内。横纹肌肉瘤为浸润性生长的实性肿瘤，边界不清，可穿过筋膜平面。在评价该肿瘤的大小和范围方面，CT 和 MRI 是首选的检查方法。实性部分呈典型的不均质强化。肿瘤中心常见坏死或出血，致使肿块信号更加不均质。肿瘤邻近骨性结构，常引起骨侵蚀和破坏。

■ 其他鉴别诊断

● **感染/炎性病变** 头颈部感染常见，可累及多个腔隙。常见的头颈部感染包括扁桃体炎、咽炎、蜂窝织炎和淋巴腺炎，而创伤或术后感染不常见。患者常表现为局部疼痛、肿胀、发热和血白细胞计数升高。在不典型感染中（分枝杆菌属和巴尔通体属亚种），通常可见反应性淋巴结肿大。在感染早期，影像学检查可见脂肪间隙的炎性水肿。浅表感染表现为皮肤和筋膜增厚，增强时边界不清。当感染过程更为局限时，蜂窝织炎表现为围绕感染中心的外周增强，边界不清，但无完整的增强环。随着脓肿形成，其中心表现为液体密度或信号，并有完整的增强环。然而，影像上所见的完整增强环并不具有完全的特异性，约 25% 的病例在手术治疗时未见可引流的液体。

■ 诊　断

静脉淋巴管畸形

■ 关键点

● 静脉淋巴管畸形通常包含血管和囊性成分，静脉石可明确诊断。

● 丛状神经纤维瘤为良性肿瘤，约 5% ~ 15% 的 NF1 患者可发生此病。

● 横纹肌肉瘤起源于骨骼肌，是儿童最常见的软组织肉瘤。

● 颈部感染常见，可为局限性，或累及多个腔隙。

病例 202

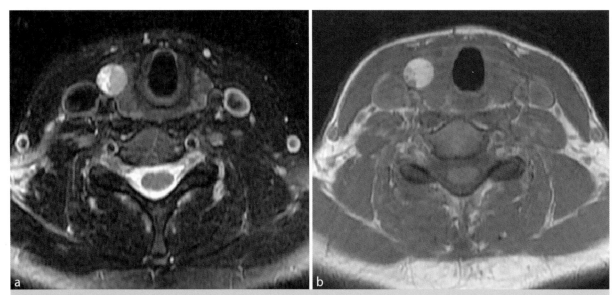

图 202.1　轴位 MRI T2 脂肪抑制图像（a）显示，沿甲状腺右侧面的圆形肿块，呈混杂高信号，边界清晰。肿块内侧部在 MRI T1 图像（b）上呈高信号，而外侧部呈低信号

■ 临床表现

中年女性，慢性颈部疼痛（图 202.1）。

■ 推荐阅读

Hoang JK，Lee M，Johnson D，et al. US Features of thyroid malignancy：pearls and pitfalls. Radiograph-ics，2007，27：847－860，discussion 861－865

■ 主要影像学表现

甲状腺病变。

■ Top 3 鉴别诊断

●**甲状腺腺瘤** 良性甲状腺肿瘤很常见，约占所有甲状腺结节的75%，通常为多发且双侧发病。在超声（US）检查中，其典型表现为边界清晰的结节，伴外周低回声晕。结节内可有粗点状钙化或囊变。在CT上甲状腺瘤呈低密度。在MRI上，该病变典型地表现为T1低信号，T2高信号。在Tc99m或 [123] I 同位素扫描中，甲状腺腺瘤可表现为热结节或冷结节；而恶性结节表现为典型的冷结节。

●**分化型甲状腺癌** 分化型甲状腺癌包括乳头型和滤泡型。乳头状癌是最常见的甲状腺癌，约占80%。在US上，其典型表现包括许多微钙化和（或）囊变。区域性淋巴结播散常见，常表现为伴发囊变/坏死的淋巴结肿大，可伴或不伴有钙化。滤泡状癌不常见，但因其倾向远处转移而预后更差。其影像学表现缺乏特异性。在无囊变、微钙化和囊外播散，或区域性淋巴结播散时，分化型甲状腺癌和甲状腺腺瘤在影像上很难鉴别。治疗可选择 [123] I 消融的甲状腺切除。

●**胶样囊肿** 胶样囊肿为甲状腺良性病变，为腺瘤囊性变而来。凝胶状的胶体在US上有典型表现，包括囊性甲状腺肿块、内部高回声灶和"彗星尾"样声影。在CT和MRI，其表现因蛋白含量不同而变化。大多病灶在CT上表现为低密度，在MRI T2表现为高信号。当蛋白含量增加时，病灶在CT密度升高，在MRI T1序列信号也升高。

■ 其他鉴别诊断

●**未分化甲状腺癌** 未分化甲状腺癌是侵袭性肿瘤，包括髓质癌和未分化癌。髓质癌属于神经内分泌癌，最常见于中年患者。其可为偶发，或伴发于多发性内分泌腺瘤2型。在US上，髓质癌为富血供病变，可有微钙化。大多数患者在确诊时已发生转移性淋巴结肿大。PET和奥曲肽扫描成像有助于显示肿瘤特征，并可作为治疗后监测手段。未分化甲状腺癌是老年女性最常见的肿瘤，侵袭性极强。在许多病例中，未分化癌发生在多结节性甲状腺肿的基础上。未分化甲状腺癌在影像学上常表现为侵袭性巨大肿块，边界不清，伴或不伴有钙化和中心坏死，在CT和MRI表现为不均质强化。该病变的转移典型地表现为局部淋巴结肿大和邻近结构受侵犯，预后不良。

●**甲状旁腺腺瘤** 甲状旁腺腺瘤为良性功能性肿瘤，是原发性甲状旁腺功能亢进最常见的原因。甲状旁腺腺瘤虽可发生于在甲状旁腺发育过程下降途径的任何部位，但最常见于甲状腺后下缘，偶见于纵隔。术前需明确病变位置，排除多发腺瘤的可能性。在US上，腺瘤的典型表现为边界清楚的低回声区，血供丰富。该病变在MRI呈特征性T2高信号，在CT和MRI均为不均质强化。核医学甲氧基异丁基异腈扫描有助于明确甲状旁腺瘤，延迟显像提示病变局灶性活性增加。治疗选择手术切除。

■ 诊 断

胶样囊肿

■ 关键点

●良性甲状腺腺瘤很常见，通常为多发且双侧发病。

●分化型甲状腺癌包括乳头状（最常见，囊性和微钙化）和滤泡型。

●未分化甲状腺癌为侵袭性肿瘤，包括髓质癌和未分化癌。

●胶样囊肿具有特征性US表现，即病灶内局灶性高回声区，伴"彗星尾"样声影。

病例 203

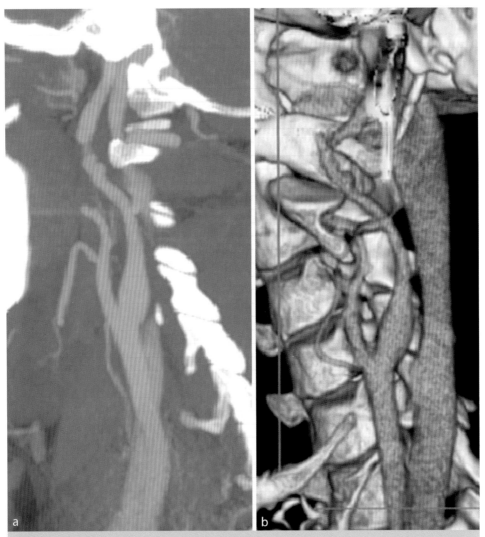

图 203.1 CTA 斜矢状位最大密度投影（a）和三维容积重建（b）图像显示，右侧颈内动脉狭窄、扩张，呈"串珠"样改变，局部重度狭窄。图片由 Richard Latchaw, MD 提供

■ 临床表现

42 岁女性，短暂性脑缺血发作（图 203.1）。

■ 推荐阅读

Executive committee for the asymptomatic carotid atherosclerosis study（ACAS）. Endarterectomy for asymptomatic carotid artery stenosis. JAMA, 1995, 273: 1421 – 1428

Gurm HS, Yadav JS, Fayad P, et al. SAPPHIRE Investigators. Long-term results of carotid stenting versus endarterectomy in high-risk patients. N Engl J Med, 2008, 358: 1572 – 1579

North American Symptomatic Carotid Endarterectomy Trial Collaborators. Beneficial effect of carotid endarterectomy in symptomatic patients with high-grade carotid stenosis. N Engl J Med, 1991, 325: 445 – 453

Roffi M, Yadav JS. Carotid stenting. Circulation, 2005, 114: e1 – e4

■ 主要影像学表现

颈动脉狭窄。

■ Top 3 鉴别诊断

• **动脉粥样硬化** 动脉粥样硬化是引起颈动脉狭窄最常见的原因，常发生于老年人，在有吸烟史、高血压、高脂血症和糖尿病史的患者中更为常见。颈动脉分叉和颈内动脉（ICA）近端是最常受累的部位，其次为 ICA 鞍旁段。多普勒超声是颈动脉粥样硬化最初的筛查方法。典型的表现包括斑块、管腔狭窄、流速增加和湍流混叠。磁共振血管成像（MRA）和 CT 血管成像（CTA）可作为确诊的检查方法。颈内动脉内膜切除术（CEA）仍然是低危手术患者可选择的治疗方法。目前指南推荐，CEA 适用于存在有症状的病变且狭窄程度 >50% 的患者［数据来自北美症状性颈动脉内膜切除（NASCET）试验］，或存在无症状的病变且狭窄程度 >60% 的患者［数据来自无症状性颈动脉粥样硬化研究（ACAS）试验］。虽然近来许多研究显示，在许多病例放置带有远端栓子保护装置的血管内支架是有用的，但是目前指南推荐该方法仅用于高危手术患者、存在有症状的病变且狭窄程度 ≥70% 的患者。高危手术患者定义如下：临床上有明显的心脏病、严重的肺病（如需全身麻醉）、先前 CEA 后狭窄复发、先前的颈部手术或放疗、对侧喉返神经麻痹、对侧颈动脉闭塞和外科手术无法到达的病变。

• **纤维肌性结构发育不良（FMD）** FMD 是发育不良性血管性疾病，多见于青年女性。肾动脉最常受累，其次是颈动脉。动脉内膜纤维增生型是其最常见的亚型，由于狭窄和扩张交替出现，其在血管成像上［CTA、MRA 和数字减影血管成像（DSA）］表现为典型的"串珠"样改变。该病变引起血管狭窄和继发性高血压（肾动脉受累）或卒中（ICA 受累）。患者患动脉瘤和动脉夹层的风险增加。有症状的病变可采用血管成形术进行治疗。

• **动脉夹层** 创伤、高血压、医源性或血管病如 FMD，均可引起颈动脉夹层。动脉夹层（颈部）常见的影像学表现包括壁内血肿和内膜片。在非增强 CT 上，急性夹层表现为动脉壁内新月形密度升高。非增强的 MRI T1 脂肪抑制序列显示，外周呈高信号的壁内血肿。DSA 表现包括血管腔不规则、锥形狭窄或闭塞、双腔或内膜片。有些动脉夹层可采用内科抗凝治疗，并行影像学随访以确保稳定或治愈。对于有症状或进展性病变，尽管已行内科治疗，但常需介入治疗，如支架植入。

■ 其他鉴别诊断

• **医源性** 颈部血管狭窄最常见的医源性原因（治疗相关改变），包括手术过程中的钳夹伤或头颈部癌放疗产生的放射性损伤，包括继发性血管炎。治疗方法的选择需依据症状和病变形态，血管内治疗（血管成形术或支架植入术）优于外科治疗。

■ 诊 断

纤维肌性结构发育不良

■ 关键点

• 动脉粥样硬化是颈内动脉狭窄最常见的原因，好发于老年人群。

• 在高风险手术患者中，狭窄程度 ≥70% 的有症状的病变是颈内血管支架植入的指征。

• FMD 多见于青年女性；对于有症状的病变，血管成形术是首选治疗方法。

• 大多动脉夹层是由高血压或创伤所致；需根据病变形态和患者症状决定治疗选择。

病例 204

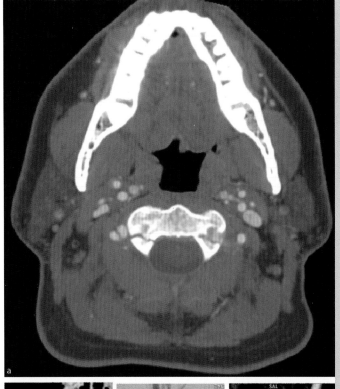

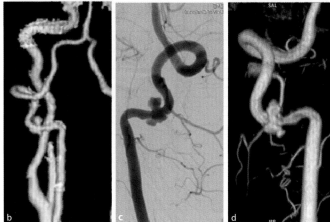

图204.1 颈部CTA颅底水平轴位增强图像（a）显示椎体骨折，骨折线越过左侧横突孔，邻近的右侧椎动脉处可见椭圆形高密度影。三维重建（3D）CTA（b）、常规血管成像（c）和3D容积再现血管成像（d）显示，右侧椎动脉颈段远侧部多发囊状突起，呈分叶状。图片由 Adam J. Zuckerman, DO 提供

■ 临床表现

　　患者 36 岁，在骑自行车时发生冲撞，后颈部疼痛（图 204.1）。

■ 推荐阅读

　　Núñez DB, Jr, Torres-León M, Múnera F. Vascular injuries of the neck and thoracic inlet: helical CT-angiograhic correlation. Radiograhics, 2004, 24: 1087 – 1098, discussion 1099 – 1110

■ 主要影像学表现

颈部血管损伤。

■ Top 3 鉴别诊断

● **动脉夹层** 动脉夹层由动脉内膜损伤所致。颈内动脉和椎动脉最常受累,邻近颅底的V3段是椎动脉最常受损的部位,这与V3段活动度较大有关。动脉夹层(颈部)在早期通常表现为节段性锥形狭窄,继之发生血管腔闭塞。传统的血管成像表现为内膜片的出现,或受累节段血管腔不规则狭窄。CT血管成像显示为受累节段动脉偏心性狭窄,壁内血肿形成,管壁增厚,横截面较对侧增大。MRI轴位T1脂肪抑制序列显示,沿血管流空区域的偏心性、新月形外周异常信号环。动脉夹层可合并假性动脉瘤、血栓栓塞或闭塞。首选的治疗方案包括抗凝,如果抗凝效果不佳,需采取血管内或手术治疗。

● **假性动脉瘤** 假性动脉瘤常由穿通伤或钝挫伤引起,常伴发动脉夹层,也可由感染或医源性因素所致。假性动脉瘤常呈椭圆形,位于狭窄段远端。在多普勒超声检查,假性动脉瘤可显示为典型的"来来回回"表现。其临床处理因动脉瘤的大小、位置和病因而异。引起邻近结构受压的膨胀性病变可能破裂,这种患者处于高危状态。此类动脉瘤易发生远段栓子和血栓形成。治疗方法包括手术切除或重建,以及伴或不伴假性动脉瘤弹簧圈栓塞的血管内支架放置。

● **血管闭塞** 完全或部分性血管闭塞常见于颈部钝挫伤或穿通伤。CT血管成像或常规血管成像显示,受累血管密度减低或不显示,伴或不伴其他血管损伤,包括动脉夹层或壁内血肿。

■ 其他鉴别诊断

● **动静脉瘘(AVF)** AVF最常见于颈部穿通伤,表现为动脉和邻近静脉部分横断。AVF也可为自发性,或伴有颈椎骨折的钝挫伤、感染或为医源性因素所致。患者通常表现为颈部血管杂音或缺血症状,但约30%的患者可无症状。在血管造影检查的动脉期,静脉的提早充盈即可诊断AVF。CT和MRI可提供其他有关AVF与其邻近结构的信息。血管内治疗的目的在于关闭瘘口,同时保留原动脉通畅。

■ 诊 断

右侧椎动脉假性动脉瘤

■ 关键点

● 动脉夹层由动脉内膜的损伤所致,常表现为壁内血肿和内膜片形成。

● 假性动脉瘤通常由于创伤性损伤所致,有膨大和破裂的风险。

● 完全或部分血管闭塞常与颈部钝挫伤或穿通伤有关。

● AVF是动脉和静脉间直接交通,多由穿通性损伤所致。

病例 205

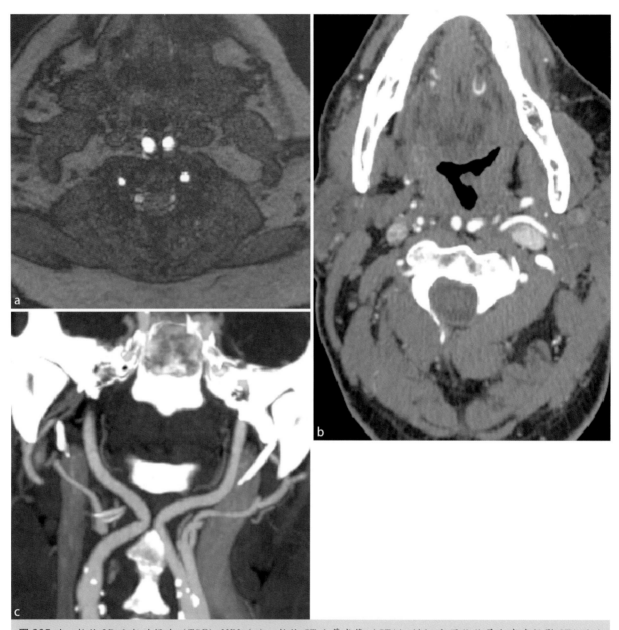

图 205.1 轴位 3D 飞行时间法（TOF）MRI（a）、轴位 CT 血管成像（CTA）（b）和冠状位最大密度投影 CTA（c）显示，颈内动脉向内侧偏移，在中线部位相互靠近，压迫侧后方的呼吸消化道。颈动脉壁可见偏心性钙化（c），与动脉粥样硬化病变表现相同。图片由 Michael Zapadka, DO 提供

■ 临床表现

64 岁女性，行颈部血管检查（图 205.1）。

■ 推荐阅读

Muñoz A, De Vergas J, Crespo J. Imaging and clinical findings in patients with aberrant course of the cervical internal carotid arteries. Open Neuroimaging J, 2010, 4: 174 - 181

■ 主要影像学表现

颈动脉沿呼吸消化道后方向内侧偏移。

■ 诊　断

• **内移 / "对吻" 颈动脉**　颈动脉在颈部走形通常扭曲，尤其是在高血压和动脉硬化的老年患者，这种扭曲可导致颈动脉向内偏移，沿呼吸消化道后侧方进入咽后间隙，类似于病理性的、有搏动的黏膜下肿块。当其发生在舌骨平面以下时，累及颈总动脉；发生在舌骨平面以上时，累及颈内动脉；偏移通常为单侧发生，或双侧发生但不对称。"对吻" 颈动脉是指双侧颈动脉在中线部的咽后间隙向内偏移，相互靠近。

颈动脉内移通常没有症状，多为偶然发现。然而在极少数情况下，患者会有咽部感觉障碍或气道狭窄的相关症状。在临床检查中，呼吸消化道受压可类似于黏膜下肿块。横断面图像特别容易将颈动脉性病变与其他病变鉴别，防止因疏忽而行活检，避免灾难性后果。

■ 关键点

• 颈动脉扭曲可引起动脉向内偏移，进入咽后间隙。

• "对吻" 颈动脉是指双侧颈动脉向内偏移，相互靠近。

• 呼吸消化道受压在临床检查中类似于黏膜下肿块。

• 横断面图像很易于辨别颈动脉起源，避免因疏忽而行的致死性活检。

病例 206

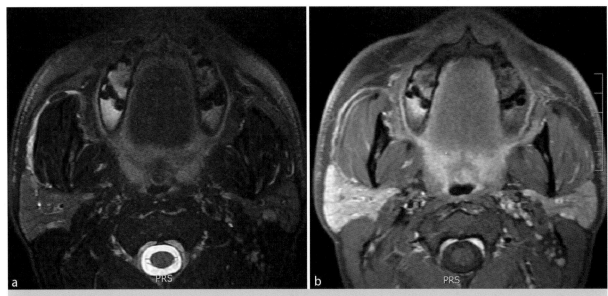

图 206.1 轴位 T2 高分辨脂肪抑制序列（a）显示，右侧腮腺不对称增大，其信号较左侧轻度升高。右侧 Stenson 管扩张，其内信号升高，远端可见卵圆形低信号充盈缺损影。轴位 T1 增强脂肪抑制序列（b）显示，右侧腮腺不对称性增大并强化，同时扩张的 Stenson 管周可见炎性强化

■ 临床表现

青年女性，面部疼痛，进食时加重（图 206.1）。

■ 推荐阅读

Yousem DM，Kraut MA，Chalian AA. Major salivary gland imaging. Radiology，2000，216：19－29

■ 主要影像学表现

腮腺增大，信号升高，有强化。

■ 诊　断

• **腮腺炎（导管结石引起导管梗阻所致）**

腮腺炎是指腮腺炎症，单侧或双侧发病，与病因有关。最常见的原因包括感染、导管阻塞、自身免疫性或肉芽性病变。在很少情况下，腮腺炎病因不明，呈慢性、复发性过程。

感染所致的腮腺炎可为细菌性或病毒性（如流行性腮腺炎），双侧更为常见。人类免疫缺陷病毒腮腺炎可引起特征性的双侧淋巴上皮病。导管梗阻最常见的原因是涎石病（结石），不常见的梗阻病因包括 Stenson 管损伤或肿瘤。梗阻性腮腺炎典型地表现为单侧。因自身免疫所致的腮腺炎包括干燥综合征，其引起双侧实性结节和液体囊。

结节病是肉芽肿性疾病，通常累及腮腺和泪腺。

在临床上，腮腺炎患者常表现为腮腺表面局限性肿胀。就梗阻性腮腺炎而言，其典型表现为进食时疼痛加剧。治疗主要针对病因。

在影像学上，腮腺炎主要表现为弥漫性腺体增大，显著强化。由于水肿，腺体在 CT 上呈低密度，在 MRI T2 为高信号。若伴有梗阻，梗阻近端 Stenson 管扩张，周围可见炎性反应和增强。对于涎石病，因为绝大多数病变有钙化，故 CT 是其最好的检查方法。偶尔地，导管评估需行涎管造影。相比较而言，慢性腮腺炎典型表现为腺体萎缩，伴腺体内钙化。

■ 关键点

• 腮腺炎是指腮腺炎症，因病因不同可为单侧或双侧发生。

• 急性腮腺炎表现为弥漫性腮腺增大，密度/信号异常，有强化。

• 慢性腮腺炎典型表现为腺体萎缩，伴腺体内钙化。

• 梗阻性腮腺炎，表现为 Stenson 管扩张，周围有炎性反应和强化。

病例 207

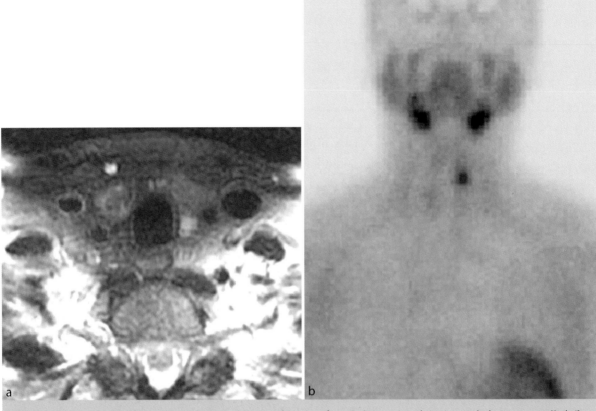

图 207.1 轴位 T2 脂肪抑制图像（a）显示，沿甲状腺左叶后高信号病灶。同一诊断的不同患者 Tc 99m 甲氧基异丁基异腈延迟扫描（b）显示，左侧代谢活性增加区，而周围甲状腺放射性示踪剂已经清除。图片 b 由 Kamal Singh, MD 提供

■ 临床表现

成年女性，实验室检查异常（图 207.1）。

■ 推荐阅读

Johnson NA, Tublin ME, Ogilvie JB. Parathyroid imaging: technique and role in the preoperative evaluation of primary hyperparathyroidism. Am J Roentgenol, 2007, 188: 1706 – 1715

■ 主要影像学表现

沿甲状腺后侧面，代谢活性增加的病灶。

■ 诊　断

● **甲状旁腺腺瘤**　甲状旁腺通过分泌甲状旁腺素（PTH）调节血钙浓度。甲状旁腺素通过破骨后钙重吸收，增加肾脏对钙的重吸收，降低肾脏对磷酸盐的重吸收，从而引起血钙增加。PTH也可增加维生素 D 的生成，继而增加胃肠道对钙的吸收。PTH 异常升高可引起血钙浓度升高，其常由原发性高功能腺瘤所引起，而甲状旁腺增生和甲状旁腺癌是甲状旁腺功能亢进较为少见的病因。甲状旁腺功能亢进症的常见症状包括乏力、精神错乱和抑郁、腹痛、肾钙化/结石、骨痛或病理性骨折。

在大多数情况下，人有上下两对甲状旁腺，沿甲状腺后缘分布。正常情况下其最大径为 5mm，而腺瘤通常较大。异位甲状旁腺可在从甲状腺上平面到纵隔的任何一个位置。在手术前经影像学检查明确甲状旁腺瘤，并排除异位的腺瘤极为重要。

甲状旁腺的检查通常包括超声（US）、磁共振（MRI）和 Tc 99m 扫描。多种检查方法联用，可提高对甲状旁腺瘤检测的灵敏度和特异性。在超声检查中，甲状旁腺瘤表现为位于甲状腺深部的圆形、均质的低回声肿块。瘤内血流以沿其外周部较为显著，该表现相当具有特征性。在评价异位甲状旁腺瘤方面，超声具有局限性。在 MRI 上，甲状旁腺瘤在 T1 常呈等或低信号，而在 T2 表现为高信号。其增强方式多变，尽管多数腺瘤表现为一定程度强化。和 US 一样，MRI 在评价异位腺瘤上也有一定局限性，因为颈部淋巴结和腺瘤在 MRI 上表现相类似。

Tc 99m 扫描是检测甲状旁腺瘤最常用的检查方法。甲状腺和甲状旁腺对甲氧基异丁基异腈均表现为正常摄取。然而腺瘤对放射性药物的摄取增加，时程延长，利用这种差异即可检测到腺瘤，尤其是在延迟显像上更为明显。其他的单光子发射计算机断层成像延迟显像，可进一步提高诊断的灵敏度和特异性。闪烁扫描技术在检测异位腺瘤上有很大优势，尤其是在检测纵隔腺瘤时。

■ 关键点

● HPT 引起血钙浓度增加，患者表现为"呻吟、叹息、结石和骨折"。

● 术前多种影像学检查联用，可增加甲状旁腺瘤检出的灵敏度和特异性。

● 腺瘤在 US 上表现为伴有外周血流的均质低回声，在 MRI T2 呈高信号。

● 在 Tc 99m 甲氧基异丁基异腈扫描中，甲状旁腺瘤表现为摄取增加，时程延长。

病例 208

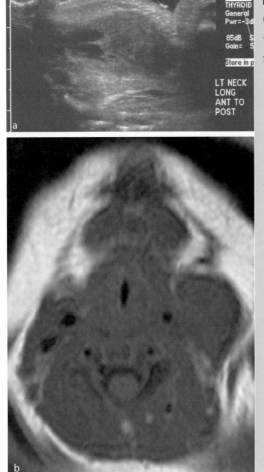

图 208.1　左颈部纵向灰阶超声图像（a）显示边界清晰的等回声（相对于肌肉），但回声有轻微不均质。轴位 MRI T1 图像（b）显示，左侧胸锁乳突肌（SCM）呈梭性肥大，此与超声显示的异常灶相对应

■ 临床表现

2 月龄男婴，分娩时难产，进行性斜颈（图 208.1）。

■ 推荐阅读

Robbin MR，Murphey MD，Temple HT，et al.　　ics，2001，21：585 – 600

Imaging of musculoskeletal fibromatosis. Radiograph-

■ 主要影像学表现

斜颈患儿，胸锁乳突肌（SCM）肥大。

■ 诊　断

• **颈纤维瘤病** 颈纤维瘤病罕见，以孤立累及 SCM 为特征。其典型表现为患儿于出生时未能发现症状，而在生后的前几周或数月内逐步出现。尽管确切病因仍然不清，但90%以上的病例在出生时有损伤或难产史。大多患者可无症状，也可仅表现为局限性颈部包块；约20%患者表现为受累侧斜颈。

超声（US）是首选的检查方法，常可确诊。大多病例表现为 SCM 均匀增大，少部病例表现为 SCM 内局灶性低回声肿块，边界清晰或模糊。颈纤维瘤在 CT 典型表现为 SCM 均匀增大，无局限性肿块或低密度异常区。颈纤维瘤在 MRI 表现为 SCM 内异常信号，在 T1 呈等或低信号，在 T2 为等或稍高信号。

■ 关键点

• 颈纤维瘤病是一种罕见疾病，以孤立累及 SCM 为特征。

• 大多数患者无症状，伴或不伴有局限性颈部包块，约20%患者表现为斜颈。

• US 是该病首选的检查方法，常可确诊；多数病例表现为 SCM 均匀增大。

• MRI 表现为相似的 SCM 增大，在 T2 呈等或轻度高信号。

病例 209

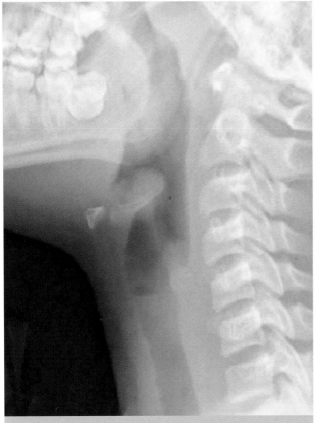

图 209.1　颈部软组织侧位平片显示会厌肿大，呈"印章"样表现。椎前软组织厚度正常

■ 临床表现

12 岁女孩，喉部疼痛，吞咽困难（图 209.1）。

■ 推荐阅读

O'Brien WT Sr, Lattin GE Jr. "My airway is closing". J Fam Pract, 2005, 54: 423 – 425

■ 主要影像学表现

会厌增大。

■ 诊　断

• **会厌炎**　会厌炎是进行性声门上感染，急性起病，可引起致死性气道阻塞。该病在儿童较成人多见，在接种 B 型流感嗜血杆菌疫苗后其发病率大幅下降。

临床上拟诊为会厌炎时，如果监测患者时直接观察到会厌肿大，或者由经过训练的专业人员处理气道则可确诊。会厌炎在颈部软组织侧位 X 线片显示会厌增大，表现为典型的"印章"样。

在临床上有类似表现的疾病，包括扁桃体周围或咽喉壁脓肿，依据 X 线片或 CT 可鉴别。需谨记，如果临床高度怀疑会厌炎，而 X 线片表现为阴性，并不能完全排除诊断。清楚认识此点非常重要，因为会咽炎的影像学表现可能很轻微，尤其是在早期的影像学检查中。

治疗包括应用广谱抗生素、气道监测和对症处理。

■ 关键点

• 会厌炎是快速进展的声门上感染，可引起危及生命的呼吸道阻塞。

• 颈部侧位片显示特征性的"印章"样会厌增大。

• 临床上相似的病变，包括扁桃体周围或咽喉壁脓肿，在影像上可鉴别。

病例 210

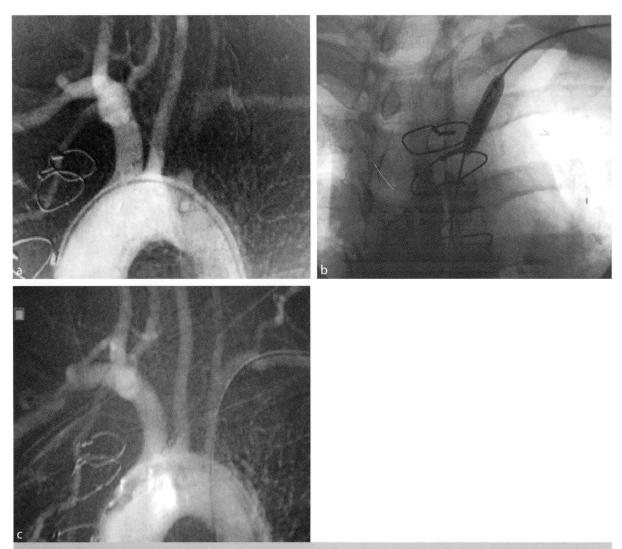

图 210.1　主动脉弓数字减影血管成像（a）显示，左侧锁骨下动脉近段截断，经过椎动脉反流，远段锁骨下动脉延迟显影。左侧锁骨下动脉闭塞，球囊血管成形术（b）获得满意的血管成像结果（c）。图片由 David D. Gover, MD 提供

■ 临床表现

60 岁男性，表现为锻炼时头晕和共济失调（图 210.1）。

■ 推荐阅读

Henry M, Amor M, Henry I, et al. Percutaneous transluminal angioplasty of the subclavian arteries. J Endovasc Surg, 1999, 6: 33 −41

Kliewer MA, Hertzberg BS, Kim DH, et al. Vertebral artery Doppler waveform changes indicating subclavian steal hysiology. Am J Roentgenol, 2000, 174: 815 −819

Sueoka BL. Percutaneous transluminal stent placement to treat subclavian steal syndrome. J Vasc Interv Radiol, 1996, 7: 351 −356

■ 主要影像学表现

锁骨下动脉闭塞后，远段经过同侧椎动脉反流充盈。

■ 诊　断

● **锁骨下盗血**　锁骨下盗血是指椎动脉起源的近端锁骨下动脉狭窄或闭塞后继发的一种现象，锁骨下动脉远段血流来自同侧椎动脉反流。尽管有先天和其他获得性疾病，锁骨下盗血最常见于动脉粥样硬化的老年男性。其临床表现多变，患者可无症状，或表现为受累侧手臂血压下降、脉搏微弱，或出现椎基底动脉供血不足，通常于锻炼上肢时发生。

常规血管造影显示锁骨下动脉截断或狭窄；在动脉早期，同侧椎动脉缺少顺行的造影剂充盈；此后，锁骨下动脉远段通过椎动脉反流而延迟显影。计算机断层血管成像（CTA）、二维时间飞跃法磁共振血管成像（MRA）和对比增强MRA可显示血管狭窄或闭塞区，但不能确定椎动脉内有无反向血流，因为这些检查对血流方向不敏感。然而，相位对比 MRA 对血流方向敏感，可以显示同侧椎动脉内的反向血流。同侧椎动脉的多普勒超声，也可显示完全的反向血流，尽管收缩期流速峰值下降是早期征象。此外，对侧椎动脉收缩期血流峰值显著增加，或同侧锁骨下动脉周围出现狭窄下游肾内动脉小慢波形，这些均为继发性改变，尤其是上肢锻炼时症状出现或加剧。

治疗包括血管内球囊成形术，以及可能的支架放置和手术。手术可根据病变位置，行颈总动脉或无名动脉和锁骨下动脉间搭桥。

■ 关键点

● 锁骨下动脉近段狭窄或闭塞，远段经椎动脉反流是锁骨下盗血的特征。

● 该病通常表现为患侧上肢运动时，患者出现椎基底动脉供血不足。

● 相位对比 MRI 可显示同侧椎动脉内的反向血流。

● 治疗包括动脉成形术并支架放置和外科旁路移植术。

病例 211

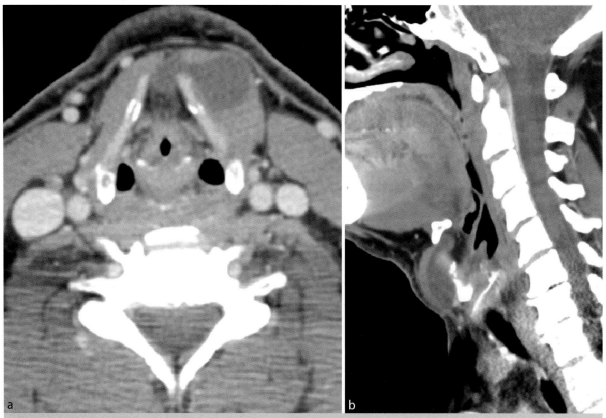

图 211.1　轴位 CT（a）和 CT 增强矢状位重建（b）图像显示，舌骨下呈液体样低密度肿块，无强化，并嵌入左侧带状肌群。肿块部分位于中线（b），部分偏离中线向左侧延伸（a）

■ **临床表现**

49 岁男性，颈部包块，缓慢长大（图 211.1）。

■ **推荐阅读**

Koeller KK，Alamo L，Adair CF，et al. Congenital cystic masses of the neck：radiologic-athologic correlation. Radiographics，1999，19：121－146，quiz 152－153

■ 主要影像学表现

囊性颈部包块，嵌入带状肌群。

■ 诊　断

• 甲状舌骨导管囊肿（TGDC）　甲状腺发育初期位于盲孔水平，后沿原始咽腔下降到下颈部正常位置。其移行路径从盲孔起始，经舌骨前方，穿过舌骨和带状肌，最后到达喉软骨和甲状膜前方。甲状舌骨导管是在甲状腺下行过程中，正常存在的结构，其连接盲孔和腺体。在正常情况下，甲状舌骨导管在发育的前 3 个月末消失。若导管的任何部分持续存在，可能会发展为 TGDC。

TGDC 是最常见的先天性颈部包块，常见于儿童和青年。近 75% 的 TGDC 发生在舌骨平面或舌骨下，但舌骨上仍有部分存留。囊肿约 85% 位于中线部位，15% 轻度偏离中线。TGDC 可能为无意发现，或表现为增大的颈部肿块。如合并感染，则会引起囊肿增大和炎症，继而出现相应的临床表现。

在影像学上，TGDC 表现为中线部或稍偏中线位置的囊性肿块，大多位于舌骨或舌骨下平面，常嵌入带状肌群，此为其特征性表现。舌骨上 TGDC 可见于从盲孔、舌基底或舌根到舌骨的任何位置。在超声检查上，囊肿表现为无回声或低回声，透射增强。当合并感染时，囊肿内可出现组织碎片回声，不均质。TGDC 在 CT 表现为低密度囊性肿块，沿头尾方向延伸，边界清楚。TGDC 如有强化，则表现为外周强化，在并发感染时强化程度增加。TGDC 在 MRI 表现为囊肿内液体信号（T1 低信号、T2 高信号），偶尔可见外周强化。囊内蛋白成分增加，可引起 T1 信号强度升高。

治疗以手术切除为主。该手术复发率低。在极少数（不足 1%）病例中，由于囊肿内有异位的局灶性甲状腺组织，在 TGDC 内可并发甲状腺癌。并发的甲状腺癌典型表现为乳头状型，通常在病理检查时发现。术前影像学检查很少发现 TGDC 内可疑癌灶。

■ 关键点

• TGDC 是最常见的先天性颈部肿块，常见于儿童和青年。

• 近 75% 的病例发生在舌骨平面或舌骨下；85% 病例位于中线部，其余的略偏离中线。

• TGDC 在断层图像上表现为边界清楚的囊性肿块，位于甲状腺下移通路上。

• 并发感染后囊肿表现不均质，包括内部的组织碎片和外周强化。

病例 212

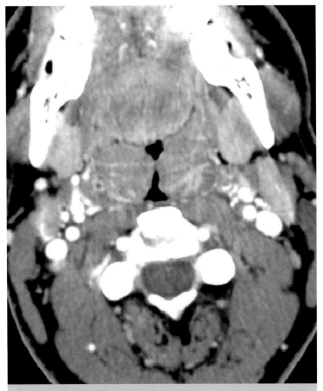

图 212.1 经口咽平面的轴位 CT 增强图像显示，腭扁桃体显著对称性增大，表现为条纹样或 "虎斑" 样强化。无局限性液体聚集提示脓肿形成

■ 临床表现

26 岁男性，表现为嗓子疼和咽部感觉障碍（图 212.1）。

■ 推荐阅读

Capps EF, Kinsella JJ, Gupta M, et al. Emergency imaging assessment of acute, nontraumatic conditions of the head and neck. Radiographics, 2010, 30: 1335 - 1352

■ 主要影像学表现

扁桃体增大，并条纹状或"虎斑"样强化。

■ 诊　断

• **扁桃体炎**　扁桃体炎是儿童、青少年和青年人群颈深部组织最常见的感染。患者常表现为发热、嗓子疼、吞咽痛、吞咽困难和耳痛。在早期，扁桃体增大，伴或不伴渗出。当感染进展，炎症会波及扁桃体周围区域，继而出现蜂窝织炎和潜在的脓肿形成。扁桃体周脓肿较扁桃体内脓肿更常见。最常见的致病菌为链球菌亚属，金黄色葡萄球菌和流感嗜血杆菌；微生物是最常见的病因。

在影像学上，扁桃体炎表现为扁桃体对称性增大，此征象为"接吻扁桃体"。增强可见特征性的线样、条纹样或"虎斑"样强化。当感染波及扁桃体周时，可发展为蜂窝织炎，表现为边界不清的炎性改变，伴脂肪沉积和各种形式的强化。如出现完整的环形强化，则提示扁桃体周脓肿形成。然而，环形强化并非脓肿形成的特征性表现，因为其特异性约为75%。

扁桃体炎采用抗菌和支持治疗；脓肿形成则需要抽吸或手术引流。

■ 关键点

• 扁桃体炎是儿童、青少年和年轻人群颈深部结构最常见的感染。

• 扁桃体炎表现为扁桃体增大、相吻扁桃体征和条纹样或"虎斑"样强化。

• 完整的环形强化提示扁桃体周脓肿形成，其特异性为75%。

• 扁桃体炎采用抗菌治疗和支持治疗；脓肿形成则需要抽吸或手术引流。

病例 213

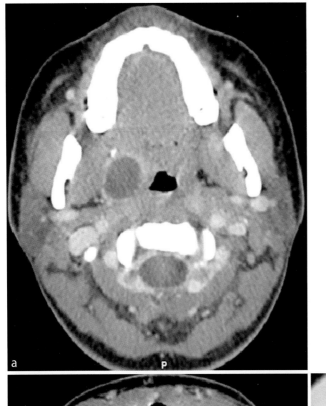

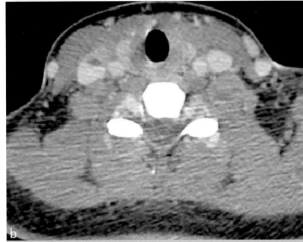
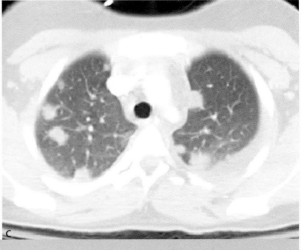

图 213.1 经口咽层面的 CT 增强图像（a）显示，右侧扁桃体环形强化，脓肿形成。经下颈部 CT 图像（b）显示，沿右侧颈内静脉前部可见低密度血栓。胸部 CT 肺窗图像（c）显示，两肺外周多发结节。摘自 O'Brien WT，Cohen RA. Appl Radiol，2011，40（1）：37 – 38

■ **临床表现**

16 岁女孩，喉痛逐渐加重，最近出现咳嗽和胸痛（图 213.1）。

■ **推荐阅读**

O'Brien WT, Cohen RA. Lemierre's syndrome.   Appl Radiol, 2011, 40: 37 – 38

■ 主要影像学表现

扁桃体周脓肿，颈静脉血栓和咽峡后脓肿症。

■ 诊　断

• **Lemierre 综合征**　Lemierre 综合征是以口咽部感染继发颈内静脉（IJV）血栓和远隔部位脓毒性栓子为特征的综合征。脓毒性栓子最常见于肺部，当然几乎所有的其他器官都可能受累。

Lemierre 综合征常发生在健康的青少年和青年人群。患者开始表现为口咽部感染，继而出现败血症。由于感染本身是无痛的，同时该综合征实属罕见，因而常延迟诊断。根据特征性影像学表现和血培养结果，可作出诊断。坏死性梭状杆菌是最常见的致病菌；然而，多数病变由多种微生物共同引起。针对敏感菌分析结果，治疗主要采用抗菌治疗和脓液手术引流。因为抗凝可能会引起感染播散，但事实上抗凝治疗通常又是成功的，故目前抗凝治疗尚存有争议。

CT 是评估原发性口咽部感染最好的检查方法。扁桃体周脓肿或咽后脓肿，均表现为环形强化的液体积聚，其占位效应可引起气道和消化道受压（颈部）。IJV 血栓可采用 CT 或超声检查评估，表现为 IJV 内充盈缺损。远处的脓毒性栓子通常采用 CT 作评估，尤其在肺部。肺脓毒性栓子表现为肺外周多发性结节，可见滋养动脉深入结节，也可见空洞形成。

■ 关键点

• Lemierre 综合征是以口咽部感染、颈内静脉血栓和远隔部位脓毒性栓子为特征。

• 肺部是脓毒栓子最好发部位，当然几乎所有器官均可受累。

• Lemierre 综合征的诊断依据，特征性影像学表现和血培养。

• 治疗包括抗菌治疗和脓液引流。

病例 214

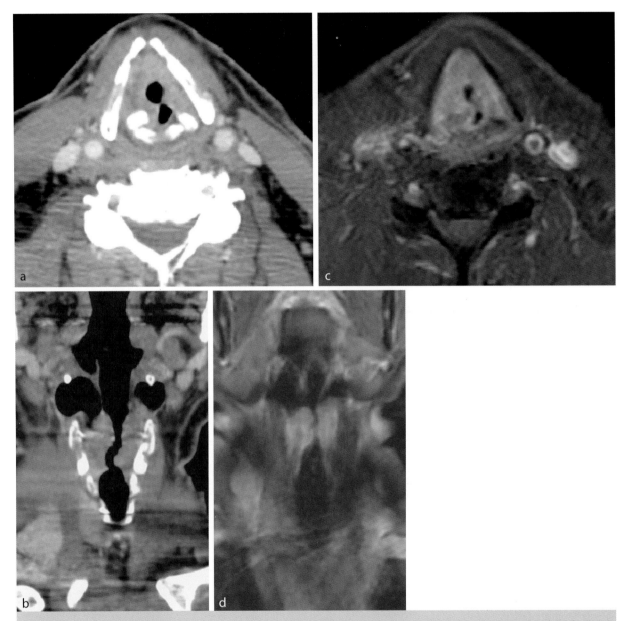

图 214.1 轴位 CT 增强图像 (a) 显示声门肿块，左侧真声带受累较右侧和前联合明显。病变延伸至声门旁间隙、右侧声带和杓状软骨。CT 冠状位重建图像 (b) 显示，病变向上延伸进入声门上间隙，假声带内脂肪影消失。轴位 CT (c) 和冠状 MRI T1 增强脂肪抑制 (d) 图像更好地显示声门肿块向声门上延伸

■ 临床表现

72 岁男性，声音嘶哑（图 214.1）。

■ 推荐阅读

Yousem DM，Tufano RP. Laryngeal imaging. Magn Reson Imaging Clin N Am，2002，10：451 -465

■ 主要影像学表现

声门肿块。

■ 诊　断

• **声门癌**　声门癌累及喉固有结构，包括真声带、前联合和后联合。迄今为止，鳞状细胞癌（SCC）是最常见的病理亚型（90%），在男性更为常见，与吸烟和饮酒有关。淋巴瘤、软骨肉瘤、少数唾液腺肿瘤和神经源性肿瘤是累及声门部少见的肿瘤。患者常表现为声音嘶哑，咯血不常见。病变表浅部分在直视下即可明确。影像学检查（通常为 CT）用以评估深部病变的范围，有助于分期和临床治疗。

了解相关咽部解剖是评价声门癌的重要基础。声门由真声带、前联合和后联合构成。声门上咽腔包括会厌、舌会厌皱襞、喉室、假声带和杓状软骨表面黏膜。声门下咽腔包括喉的一部分，在真声带以下至第一气管环水平。甲状软骨部分包绕喉前部。声门旁间隙是指声门和甲状软骨内侧缘之间的间隙，以及声门和下咽腔后部之间的间隙。

声门癌起源于真声带，易侵及邻近结构，这也包括向 II 和 III 平面的淋巴结转移。声门癌在 CT 上表现为巨大肿块，伴有不同程度强化。肿瘤分期的判断主要依据以下影像学内容，单侧或双侧真声带受累；延伸至或跨越前联合或后联合；累及声门上或声门下；扩展至声门旁间隙；软骨侵蚀或侵犯（杓状软骨、甲状软骨和环状软骨）；声带活动度（影像上表现为麻痹）；淋巴结肿大（可能是 SCC 坏死）以及颈部重要的血管、神经和气道消化道受累。

肿瘤侵及范围是以软组织密度异常，或正常脂肪被异常软组织取代来确定的。软骨受侵犯更不易确定，因为影像学异常可能为炎症或反应性改变，而非真正的肿瘤侵犯。提示软骨受侵犯的影像学表现包括：穿透软骨的喉外播散、边界消失或不规则、硬化和软骨膨胀。硬化是反映软骨受侵犯最敏感的表现，而穿透软骨的喉外播散最具有特征性。在 MRI 上，T2 脂肪抑制图像软骨信号升高或软骨内强化是最有价值的征象。然而，这些征象也可能是反应性或炎症改变。总之，CT 对软骨受侵犯不敏感，而 MRI 特异性低，故两种检查联用可能更有价值。

病变的早期治疗主要采取放疗。较晚期的病变采用手术和放疗，联合或不联合辅助化疗。在情况许可时，首选保留声音手术（喉部分切除）。手术切除方法包括：双侧声带和前联合受累且对侧声带受累小于 1/3 的病例行垂直半喉切除；而肿瘤侵及范围更广泛（累及同侧的杓状软骨、声门旁间隙或声门上腔）的病例行环状软骨上或声门上喉切除。全喉切除（含咽部或不含咽切除）的手术适应证为舌骨和环状软骨受侵犯，杓状软骨内病变和双侧杓状软骨病变或声门下侵犯 >1cm。

治疗后监测对于评估肿瘤复发或残留非常重要。颈部放疗后改变，如水肿、脂肪间隙渗出和黏膜炎，将会使影像学表现更为复杂。

■ 关键点

• 声门癌累及喉固有结构，SCC 是最常见的病理亚型。

• 了解相关咽部解剖是评估声门癌的重要部分。

• 肿瘤累及范围的确定包括异常软组织、脂肪消失和软骨侵犯。

• 当情况允许时，保留声音的手术（部分喉切除）较喉全切优先考虑。

病例 215

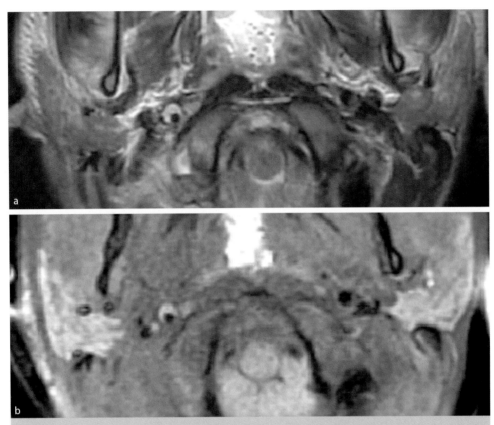

图 215.1 轴位 MRI T2 图像（a）显示，沿右侧 ICA 边缘的新月形高信号影，相对应的血管腔狭窄。右侧颈内动脉横断面直径较左侧增大。MRI T1 脂肪抑制图像（b）显示，沿右侧 ICA 边缘持久的偏心性高信号。两幅图中鼻咽和鼻窦内液体是放置的营养管所引起(未显示)

■ 临床表现

青少年，机动车事故中受伤（图 215.1）。

■ 推荐阅读

Rodallec MH, Marteau V, Gerber S, et al. Craniocervical arterial dissection: spectrum of imaging findings and differential diagnosis. Radiographics, 2008, 28: 1711 - 1728

■ 主要影像学表现

偏心性动脉壁高信号，伴血管增粗和管腔狭窄。

■ 诊　断

● **动脉夹层**　颈部动脉夹层最常见于外伤。自发性动脉夹层常见于患有基础性疾病的患者，如高血压、肌纤维发育不良、多囊肾、血管炎或结缔组织病。颈动脉夹层常累及颈内动脉颈段至岩骨段，进一步向颈内动脉颅内段延伸的动脉夹层不常见。椎动脉夹层最常累及邻近颅颈交界区的 V_3 段，该节段血管活动性最大；或累及位于颈椎横突孔 V_2 段，多并发于椎体骨折。

颈动脉损伤可引起壁内血肿或内膜撕裂，导致血流进入动脉壁内层。沿动脉外膜延伸可形成假性动脉瘤。壁内血肿和血流进入假腔，可引起原血管腔狭窄。可能的临床表现包括动脉狭窄、动脉大部闭塞或血栓栓塞。一些患者可表现为霍纳综合征，主要是因为病变累及沿颈动脉走行的交感神经链。大多患者表现有头痛和局部颈痛。

在 CT 平扫中，急性动脉夹层常表现为受累动脉壁内密度升高区，呈新月形。尽管血管腔通常表现为狭窄，但由于壁内血肿的存在，横断面上动脉直径反而增加。增强 CT 血管成像显示血管腔不规则、狭窄或撕裂内膜片。偶然情况下，撕裂纵向延伸可引起血管锥状狭窄，甚至闭塞。

常规 MRI 有助于评价血管腔及管壁的信号强度。与 CT 所显示相类似，受累血管由于壁内血肿的存在，常表现为直径增大。血肿的信号强度在血肿不同时期，其顺磁效应不同，因而表现各异。与周围组织相比，在急性和慢性期壁内血肿常呈等信号，这使其不易被发现。然而在亚急性期（约 7~60d），MRI T1 固有的高信号使壁内血肿很易于被识别，在轴位非增强的 T1 脂肪抑制序列可以最好地显示病变。时间飞跃成像和对比增强 MR 血管成像，可显示受累血管腔不规则、狭窄或闭塞，但在血管壁的评价上作用有限。

类似地，数字减影血管成像（DSA）技术可评价血管腔，但不能评价血管壁。DSA 上动脉夹层表现为管腔不规则、锥形偏心性狭窄或闭塞（"绳索"征）、双腔或撕裂的内膜片。

对于颅外颈段动脉夹层患者，若临床和血流动力学稳定，在初期常采取抗凝治疗。对于情况不稳定、内科治疗失败、持久的血栓栓塞或伴有假性动脉瘤的动脉夹层患者，需行血管内或外科治疗。

■ 关键点

● 动脉夹层源于内膜的损伤，其常见表现包括壁内血肿和内膜片。

● 在 CT 平扫上，急性动脉夹层表现为动脉壁内新月形密度升高。

● 在亚急性期的非增强 T1 脂肪抑制序列上，壁内血肿外周呈现高信号。

● DSA 表现包括管腔不规则、锥状狭窄或闭塞、双腔或内膜片。

病例 216

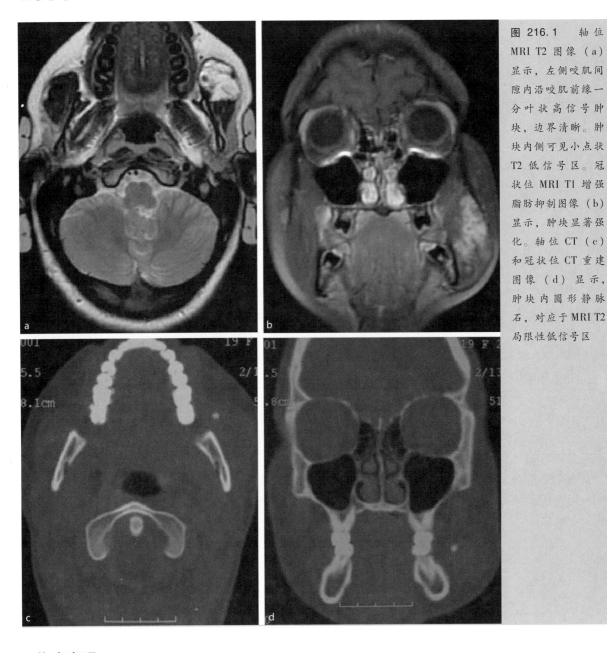

图 216.1　轴位 MRI T2 图像（a）显示，左侧咬肌间隙内沿咬肌前缘一分叶状高信号肿块，边界清晰。肿块内侧可见小点状 T2 低信号区。冠状位 MRI T1 增强脂肪抑制图像（b）显示，肿块显著强化。轴位 CT（c）和冠状位 CT 重建图像（d）显示，肿块内圆形静脉石，对应于 MRI T2 局限性低信号区

■ 临床表现

年轻男性患者，面部轻微不对称，局部皮肤发青（图 216.1）。

■ 推荐阅读

Dubois J, Soulez G, Oliva VL, et al. Soft-tissue venous malformations in adult patients: imaging and therapeutic issues. Radiographics, 2001, 21: 1519 – 1531

■ 主要影像学表现

伴静脉石的强化肿块。

■ 诊　断

• **静脉畸形（VM）**　血管畸形分为慢血流型或快血流型，以头颈部常见。鉴别血管畸形和伴有内皮细胞增生的血管性肿瘤很重要，如血管瘤。尽管在少数情况下，单纯影像学检查很难鉴别慢血流型血管畸形和血管瘤，但两者名称不应互相替代，因为其为不同的病变。

慢血流型血管畸形代表一组畸形，包括毛细血管瘤、淋巴管和（或）VM。快血流型血管畸形包括动静脉畸形和动静脉瘘。

整体而言，VM 是最常见的慢血流型血管畸形，在成人中尤其常见。VM 大多为单发，但在有家族性病史的患者中，多发病变并不少见。在病理上，VM 由薄壁且扩张的毛细血管和海绵状脉管组成。在临床上，VM 质地软，可压缩，在行瓦尔萨尔瓦动作时病变会增大。随身体发育，VM 可成比例增大。在表浅的 VM，其表面所覆盖的皮肤常变色，典型表现为发蓝。

在 CT 上，VM 呈分叶状低密度或不均质肿块，表现为从肿块外周向中心推进的延迟强化。静脉石具有特征性，也可见脂肪成分。在 CT 上，VM 常呈分叶状，内有间隔，在病变区可见异常的静脉结构。MRI 可更好地显示 VM 特征、病变范围和对邻近结构的影响。VM 典型表现为 MRI T1 低或等信号，T2 高信号。如合并出血或血栓形成，则其信号更加不均质。静脉石在 MRI 所有序列上均呈典型的低信号。增强扫描表现为显著强化。

无症状的 VM 可不予处理。对于有症状或引起外观畸形的病变，可行硬化治疗、激光治疗或手术切除。

■ 关键点

• 慢血流血管畸形是由毛细血管、淋巴管和（或）静脉成分所组成。

• VM 是最常见的慢血流型血管畸形，常见于头颈部。

• VM 在 CT 上表现为延迟强化的分叶状病变，静脉石具有特征性。

• MRI 在评价 VM 范围及其对邻近结构的影响上，更有优势。

病例 217

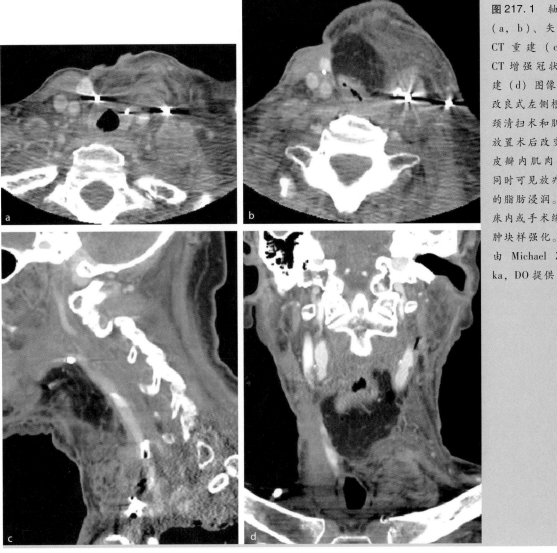

图 217.1 轴位 CT（a，b）、矢状位 CT 重建（c）和 CT 增强冠状位重建（d）图像显示，改良式左侧根治性颈清扫术和肌皮瓣放置术后改变。肌皮瓣内肌肉萎缩，同时可见放疗引起的脂肪浸润。手术床内或手术缘未见肿块样强化。图片由 Michael Zapadka，DO 提供

■ 临床表现

61 岁男性，喉切除术后，改良式左侧根治性颈清扫术和重建（图 217.1）。

■ 推荐阅读

Saito N，Nadgir RN，Nakahira M，et al. Posttreatment CT and MR imaging in head and neck cancer：what the radiologist needs to know. Radiographics，2012，32：1261 - 1282，discussion 1282 - 1284

■ 主要影像学表现

颈部术后和治疗后改变。

■ 诊　断

●颈部术后　放射科医生在各种颈部切开和重建术患者的随访中，发挥着重要作用。在对术后并发症和肿瘤复发作评估之前，了解各种外科术式和影像学表现很有必要。

颈部淋巴结分为Ⅰ~Ⅵ级。Ⅰ级分为颏下和下颌下；Ⅱ级淋巴结位于舌骨平面以上，沿颈内静脉上1/3分布，包括颈内静脉二腹肌淋巴结；Ⅲ级淋巴结沿颈内静脉中1/3分布，从舌骨上到环甲软骨凹下方；Ⅳ级淋巴结沿颈内静脉下1/3分布，从环甲软骨凹上方至锁骨下方；Ⅴ级淋巴结位于颈后三角内，沿副脊神经走行区分布，包括锁骨上淋巴结；Ⅵ级淋巴结位于颈部前中线，从舌骨平面到胸骨上切迹。

不同类型的颈部切开术用于头颈部癌的治疗。根治性颈部清除术，包括同侧所有淋巴结组、脊副神经、下颌下腺、颈内静脉（IJV）和胸锁乳突肌的切除。改良颈部清除术，是最常采用的手术方式，包括同侧淋巴结群清除和淋巴结外部分结构保留，而这些结构在根治性清除术中是要切除的。选择性颈部清除术是指清除同侧某些淋巴结群，而其余淋巴结和淋巴结外结构保留。正如其名称所示，扩大颈部清除术是最广泛的切除，包括同侧淋巴结群、淋巴结外结构和其他结构，包括带状肌、斜方肌、颈阔肌、甲状腺、颅神经、颈动脉和皮肤。扩大的颈部清除术常包括肌皮瓣。

外科皮瓣使更大范围的清除成为可能，而功能和美学相对保留。局部皮瓣使邻近组织复位，置入或者覆盖手术缺损区。带蒂皮瓣可以旋转，用于保留固有血供的手术缺损区，如胸肌和斜方肌皮瓣。游离皮瓣包括从供体远隔部位切除的，带有手术部位微血管的组织，如用于口内重建的腹直肌游离皮瓣和前臂皮瓣，腓骨、髂骨或肩胛骨部分用于下颌骨重建。单纯皮瓣包含一种组织，而复杂皮瓣包含两种或更多的组织类型（例如肌皮瓣）。因为肌皮瓣内固有的神经支配来自供体，皮瓣内的肌肉会随时间而萎缩，被脂肪组织所取代。

在术后影像学上，皮瓣和原有组织边界清晰、锐利。辅助放疗可能会改变影像学表现，早期的放疗表现包括皮肤增厚、脂肪沉积和水肿，而晚期的放射性损伤包括肌肉增粗和腺体萎缩（治疗相关改变）。肿瘤复发常发生在治疗后2年内，大多复发通常在瘤床内或手术边缘发生。相对于肌肉，复发肿瘤常表现为等密度或等信号，以及各种形式的强化。肿瘤复发和早期纤维性强化很难鉴别。影像学随访有助于鉴别，因为肿瘤复发表现为进行性增大，而纤维组织常会回缩且变小。颈部治疗后的淋巴结转移很难评估，因为脂肪层通常消失；间隔增大和强化程度增加提示转移。

■ 关键点

●外科皮瓣使更广泛的手术切除成为可能，其分为局部皮瓣、带蒂皮瓣或游离皮瓣。

●肌皮瓣内的肌肉组织由于去神经支配，将会发生进行性脂性萎缩。

●肿瘤复发通常在治疗后2年内发生，常见于瘤床或手术边缘。

病例 218

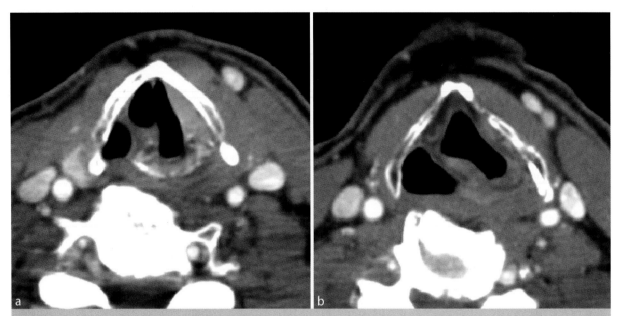

图218.1 喉腔平面轴位CT增强图像 (a) 显示，右侧真声带向内侧偏移，同侧喉室扩大，形成"帆"征。右侧梨状隐窝扩大，部分显示。喉腔上平面轴位CT图像 (b) 显示，右侧梨状隐窝扩张，杓状会厌襞增厚、内移

■ 临床表现

50岁男性，声音嘶哑 (图218.1)。

■ 推荐阅读

Chin SC, Edelstein S, Chen CY, et al. Using CT to localize side and level of vocal cord paralysis. Am J Roentgenol, 2003, 180: 1165 - 1170

Paquette CM, Manos DC, Psooy BJ. Unilateral vocal cord paralysis: a review of CT findings, mediastinal causes, and the course of the recurrent laryngeal nerves. Radiographics, 2012, 32: 721 - 740

■ 主要影像学表现

真声带和杓会厌皱襞内移，伴喉室和梨状隐窝扩大。

■ 诊　断

● 声带麻痹（VCP）　VCP 是由于喉返神经（RLN）功能障碍所引起，RLN 为支配真声带运动的神经。影响 RLN 的病理改变可发生于其通路的任何部位，从脑干经颈部延伸至纵隔内。外周性神经功能障碍较中枢性者更为常见。RLN 下行部分在左侧走行较长，致使左侧较易损伤，或发生病理性改变。引起 RLN 功能障碍常见原因，包括医源性（甲状腺切除）、感染性或炎性神经病、迷走神经和 RLN 走行区肿瘤压迫，以及颈动脉鞘或纵隔内血管损伤或动脉瘤。RLN 功能障碍最常见的症状为声音嘶哑，但多数患者可无症状。

了解迷走神经和 RLN 的走行，对于评估 RLN 功能障碍的病理学因素很重要。迷走神经起源于延髓，经行于颈静脉孔，与血管相伴行。在颈部行走于颈动脉鞘内，位于颈动脉外后方和颈静脉内后方。在颈部右侧，RLN 于锁骨下动脉水平分支，经行头臂动脉下，在气管食管沟上行至喉部。左侧 RLN 在主动脉弓水平分支，向前经主动脉弓和肺动脉韧带下方，穿过主肺动脉窗，在气管食管沟内上行至喉部。RLN 沿环杓关节后面进入喉部，支配喉部内在肌群，除环甲软骨肌外，其余均受来自喉上神经的运动支支配。

增强 CT 成像可用以评估声带功能障碍。理想的成像是在患者平静呼吸时获取图像，此为最优化的喉部评价方法。常见的 VCP 表现，包括同侧真声带内移、同侧杓状软骨向前内侧移位并旋转和同侧喉室扩大，这些异常共同形成轴位上特征性的"帆"征。其他的 VCP 表现，包括同侧梨状隐窝扩大、杓状会厌襞增厚和内移。当病变位于中枢神经系统，且累及迷走神经和眼神经丛，其继发的表现包括同侧口咽扩大、咽缩肌萎缩和对侧悬雍垂偏离。

在治疗方面，主要是针对引起声带功能障碍的病因。遗憾的是，大多数病例在 CT 上不能发现其病因。然而，如能明确病因是在中枢还是在外周，这将有助于指导下一步检查和处理。

■ 关键点

● RLN 功能障碍导致 VCP，病变或损伤可见于 RLN 走行的任何位置。

● VCP 在轴位 CT 常表现为同侧"帆"征。

● 其他的表现包括同侧梨状隐窝扩大，杓会厌皱襞增厚和旋转。

● 中枢性病变表现为口咽扩张、咽缩肌萎缩和对侧悬雍垂偏离。

病例 219

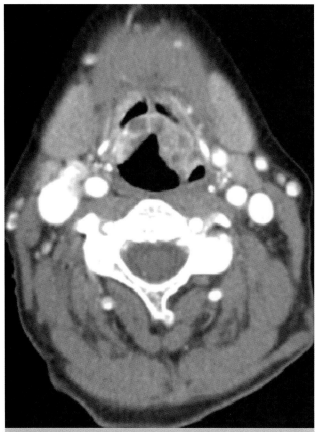

图 219.1 轴位 CT 增强图像显示，巨大的会厌肿块，以左侧为著，呈不均质强化。下一层面图像（未显示）显示，肿块延伸至杓状会厌襞

■ 临床表现

男性，51 岁，表现为咽部感觉障碍和吞咽困难（图 219.1）。

■ 推荐阅读

Yousem DM，Tufano RP. Laryngeal imaging. Magn Reson Imaging Clin N Am，2002，10：451 - 465

■ 主要影像学表现

声门上肿块。

■ 诊　断

● **声门上癌**　声门上癌累及声门上方喉结构，包括会厌、杓会厌皱襞、喉室、假声带和杓状软骨表面黏膜。迄今为止，鳞状细胞癌（SCC）是该部最常见的组织学亚型，而小涎腺肿瘤、感染和肉芽肿则少见。声门上癌最常见于中老年男性，表现为吞咽困难或疼痛。吸烟和饮酒会增加其发生率。肿瘤的表浅部分可在直视下明确。影像学检查（CT 最常用）用于评价深部肿瘤的范围，有助于肿瘤分期和处理。

喉部分为声门、声门上和声门下腔。声门包括真声带、前联合和后联合。声门上喉包括会厌、杓会厌皱襞、喉室、假声带和杓状软骨表面黏膜。声门下喉包括部分喉，即真声带以下到第一个气管环。甲状软骨部分包绕喉前部。声门旁间隙是指声门和甲状软骨内缘之间的腔隙，以及位于声门和下咽结构后部之间的腔隙；其内主要是脂肪。会厌前间隙为一个楔形区域，主要由脂肪组成，位于会厌前部，舌骨、甲状腺和甲状软骨相关韧带的后方。会厌前间隙和声门旁间隙在侧方相连续。

声门上 SCC 可累及声门上腔隙的任何部分。会厌 SCC 表现为中线对称性肿块，或偏离中线的不对称肿块；杓会厌 SCC 表现为不对称肿块。声门上 SCC 可引起 Ⅱ 级淋巴结转移；会厌 SCC 的局部淋巴结转移，通常表现为双侧性。会厌 SCC 可播散至会厌前间隙和声门旁间隙，进而可播散至声门腔。杓会厌 SCC 有向邻近下咽腔（梨状隐窝）播散的倾向。声门上 SCC 最初在 CT 上表现为较大肿块，强化方式多变。在影像学上，肿瘤分期主要依据以下方面：声门上受累结构的数目；会厌前间隙或声门旁间隙播散；邻近喉间隙或颈部喉外间隙播散，包括声门腔、口咽或舌根和下咽部；软骨侵犯；声带活动度；淋巴结肿大（可能为 SCC 伴发坏死）；重要的血管、神经或颈部上呼吸道 - 消化道受累。

确定有无肿瘤侵犯的关键，在于判断有无异常软组织影，或正常脂肪间隙是否消失。判断软骨是否受累更为复杂，因为影像学异常可能是炎症或反应性改变，而非真正的肿瘤侵犯。提示软骨受累的影像学表现，包括穿过软骨的咽外播散、软骨溶解或边界不规则、软骨硬化和软骨膨大。硬化是软骨受累最敏感的表现，而穿过软骨的软骨外侵犯最具特异性。在 MRI T2 脂肪抑制序列软骨信号升高或出现强化，均有助于软骨受累的判断；然而，这些异常也可能是反应性或炎性改变。在显示软骨受累方面，CT 的灵敏度较低，而 MRI 的特异性低，两者结合有助于判断软骨是否受累。

早期病变的治疗主要采取放疗。较晚期的病变采用手术和放疗，联合或不联合辅助化疗。局限在声门上区的肿瘤经常采用保声的声门上喉切除。而对于穿透声门、累及声门旁间隙或有软骨侵袭的肿瘤，上述手术方式并不适合。

治疗后的监测对于评估肿瘤复发或残留很重要。颈部放疗后改变，如水肿、脂肪浸润和黏膜炎，将会使影像学表现更为复杂。

■ 关键点

● 声门上 SCC 通常累及会厌、杓会厌皱襞、喉室和（或）假声带。

● 声门上 SCC 可引起 Ⅱ 级淋巴结播散；会厌肿瘤局部播散通常为双侧。

● 肿瘤侵犯的确认包括异常软组织、脂肪消失和软骨侵犯。

病例 220

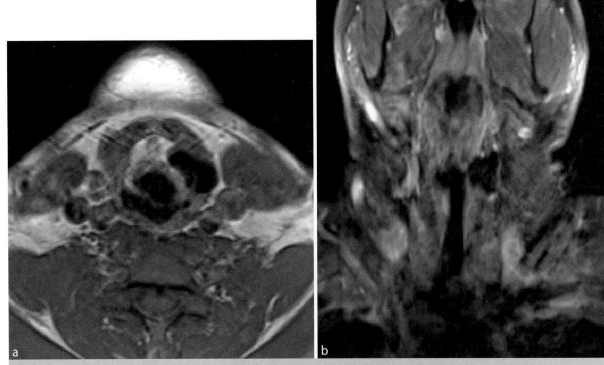

图 220.1　经颈平面轴位 MRI T1 平扫图像（a）显示，声门上脂肪组织内中线偏左一局限性含气囊腔，呈分叶状，越过甲状软骨膜延伸。冠状位 MRI T1 增强脂肪抑制序列（b）显示，气囊和喉室相通

■ 临床表现

男性，51 岁，间断性颈部疼痛（图 220.1）。

■ 推荐阅读

Catena JR，Moonis G，Glastonbury CM，et al. MDCT and MR imaging evaluation of the Iaryngeal appendix and Laryngoceles. Neurographics，2011，1：74－83

■ 主要影像学表现

声门上脂肪内含气囊腔。

■ 诊　断

● **喉气囊肿**　喉附件或喉小囊是指声门上脂肪内，自喉室向头侧延伸的含气隐窝。当小囊阻塞或喉部压力升高（如吹号手）时，可引起喉附件/喉小囊扩张，形成含有气体和（或）液体的喉气囊肿。一些临床医生将含液体的喉气囊肿称为囊状囊肿，而其他医生将含有黏液的囊肿称为囊状囊肿，其与喉部不通。

喉气囊肿分为喉内型、混合型及喉外型，喉内型位于喉旁间隙内，被甲状软骨膜包绕；混合型包括喉内型部分和越过甲状软骨膜向喉外延伸的部分。单纯的喉外型罕见，见于混合型喉气囊肿的喉内部分减压后而喉外部分持续存在的情况下。喉气囊肿常为偶尔发现，没有症状。一旦出现症状，通常表现为咽部感觉障碍和声音嘶哑。较大的喉内型囊肿可引起咳嗽，偶尔出现气道受压。较大的混合型或单纯的喉外型囊肿，可表现为明显的肿块。

在 CT 上，喉气囊肿常表现为声门上脂肪内的含气囊袋，位于喉小囊区。当充满液体时，其密度与单纯液体密度一致，或因含有蛋白，密度升高。在 MRI 上，含气囊肿在所有序列上均呈低信号。含液囊肿 T1 表现为典型低信号，T2 表现为典型高信号。随着囊内蛋白成分增加，其 T1 信号强度增加，而 T2 信号强度减低。增强扫描可见外周强化。实性强化则提示可能为肿块，而伴有周围炎性改变的显著环形强化提示囊肿合并感染，称为喉脓囊肿。

一旦怀疑喉气囊肿，需密切注意有无引起喉小囊阻塞的肿块。评估病变的大小和范围很重要，尤其对于分型（喉内型、混合型或喉外型）非常重要，这将有助于制订手术计划。

■ 关键点

● 喉气囊肿是由喉小囊阻塞或喉压力升高所致。

● 根据与甲状软骨膜的关系，喉气囊肿分为喉内型、混合型和喉外型。

● 在喉小囊阻塞的原因中，仔细查找有无肿块非常重要。

● 喉脓囊肿是指感染的喉气囊肿，表现为环形强化和周围炎性改变。

病例 221

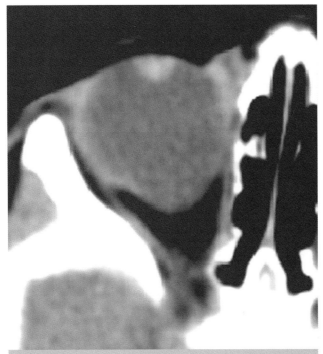

图 221.1 经右眼球层面的 CT 轴位放大图像显示，眼球后方局限性轮廓异常

■ 临床表现

病史未提供（图 221.1）。

■ 推荐阅读

Kubal WS. Imaging of orbital trauma. Radiographics, 2008, 28: 1729 - 1739

Osborne DR, Foulks GN. Computed tomographic analysis of deformity and dimensional changes in the eyeball. Radiology, 1941, 153: 669 - 674

Smith M, Castillo M. Imaging and differential diagnosis of the large eye. Radiographics, 1994, 14: 721 - 728

Betts AM, O'Brien WT, Davies BW, et al. A systemic approach to CT evaluation of orbital trauma. Emerg Radiol, 2014, 21 (5): 511 - 531

主要影像学表现

眼球轮廓异常。

Top 3 鉴别诊断

• **眼球外伤** 在外伤患者，眼球损伤是重要的表现，因为其可导致暂时或永久性失明，这种情况取决于损伤的类型和范围。眼球破裂（开放性眼球损伤）是一种严重的损伤，可由钝伤或穿通伤所引起。一旦出现以下情况应考虑眼球破裂，如局限性眼球轮廓异常、巩膜畸形、眼球内出现异物或气体，和（或）眼眶体积缩小，其可表现为"爆胎"征。其他表现包括玻璃体积血、晶状体脱位和视网膜或脉络膜剥离。

• **巩膜缺损** 眼球后部有三层结构，最外层为巩膜，中间层为脉络膜，最内层为视网膜。眼球后部包含玻璃体。巩膜缺损是指先天性巩膜缺失，其可引起眼球局部异常，多见于视神经进入眼球处或其附近。尽管多数患者在儿童期出现症状，但缺损在出生时即已发生。巩膜缺损可散发、单侧发病，而有症状的病例常为双侧发病。与巩膜缺损相关的综合征包括牵牛花综合征，CHARGE综合征（眼睛缺损、心脏异常、后鼻孔闭锁、生长发育延迟、生殖器和耳发育异常）和Aicardi综合征。巩膜缺损在影像学表现为眼球增大，巩膜在视神经乳头区突出。

• **葡萄肿** 葡萄肿是一种获得性巩膜缺损，常因严重的退行性近视所致，其他不常见的病因包括青光眼、感染和创伤。葡萄肿在影像学表现为眼球增大，主要为眼球前后径延长、巩膜局部变薄和玻璃体突出。典型的局部眼球异常位于眼球后部，通常在视神经进入眼球的侧面。前部的角膜缺损可伴发炎症。

其他鉴别诊断

• **轴性近视** 轴性近视是指单侧或双侧眼球前后径线延长，眼球外形呈椭圆形。其通常为自发的，缓慢进展，但也可能与眼部感染和甲状腺眼病有关。眼球外形异常通常引起突眼。局部获得性巩膜缺损和葡萄肿可并存。在影像学上，轴性近视典型表现为眼球前后径延长，不伴有局部肿块。

诊　断

巩膜缺损

关键点

• 当出现局部眼球轮廓异常、异物和（或）眶内容积缩小时，应怀疑眼球破裂。

• 巩膜缺损是指在视神经进入眼球处或其邻近部，巩膜出现先天性缺损。

• 葡萄肿是获得性巩膜缺损，通常因严重的退行性近视所致。

• 轴性近视是指眼球前后径线延长，导致眼球外形呈椭圆形。

病例 222

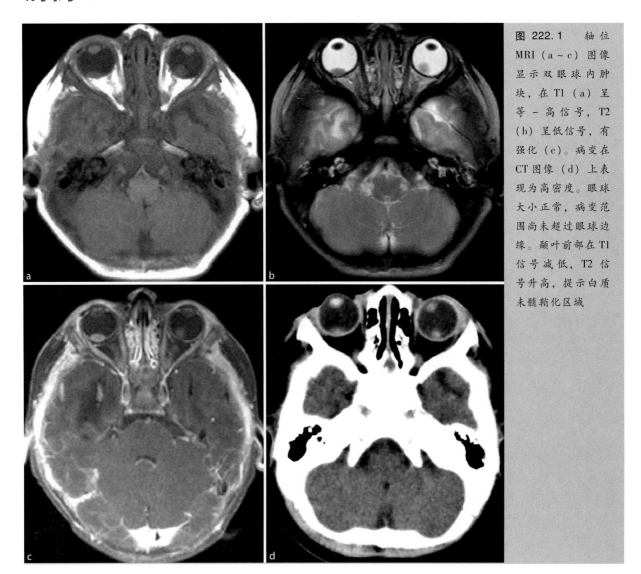

图 222.1 轴位 MRI（a～c）图像显示双眼球内肿块，在 T1（a）呈等－高信号，T2（b）呈低信号，有强化（c）。病变在 CT 图像（d）上表现为高密度。眼球大小正常，病变范围尚未超过眼球边缘。颞叶前部在 T1 信号减低，T2 信号升高，提示白质未髓鞘化区域

■ 临床表现

　　3 个月男婴，白瞳症（图 222.1）。

■ 推荐阅读

Chung EM, Specht CS, Schroeder JW. From the archives of the AFIP: pediatric orbit rumors and tumorlike lesions: neuroepithelial lesions of the ocular globe and optic nerve. Radiographics, 2007, 27: 1159 - 1186

■ 主要影像学表现

儿童眼球肿块。

■ Top 3 鉴别诊断

• **视网膜母细胞瘤** 视网膜母细胞瘤是视网膜恶性肿瘤，是儿童最常见的眼球肿瘤。几乎所有病例均发生于 5 岁前，白瞳症（瞳孔反射白光）是最常见的体征。近 75% 的病变发生在单侧，其余均为双侧。三侧性视网膜母细胞瘤（双侧眼球＋松果体受累）和四侧性视网膜母细胞瘤（三侧性＋鞍上受累）见于家族性病例，其在 CT 平扫表现为眼球高密度肿块，约 95% 伴有钙化。眼球大小正常或轻度增大。肿块在 MRI T1 呈高信号，T2 呈低信号，明显强化。治疗包括化疗、放疗和手术摘除。眼球大小正常和钙化在临床上具有鉴别价值。

• **永存性原始玻璃体增生症（PHPV）** PHPV 是由于玻璃体内永存的胚胎性血管所引起的玻璃体积血、白内障和视网膜剥离。在严重病例，眼球可变形，其内可见眼球痨。PHPV 特征性影像学表现包括小眼球和玻璃体密度升高。随着患者体位变化，玻璃体内高密度部位将会发生改变。在 MRI 上，其表现为玻璃体 T1 和 T2 信号均升高。钙化并非 PHPV 的表现。PHPV 与其他病变很难鉴别，尤其是非钙化的视网膜膜母细胞瘤。鉴别的关键点在于 PHPV 表现为足月婴儿出现小眼球。

• **渗出性视网膜病** 渗出性视网膜病主要见于小男孩，视网膜下渗出、视网膜剥离和视网膜血管异常为其特征性表现。在影像学上，其主要表现为视网膜内渗出和视网膜剥离。在 CT 表现为受累眼球密度升高，无钙化。视网膜下渗出在 MRI 上可更为清晰地显示，其在 T1 和 T2 信号均升高。眼球大小正常和无钙化，对该病具有鉴别价值。

■ 其他鉴别诊断

• **早产儿视网膜病（ROP）** ROP 也称晶状体后纤维组织增生，为早产儿接受氧治疗的后遗症，因为氧治疗可能引起异常血管发育和出血。ROP 在影像学表现为双侧（通常）小眼球。出血可引起眼球内密度升高，视网膜剥离。晚期病变可钙化。双侧受累和早产儿病史有助于与其他眼球疾病相鉴别。

• **弓蛔虫病** 眼部弓蛔虫病是由于机体对弓蛔幼虫的高敏反应所致。患者由于接触狗和猫而感染，表现为单侧视力障碍。眼部弓蛔虫病在 CT 上表现为眼球内高密度，常不伴局部肿块。病变在 MRI T1 呈等信号，T2 呈高信号。具有鉴别意义的表现包括眼球大小正常，无钙化且有狗、猫接触史。

■ 诊　断

视网膜母细胞瘤（双侧）

■ 关键点

• 视网膜母细胞瘤是儿童期最常见的眼球肿瘤，表现为白瞳征和钙化。

• PHPV 是由于胚胎性血管永存，见于足月婴儿，表现为小眼球。

• 渗出性视网膜病的特征表现为视网膜剥离、眼球大小正常和无钙化。

• 早产儿视网膜病是由于持续氧治疗所引起，双侧小眼球且无钙化为其特征。

病例 223

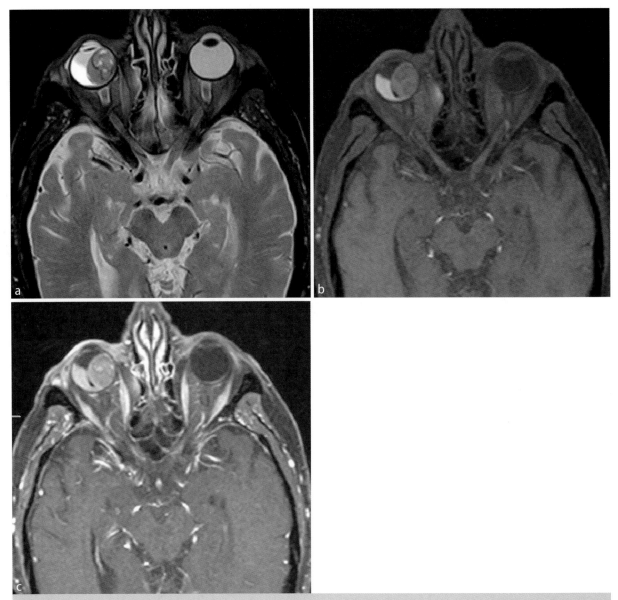

图 223.1　轴位 MRI T2（a）、T1 脂肪抑制序列（b）和 T1 增强脂肪抑制序列图像（c）显示，右眼球内 T2 低信号和 T1 高信号肿块，有强化。眼球外侧脉络膜剥离，伴脉络膜下出血。图片由 Aaron Betts，MD 提供

■ 临床表现

成年男性，视力障碍（图 223.1）。

■ 推荐阅读

Smoker WRK, Gentry LR, Yee NK, et al. Vascular lesions of the orbit: more than meets the eye. Radiographics, 2008, 28: 185–204, quiz 325

■ 主要影像学表现

成人眼球肿块。

■ Top 3 鉴别诊断

• **血肿或出血** 大多数眼球内出血继发于创伤,包括医源性损伤。凝血障碍或肿瘤所引起的出血并不常见。出血或血肿在 CT 上表现为高密度团块,边界清楚或不清楚。如果出血或血肿位于视网膜下或脉络膜下,分别可见特征性的 V 形或双凸形,这与剥离部位一致。由于出血时期不同,出血或血肿在 MRI 表现也各异,其在梯度回波或磁敏感成像中显示得更为清楚。

• **黑色素瘤** 眼部黑色素瘤是眼球内黑色素细胞来源的原发恶性肿瘤,是成人最常见的眼部肿瘤。此外,眶外黑色素瘤转移至眶内罕见。绝大多数黑色素瘤发生于脉络膜,其余的发生于睫毛或虹膜。典型病例见于中年至老年人群,表现为无痛性视力丧失。在 CT 和 MRI 上,黑色素瘤

表现为穹隆状或蘑菇状肿块,与脉络膜呈宽基底相连,强化明显,常伴发脉络膜或视网膜剥离。黑色素瘤在 CT 呈高密度;由于黑色素的存在,其在 MRI 上表现为特征性的 T1 高信号和 T2 低信号。该病的治疗方案和预后取决于病变大小、深度和眶内侵犯范围。

• **转移瘤** 眼球转移瘤常见于晚期肿瘤的成年患者。乳腺癌和肺癌是最常见的原发性肿瘤,其次为富血管性肿瘤,如肾癌和甲状腺癌。由于系血源性转移,转移瘤通常位于眼球后部,侵及葡萄膜和脉络膜,可并发脉络膜或视网膜剥离。转移瘤在 CT 上呈高密度,在合并出血时密度更高,强化明显。转移瘤在 MRI 上信号多变,但常在 T2 上呈等至高信号,可有强化。

■ 其他鉴别诊断

• **眼部炎性假瘤** 炎性假瘤是特发性炎性病变,通常边界不清,可累及眼部任何部位。其中以眼外肌(EOMS)受累更为常见,可弥漫性侵犯肌锥内外间隙。眼球受累时,病灶边界不清,常有强化。炎性假瘤在 MRI 表现多变,但相对于 EOMS,病变大多在 MRI T1 呈低信号,T2 呈等信号。在慢性期,硬化性病变信号强度减低。

• **脉络膜血管瘤** 脉络膜血管瘤是一种错构瘤,散发或伴发于斯德奇 – 韦伯综合征(SWS)。在 CT 和 MRI 上,脉络膜血管瘤可为孤立的局灶

性病变,或为透镜状弥漫性改变,强化明显。其在 CT 上呈高密度,在 MRI 上典型地表现为 T1 和 T2 高信号。

• **脉络膜骨瘤** 脉络膜骨瘤不常见,为钙化或骨化的良性肿瘤。绝大多数病变为孤立的单侧病变,在年轻女性中更为常见。脉络膜骨瘤在 CT 上表现为局灶性或透镜状钙化肿块,位于眼球后部脉络膜和视网膜连接部。在 MRI 上,病变典型地表现为 T2 低信号,在 T1 序列上,由于钙化或骨化而信号多样,常可见显著强化。

■ 诊　断

眼部黑色素瘤(伴脉络膜剥离)

■ 关键点

• 黑色素瘤的特征性表现为在 CT 上呈高密度,MRI T1 上呈高信号,而在 T2 上呈低信号。

• 眼部炎性假瘤为一种特发性炎性病变,大多边界不清,可有强化。

• 脉络膜血管瘤是一种血管错构瘤,可散发或伴发于 SWS。

• 脉络膜骨瘤不常见,为钙化或骨化的良性肿瘤,明显强化。

病例 224

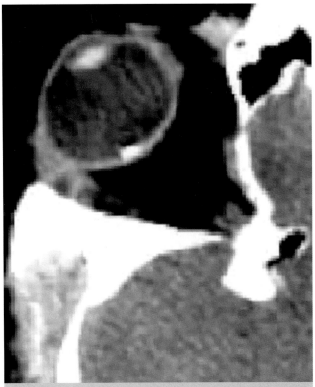

图 224.1　经右眼眶轴位 CT 放大图像显示，沿眼球后部分布的局灶性钙化

■ 临床表现

患者视力下降（图 224.1）。

■ 推荐阅读

LeBedis CA, Sakai O. Nontraumatic orbital conditions: diagnosis with CT and MR imaging in the emergent setting. Radiographics, 2008, 28: 1741 - 1753

■ 主要影像学表现

眼球钙化。

■ Top 3 鉴别诊断

• **巩膜斑** 巩膜斑常见于中老年人群，其本质为一种退行性病变，偶然发现。巩膜斑发生在眼外肌（EOM）的眼球附着处，通常为双侧，最常累及内直肌（最常见）和外直肌。其临床表现和发生部位具有特征性。

• **视神经乳头疣（ONHD）** ONHD是指视神经乳头无细胞沉积，并发生伴随神经纤维退行性变的钙化。尽管 ONHD 可表现出轻微的视野缺损，但通常无症状。在眼底检查时发现的类似于视盘水肿（常与颅内压升高有关）的改变，具有重要的临床意义。CT 有助于明确视神经乳头疣钙化，同时排除真正导致视盘水肿的眶后原因。ONHD 典型地表现为在视神经插入眼球处的小钙化（<3mm）。

• **视网膜错构瘤** 结节性硬化症（TS）所引起的错构瘤，可累及不同部位。视网膜错构瘤常发生在 TS 的基础上，通常没有症状；一旦出现症状，可作为 TS 主要的诊断标准。病变大部分发生钙化，形成巨大的疣。TS 的其他表现，如室管膜下结节和皮质结节，均有助于鉴别。

■ 其他鉴别诊断

• **肿瘤** 视网膜母细胞瘤是视网膜恶性肿瘤，是儿童最常见的眼球肿瘤。几乎所有的病例都发生在 5 岁以前，白瞳症（瞳孔反射白光）是最常见的体征。约 75% 的视网膜母细胞瘤为单侧病变；其余均为双侧。三侧性视网膜母细胞瘤（双侧眼球＋松果体受累）和四侧性视网膜母细胞瘤（三侧性＋鞍上受累）见于家族性病例。CT 平扫显示眼球高密度肿块，约 95% 伴有钙化。眼球大小正常或轻度增大。肿块在 MRI T1 呈高信号，T2 呈低信号，明显强化。治疗方案包括化疗、放疗和手术摘除。脉络膜骨瘤为钙化或骨化的良性肿瘤，不常见。绝大多数病变为孤立的单侧病变，在年轻女性更为常见。CT 显示局灶性或透镜状钙化肿块，位于眼球后部脉络膜和视网膜连接部。在 MRI 上，病变典型地表现为 T2 低信号，T1 序列由于钙化或骨化信号多样，常可见显著强化。

• **异物** 异物（FB）见于眼球穿通伤或职业暴露。金属性 FB 表现为高密度和条纹状伪影。X 线片或 CT 可明确异物。非金属性异物特征少，常表现为软组织密度，如为木屑则类似于气体密度。如果有创伤病史，应高度怀疑眼内异物。

• **眼球萎缩** 眼球萎缩指由于眼球本身病变引起的眼球退行性变。其常见原因包括眼部外伤和各种长期存在的感染或炎症。在影像学，眼球萎缩表现为眼球皱缩、形态不规则伴有粗糙的钙化。钙化类似于在肿块基础上的钙化；然而，眼球皱缩合并钙化是眼球萎缩的特征。视神经萎缩可继发于眼部慢性疾病，该征象有助于眼球萎缩的诊断。

■ 诊　断

视网膜错构瘤

■ 关键点

• 巩膜斑是一种退行性病变，见于老年人，位于 EOM 入眼球处。
• ONHD 发生在视神经进入眼球处，眼底检查可发现类似于视盘水肿改变。

• 视网膜错构瘤常见于 TS，表现为巨疣。
• 在伴有钙化的肿瘤中，视网膜母细胞瘤（儿童中，恶性）和脉络膜骨瘤最为常见。

病例 225

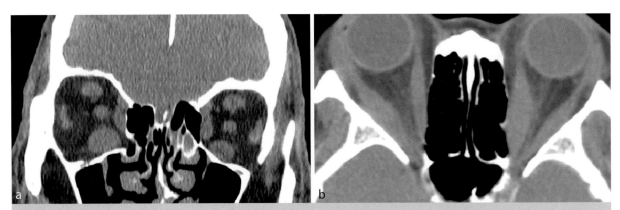

图 225.1 冠状位 CT 图像（a）显示，双眼外肌增粗，右侧较左侧明显，下直肌受累更显著。相同诊断的其他患者轴位 CT 图像（b）显示，双眼直肌肌腹增粗，而肌腱连接处未增粗，同时可见眼球突出

■ 临床表现

中年女性，突眼（图 225.1）。

■ 推荐阅读

LeBedis CA, Sakai O. Nontraumatic orbital conditions: diagnosis with CT and MR imaging in the emergent setting. Radiograhics, 2008, 28: 1741 - 1753

■ 主要影像学表现

眼外肌增粗。

■ Top 3 鉴别诊断

- **甲状腺相关眼病（TAO）** TAO 也称格雷夫斯眼病，是成人突眼最常见的原因。TAO 是一种自身免疫炎性病变，其特征为多条眼外肌肌腹增粗，而肌腱连接处未增粗。在该病，眼外肌受累通常为双侧，按序依次为下直肌 > 内直肌 > 上直肌 > 外直肌 > 上斜肌。此外，在该病也可见眶内脂肪增多、泪腺增大、视神经被拉直或呈受压改变。TAO 易发生于年轻人或中年人群，女性多于男性。皮质类固醇对 TAO 治疗有效，而对于一些有占位效应且药物不能控制的病变，需采用手术治疗。

- **眼部炎性假瘤** 眼部炎性假瘤是成人痛性肿块最常见的原因。该病为自发性炎性病变，可表现为浸润性或肿块样强化，可累及眼部任何部位。其中以眼外肌（EOM）受累是最为常见，包括肌腱连接处。其可累及多条 EOM，但以单侧发病多见。当出现孤立的外直肌增粗时，其最为可能的诊断是炎性假瘤，而非甲状腺眼病。眼部炎性假瘤其他表现包括泪腺增大和球后脂肪受累。炎性假瘤若经海绵窦扩展至颅内，则被称作托洛萨 – 亨特综合征。

- **感染性肌炎** 感染性蜂窝织炎 – 肌炎是鼻旁窦感染的并发症，最常累及筛窦。最常见的表现为由筛窦病变所致内直肌增粗，其次为邻近的鼻窦密度升高，包括骨膜下脓肿、骨侵蚀或骨炎和眼框脂肪炎性条纹状改变。

■ 其他鉴别诊断

- **肿瘤** 累及 EOM 的肿瘤包括淋巴瘤、白血病（累及眼眶）、横纹肌肉瘤和转移瘤。淋巴瘤在影像学表现多样，但最常表现为眶内均质强化的无痛性肿块，以老年人（>60 岁）多见。淋巴瘤也可累及泪腺，偶尔累及 EOM，类似于甲状腺眼病。横纹肌肉瘤是儿童最常见的软组织肉瘤，其绝大多数发生在眶内软组织，而非在 EOM。与肌肉组织相比较，淋巴瘤在 CT 上呈等密度，在 MRI T1 呈低信号，而在 T2 呈高信号，多为中度强化。

- **结节病** 约有 25% 的结节病患者，伴发眼部疾病。其最常见的影像学表现包括，泪腺呈肿块样增大且强化、EOM 增粗、视神经增粗且强化和眼框炎性假瘤样肿块。结节病最常见的症状或体征包括急性葡萄膜炎、慢性泪腺炎和泪腺增大。

- **血管充血** 高流量动静脉分流可引起眼内压升高和动脉充血。颈内动脉 – 海绵窦瘘是最常见的原因，其本质为颈内动脉和海绵窦之间的异常交通，绝大多数是由外伤所致的直接瘘。球结膜水肿、搏动性眼球突出和眼眶杂音是其最常见的临床表现。在 MRI，颈内动脉 – 海绵窦瘘表现为海绵窦外侧缘弧形突起，海绵窦血管流空增加，同侧眼上静脉扩张，同侧眼内肌增粗和突眼。

■ 诊　断

甲状腺相关眼病

■ 关键点

- TAO 是 EOM 增粗最常见的原因，常为双侧发病。

- 炎性假瘤表现为痛性眼眶肿块，肌腱连接处受累为其特征。

- 感染性肌炎最常见于筛窦病变延伸至眶内。

- 眼眶淋巴瘤是老年人中最常见的无痛性肿块。

（病例 201～225　张秋娟　刘重霄　译，师　蔚　校）

病例 226

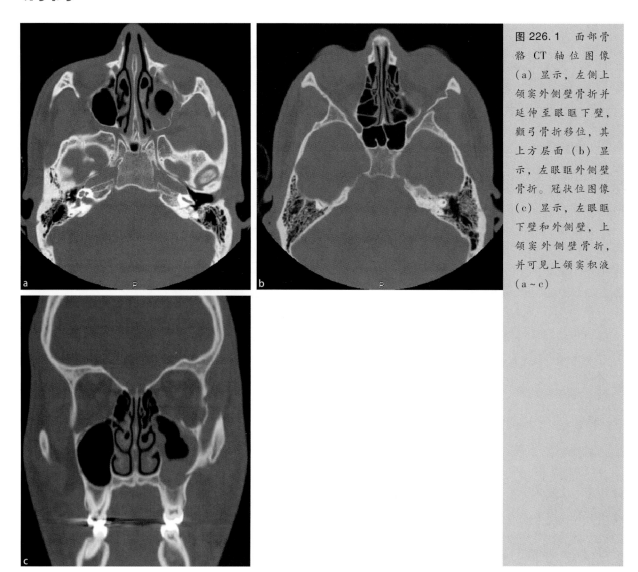

图 226.1 面部骨骼 CT 轴位图像（a）显示，左侧上颌窦外侧壁骨折并延伸至眼眶下壁，颧弓骨折移位，其上方层面（b）显示，左眼眶外侧壁骨折。冠状位图像（c）显示，左眼眶下壁和外侧壁，上颌窦外侧壁骨折，并可见上颌窦积液（a~c）

■ 临床表现

成年男性，外伤后面部和眼眶部疼痛（图 226.1）。

■ 推荐阅读

Dolan KD, Jacoby CG, Smoker WR. The radiology of facial fractures. Radiographics, 1984, 4: 575-663

■ 主要影像学表现

眼眶骨折。

■ Top 3 鉴别诊断

● **眶壁爆裂性骨折** 眼球受到直接打击可导致眶壁爆裂性骨折,升高的眶压传递至薄弱的眶壁,从而形成一种典型的骨折形式。骨折片可向下突入上颌窦内,呈"天窗"样表现,如眶壁两枚骨折片突入,则呈现"炸弹舱门"样表现。眶内脂肪常向下移位进入上颌窦,由于出血窦内常可见高密度气液平面。下直肌可延伸或进入骨折处导致肌肉卡压。可提示临床肌肉卡压的影像学表现包括:骨折区域内内直肌的肌肉组织走行或轮廓局限性改变。评估眼球损伤,以及附加的眼眶和面部骨折很重要。经过眶内侧壁的骨折(筛骨纸样板)可引起眼眶脂肪进入筛窦和相关的出血;可见内直肌卡压。

● **颧上颌复合体骨折** 颧上颌复合体骨折(也称三脚架骨折)是一种常见的面部骨折,由颧骨受直接打击所导致的创伤。骨折累及颧弓、眼眶(眶下壁及外侧壁),导致颧骨前部与其余面部骨骼分离。患者主要表现为面部肿胀、局部畸形,偶见由骨折片对下颌冠状突撞击所引起的张口困难。

● **勒福骨折** 勒福骨折典型表现为双侧骨折造成某些形式的面部骨骼分离,可分为 3 种亚型。所有亚型均包括翼板骨折。勒福 I 型骨折发生在眶壁以下的上颌骨骨折,可延伸至单侧或双侧的上颌窦。骨折部位以下的上颌骨下部与其余面部骨骼分离。勒福 II 型骨折似锥形,累及双侧上颌骨,使上颌骨两侧向上、向内靠拢接近眶下壁、内侧壁和鼻梁。鼻梁和骨折下方上颌骨与其余面部骨骼分离。勒福 III 型骨折最为严重,特征性表现为面部骨骼完全分离,这种复杂骨折累及双侧颧额缝、鼻额缝以及眶内侧壁、外侧壁和下壁。单纯勒福型骨折并不常见,通常为不同亚型、不同程度的复合表现。

■ 诊 断

颧上颌复合体(三脚架)骨折

■ 关键点

● 眼球受到直接打击可导致眶壁爆裂骨折,可见肌肉卡压。

● 颧上颌复合体骨折累及颧骨、眶下壁和外侧壁。

● 勒福骨折特征性表现为不同程度的面部骨骼分离,勒福 III 型骨折最为严重。

病例 227

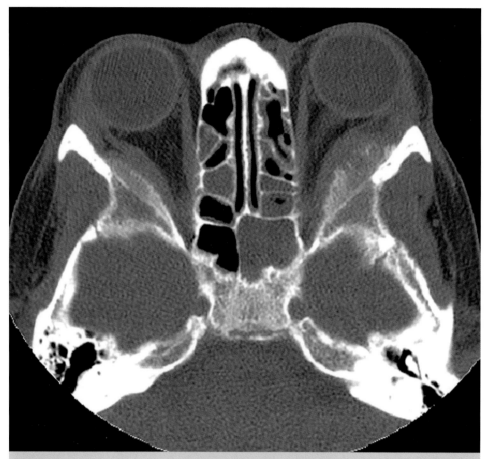

图 227.1 CT 轴位图像显示，沿左眼眶外侧壁可见毛刺样硬化，呈 "日光" 样骨膜反应。外直肌轻度突出并内移。右眼眶外侧壁内缘骨膜反应不太明显，外直肌内移。鼻窦浑浊累及左侧蝶窦和双侧筛窦。图片由 Rocky Saenz，DO 提供

■ 临床表现

患者表现为进行性复视（图 227.1）。

■ 推荐阅读

Daffner RH，Yakulis R，Maroon JC. Intraosseous meningioma. Skeletal Radiol，1998，27：108 – 111

■ 主要影像学表现

眼眶硬化性占位性病变。

■ Top 3 鉴别诊断

● **颅骨内脑膜瘤** 尽管脑膜瘤最常见的形式为颅内脑外占位性病变，颅骨内脑膜瘤极为罕见。与以硬脑膜为基底的脑膜瘤一样，颅骨内脑膜瘤好发于成年女性，常定位于头颈部的眼眶、鼻窦及面部骨骼。CT 扫描可见局限性骨质硬化性膨胀，硬化和透明混杂或"毛玻璃"样密度，可见骨皮质增厚。内板边缘不规则，此特征可与骨纤维结构不良（FD）鉴别，但与潜在的恶性病变相类似。这种改变与良性光滑的骨反应改变或更为常见潜在的脑外脑膜瘤相关的骨肥厚有本质区别。

● **骨纤维结构不良** FD 最常见于年轻人，女性更为多见。头颈部、颅骨、颅底和面部骨骼常受影响。CT 扫描典型表现为局限性骨膨胀，板障内毛玻璃密度；硬化、囊变或溶解变异并不常见。内缘光滑（与脑膜瘤和恶性病变不同），通常不显示明显的皮质增厚（与佩吉特病不同）。

MRI 扫描中，FD 通常表现为 T1 和 T2 呈低信号伴明显强化；如涉及囊性区域，则 T2 呈高信号。MRI 扫描表现可与侵袭性病变相类似；因此，在疑似 FD 病例中应优先考虑进行 CT 扫描。

● **恶性肿瘤** 转移瘤常侵犯颅骨。通常病变表现为软组织浸润或软组织占位性病变合并骨质破坏；局限性硬化少见。恶性肿瘤倾向于硬化性转移，包括儿童神经母细胞瘤、成人前列腺癌和乳腺癌、各年龄段的淋巴瘤。神经母细胞瘤好发蝶骨/眶外侧壁。原发性骨肿瘤并不常见，包括儿童尤因肉瘤，年轻人骨肉瘤和老年佩吉特病或既往接受放疗的患者。尤因肉瘤和骨肉瘤表现为局限性或侵袭性成骨肿瘤，CT 扫描可见骨膜反应；溶解性病变少见。MRI 扫描 T1 和 T2 通常呈中等信号，明显而不均匀强化；钙化部分呈低信号。

■ 其他鉴别诊断

● **佩吉特病** 佩吉特病多见于老年患者，包括 3 个阶段：溶解期、硬化期及混合期。在溶解期，颅骨受累所致典型大的溶骨性病变并侵蚀外板，此被称为颅骨局限性骨质疏松。在硬化期，骨皮质和板障膨胀硬化，可呈弥漫性或局限性改变。在混合期，病变溶解与硬化并存，颅骨呈现特征性"棉花"样表现（可见于眶壁）。

■ 诊　断

恶性肿瘤（神经母细胞瘤转移）

■ 关键点

● 颅骨内脑膜瘤表现为骨膨胀，密度升高，内板不规则。

● FD 常见于年轻人，典型表现为局限性骨膨胀和"毛玻璃"密度。

● 原发和转移恶性肿瘤可侵犯眶壁，特别是儿童神经母细胞瘤。

● 佩吉特病常见于老年患者，表现为骨或皮质膨胀和溶解，硬化或混杂密度。

病例 228

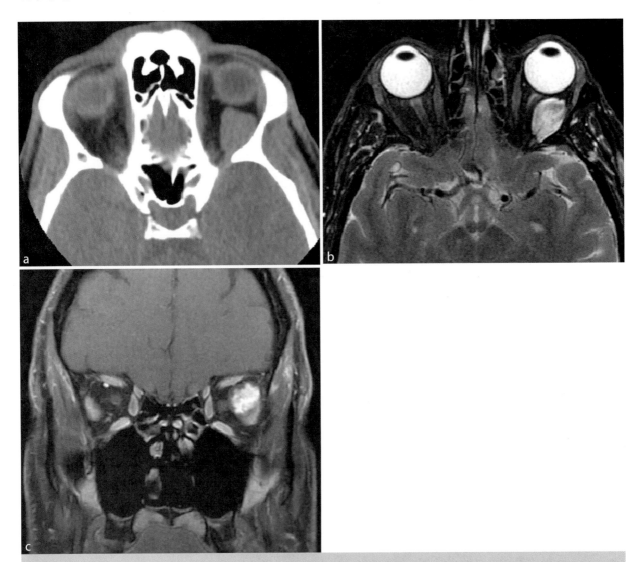

图 228.1 眼眶 CT 轴位图像（a）显示，沿左眼眶外侧界限清楚的肌锥内软组织占位性病变。MRI 轴位脂肪抑制 T2 图像（b）显示，弥漫不均匀但显著升高的信号。MRI 增强冠状位脂肪抑制序列 T1 图像（c）显示，占位性病变和肌锥内区域明显强化，视神经鞘复合体向内侧移位

■ 临床表现

52 岁男性，表现为头痛，已行头颅 CT 扫描（图 228.1）。

■ 推荐阅读

Tanak A, Mihara F, Yoshiura T. et al. Differentiation of cavernous hemangioma from schwannoma of the orbit. Am J Roentgenol, 2004, 183: 1799 – 1804

■ 主要影像学表现

眼眶局限性强化的占位性病变。

■ Top 3 鉴别诊断

• **海绵状血管瘤** 眼眶海绵状血管瘤是真正非肿瘤性囊性血管畸形（VM），为眶内最常见占位性病变，通常表现为眼球突出或疼痛。病变界限清楚，呈圆形、椭圆形或分叶状。虽然可发生于眶内任何位置，但以肌锥内和球后最为常见。CT 扫描常呈高密度，MRI 扫描中，T1 呈低信号，T2 呈高信号。可见明显强化，偶见钙化并具有特征性，病变较大时可重塑相邻骨结构。

• **淋巴管畸形** 眼眶淋巴管畸形为良性错构性病变，好发于儿童和年轻人。患者常表现为随病变体积增加而发生的眼球突出。虽然常累及肌锥外间隙，但眼眶淋巴管畸形可累及任何一个或多个间隙。病变常为多房囊性，有出血倾向。

液 – 液平面常见且为出血后特征性表现。常可见分隔强化。

• **脑膜瘤** 眼眶脑膜瘤最常见于中年女性，也可偶发于 2 型神经纤维瘤病（NF2）儿童。由于蝶骨嵴脑膜瘤和海绵窦脑膜瘤眶内转移，肌锥外常受累。另一方面，视神经鞘脑膜瘤是真性肌锥内病变，通常不向颅内发展，此特征可与视神经胶质瘤作鉴别。脑膜瘤强化明显并可见钙化。在轴位图像，强化部分呈特征性"轨道"表现 [明亮的神经鞘 / 位于外周强化的脑膜瘤和位于中央呈低密度（CT）或低信号（MRI）的视神经]。脑膜瘤常与骨肥厚有关。

■ 其他鉴别诊断

• **转移瘤** 转移瘤可侵犯眼眶任何部位，包括骨性眼眶、眼球、肌锥内或肌锥外间隙。成人中，最常见的原发性肿瘤为乳腺癌和肺癌，其次为前列腺癌、胃肠道肿瘤、泌尿生殖系统肿瘤和软组织肉瘤。儿童中，神经母细胞瘤、白血病、肾母细胞瘤和尤因肉瘤最常见。病变较大时可导致眼球突出和视敏度丧失。

• **淋巴瘤** 淋巴瘤常继发性累及眼眶，系非霍奇金淋巴瘤的一种形式。常见于老年人，表现为眼球突出或无痛性肿胀。淋巴瘤性浸润常界限清楚，可为双侧，借此特征有助于作鉴别。CT 扫描显示密度升高伴强化。病变在 MRI 扫描中，

T1 呈低至中等信号，T2 信号多样。受累区域常包括泪腺和眼眶上方。

• **神经鞘瘤** 施万细胞瘤和神经纤维瘤均可发生于眼眶内。施万细胞瘤成分更为混杂，并有囊变倾向。病变在 MRI 扫描中，T1 呈中等信号，T2 呈高信号，伴不均匀明显强化。神经纤维瘤成分更为单一，但界限不清，通常发生于 NF1，多发且为双侧。病变在 MRI 扫描中，T1 呈中等信号，T2 呈高信号，伴不均匀强化。特征表现为中央降低，周围升高的 T2 信号，呈现"靶"征，神经纤维瘤较施万细胞瘤更常见。

■ 诊　断

海绵状血管瘤

■ 关键点

• 海绵状血管瘤或 VM 为眼眶最常见的占位性病变，明显强化，可见钙化。

• 淋巴管畸形为多房囊性病变，有出血倾向。出血后液 – 液平面为特征性表现。

• 肌锥外脑膜瘤继发性侵犯眼眶，肌锥内脑膜瘤沿视神经发生。

• 转移瘤和淋巴瘤继发性侵犯眼眶，可侵犯眼眶内多种结构。

病例 229

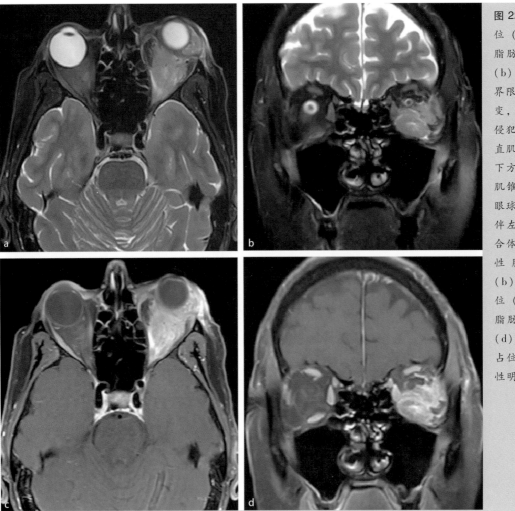

图 229.1 MRI 轴位（a）和冠状位脂肪抑制 T2 图像（b）显示，左眼眶界限不清占位性病变，呈中等信号，侵犯肌锥结构、下直肌、外直肌以及下方和外侧的部分肌锥外间隙。可见眼球突出（a～c），伴左侧视神经鞘复合体移位和非对称性脑脊液消失（b）。MRI 增强轴位（c）和冠状位脂肪抑制 T1 图像（d）显示，浸润性占位性病变伴弥漫性明显强化

■ 临床表现

成年女性，表现为眼球突出（图 229.1）。

■ 推荐阅读

Müller-Forell W，Pitz S. Orbital pathology. Eur   J Radiol，2004，49：105 - 142

■ 主要影像学表现

成人眼眶浸润性病变。

■ Top 3 鉴别诊断

• **眼部炎性假瘤** 假瘤是指特发性眼眶炎性疾病，系成年人眼眶疼痛性占位性病变最常见原因。最常表现为浸润性或团块样软组织强化，可侵犯眼眶任何部位或合并眼外肌包括肌腱连接处扩大；当出现单独性外直肌扩大，常见的原因为眼眶假瘤，而不可能为甲状腺眼病。其他表现包括泪腺扩大和侵犯球后脂肪。眼部炎性假瘤向颅内生长至海绵窦可出现托洛萨 – 亨特综合征（疼痛性眼肌麻痹）。

• **白血病/淋巴瘤** 白血病和淋巴瘤侵犯眼眶时表现多样，包括肌锥内和（或）肌锥外间隙界限不清的浸润或常位于肌锥外间隙界限清楚伴强化的占位性病变，泪腺受累常见。淋巴组织增生异常为全身性的，病变可为单侧或双侧，明显强化。MRI 扫描 T2 信号多样，可为低信号至高信号，信号强度取决于病变内细胞结构。

• **肉芽肿** 结节病和韦氏肉芽肿常侵犯眼眶。结节病是以非干酪化肉芽肿为特征的全身性疾病；韦氏肉芽肿是一种全身性血管炎，主要侵犯肾脏和呼吸道。病变均表现为界限不清浸润性强化的眼眶占位性病变，常见巩膜受累。结节病的其他表现包括视神经受累和颅内脑膜异常强化。韦氏肉芽肿的继发表现包括邻近鼻窦受累伴骨侵蚀。MRI 扫描中，软组织病变表现多样，但 T1 和 T2 常表现为中等 – 低信号伴强化。

■ 其他鉴别诊断

• **感染性疾病** 邻近鼻窦感染、远隔部位感染血行播散、体表蜂窝织炎直接传播、外伤或医源性感染均可造成眼眶感染。真菌感染在免疫功能低下患者中多见。眶周蜂窝织炎是指感染侵犯眶隔前软组织。眼眶蜂窝织炎/感染是指感染向眶隔后蔓延。眶隔由眼眶前骨骨膜延伸至眼睑软组织的纤维组织所组成。作为屏障阻隔表浅的眶隔前软组织感染向眶间隔蔓延。眶隔后蜂窝织炎患者常表现为眼球突出、眼肌麻痹、视力改变和球结膜水肿。影像学表现为炎性改变伴脂肪浸润，界限不清的强化区域。局限性脓肿表现为中央液体密度或信号伴环形强化。并发症包括视力丧失、眼上静脉血栓和颅内播散，这些改变在横断面影像上应受到重视。

• **转移瘤** 转移瘤可侵犯眼眶任何部位，包括骨性眼眶、眼球、肌锥内和肌锥外间隙。成人中，乳腺癌和肺癌最为常见，其次为前列腺癌、胃肠道肿瘤、泌尿生殖系统肿瘤和软组织肉瘤。乳腺硬癌转移可导致进行性眼球内陷。儿童中，侵犯眼眶的最常见原发性肿瘤包括神经母细胞瘤、白血病、肾母细胞瘤和尤因肉瘤。眼眶内病变界限清楚或界限不清伴浸润性强化。病变较大时可造成眼球突出和视力丧失。

■ 诊　断

眼眶淋巴瘤

■ 关键点

• 眼部炎性假瘤常表现为浸润性或团块样软组织强化。

• 淋巴组织增生表现多样，包括界限不清或界限清楚的眼眶占位性病变。

• 结节病和韦氏肉芽肿为全身性疾病，继发性表现具有临床价值。

• 眼眶蜂窝织炎患者表现为脂肪浸润和界限不清的强化区域。

病例 230

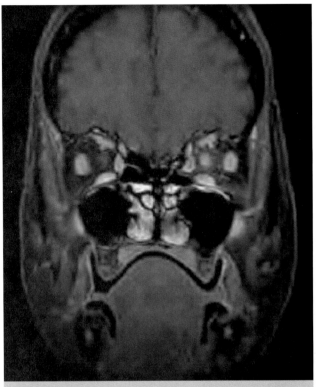

图 230.1　MRI 增强冠状位脂肪抑制 T1 图像显示，左侧视神经弥漫性肿大伴异常强化，相邻部分轻度炎性改变。外直肌正常强化

■ 临床表现

青年女性，表现为视力改变（图 230.1）。

■ 推荐阅读

LeBedis CA, Sakai O. Nontraumatic orbital conditions: diagnosis with CT and MR imaging in the emergent setting. Radiographics, 2008, 28: 1741 – 1753

■ 主要影像学表现

视神经肿大伴强化。

■ Top 3 鉴别诊断

• **视神经炎** 视神经炎由继发于自身免疫性疾病或病毒感染的脱髓鞘病变所造成。其他病因包括眼部感染，毒性或代谢性变性，缺血或脑膜炎/脑炎。整体而言，有1/3的多发性硬化累及视神经，而约1/2~3/4的以视神经炎起病的患者15年内可发展为多发性硬化（MS）。患者表现为数小时至数天单侧眼眶疼痛，伴眼球活动受限和视力丧失。MRI扫描表现为受累视神经在T2/FLAIR序列信号异常升高，冠状位序列显示更佳。MRI增强扫描可见视神经异常肿大伴强化。在慢性期，视神经可见萎缩。

• **视神经胶质瘤** 视神经胶质瘤为低级别肿瘤（常为青少年毛细胞型星形细胞瘤），好发于5~15岁，是儿童视神经肿大常见原因。患者表现为视力丧失、伴或不伴眼球突出。视神经胶质瘤可偶发或与1型神经纤维瘤病（NF1）相关，双侧视神经受累可确诊NF1。肿瘤可导致视神经肿大，延长和"迂曲"，形成轴位图像上的"斑点 i"征，可见视神经管扩大及良性骨重塑，强化形式多样。视神经胶质瘤可沿视神经通路（视交叉、视束和视放射）生长。NF1易侵犯视神经，但视神经形态良好。非NF1病例常侵犯视交叉或下丘脑，病变范围更大，更易呈团块样，常见囊变，病变可超过视神经通路范围。

• **视神经鞘脑膜瘤** 视神经鞘脑膜瘤起源于视神经表面脑膜内的蛛网膜间隙。约80%患者为女性，30~40岁好发，表现为进行性视力丧失（视神经萎缩）。病变呈管状（最常见），纺锤状或与视神经相关的偏心性肿物。CT扫描中，病变可呈高密度，钙化常见（20%~25%）。MRI扫描中，T1与灰质等信号，T2信号多样。强化明显并相对均匀。增强扫描可见"轨道"征，指的是直线条带样强化围绕中心非强化的视神经。可见蝶骨和（或）视神经管骨质增生。

■ 其他鉴别诊断

• **白血病/淋巴瘤** 白血病和非霍奇金淋巴瘤可采取以不同的表现形式侵犯眼眶。视神经鞘复合体受累伴区域强化是最为少见的表现。一旦出现，病变常（但不完全）为双侧。

• **结节病** 结节病是以非干酪化肉芽肿为特征的全身性疾病。有症状的中枢神经系统受累（中枢神经系统结节病）约占结节病患者的5%。单侧视神经受累少见，但作为视神经病变的鉴别诊断应予以考虑。可见不同程度和形式的强化，但结节状强化最为常见。

■ 诊 断

视神经炎

■ 关键点

• 视神经炎由脱髓鞘改变所致，多数患者在15年内可发展为MS。

• 视神经胶质瘤常导致儿童视神经肿大，并与NF1相关。

• 视神经鞘脑膜瘤好发于女性，可见"轨道"样强化。

病例 231

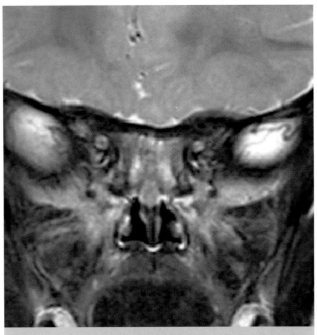

图 231.1 眼眶 MRI 冠状位 T2 图像显示，视神经直径缩小，左侧更为明显，并无可见的异常信号

■ **临床表现**

男孩，视力下降，左侧尤其显著（图 231.1）。

■ **推荐阅读**

Barkovich AJ, Fram EK, Norman D. Septo-optic dysplasia: MR imaging. Radiology, 1989, 171: 189 – 192

■ 主要影像学表现

视神经直径缩小。

■ Top 2 鉴别诊断

• **视神经萎缩** 视神经萎缩常为慢性视神经损伤的最终结果，通常与长期视神经炎相关。在儿童和年轻人，脱髓鞘改变为最常见病因，而中老年患者缺血性视神经病变为最常见病因，在糖尿病、高血压及高脂血症的情况下更为明显。急性期，MRI 扫描中，视神经炎常表现为视神经水肿，信号异常，视神经轻度肿大。常可见强化，特别在急性损伤或感染期。慢性期，视神经体积缩小；病变后期可见多样的异常信号或强化。急性及慢性期均可见周围神经炎。

• **视神经发育不良（ONH）** ONH 是指视神经先天性发育不良。通常为双侧并与其他中枢神经系统畸形或综合征相关，包括视隔发育不良（SOD）。视觉症状在儿童期出现，包括视力丧失、眼球震颤及斜视。眼外症状取决于其他潜在的畸形，通常包括发育迟缓和内分泌疾病，因为下丘脑 - 垂体异常通常与 ONH 和 SOD 相关。MRI 扫描作为首选影像学检查，可发现单侧或双侧视神经和视交叉直径缩小。在 SOD 中，透明隔缺如（部分或完全），脑裂畸形、垂体发育不良和垂体后叶异位常同时并存。可见皮质畸形，灰质异位，部分或全部胼胝体发育不良。

■ 诊　断

视神经发育不良（视隔发育不良）

■ 关键点

• 视神经萎缩通常为慢性视神经损伤的最终结果，多为长期视神经炎所致。

• 脱髓鞘改变好发于年轻患者，缺血性视神经病变好发于老年患者。

• ONH 是指视神经发育不良，通常为双侧，此与 SOD 相关。

病例 232

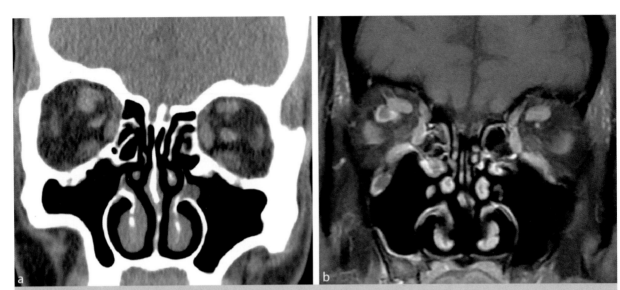

图 232.1 CT 冠状位图像（a）显示，与左侧相比，右眼上静脉明显扩大。MRI 增强冠状位脂肪抑制 T1 图像（b）显示，右眼上静脉中央信号降低，周围强化

■ **临床表现**

70 岁男性，表现为眼痛，头痛伴视敏度丧失（图 232.1）。

■ **推荐阅读**

Poon CS，Sze G，Johnson MH. Orbital lesions：differentiating vascular and nonvascular etiologic factors. Am J Roentgenol，2008，190：956 - 965

Razek AA，Castillo M. Imaging lesions of the cavernous sinus. Am J Neuroradiol，2009，30：444 - 452

■ 主要影像学表现

眼上静脉扩张。

■ Top 3 鉴别诊断

• **静脉/海绵窦血栓** 海绵窦血栓常由相邻的感染或炎症蔓延引起，通常侵犯眼眶或鼻窦腔。CT 增强扫描或 MRI 增强扫描显示，形成血栓的海绵窦扩大和强化不明显，常见外周强化。亚急性期，MRI 扫描中，血栓在 T1 和 T2 常呈高信号。升高的静脉压和眶压导致眼球突出和眼上静脉（SOV）扩张。SOV 血栓可由以下因素引起：海绵窦血栓，占位效应，感染/炎症过程或高凝状态引起的继发性血管闭塞。增强扫描通常显示 SOV 扩大但不强化。

• **颈内动脉 - 海绵窦瘘（CCF）** CCF 是指颈内动脉和海绵窦异常沟通，分为直接型（最常见）或间接型。直接型 CCF 为高流量动静脉分流，症状迅速出现，包括搏动性眼球突出、眶部杂音、球结膜水肿和偶见的颅内出血。绝大多数源于创伤，海绵窦动脉瘤破裂为较为少见的原因。间接型 CCF 是颈内或颈外动脉的硬脑膜支与海绵窦之间的低流量分流，常为自发性，起病隐匿，与 CCF 相关的静脉压升高导致海绵窦和同侧 SOV 扩大。MRI 扫描表现为海绵窦外缘外凸，海绵窦流空信号增多，同侧 SOV 和眼外肌（EOM）增粗以及眼球突出。由于与对侧海绵窦存在静脉沟通，海绵窦扩大可为双侧。血管造影可见动脉期内早期静脉充盈。血管内治疗受到青睐，包括胶或弹簧圈栓塞。

• **静脉曲张** 静脉曲张是指先天畸形伴静脉结构扩大。眼眶中，SOV 最常受累。患者可无症状或表现为眼球突出，且当瓦尔萨尔瓦动作时更为严重。CT 增强扫描或 MRI 增强扫描可见受累静脉结构局限或弥漫性扩大伴强化，T2 可见明显的流空信号。判断血管的连续性有无中断是鉴别静脉曲张与其他非血管性强化的眶内占位性病变的关键。偶尔可能存在静脉石，CT 扫描中显示最佳。并发症包括静脉血栓和静脉曲张破裂出血。

■ 其他鉴别诊断

• **正常变异** 偶尔，SOV 可呈非对称性，致使正常变异与病理性扩张难以区别。然而正常变异无症状。在作出正常变异诊断前，需仔细分析排除可导致 SOV 扩大的眼眶和海绵窦异常。影像学随访可能有价值。

• **颅内或眶内压升高** 颅内或眶内压升高均可导致 SOV 扩张。颅内压升高的继发表现包括弥漫性脑沟和脑池消失。眶内压升高可由潜在的眼眶或海绵窦占位性病变、眼眶浸润性或炎症过程所造成，例如格雷夫斯眼病和眼眶假性肿瘤。

■ 诊　断

眼上静脉血栓

■ 关键点

• 海绵窦血栓表现为海绵窦扩大和强化不明显。

• CCF 表现为海绵窦扩大，血管流空，SOV 和 EOM 增粗以及眼球突出。

• 静脉曲张是指先天性静脉扩张，瓦尔萨尔瓦动作时加重。

病例 233

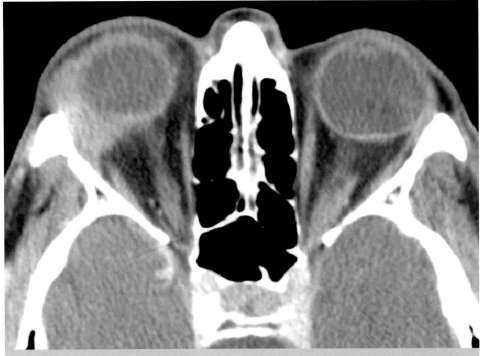

图 233.1　眼眶 CT 增强轴位图像显示，右侧泪腺弥漫性增大，包括眶部与睑部，伴强化

■ 临床表现

55 岁女性，表现为眼球突出（图 233.1）。

■ 推荐阅读

Cao Y, Moonis G, Cunnane ME, et al. Lacrimal gland masses. Am J Roentgenol, 2013, 201: W371 - 81

■ 主要影像学表现

泪腺增大伴强化。

■ Top 3 鉴别诊断

● **传染性泪腺炎** 泪腺是指分泌泪液的器官，位于眼眶前部上外侧，上直肌和外直肌边缘。由两部分所组成，位于后部的眶部和位于前部的睑部。传染性泪腺炎为泪腺炎性过程，好发于儿童和年轻人，常为单侧。横断面影像学显示，弥漫性泪腺增大伴强化。周围炎性改变累及眼眶脂肪。骨性结构多为正常。

● **上皮性肿瘤** 多形性腺瘤是泪腺最常见的原发性上皮性肿瘤，常侵犯眶部，导致单侧泪腺增大伴强化。CT 扫描显示一界限清楚的强化肿块，常伴良性骨重塑。MRI 扫描 T1 呈低–等信号，T2 呈等–高信号（与直肌相比）肿块伴中等强化。治疗需外科完全切除，但复发常见。腺样囊性癌（ACC）和黏液表皮样癌是少见的恶性上皮性肿瘤，具有浸润性，生长迅速，弥漫性强化，可导致邻近骨侵蚀。ACC 倾向于嗜神经播散。

● **淋巴组织增生性病变** 淋巴样增生是指良性淋巴组织增生过程，可累及泪腺。常为双侧对称性侵犯泪腺眼眶部与睑部。尽管影像学上难以与淋巴瘤相鉴别，但该病变更倾向于信号混杂伴强化，而淋巴瘤则更均匀。淋巴瘤可为单侧或双侧（更常见），CT 扫描中，与肌肉组织相比较呈等密度伴轻度均匀强化。MRI 扫描中，T1 呈等信号，T2 信号多样；由于细胞增加可见扩散受限制。白血病可有类似表现，常侵犯邻近骨性结构。

■ 其他鉴别诊断

● **结节病** 结节病是以非干酪性肉芽肿为特征的全身性疾病。最常表现为泪腺非感染性炎性过程。常见的眼眶表现包括葡萄膜炎和双侧对称性泪腺增大，常侵犯眶部与睑部，强化明显。MRI 扫描中，与肌肉比较 T1 呈等信号，T2 呈高信号。借助 X 线或 CT 扫描寻找间质性肺病伴或不伴淋巴结病。

● **干燥综合征** 干燥综合征为自身免疫性疾病，好发于中老年女性，导致泪腺及涎腺的淋巴细胞浸润。患者典型表现为干燥性角结膜炎（眼干）和口干症（口干）。早期泪腺侵犯表现为双侧对称性腺体增大，侵犯眶部与睑部伴不均匀强化。慢性期表现为腺体萎缩及脂肪组织代替。腮腺也可增大，可见散在的强化结节和囊肿。

● **眼部炎性假瘤** 眼部炎性假瘤作为成人痛性眼眶内占位性病变最常见的原因，是一种特发性炎性疾病，可侵犯眼眶任何部位。外直肌受累，包括肌–腱连接是最常见形式。泪腺受累少见，可为单侧（最常见）或双侧。影像学显示腺体增大，受累的眶部与睑部强化形式多样。在 T1 和 T2，病变常呈等–低信号。

■ 诊 断

淋巴瘤

■ 关键点

● 传染性泪腺炎、上皮性肿瘤和眼眶炎性假瘤常为单侧发病。

● 淋巴组织增生性病变、结节病、干燥综合征多为双侧对称性发病。

● 淋巴瘤可为单侧或双侧，多形性腺瘤是最常见的原发性上皮性肿瘤。

病例 234

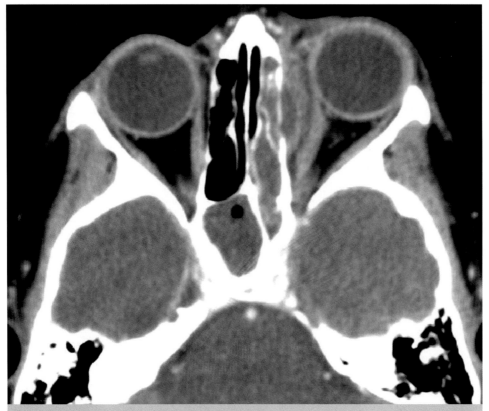

图 234.1 CT 增强轴位图像显示，蝶窦和左侧筛窦密度增高，沿左眼眶/筛骨纸样板内侧可见低密度影聚集。左侧内直肌向外侧移位，轻度眼球突出

■ 临床表现

男孩，表现为面部疼痛伴视物困难（图 234.1）。

■ 推荐阅读

LeBedis CA, Sakai O. Nontraumatic orbital conditions: diagnosis with CT and MR imaging in the emer-gent setting. Radiograhics, 2008, 28: 1741 - 1753

■ 主要影像学表现

沿眼眶/筛骨纸样板内侧低密度聚集区。

■ 诊　断

• **骨膜下脓肿**　影像学，特别是 CT 增强扫描在判断眼眶感染中具有重要作用，因为临床上鉴别眶周和眼眶蜂窝织炎较为困难。眶周蜂窝织炎是指感染侵犯眶隔前软组织；眼眶蜂窝织炎是指感染向眶隔后蔓延。眶隔由眼眶前骨骨膜延伸至眼睑软组织的纤维组织构成。作为屏障阻隔表浅的眶隔前软组织感染向眶间隔扩散蔓延。

识别眶隔前和眶隔后感染很重要。眶隔前感染者可按门诊患者对待，口服抗生素；而眶隔后感染者常需静脉应用抗生素治疗，偶尔需切开引流。两种患者常表现为眶周软组织红肿。眼眶蜂窝织炎患者也可表现为眼球突出、眼肌麻痹、视力改变和球结膜水肿。

眼眶蜂窝织炎/感染常由筛窦炎蔓延至眼眶所致。创伤或术后原因引起的眼眶蜂窝织炎并不常见。筛窦炎所致骨膜下脓肿常表现为肌锥外间隙沿眼眶/筛骨纸样板内侧的低密度聚集区。眼眶脂肪内可见周围炎性改变。一般情况下，骨质未见破坏，这是因为感染通过血管周围途径传播。相关的占位效应和眶内压升高常导致眼球突出。并发症包括视力丧失、眼上静脉血栓和颅内播散，这些改变在横断面影像上应受到重视。

■ 关键点

• 影像学在鉴别眶周（眶隔前）和眼眶（眶隔后）蜂窝织炎中具有重要作用。

• 眶隔前感染者可按门诊患者对待；而眶隔后感染者常需静脉应用抗生素治疗，并可作切开引流。

• 骨膜下脓肿（常由筛窦炎所致）表现为沿眼眶内侧聚集。

• 并发症包括视力丧失、静脉血栓和颅内播散。

病例 235

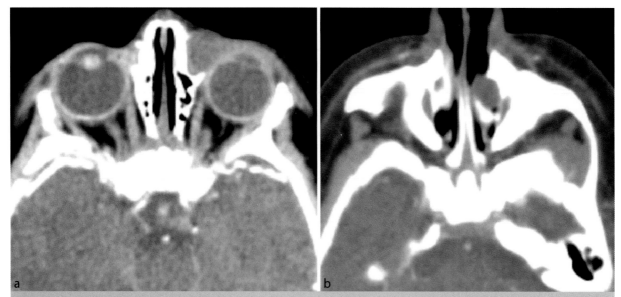

图 235.1 CT 增强轴位图像（a，b）显示，内眦区液体密度病灶（a）且病变延伸至鼻腔（b）。病变对左眼球形成占位效应，引起双侧晶状体定位不对称

■ 临床表现

婴儿，表现为面部肿胀（图 235.1）。

■ 推荐阅读

Lowe LH，Booth TN，Joglar JM，et al. Midface anomalies in children. Radiographics，2000，20：907 – 922，qui 1106 – 1107，1112

■ 主要影像学表现

沿鼻泪管（NLD）走行的液体密度肿块。

■ 诊　断

● **泪囊突出**　NLD 泪囊突出也称作 NLD 黏液腺囊肿。在婴儿中，泪囊突出仅次于鼻后孔锁闭，是引起鼻塞的第二种常见先天性原因。由 NLD 结构的近端和远端梗阻继而引起液体聚集所致。病变可为单侧或双侧。临床上，患者表现为内眦区和（或）鼻腔浅蓝色占位性病变，这种情况取决于病变的大小和范围。泪囊突出需立即治疗，通过导管按摩行保守治疗或侵入性操作，因为婴儿通过鼻呼吸，且病变易叠加感染，也称为泪囊炎。

CT 扫描作为一种影像学检查方式可供选择，表现为内眦区和（或）鼻腔与 NLD 直接相连的界限清楚的液体密度占位性病变。病变常导致相邻的良性骨重塑或受累的鼻腔、鼻中隔或下鼻甲移位，其周围或相邻的软组织明显强化提示泪囊炎。MR 扫描具有相似表现，内部为液体信号（T1 低信号/T2 高信号）。

■ 关键点

● NLD 近端和远端梗阻伴液体聚集可导致泪囊突出。

● 仅次于鼻后孔闭锁，泪囊突出为第二位常见引起鼻塞的先天性原因。

● CT 扫描显示内眦区和（或）鼻腔与 NLD 直接相连的液体密度。

● 周围或相邻的软组织明显强化提示泪囊炎。

病例 236

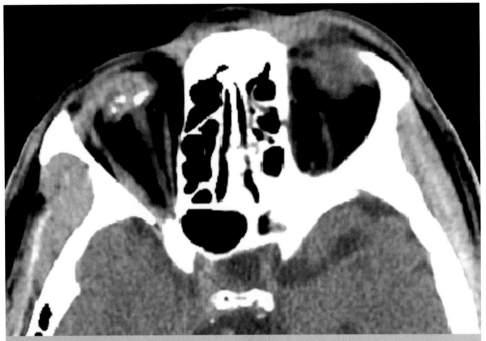

图 236.1 CT 轴位图像显示，右眼球萎缩变形伴营养不良性钙化。同侧视神经继发性体积缩小/萎缩。图片由 Aaron Betts，MD 提供

■ 临床表现

儿童，有围生期感染史，表现为长期单侧视力丧失（图 236.1）。

■ 推荐阅读

LeBedis CA，Sakai O. Nontraumatic orbital conditions：diagnosis with CT and MR imaging in the emergent setting. Radiograhics，2008，28：1741 – 1753

■ 主要影像学表现

眼球萎缩变形伴营养不良性钙化。

■ 诊　断

● **眼球萎缩**　眼球萎缩是指潜在的损害所引起的眼退化终末期表现。常见原因包括眼外伤，各种类型长期的感染、炎症或自身免疫过程。罕见的是眼球萎缩与潜在的视网膜母细胞瘤和黑色素瘤坏死有关。患者表现为病侧眼失明，治疗方式包括眼球摘除并放置假体。

影像学表现为眼球不规则、混乱以及萎缩伴粗糙的钙化。慢性病例中，作为有价值的继发性表现，可见视神经萎缩。由于体积缩小常导致眼球内陷。

■ 关键点

● 眼球萎缩是指眼外伤或感染、炎症损伤所引起的眼退化终末期表现。

● CT 扫描显示眼球不规则、结构紊乱以及萎缩伴粗糙的钙化。

● 视神经萎缩和体积缩小相关的眼球内陷为有价值的继发性表现。

病例 237

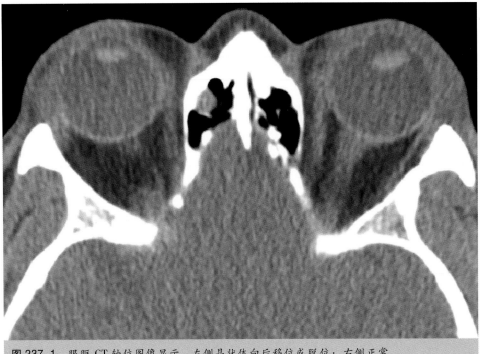

图 237.1 眼眶 CT 轴位图像显示，左侧晶状体向后移位或脱位；右侧正常

■ 临床表现

54 岁男性，面部/眼眶创伤后（图 237.1）。

■ 推荐阅读

Kubal WS. Imaging of orbital trauma. Radio-graphics，2008，28：1729 - 1739

Betts AM，O'Brien WT，Davies BW，et al. A systemic approach to CT evaluation of orbital trauma. Emerg Radiol，2014，21（5）：511 - 531

■ 主要影像学表现

晶状体移位或脱位。

■ 诊　断

• **晶状体脱位**　晶状体作为眼球前段和后段的分界，通过悬韧带附着于表面的巩膜。创伤（最常见）或潜在的结缔组织病，例如埃勒斯－当洛斯综合征（先天性结缔组织发育不良综合征）和同型半胱氨酸尿症所造成的悬韧带撕裂可导致晶状体脱位。部分或完全脱位取决于悬韧带是否完整。

创伤后晶状体脱位通常向后方。CT 扫描显示高密度晶状体位置异常或脱位。寻找相关的眼球或眼眶损伤很重要。马方综合征相关的自发性晶状体脱位常为双侧，位于颞上侧。同型半胱氨酸尿症相关的晶状体脱位也为双侧，但位于鼻下侧。大多数病例中，手术是最根本的治疗方法。

■ 关键点

• 创伤或结缔组织病（埃勒斯－当洛斯综合征和同型半胱氨酸尿症）可导致晶状体脱位。

• 创伤后晶状体脱位通常向后方，向前方脱位少见。

• 马方综合征相关的自发性晶状体脱位常为双侧且位于颞上侧。

• 同型半胱氨酸尿症相关的晶状体脱位常为双侧，但位于鼻下侧。

病例 238

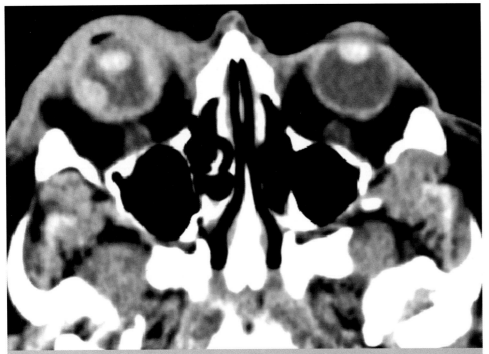

图 238.1　CT 轴位图像显示，右眼眶表面软组织肿胀伴右眼球外侧透镜状/双凸状出血。与左侧比较，右侧晶状体定向不对称

■ 临床表现

68 岁男性，坠落伤后（图 238.1）。

■ 推荐阅读

Kubal WS. Imaging of orbital trauma. Radiographics, 2008, 28: 1729 - 1739

Betts AM, O'Brien WT, Davies BW, et al. A systemic approach to CT evaluation of orbital trauma. Emerg Radiol, 2014, 21 (5): 511 - 531

■ 主要影像学表现

眼球外侧透镜状／双凸状出血。

■ 诊　断

● **脉络膜脱离**　眼球后方具有 3 层结构：巩膜代表最外层，脉络膜代表中间层，视网膜代表最内层。脉络膜由前方锯状缘向后延伸至视神经乳头，以血管结构附着于巩膜。视网膜脱离后，液体（蛋白质或出血）聚集于脉络膜和巩膜之间，并导致二者分离。常见原因包括感染、创伤和医源性损伤，均可导致眼内压降低。

影像学上，脉络膜脱离表现为眼球外侧透镜状／双凸状液体聚集。CT 扫描中，与玻璃体比较，聚集区域呈高密度。与视网膜脱离不同，通常不出现 V 字征并延伸至视盘，即使脉络膜脱离在缺乏特征性的双凸状表现时，偶可与视网膜脱离表现相类似。

■ 关键点

● 脉络膜脱离时，液体（蛋白质或出血）聚集于脉络膜和巩膜之间。

● 影像学上，脉络膜脱离表现为眼球外侧双凸状液体聚集。

● 与视网膜脱离不同，该病常不出现 V 字征并延伸至视盘。

病例 239

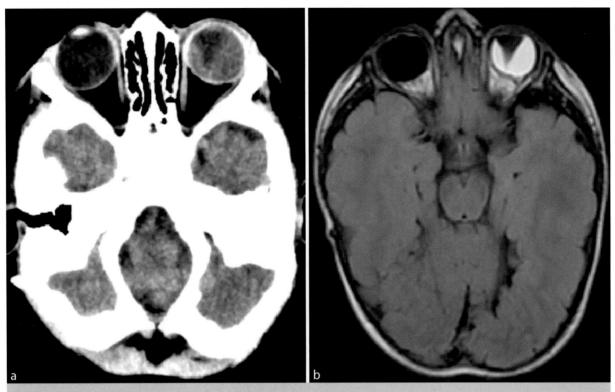

图 239.1 CT 增强轴位图像 (a) 显示，左眼球后段 V 形高密度聚集区；顶端位于视盘。MRI 轴位 FLAIR 序列 (b) 显示，与相邻的玻璃体比较呈高信号的聚集区

■ **临床表现**

年轻女性，表现为进行性视力障碍 （图 239.1）。

■ **推荐阅读**

Kubal WS. Imaging of orbital trauma. Radiographics，2008，28：1729－1739

Betts AM，O'Brien WT，Davies BW，et al. A systemic approach to CT evaluation of orbital trauma. Emerg Radiol，2014，21 （5）：511－531

■ 主要影像学表现

V 形眼脱离。

■ 诊　断

● **视网膜脱离**　眼球后方具有 3 层结构：巩膜代表最外层，脉络膜代表中间层，视网膜代表最内层。视网膜是眼球的感觉层，一旦损伤可导致明显的视觉障碍，前与锯状缘、后与视盘紧密相连。当液体，通常是出血聚集于视网膜下方，使锯状缘与视盘之间视网膜较为疏松的连接部分抬升，视网膜脱离而出现典型的 V 字征，顶端位于视盘。少量、大量或长期视网膜出血，影像学表现可不典型，V 字征可不明显。

视网膜脱离常见原因包括：炎症、肿瘤和创伤。如发现儿童病史可疑，需考虑虐待。CT 扫描中，与相邻的玻璃体比较，视网膜下出血常为高密度。MRI 扫描中，由于血液成分降解阶段不同而表现多样，大部分病例表现为 T1 和 FLAIR 序列信号升高，T2 呈等 - 高信号。治疗方法包括巩膜扣带术、硅胶海绵垫压和眼内气体或硅油充填物。

■ 关键点

● 视网膜是眼球的感觉层，一旦损伤可导致明显的视觉障碍。

● 视网膜脱离可出现典型的 V 字征，顶端位于视盘。

● CT 扫描中，视网膜出血为高密度；MRI 扫描中，由于血液成分降解阶段不同而表现多样。

第三部分
脊柱

病例 240

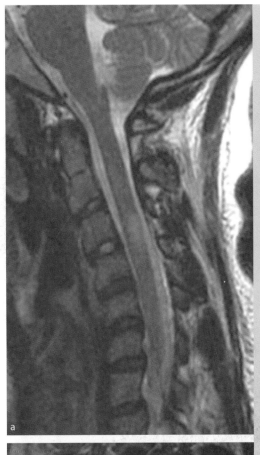

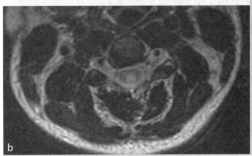

图 240.1　颈椎 MRI 矢状位（a）和轴位（b）T2 图像显示，在 C$_{3\sim4}$ 水平脊髓中后方可见一高信号病变，未见脊髓扩张

■ 临床表现

年轻人，表现为脊髓病（图 240.1）。

■ 推荐阅读

Bourgouin PM，Lesage J，Fontaine S，et al. A pattern approach to the differential diagnosis of intr-amedullary spinal cord lesions on MR imaging. Am J Roentgenol，1998，170：1645 - 1649

■ 主要影像学表现

脊髓异常信号。

■ Top 3 鉴别诊断

- **脱髓鞘病变（ADEM）** 脱髓鞘过程，例如多发性硬化（MS）和急性播散性脑脊髓炎（ADEM），除影响脑之外，也可影响脊髓。有约10%～20%患者可见单独脊髓疾病。T2病变呈高信号，且病变多位于脊髓背外侧。即使存有水肿亦较轻，脱髓鞘活动期可见强化。病变通常较小，局限于两个椎体节段内。患者常表现为神经功能缺损。MS表现为复发和缓解症状。而ADEM表现为前期病毒感染或接种后典型的单相发作。视神经脊髓炎仅影响视神经和脊髓，不波及脑实质。由于对于治疗反应不同，目前视神经脊髓炎被认为是不同于MS的一种独立疾病。

- **横贯性脊髓炎（TM）** TM是指特定节段脊髓腹侧及背侧异常受累。TM可由多种原因所引起，包括感染、缺血、自身免疫性疾病（胶原血管病）、脱髓鞘疾病和副肿瘤过程等。当病因不确定时，则称为特发性TM。患者常表现为脊髓相应节段的疼痛和感觉运动障碍。影像学表现包括异常脊髓信号影，可影响该节段全部脊髓，强化多样。

- **髓内肿瘤** 成人最常见的髓内肿瘤为室管膜瘤，而儿童则为星形细胞瘤。黏液性乳头型室管膜瘤位于脊髓末端马尾处，细胞型室管膜瘤位于脊髓中央位置。虽然星形细胞瘤位于全脊髓罕见，但两种肿瘤长度均可达4个椎体高度。一般而言，室管膜瘤更为局限且成分混杂，瘤内囊变和瘤周水肿常见。星形细胞瘤通常界限不清且呈弥漫性，致使脊髓呈纺锤样扩张。

■ 其他鉴别诊断

- **脊髓挫伤** 脊髓挫伤多见于创伤后，表现为急性神经功能缺损。MRI扫描T2可见受累脊髓节段信号升高伴水肿，也可见局限性出血和脊髓扩张，可提示挫伤的继发性表现包括椎体骨折，骨髓水肿，韧带损伤和软组织损伤。脊柱损伤中最常见部位是颈椎。

- **脊髓缺血** 脊髓动脉血供包括单一的脊髓前动脉和成对的脊髓后动脉。脊髓梗死由多种因素所造成，常见于动脉闭塞，通常是脊髓前动脉或静脉高压。动脉梗死的影像学表现包括受累脊髓灰质T2信号升高伴脊髓水肿及肿胀。静脉性水肿和梗死影像学表现缺乏特异性，主要为硬脊膜动静脉瘘或静脉回流受阻这一潜在性原因所致。

- **亚急性脊髓联合变性** 亚急性脊髓联合变性由维生素 B_{12} 缺乏所引起，这是由恶性贫血或吸收不良所致。患者表现为无力、痉挛、共济失调和本体感觉丧失。影像学表现中，MRI扫描可见受累的脊髓后柱异常信号，轴位序列呈特征性的倒V字表现。治疗包括维生素 B_{12} 替代疗法。

■ 诊 断

脱髓鞘病变

■ 关键点

- 脱髓鞘病变通常影响脊髓背外侧，活动性病变可见增强。
- 最常见髓内肿瘤有室管膜瘤（成人）和星形细胞瘤（儿童）。

- 脊髓挫伤多见于创伤后，可见出血、水肿和脊髓扩张。
- 脊髓缺血常见于动脉闭塞，异常信号首先位于中央脊髓灰质。

病例 241

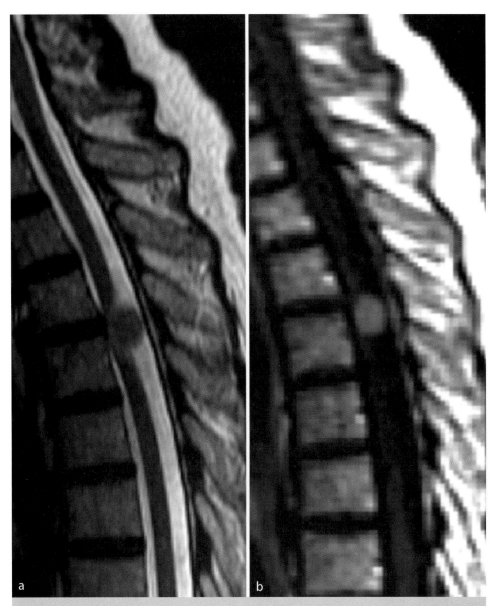

图 241.1 MRI 矢状位 (a) 图像可见，有一界限清楚的髓外硬脊膜下等信号占位性病变，向前压迫脊髓并使脊髓向前移位。病变与脊髓间细微的脑脊液裂隙并呈锐角可确定病变位于髓外。MRI 增强矢状位 (b) 图像可见均匀实性强化。图片由 Paul M. Sherman, MD 提供

■ 临床表现

年轻男性，表现为慢性背痛和神经病变（图 241.1）。

■ 推荐阅读

Carra BJ, Sherman PM. Intradural spinal neoplasms: a case based review. J Am Osteopath Coll Radiol, 2013, 2: 13 – 21

■ 主要影像学表现

椎管内髓外硬脊膜下强化的占位性病变。

■ Top 3 鉴别诊断

• **神经鞘瘤** 施万细胞瘤是最常见的髓外硬脊膜下占位性病变，可完全位于硬脊膜下（最常见）或位于硬脊膜内外呈典型的哑铃状，位于硬脊膜外者少见。该病可引起骨重塑伴椎间孔扩大或椎体后缘扇贝形破坏。施万细胞瘤通常界限清楚，与脊髓比较 T1 呈等 – 低信号，T2 呈不同程度的高信号，明显强化。病变较大时可见囊变和出血。大部分病例为单发孤立性病灶。在 2 型神经纤维瘤病（NF2）中，可见多发病灶。影像学上，神经纤维瘤病（NF）常与神经鞘瘤相混淆，特别是单发孤立性病灶（90%）。但是该病 T2 更可能出现中心信号降低，周围信号升高，呈现"靶"征。1 型神经纤维瘤病（NF1）患者可见多发神经纤维瘤。丛状神经纤维瘤作为特殊亚型，T2 显示低信号分隔，在 5% 病例中可发生恶变（快速生长提示可能）。NF1 其他的脊髓特征表现包括胸椎侧凸/脊柱后凸，脊柱畸形，脊膜膨出和硬脊膜扩张。

• **脊膜瘤** 脊膜瘤为髓外硬脊膜下第二位常见肿瘤，好发于女性和 NF2 患者。绝大多数（90%）位于硬脊膜下，其余为硬脊膜内外，硬脊膜外或罕见的位于椎旁或椎骨内。本病最常见于脊柱胸段（80%），其次为颈段和腰段。通常为圆形，可见宽基底位于硬脊膜。与脊髓比较，脊膜瘤在 T1 呈等信号，T2 呈等 – 高信号。多达 5% 者可见钙化，偶见流空信号。病变强化明显，脑膜尾征作为有价值的鉴别点，此与颅内脑膜瘤比较，较少出现。

• **转移性疾病** 脑脊液转移可由远隔原发性肿瘤血行播散或中枢神经系统（CNS）原发性肿瘤直接播散所导致。常见具有血行播散至脊柱倾向的 CNS 外肿瘤包括肺癌、乳腺癌及黑色素瘤。易于脑脊液播散的 CNS 肿瘤包括高级别星形细胞瘤、髓母细胞瘤、生殖细胞瘤、脉络丛肿瘤及室管膜瘤。脑脊液播散表现为多种形式中的一种，包括单发髓外硬脊膜下占位性病变，多发强化占位性病变，脊髓/神经根光滑或结节性软脑膜浸润伴"糖衣"以及马尾增粗。病变范围扩大可充填硬脊膜囊，从而导致 T1 脑脊液信号轻度升高（脑脊液呈"浑浊"或"毛玻璃"样）。少数情况下，转移瘤表现为髓内占位性病变。血行转移可见与之有关的脊柱骨病变。

■ 其他鉴别诊断

• **淋巴瘤/白血病** 脊柱淋巴瘤和白血病影像学表现形式多样，包括软脑膜浸润，髓外硬脊膜下占位性病变，硬脊膜外占位性病变和椎体（脊柱）占位性病变；软脑膜受累最常见，表现为光滑或结节性强化。髓外硬脊膜下占位性病变通常在弥漫性脑脊液受累的情况下发生；局限性单发占位性病变罕见。髓外硬脊膜下病变通常界限清楚伴均匀强化。

• **副神经节瘤** 副神经节瘤为神经嵴肿瘤，最常见于肾上腺，其次为头颈部；偶尔可见于脊柱，呈髓外硬脊膜下占位性病变。通常好发于腰段且沿终丝和马尾走行。MRI 扫描可见界限清楚的 T2 呈高信号伴明显强化的占位性病变。可见含铁血黄素帽和血管流空信号。核医学间碘卞胍（MIBG）扫描可见特征性活动增加。

■ 诊　断

脊膜瘤

■ 关 键 点

• 神经鞘瘤（特别是施万细胞瘤）是最常见的髓外硬脊膜下占位性病变。

• 脊膜瘤好发于女性和 NF2 患者，可见宽基底位于硬脊膜。

• 血行播散，直接播散或淋巴瘤、白血病浸润可引起脑脊液恶性肿瘤。

病例 242

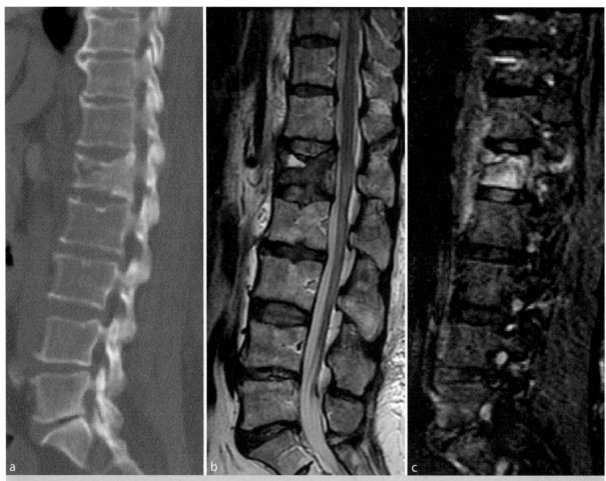

图 242.1 CT 矢状位重建图像（a）显示，一名老年患者 L_1 椎体前缘压缩变形。椎体后缘硬化。MRI 矢状位 T2 加权图像（b）显示，L_1 压缩骨折前部局限性水肿/液体信号，其余椎体信号降低。椎弓根旁正中层面矢状位 STIR 序列（c）显示，异常信号或骨髓水肿扩大至椎体椎弓根，其余椎体水平椎弓根信号正常。图片由 Sonia Kaur Ghei, MD 提供

■ 临床表现

72 岁女性，急性背痛（图 242.1）。

■ 推荐阅读

Haba H, Taneichi H, Kotani Y, et al. Diagnostic accuracy of magnetic resonance imaging for detecting posterior ligamentous complex injury associated with thoracic and lumbar fractures. J Neurosurg, 2003, 99 Suppl: 20 – 26

Shih TT, Huang KM, Li YW. Solitary vertebral collapse: distinction between benign and malignant causes using MR patterns. J Magn Reson lmaging, 1999, 9: 635 – 642

Wintermark M, Mouhsine E, Theumann N, et al. Thoracolumbar spine fractures in patients who have sustained severe trauma: depiction with multi-detector row CT. Radiology, 2003, 227: 681 – 689

■ 主要影像学表现

椎体楔形压缩变形。

■ Top 3 鉴别诊断

• **创伤性骨折**　创伤性骨折好发于胸椎下段和腰椎上段，通常有坠落史或明确的创伤史。常侵犯椎体的上终板伴周围骨髓水肿。如骨折延伸至后部结构，这些区域也常见到骨髓异常信号。常见椎旁软组织肿胀或血肿。软组织水肿或血肿呈光滑环状，而非不规则或结节样。

• **不全性骨折**　脊柱不全性骨折好发于老年骨质疏松患者，与创伤性骨折具有类似的影像学特征表现，可发生于任何水平。在老年患者，应仔细分析潜在的影像学恶性征象，因为脊柱是转移瘤的常见发病部位，骨折仅为异常的表现形式。椎体不全性骨折骨髓水肿局限于椎体，如异常信号延伸至椎弓根则提示潜在病变或创伤。另外，任何软组织水肿或血肿应呈光滑环状。椎体成形术适用于急性骨折合并骨髓水肿以缓解症状。治疗后 MRI 扫描所有序列显示信号降低。偶而脊椎骨坏死，也就是 Kummel 病（骨质疏松性椎体骨折不愈合）可发生于不全性骨折（不常见于创伤性骨折）伴塌陷的骨结构内嵌入椎间气体或流体裂隙。

• **病理性骨折**　病理性骨折可发生于脊柱具有潜在病变的任何部位。MRI 扫描中，有 4 种特征提示潜在的恶性病因：①骨髓异常信号，界限不清（所有骨折显示继发于骨髓水肿和出血），T2 和短时间反转恢复（STIR）序列信号升高，如果为良性则界限清楚；②骨髓异常信号延伸至椎弓根；③相关的软组织病变边缘不规则或结节样（骨折周围可见椎旁软组织光滑肿胀）；④明显强化（良性骨折可见轻度强化）。因为创伤性骨折好发于腰椎上段和年轻人中，腰椎下段骨折应考虑潜在性病变，特别是既往无明确外伤史者。

■ 诊　断

病理性骨折（转移性疾病）

■ 关键点

• 创伤性骨折好发于胸椎下段和腰椎上段，常侵犯椎体的上终板。

• 椎体不全性骨折好发于老年骨质疏松患者，后部结构完好。

• 非创伤性水肿侵犯椎弓根伴明显强化提示病理性骨折。

• 年轻人中，腰椎下段非创伤性骨折应考虑病理性骨折。

病例 243

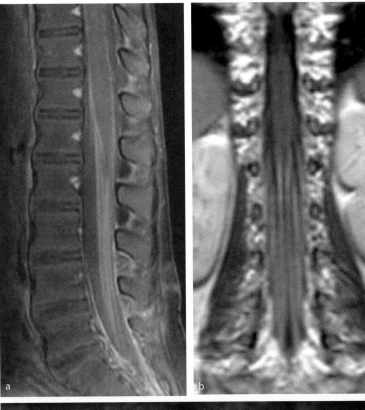

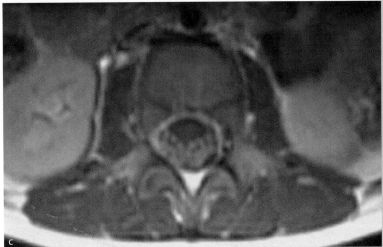

图 243.1 MRI 增强矢状位脂肪抑制 T1 图像（a）和冠状位（b）、轴位（c）T1 图像显示，脊髓远端或圆锥和马尾神经根呈弥漫性光滑的明显强化。摘自 Zapadka M. J Am Osteopath Coll Radiol, 2012, 1（1）: 29 - 32

■ 临床表现

年轻女性，过去1周表现为进行性双下肢无力（图 243.1）。

■ 推荐阅读

Zapadka M. Diffuse cauda equina nerve root enhancement. JAOCR J Am Osteopath Coll Radiol, 2012, 1: 29 - 32

■ 主要影像学表现

马尾光滑强化。

■ Top 3 鉴别诊断

● **脊膜炎** 脊膜炎可由血行播散（最常见）、脊柱感染直接播散、医源性感染或手术并发症导致。患者常表现为发热、头痛和颈项强直。与病毒性脊膜炎比较，细菌性脊膜炎症状更严重。非典型性感染，例如隐球菌和结核，可见于免疫功能低下患者。临床上，脊膜炎诊断需依靠脑脊液分析加以证实。难治性病例或评估脊膜炎并发症时，常需作影像学检查。影像学表现可正常，特别是在疾病早期。最常见的 MRI 扫描表现包括沿脊髓、圆锥和马尾表面光滑的或结节样软脑膜强化。由于炎性细胞存在，非增强序列中脑脊液表现"浑浊"。病毒性脊膜炎治疗以支持治疗为主；细菌性脊膜炎治疗需采用静脉滴注抗生素治疗。

● **脊膜癌** 脊膜癌常由远隔部位原发恶性肿瘤血性播散或中枢神经系统（CNS）原发恶性肿瘤脑脊液播散所导致。有脑脊液播散倾向的 CNS 肿瘤包括高级别胶质瘤、生殖细胞瘤、髓母细胞瘤、脉络丛肿瘤及室管膜瘤。全身性肿瘤包括肺癌、乳腺癌和血液学恶性肿瘤，如白血病和淋巴瘤。MRI 扫描表现为不同的强化形式，包括局限性团块样强化，沿脊髓、圆锥和马尾表面光滑强化和结节样软脑膜强化（最常见）。预后常较差。

● **格林巴利综合征（GBS）** GBS 是一种急性单相的炎性脱髓鞘性多发性神经病，该病被认为是由前驱感染或疫苗接种后的自身免疫反应所引起。患者常最初表现为双下肢进行性上升性无力，感觉未受影响。病程后期，双上肢和脑干可受累。脑脊液分析表现为蛋白含量升高，而未见淋巴细胞异常增多。神经传导研究显示脱髓鞘改变。MRI 扫描显示典型的马尾神经根光滑增强，脊髓腹侧运动神经根最先受累。远端脊髓和圆锥也可见强化。治疗包括血浆置换和（或）静脉注射免疫球蛋白。

■ 其他鉴别诊断

● **神经系统结节病** 结节病为全身性炎症性肉芽肿性（非干酪性）疾病，发病高峰为 20 ～ 40 岁。有症状的 CNS 受累相对少见，常表现为光滑的或结节样（最常见）硬脑膜和（或）软脑膜强化，基底池最先受累。脊柱受累时，常见脊髓、圆锥及马尾强化。如果尚未作出确诊，应在胸部 X 线或 CT 扫描寻找淋巴结病伴或不伴间质性肺部疾病。

● **慢性炎性脱髓鞘性多发性神经病（CIDP）** CIDP 是一种慢性获得性运动和感觉多发性神经病。患者表现为双上肢和双下肢上升性运动无力合并感觉障碍，症状可持续数月至数年。与 GBS 相比，1/3 以下患者有前驱感染或疫苗接种史。MRI 扫描中，T2 显示受累的马尾神经根局限性或弥漫性增大，呈高信号伴强化。常累及外周神经。糖皮质激素治疗可使症状普遍获得改善。

■ 诊　断

格林巴利综合征

■ 关键点

● 脊膜炎、脊膜癌和结节病常表现为光滑的或结节样软脑膜强化。

● 前驱感染或疫苗接种可引起 GBS，表现为上升性运动无力。

● CIDP 是一种慢性脱髓鞘性多发性神经病，运动和感觉同时受累，神经根增粗。

病例 244

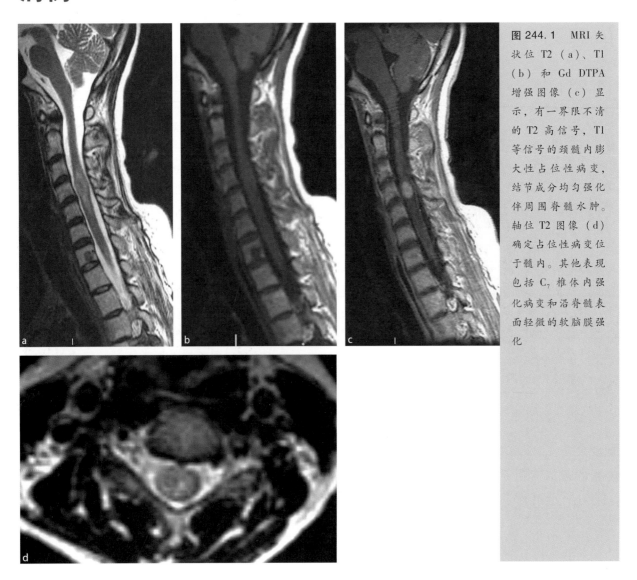

图 244.1　MRI 矢状位 T2（a）、T1（b）和 Gd DTPA 增强图像（c）显示，有一界限不清的 T2 高信号，T1 等信号的颈髓内膨大性占位性病变，结节成分均匀强化伴周围脊髓水肿。轴位 T2 图像（d）确定占位性病变位于髓内。其他表现包括 C₇ 椎体内强化病变和沿脊髓表面轻微的软脑膜强化

■ 临床表现

年轻女性，表现为颈部疼痛和感觉异常（图 244.1）。

■ 推荐阅读

Carra BJ, Sherman PM. Intradural spinal neoplasms: a case based review. J Am Osteopath Coll Radiol, 2013, 2: 13－21

■ 主要影像学表现

椎管内髓内强化占位性病变。

■ Top 3 鉴别诊断

• **室管膜瘤** 室管膜瘤是成人最常见的脊髓肿瘤，任何年龄均可发病，高峰为 30 ~ 50 岁。细胞型起源于中央管被覆的室管膜细胞，好发于颈髓，其次为胸髓。常有界限清楚的向心性病变，脊髓对称性膨大，可有外生性成分。常跨越 3 ~ 4 个椎体节段伴周围脊髓水肿。多数病例可见瘤内囊变，邻近脊髓节段可见空洞。强化可明显且均匀，或结节样且不均匀。与星形细胞瘤相比，出血更为常见，表现为 T2 肿瘤头侧和（或）尾侧呈低信号的含铁血黄素帽。黏液性乳头型室管膜瘤可见于脊髓圆锥、终丝或马尾。当病变沿终丝或马尾生长，可与髓外占位性病变相类似。病变为界限清楚的类圆形或分叶状占位性病变，跨越 2 ~ 4 个椎体节段。黏液素可使 T1 呈高信号。实性部分强化明显。所有亚型均可致椎弓根间距增宽和椎体扇贝形改变。细胞型也可引起脊柱后凸，而黏液性乳头型可发展至神经孔。

• **星形细胞瘤** 星形细胞瘤是儿童和年轻人最常见的髓内肿瘤，好发于颈髓，其次为胸髓，也可为全脊髓。常见的影像学表现包括浸润膨大性占位性病变，跨度可达 4 个椎体节段。偶尔出现的外生性成分可使脊髓呈梭形，偏心性膨大。与室管膜瘤相比较，瘘管和囊性成分少见。实性部分 T1 呈低或等高信号，T2 呈高信号伴不均匀强化。通常为低级别肿瘤，5 年生存率为 80%。

• **脱髓鞘病变** 脱髓鞘病变可影响脊髓任何部位，但最先累及脊髓背外侧。病变常为"火焰"状，T2 呈高信号伴脊髓轻微肿胀或水肿，活动期可见强化。虽然 10% ~ 20% 病例为单发的脊髓疾病，但常与头部病变伴发。病变跨度 < 2 个椎体节段，侵犯面积小于 1/2 脊髓截面。然而急性播散性脑脊髓炎侵犯范围更大，多椎体节段和大部分脊髓截面受累。

■ 其他鉴别诊断

• **血管网状细胞瘤** 血管网状细胞瘤是脊髓和小脑的低级别肿瘤。在脊髓中，约 75% 为散发，25% 与 von Hippel-Lindau（VHL）综合征相关，且在 VHL 综合征中，常为多发。血管网状细胞瘤位于软脊膜下，常位于背侧。该病变在 MRI 扫描中，T1 呈等信号，T2 呈高信号，伴周围脊髓水肿。出血后信号更为不均匀；病变较小时可见实性强化，病变较大时表现为特征性的囊性占位性病变含强化的附壁结节，可见明显的流空信号。怀疑 VHL 综合征时，应行脑和全脊髓影像学检查。

• **转移性疾病** 髓内转移瘤相对少见。脊柱部位最常见原发性肿瘤包括肺癌（特别是小细胞型）、乳腺癌、黑色素瘤、淋巴瘤及肾细胞癌。常表现为病灶强化和广泛水肿。软脑膜转移病变可与血管网状细胞瘤相类似。

■ 诊　断

转移性疾病（乳腺癌）

■ 关键点

• 室管膜瘤是成人最常见的脊髓肿瘤，可见特征性的含铁血黄素帽。

• 星形细胞瘤是儿童最常见的脊髓肿瘤，表现为浸润膨大性占位性病变。

• 脱髓鞘病变最先累及脊髓背外侧，强化提示活动性疾病。

• 血管网状细胞瘤为高度血管化病变，可单发或与 VHL 综合征相关。

病例 245

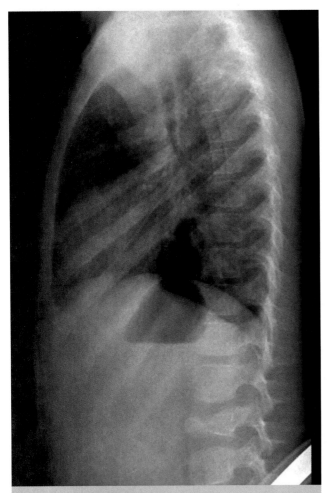

图 245.1 胸部侧位 X 线片可见 L₃ 椎体明显扁平化，椎间盘间隙和序列正常，与扁平椎一致。图片由 Eva Escobedo，MD 提供

■ 临床表现

12 岁男孩，表现为咳嗽（图 245.1）。

■ 推荐阅读

Chang MC, Wu HT, Lee CH, et al. Tuberculous spondylitis and pyogenic spondylitis: comparative magnetic resonance imaging features. Spine, 2006, 31: 782 - 788

Kilborn TN, Teh J, Goodman TR. Paediatric manifestations of Langerhans cell histiocytosis: a review of the clinical and radiological findings. Clin Radiol, 2003, 58: 269 - 278

Kriss VM. My aching back: a serious complaint in children. Curr Probl Diagn Radiol, 2001, 30: 23 - 30

■ **主要影像学表现**

儿童扁平椎。

■ **Top 3 鉴别诊断**

• **朗格汉斯组织细胞增生症（LCH）** LCH 是一种以朗格汉斯细胞和成熟的嗜酸性粒细胞增殖为特征的特发性疾病。迄今，LCH 是儿童扁平椎的最常见原因。常为单发，但也可发生于多个水平。脊柱椎体压缩可为进行性且进展快。大多数情况下，LCH 表现为溶骨性病变而不是扁平椎。骨病变，特别是 LCH 所引起的嗜酸性肉芽肿可无症状。

• **白血病/淋巴瘤** 白血病是最常见的儿科原发恶性肿瘤。椎体高度降低和（或）硬化增加是常见表现。在小儿脊柱中，继发性淋巴瘤较原发性淋巴瘤更为常见，但表现方式相类似。这些疾病中全身症状和多水平受累更为常见，与此相对比，LCH 常侵犯单个水平。

• **骨髓炎** 细菌性及肉芽肿性［结核分枝杆菌（TB）］感染均可表现为扁平椎。慢性复发性多灶性骨髓炎也见报道，更倾向于炎性的而不是真正的感染。细菌感染常侵犯椎间盘（脊柱），伴椎间盘破坏和椎体终板侵蚀。另方面，结核性脊柱炎以骨质破坏为主的，相邻椎间盘完好，表现为扁平椎。然而，常见一些形式的椎体终板不规则，硬化或破坏。

■ **其他鉴别诊断**

• **创伤** 椎体创伤性骨折可导致脊柱椎体塌陷，特别是楔形压缩骨折、爆裂骨折和 Chance 骨折。患者急性发病并有明确的外伤史。CT 扫描是理想的识别和判断骨折类型的手段。MRI 扫描可用于评估骨髓水肿、韧带稳定性、韧带损伤和脊髓损伤。Chance 骨折或安全带骨折是指系安全带患者在快速行驶的机动车辆突然减速时，由于屈曲性损伤导致神经弓的水平骨折。胸腰段连接处最常受累。爆裂骨折是指椎体复杂的粉碎性压缩性骨折，伴骨折碎片分布。常发生于严重创伤，好发于胸腰椎交界处。借助椎体后皮质缘是否受累可区分爆裂骨折和一般楔形压缩性骨折。

• **转移瘤** 神经网状细胞瘤是儿童第三位常见原发性恶性肿瘤，可向任何部位骨转移。发病高峰为 2~3 岁。神经网状细胞瘤脊柱转移影像学表现多样，包括局限性透亮病变，硬化区域及椎体高度降低等。常见多水平受累。

■ **诊 断**

朗格汉斯组织细胞增生症

■ **关 键 点**

• LCH 是儿童扁平椎的最常见原因。
• LCH 最常见的骨表现为局限性溶骨性病变。
• 白血病和淋巴瘤表现为多椎体水平塌陷和硬化。
• TB 表现为明显的骨质破坏，相邻椎间盘间隙完好。

病例 246

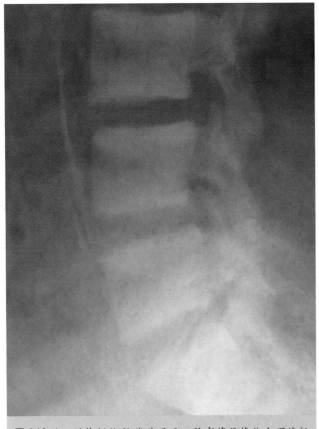

图 246.1 腰椎侧位 X 线片显示，所有节段椎体上下终板硬化。终板硬化区域间椎体中央相对清晰，硬化区和透亮中心区之间存在模糊的过渡。图片由 M. Jason Akers，MD 提供

■ 临床表现

成年男性，表现为背痛（图 246.1）。

■ 推荐阅读

Graham TS. The ivory vertebra sign. Radiology，2005，235：614－615

Wittenberg A. The rugger jersey spine sign. Radiology，2004，230：491－492

■ 主要影像学表现

脊柱"橄榄球衣"征。

■ Top 3 鉴别诊断

• **肾性骨病** 肾性骨病是指一系列肌肉骨骼畸形，常见于慢性肾衰竭，包括骨软化、继发性甲状旁腺功能亢进和骨硬化。骨硬化常见，是异常类骨质数量增加的结果。骨硬化典型位于椎体终板。"橄榄球衣"征是由硬化的终板间椎体中央相对透亮的区域所造成。椎体透亮和硬化部分之间的界限模糊，作出诊断需寻找骨外慢性肾衰竭的证据，包括肾切除或肾移植术后腹腔内手术夹和胸部的透析导管。

• **骨硬化病** 骨硬化病是指一组遗传性的异常，特征为异常的破骨细胞活性，导致致密骨。椎体"三明治"征为骨硬化病典型表现。这种表现与肾性骨病出现的椎体"橄榄球衣"征类似，不同之处在于骨中央透亮区和硬化的终板之间的界限清晰。骨盆和长骨可出现典型的"骨在骨中"表现。

• **佩吉特病** 佩吉特病好发于中老年患者，以过多的异常的骨重塑为特点。大部分病例为多骨性受累，多侵犯骨盆、脊柱、颅骨、股骨或胫骨。佩吉特病在脊柱最常见表现为"镜框样"椎体，这是由于密度总体升高，伴四周明显硬化以及相对透亮的中心。与其他骨一样，佩吉特病在脊柱的典型表现为骨（椎体）增大、骨小梁增粗及骨密度总体升高。

■ 其他鉴别诊断

• **转移性疾病** 可引起硬化性骨转移典型的原发性肿瘤包括前列腺癌、乳腺癌、淋巴瘤、类癌、膀胱癌和髓母细胞瘤。肿瘤细胞常经血行播散至椎体。转移瘤可表现为不连续的或界限不清的病变或骨髓弥漫性受累。MRI 扫描表现为单发的或多发的，T1 呈低信号，T2 信号多样伴不均匀增强。椎体弥漫性受累可致随转移癌代替正常黄骨髓而出现的椎体弥漫性低信号。

• **骨髓纤维化** 骨髓纤维化常继发于白血病、淋巴瘤或转移性疾病。骨髓纤维化首先侵犯活动性造血的主要部位，包括椎骨、肋骨、骨盆和后期继发的长骨近端和远端。MRI 扫描各序列骨髓纤维化均呈非常低的骨髓信号。X 线片可无异常表现，如有异常，可见弥漫性骨髓硬化。

■ 诊 断

肾性骨病

■ 关键点

• 肾性骨病中，椎体"橄榄球衣"征界限模糊。

• 骨硬化病中椎体"三明治"征为透亮区和硬化区之间的界限清晰。

• 佩吉特病典型表现为骨（椎体）增大、骨小梁增粗及骨密度升高。

• 椎体弥漫性转移，由于正常黄骨髓被替代，骨髓信号降低。

病例 247

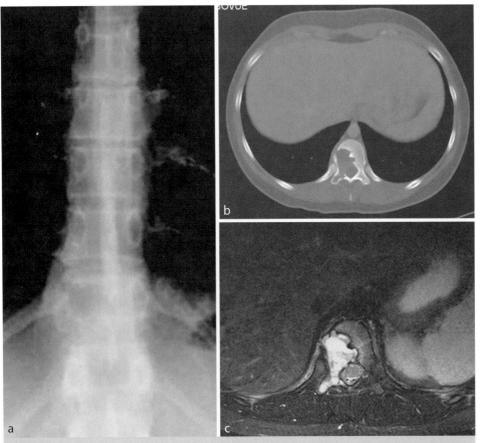

图 247.1　胸椎正位 X 线片（a）显示，T_{11} 右侧椎弓根透亮/缺如。相应的 CT 轴位图像（b）显示，扩张的溶解性病变侵犯 T_{11} 右侧椎体和椎弓根，皮质变薄伴骨性裂开。MRI 轴位 T2 加权图像（c）显示，病变内液 - 液平面伴轻微的硬脊膜外扩张。图片由 M. Jason Akers, MD 提供

■ 临床表现

　　成年男性，表现为背痛（图 247.1）。

■ 推荐阅读

DiCaprio MR, Murphy MJ, Camp RL. Aneurysmal bone cyst of the spine with familial incidence. Spine, 2000, 25: 1589 - 1592

Shaikh MI, Saifuddin A, Pringle J, et al. Spinal osteoblastoma: CT and MR imaging with pathological correlation. Skeletal Radiol, 1999, 28: 33 - 40

■ 主要影像学表现

后部结构溶解性病变。

■ Top 3 鉴别诊断

• **动脉瘤样骨囊肿（ABC）** ABC 是良性扩张性病变，薄壁伴囊内血液充盈，常出现于创伤后。可单发或与其他肿瘤相关。常见于儿童和年轻人，好发于长骨干骺端或脊柱后部。在脊柱中，ABC 典型位于椎弓根中央处并扩展至椎体。在脊柱正位 X 线中，椎弓根表现为扩张或缺如。皮质变薄或局限性皮质破坏常见，并可扩展至硬脊膜外间隙导致椎管狭窄。病变内出血可致液 – 液平面为特征性表现。

• **成骨细胞瘤** 成骨细胞瘤是良性成骨性肿瘤，此被认为是骨样骨瘤的巨大表现（>1.5cm）。

40% 发生于脊柱，起源于椎体后部，常扩展至椎体，表现为扩张性病变伴过渡区狭窄和矿化多样。与 X 线比较，基质在 CT 扫描中显示更佳。可出现动脉瘤样骨囊肿伴液 – 液平面。肿瘤可刺激产生炎性反应伴瘤周水肿，并超过病变范围。

• **感染［结核病（TB）］** TB 导致脊柱和邻近软组织肉芽肿性感染。可出现单独的后部结构受累，特别是在胸椎。患者通常有明显的硬脊膜外或椎旁疾病，伴巨大的椎旁脓肿累及多个椎体水平。结核性脊柱炎更可能引起明显的骨质破坏，而椎间盘可幸免。

■ 其他鉴别诊断

• **转移瘤** 转移瘤好发于老年患者，常先侵犯椎体后部并扩展至后部结构。转移瘤常通过血行播散转移至脊柱。溶骨性转移瘤扩张性表现少见，更多为渗出性，表现为软组织占位性病变相关的破坏性病变。多椎体水平可受累。

• **朗格汉斯组织细胞增生症（LCH）** LCH 是一种发生于儿童的以异常组织细胞增生肉芽肿性骨骼病变为特征的疾病。脊柱典型表现为扁平椎而椎间盘间隙存在。LCH 可表现为侵略性溶骨性病变伴软组织占位性病变延伸至椎管。侵犯的其他部位包括颅骨边缘呈"斜面"表现，如下颌骨、长骨、肋骨和骨盆。

■ 诊　断

动脉瘤样骨囊肿

■ 关键点

• ABC 是良性扩张性溶骨性病变，病变内出血可致液 – 液平面。

• 成骨细胞瘤具有类骨基质，常出现瘤周水肿，并超过病变范围。

• 胸椎后部结构受累伴椎旁脓肿提示 TB 脊椎炎。

• 溶骨性转移瘤好发于老年患者，表现呈渗出性或破坏性，多椎体水平受累。

病例 248

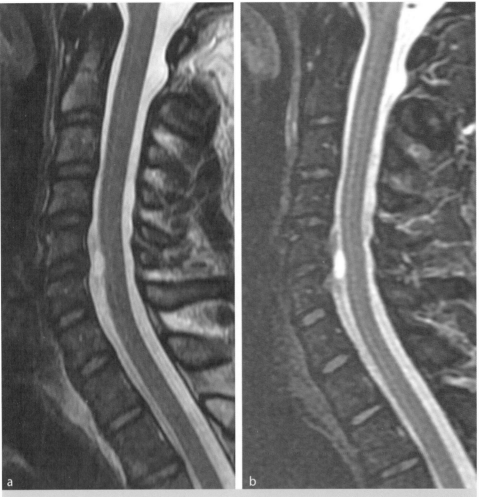

图 248.1　MRI 矢状位 T2 图像（a）和 STIR 序列（b）显示，在 $C_{5\sim6}$ 水平脊髓腹侧小的、界限清楚的硬脊膜下髓外囊性病变。与周围脑脊液比较，囊肿呈轻微高信号

■ 临床表现

慢性颈部疼痛（图 248.1）。

■ 推荐阅读

Khosla A，Wippold FJ，Ⅱ．CT myelography and MR imaging of extramedullary cysts of the spinal canal in adult and pediatric patients. Am J Roentgenol，2002，178：201 - 207

■ 主要影像学表现

髓外硬脊膜下囊肿。

■ Top 3 鉴别诊断

• **脊膜囊肿** 脊膜囊肿可根据位置和囊内是否存有神经组织分类。1型囊肿包括硬脊膜外蛛网膜囊肿的（1A型）和骶部脊膜膨出（1B型）。硬脊膜外蛛网膜囊肿由先天性或获得性硬脊膜缺损所引起，最常位于中下胸段后方并可扩展至神经孔。2型脊膜囊肿为硬脊膜外囊肿，含有神经结构，通常指神经周围囊肿或Tarlov囊肿，很常见且最常见于脊柱和骶骨的神经孔处。3型脊膜囊肿为硬脊膜下蛛网膜囊肿，可为先天性或获得性。多位于胸段，可引起脊髓压迫症状。MRI扫描中，由于脑脊液搏动降低和偶尔的囊内蛋白质成分升高，脊膜囊肿与脑脊液比较呈轻度高信号。CT脊髓造影时，囊肿呈延迟充盈。

• **表皮样囊肿/皮样囊肿** 表皮样囊肿和皮样囊肿为良性病变，可为先天性或获得性，特别是在手术过程中或腰椎穿刺时发生。表皮样囊肿由角质上皮所组成，皮样囊肿还包括角蛋白碎片和皮肤附属物。先天性病变由发育过程中神经外胚层内混入皮肤外胚层结构所造成，好发于脊柱腰骶部。软组织表面可见被覆的道或窦。患者可无症状或表现为脊髓或神经根占位效应相关的症状、局限性感染或脑膜炎相关的症状。MRI扫描可见界限清楚的占位性病变，信号特征与脑脊液相类似，但呈轻微高信号。叠加感染时，可见周围炎性强化。皮样囊肿成分可包括肉眼可见的脂肪。表皮样囊肿成分常表现为弥散受限。表皮样囊肿或皮样囊肿鞘内破裂可导致化学性脑膜炎。应仔细评估脊髓和圆锥情况，用以寻找提示脊髓栓系的低位脊髓或影像学表现。

• **肠源性囊肿** 肠源性囊肿为少见的发育异常，表现为原始神经肠管结构持续性存在。约半数患者存有相关的椎体异常以及可能的椎管与消化道相通。其他相关表现包括脊柱裂、脊髓纵裂和克利佩尔－费尔综合征。肠源性囊肿的影像学表现取决于其位置。常见位置包括后纵隔、腹腔、腹膜后和椎管内。椎管内囊肿表现为位于前方的硬脊膜下髓外囊性占位性病变，可为单房或多房。尽管总体上较为少见，但当存有相关的脊柱畸形时，肠源性囊肿应首先考虑。虽然由于囊肿缺乏脑脊液搏动或存有蛋白质成分，其信号与脑脊液可略有不同，但通常相类似。

■ 诊 断

脊膜囊肿（3型）

■ 关键点

• 脊膜囊肿可根据其位置和囊内是否存有神经组织进行分类。

• 2型脊膜囊肿（神经周围囊肿或Tarlov囊肿）常见，位于硬脊膜外含有神经结构。

• 皮样囊肿成分包括肉眼可见的脂肪，表皮样囊肿常表现为弥散受限。

• 当脊柱畸形存在时，硬脊膜下囊肿应首先考虑肠源性囊肿。

病例 249

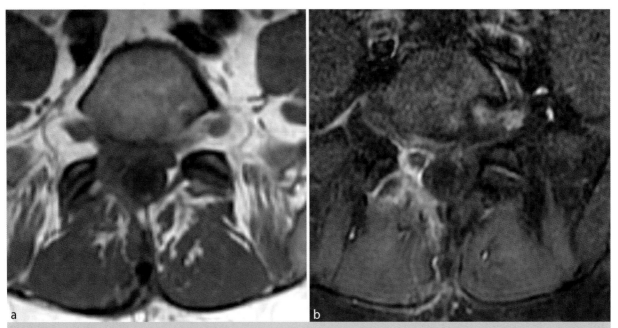

图 249.1 MRI 轴位图像（a）显示，既往椎间盘切除水平低信号组织围绕右侧隐窝。MRI 增强轴位脂肪抑制 T1 图像（b）显示，脑脊液充满右侧隐窝，周围组织弥漫性强化

■ **临床表现**

41 岁男性，L$_{4\sim5}$ 椎间盘切除术后症状复发（图 249.1）。

■ **推荐阅读**

Hancock CR, Quencer RM, Falcone S. Challenges and pitfalls in postoperative spine imaging. Appl Radiol, 2008, 37: 23 – 34

■ **主要影像学表现**

术后强化。

■ **Top 3 鉴别诊断**

• **肉芽组织** 肉芽组织或瘢痕是脊柱手术后治疗相关改变的常见形式。最常见于椎间盘切除区域。MRI 非增强扫描中，肉芽组织和复发性椎间盘突出表现相类似，故对两者作出鉴别具有难度。肉芽组织和瘢痕均匀强化，据此可与复发的椎间盘突出区别。然而，术后 3~6 个月，肉芽组织表现为周围强化而非均匀强化，此时在影像学上很难区分瘢痕组织和可能复发的椎间盘突出。影像学随访常可显示更为典型的与瘢痕有关的均匀强化形式。

• **椎间盘突出复发** 椎间盘突出复发（椎间盘疾病）是椎间盘切除术后背痛复发的常见原因。该突出常发生于此前手术区域。在平扫序列，复发的椎间盘信号与正常椎间盘相类似。这种表现不具有特异性，因为肉芽组织也具有相同表现。因此，采用增强扫描鉴别复发的椎间盘突出和肉芽组织或瘢痕组织尤为重要。MRI 增强扫描 T1 中，椎间盘典型表现为周围强化而非均匀强化，这种特异性改变随手术后时间延长而增强。

• **感染** 感染是脊柱手术后严重的并发症，特别是存有植入物的情况下。临床上，患者常表现为背痛、发热、白细胞计数和红细胞沉降率升高。影像学表现取决于感染阶段。最初感染阶段出现界限不清、炎症性或蜂窝织炎性强化。随着感染发展，脓肿形成，表现为囊状病变，中央呈液体信号，周围环形强化。早期包括抗生素在内的治疗措施是适当的。一旦脓肿形成，则必须作外科引流手术。

■ **诊 断**

肉芽组织

■ **关键点**

• 典型地，肉芽组织或瘢痕组织均匀强化，可考虑与复发的椎间盘突出作鉴别。

• 复发的椎间盘突出的典型表现为周围强化而非均匀强化。

• 感染早期出现边界不清的炎性强化；脓肿表现为环形强化。

病例 250

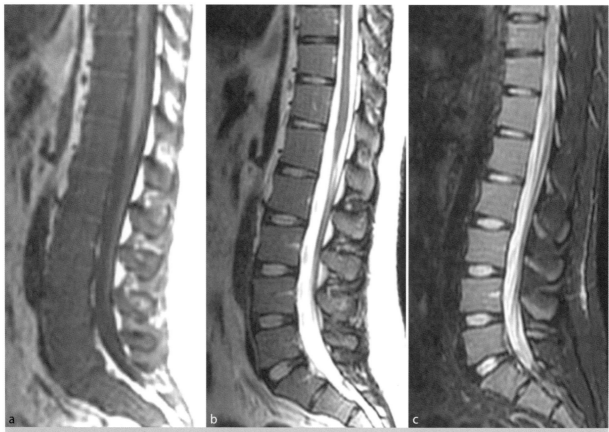

图 250.1　MRI 矢状位 T1 图像（a）显示，弥漫性降低的骨髓信号，与椎旁肌肉和椎间盘比较呈低信号。T1 和 T2 图像（b）未见局限性异常。矢状位 STIR 序列（c）显示，脊柱和骶骨可见部分弥漫性异常升高的骨髓信号

■ 临床表现

----

24 岁男性，进行性乏力（图 250.1）。

■ 推荐阅读

Long SS, Yablon CM, Eisenberg RL. Bone marrow signal alteration in the spine and sacrum. Am J Roentgenol, 2010, 195：W178 - 200

■ 主要影像学表现

骨髓弥漫性异常信号。

■ Top 3 鉴别诊断

● **造血骨髓** 在儿童和年轻人中，骨髓从出生时的以造血为主进展到儿童期以黄骨髓为主。成人中，残余的造血骨髓存在于中轴骨（脊柱和扁骨）以及股骨和肱骨的近端轴。MRI 扫描 T1 成像是评估骨髓异常的理想手段。T1 中，正常的成人骨髓信号较相邻的椎旁肌肉明亮。慢性疾病或贫血时，造血骨髓替代黄骨髓，骨髓恢复原状。造血骨髓浓度升高导致 T1 信号降低，与椎旁肌肉比较呈等 – 低信号。流体 – 敏感脂肪抑制（FS）T2 和增强 FST1 有助于鉴别造血骨髓和更有侵袭性的骨髓浸润过程，两者均显示 T1 信号降低。这些序列中，造血骨髓常为低信号，而浸润性过程常为高信号。

● **骨髓增生性疾病** 骨髓增生性疾病是指骨髓成分异常增生，通常为弥漫性浸润过程，包括多发性骨髓瘤（浆细胞）、白血病（白细胞）和骨髓纤维化（支撑的胶原及纤维组织）。这些异常增生替代正常黄骨髓，与椎旁肌肉比较，导致

T1 信号弥漫性降低（骨髓异常信号）。多发性骨髓瘤是最常见的原发性骨恶性肿瘤，好发于中老年人。由于破骨活动增加和炎性反应可导致骨质重吸收。任何骨均可受累，但最常位于脊柱和颅骨。骨受累可为局限性或弥漫性。在 X 线片中，局限性受累可致"穿孔"样环形透明。弥漫性受累导致骨髓浸润，T1 信号降低，FST2 信号升高伴强化。白血病可见于各年龄段，但以青少年和年轻人多见。弥漫性浸润导致 T1 信号降低，FST2 信号升高伴强化。弥漫性骨髓浸润稍不留意可被忽视，因此应仔细评估信号。骨髓纤维化在纤维结构增生中表现特殊，在 MRI 扫描各序列中信号均降低。

● **淋巴瘤** 淋巴瘤侵犯脊柱可为原发性或继发性（更常见）。病变可为单发、多发或弥漫性。弥漫性侵犯时影像学特征与白血病相类似，T1 信号弥漫性降低，FST2 信号升高伴强化。淋巴瘤典型特征为椎体外播散至相邻软组织和分隔而无皮质破坏。

■ 其他鉴别诊断

● **转移瘤** 转移瘤是侵犯骨的最常见的恶性肿瘤。造血骨髓增加的骨，包括中轴骨（脊柱），由于血流增加最先受到侵犯。常见的原发性恶性肿瘤包括乳腺癌、肺癌、前列腺癌、胃肠道和泌尿系肿瘤。转移性疾病中，弥漫性骨髓浸润少见。更常见的侵犯形式包括局限性病变，可为单发或多发。多数转移灶 T1 呈低信号，FST2 呈高信号伴强化。乳腺癌和前列腺癌转移的硬化性病灶在 MRI 扫描各序列中均为低信号。

● **治疗相关性骨髓改变** 放疗、化疗及粒细胞集落刺激因子（G – CSF）常用于恶性肿瘤的治疗。在急性期（4 ~ 6 周），放疗导致骨髓水肿，脂肪抑制 T2 信号升高。在慢性期，放疗区域内黄骨髓被替代。化疗可导致相类似改变，慢性的黄骨髓不太明显。G – CSF 可造成骨髓刺激症状，脂肪抑制 T2 信号弥漫性升高，可与病变残留或复发时相类似。

■ 诊　断

骨髓增生性疾病（白血病）

■ 关键点

● 造血骨髓出现于慢性疾病或贫血时，T1 中与肌肉比较呈低信号。

● 细胞性骨髓浸润过程导致 T1 信号降低，FST2 信号升高伴强化。

● 骨髓纤维化导致骨髓支撑结构增生，各序列中信号均降低。

● 转移灶通常为局限性病变，弥漫性骨髓浸润少见。

（病例 226 ~ 250　陈　博　濮璟楠　译，师　蔚　校）

病例 251

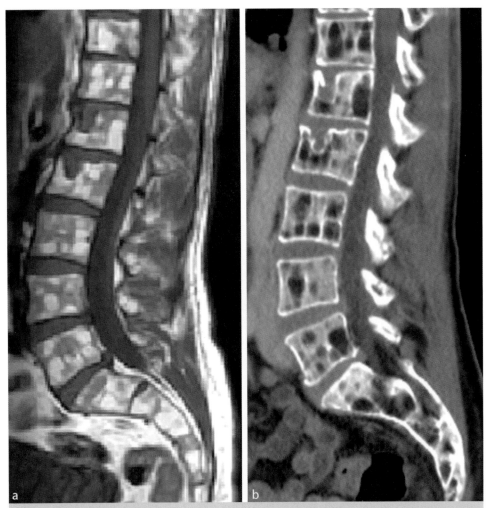

图 251.1　MRI 矢状位 T1 图像 (a) 显示，脊柱可见信号升高的多病灶区，相对的低信号区未见异常。在 L_1 和 L_2 椎体水平可见明显的上终板施莫尔结节。CT 增强矢状位重建图像 (b) 显示，脊柱内相应区域呈低密度，其程度与体表脂肪接近

■ **临床表现**

成年患者，表现为背痛（图 251.1）。

■ **推荐阅读**

Hanrahan CJ, Shah LM. MRI of spinal bone marrow: part 2, T1-weighted imaging based differential diagnosis. Am J Roentgenol, 2011, 197: 1309 – 1321

■ 主要影像学表现

骨髓异常信号，多病灶区 T1 信号增高。

■ Top 3 鉴别诊断

● **局限性黄骨髓** 骨髓由造血骨髓和黄骨髓所组成，也作为内部的支撑结构。随着年龄的增长，造血骨髓主要被黄骨髓替代。该过程可呈弥漫性或局限性，表现为 T1 和 T2 信号升高，而在 STIR 序列或其他脂肪抑制序列中则信号消失。与血管瘤不同，特征性的纵行条纹和"圆点花纹"（轴位图像）表现在局限性黄骨髓中并不常见。

● **多发性血管瘤** 椎体血管瘤为被覆内皮细胞的血管性结构，穿行于脊柱骨小梁之间。可为单发或多发，最常见于胸椎和腰椎。绝大多数病变为偶然发现且无症状。X 线片和 CT 扫描可见局限性脂肪密度伴骨小梁间明显的纵行条纹，形成特征性的"蜂窝"样（矢状位，冠状位）和圆点花纹样（轴位）表现。由于病变包含脂肪和血管成分，MRI 扫描中信号多样。脂肪为主的病变在 T1 和 T2 呈高信号，在脂肪抑制序列信号消失。在缺乏特征性纵行条纹和轴位圆点花纹样表现的情况下，血管瘤可与局限性黄骨髓表现相同。随着血管成分的增加，信号特点更为多样且不典型。侵袭性或压迫性血管瘤罕见，倾向于界限不清，T1 呈中等信号，可见内部流空信号。

● **骨质疏松症** 骨质疏松症是指骨结构脱矿化、细胞成分减少和黄骨髓成分增多。可为弥漫性或局限性，表现为 T1 信号升高和 T2 信号多样，但通常也升高，此与黄骨髓相类似。偶尔在脱矿化区，血管成分与脂肪成分相比增多时，STIR 序列可见高信号。绝大多数患者为老年人。儿童骨质疏松患者常具有潜在的导致骨脱矿化的先天性或后天性原因。

■ 其他鉴别诊断

● **黑色素瘤或出血性转移瘤** 脊柱内大部分 T1 高信号病变为良性病变，而黑色素瘤或出血性转移瘤是少见的例外。转移性黑色素瘤患者表现为单发或多发的骨病变。病变通常界限清楚，由于出血倾向以及与黑色素相关的固有短 T1，T1 呈高信号。T2 呈不均匀低信号伴异常强化。肿瘤广泛转移时，诊断常可明确。

● **骨内脂肪瘤/骨内脂肪瘤病** 单发的椎体内脂肪瘤就其本身而言为罕见病变，而以脊柱胸腰椎多发的骨内脂肪瘤为特点的骨内脂肪瘤病非常罕见。脂肪瘤样病变常表现为脂肪密度（CT 扫描）和信号（MRI 扫描），即使病变伴钙化或周围反应性骨改变可呈更为不均匀的表现，在 MRI 扫描更为明显。这些良性病变关键的鉴别特点是脂肪密度/信号伴缺乏强化。

■ 诊 断

骨内脂肪瘤病

■ 关键点

● 随着年龄的增长，造血骨髓被黄骨髓所替代，可呈弥漫性或局限性。

● 椎体血管瘤呈蜂窝样或圆点花纹样（轴位）表现。

● 骨质疏松症是指骨脱矿化，细胞成分减少，黄骨髓成分增多。

● 脊柱内大部分 T1 高信号病变为良性病变，而黑色素瘤是少见的例外。

病例 252

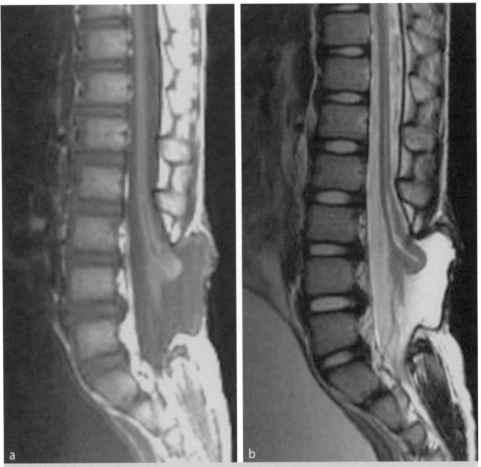

图 252.1　MRI 矢状位 T1（a）和 T2 图像（b）显示，胎儿脊髓延长，脑脊液充盈的硬脊膜和神经板通过腰骶椎后侧的骨缺损处膨出，其囊已超过皮肤表面水平。T1 加权像在显示病变处皮肤和皮下脂肪缺损时最佳。可见一明显松弛的神经源性膀胱膨胀

■ 临床表现

年轻女性，表现为长期的神经系统和骨科缺陷（图 252.1）。

■ 推荐阅读

Rufener SL，Ibrahim M，Raybaud CA，et al. Congenital spine and spinal cord malformations-picto-rial review．Am J Roentgenol，2010，194 Suppl：S26－S37

▨ 主要影像学表现

开放性腰骶部椎管闭合不全。

▨ Top 3 鉴别诊断

• **脊髓脊膜膨出（MMC）** MMC 是先天性缺陷，由原始的神经管闭合不全而引起，导致硬脊膜及神经组织经中线骨缺损处膨出，表面无皮肤覆盖。有 98% 的开放性椎管闭合不全患者可见 MMC，几乎所有患者发生于 II 基亚里畸形（II 型小脑扁桃体下疝畸形）。膨出的部分延伸超过或位于皮肤表面水平以上，借此有助于与脊膜膨出相鉴别。胎儿超声检查可发现这一异常，而胎儿 MRI 扫描能够更好地显示腰骶部和颅颈交界区的缺损。影像学检查可见脑脊液充盈的硬脊膜和神经板通过后侧的骨缺损处膨出。颅颈交界区表现包括小脑扁桃体经枕骨大孔下疝，颈延髓扭曲成角，"鸟嘴"样改变及后颅窝容积变小。在产前影像学中如无异常的病例，因其出生时临床诊断已明确，故出生后即应行影像学检查。

• **脊髓膨出** 脊髓膨出与 MMC 相类似，均由原始的神经管闭合不全所引起。二者均导致硬脊膜及神经组织经中线骨缺损处膨出，表面无皮肤覆盖。与 MMC 超过皮肤表面不同，脊髓膨出与皮肤表面齐平。与 MMC 相比，脊髓膨出少见。

• **半侧脊髓脊膜膨出或半侧脊髓膨出** 半侧脊髓脊膜膨出和半侧脊髓膨出极其罕见，以潜在的脊髓脊膜膨出和脊髓膨出合并脊髓纵裂或神经板/脊髓裂开相关表现为特点。双侧的半脊髓其中之一未获得适当的神经胚形成。

▨ 诊　断

脊髓脊膜膨出（术后）

▨ 关键点

• MMC 是指硬脊膜及神经组织经骨缺损处膨出，表面无皮肤覆盖。

• 98% 的开放性椎管闭合不全患者可见 MMC，几乎所有患者均发生于基亚里畸形（II 型）。

• 脊髓膨出与 MMC 的关键鉴别点是脊髓膨出与皮肤表面平齐。

• 半侧脊髓脊膜膨出和半侧脊髓膨出极其罕见，具有潜在的脊髓纵裂。

病例 253

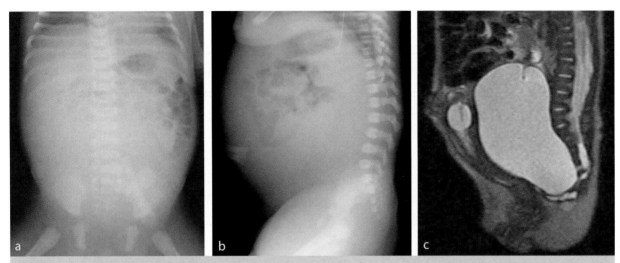

图 253.1 腹部正位 (a) 和侧位 (b) X 线片显示，骶前区有一巨大非钙化的占位性病变，向前上部替代肠管，骶骨下段和尾骨难以分辨。MRI 扫描矢状位 T2 加权像 (c) 显示，巨大的骶前区囊性占位性病变，向后延伸至脊柱，但与椎管分离。膀胱（含导尿管）被向前挤压

■ 临床表现

足月女婴，表现为腹膨隆（图 253.1）。

■ 推荐阅读

Kocaoglu M，Frush DP. Pediatric presacral masses. Radiographics，2005，26：833－857

■ 主要影像学表现

婴儿骶前区占位性病变。

■ Top 3 鉴别诊断

• **骶尾部畸胎瘤（SCT）** SCT 为罕见肿瘤，来源于多潜能细胞并包含全部 3 个胚层组织。SCT 是婴儿尾部最常见的肿瘤，可发生于骨盆外、骨盆内或两者兼有。刚出生时多为良性，但新生儿期后，恶变风险升高。囊性病变常为良性。放射学检查呈软组织占位性病变。有 60% 的病例中可见钙化，表现多样。在超声检查、CT 扫描、MRI 扫描中显示成分混杂，根据肿瘤内容物（实质性与囊性，脂肪或钙化成分等）而表现多样。MRI 扫描可显示病变范围及是否延伸至椎管内。

• **骶前脊膜膨出（ASM）** ASM 是罕见的含有脑脊液的硬脊膜通过骶孔或骶骨缺损膨出。在影像学检查选择中，MRI 扫描可用于确定病变，但 CT 扫描可有助于显示骨质缺陷。ASM 与泌尿生殖和（或）肛门直肠畸形有关，亦与 1 型神经纤维瘤病有关。ASM 也可作为 Currarino 三联征（骶骨发育不良、骶前 ASM 肿物及直肠肛门畸形）的一种表现。

• **直肠重复囊肿** 直肠重复囊肿占肠道重复囊肿的 5%，为圆球形薄壁，单房或多房囊性病变，并与直肠腔相交通。病理上，囊壁含有平滑肌，直肠黏膜衬里。放射学检查可见直肠后间隙增宽。超声检查可见特征性的囊壁肌肉低回声。CT 和 MRI 扫描可见非强化的囊性占位性病变。含有黏液性成分可使病变 T1 信号升高。叠加感染时，影像学表现更为复杂。

■ 其他鉴别诊断

• **囊性淋巴管畸形** 大囊型淋巴管畸形是指中央淋巴系统与淋巴管异常连接所导致液体充盈淋巴间隙。表现为薄壁，单房或多房囊性占位性病变伴囊壁及分隔强化。可见液 - 液平面和特征性的叠加出血。

• **皮样囊肿** 皮样囊肿是一种发育性病变，发生于骶前区者罕见。表现为骶前区占位性病变，包含黏液、钙化（1/3 病例）及肉眼脂肪组织（2/3 ~ 3/4 病例）。相关畸形包括肛门直肠畸形和作为 Currarino 三联征表现之一的骨缺损。

• **附件占位性病变** 新生女婴中常见卵巢囊肿，且体积巨大。由母体激素刺激卵泡所引起，通常需作处理。超声检查可确定卵巢囊肿位置。大于 6cm 的卵巢囊肿存在扭转风险。

■ 诊 断

骶尾部畸胎瘤

■ 关键点

• SCT 是婴儿尾部最常见的肿瘤，依据肿瘤内容物而表现多样。

• SCT 可发生于骨盆外、骨盆内或两者兼有，也可延伸至椎管内。

• ASM 是指脑脊液通过骶孔或骶骨缺损膨出，可见相关的畸形。

• 新生女婴中卵巢囊肿相对常见，病变巨大时存在扭转风险。

病例 254

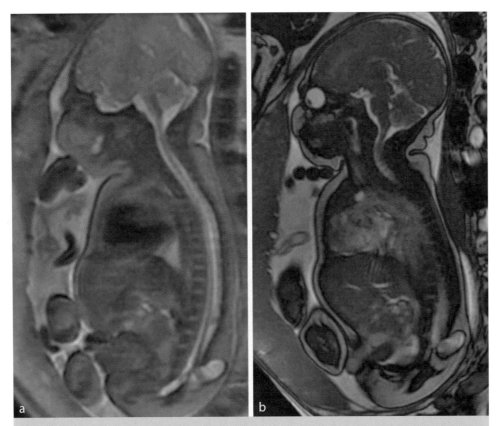

图 254.1 胎儿脊柱 MRI 矢状位 T2 图像（a）显示，胎儿脊髓延长，脑脊液充盈的硬脊膜和神经板通过腰骶交界区后侧的骨缺损处膨出。矢状位高分辨率 T2 图像（b）显示，完整的背部皮肤表面轮廓，可确定闭合性椎管闭合不全。颅颈交界区表现正常

■ 临床表现

超声检查中解剖学异常胎儿的 MRI 扫描（图 254.1）。

■ 推荐阅读

Rufener SL，Ibrahim M，Raybaud CA，et al. Congenital spine and spinal cord malformations-picto-rial review. Am J Roentgenol，2010，194 Suppl：S26 - S37

■ 主要影像学表现

闭合性腰骶部椎管闭合不全，伴皮下占位性病变。

■ Top 3 鉴别诊断

• **脂肪脊髓脊膜膨出/脂肪脊髓膨出** 脂肪脊髓脊膜膨出和脂肪脊髓膨出由初级神经胚形成过程缺陷所造成，间充质成分（脂肪组织）进入神经管。脂肪组织与皮下脂肪相连续并通过后侧的骨缺损与神经板连接，被覆皮肤完整。脂肪脊髓脊膜膨出和脂肪脊髓膨出关键的鉴别点在于脂肪组织与神经板的连接位置。脂肪脊髓膨出的连接处位于椎管内，而脂肪脊髓脊膜膨出的连接处位于椎管外。MRI 扫描显示脂肪成分最佳，因其在脂肪抑制序列中容易识别，也能很好地评估神经板。

• **脊膜膨出** 脊膜膨出是指脑脊液充盈的硬脊膜在骨缺损处膨出。本病可见于脊柱任何水平，但最常见于腰骶交界区伴椎体后侧骨缺陷和皮肤表面完整。尽管疝囊内无神经板或脊髓，但患者常存在脊髓栓系症状。通常选择超声检查进行初步筛查；MRI 扫描可对疝出成分和神经成分进行诊断并作出良好评估。

• **末端脊髓囊状突出** 末端脊髓囊状突出是指胎儿脊髓延长，脑脊液充盈的硬脊膜（脊膜膨出）和较大的末端空洞通过腰骶交界区后侧的骨缺损处膨出。导致脑脊液充盈的皮下不同大小的占位性病变，常表现为囊中有囊，内部的囊为空洞，外部的囊为脊膜膨出；神经成分位于内部空洞周围。与脊髓脊膜膨出不同，末端脊髓囊状突出被覆皮肤完整，此与基亚里畸形（Ⅱ型）无关。

■ 诊　断

末端脊髓囊状突出

■ 关键点

• 脂肪脊髓脊膜膨出和脂肪脊髓膨出是指间充质成分（脂肪）进入神经管。

• 脂肪脊髓脊膜膨出和脂肪脊髓膨出关键的鉴别点是脂肪 - 神经板的连接位置。

• 脊膜膨出是指脑脊液充盈的硬脊膜在骨缺损处膨出，皮肤表面完整。

• 末端脊髓囊状突出是指硬脊膜和较大的末端空洞经骨缺损处膨出。

病例 255

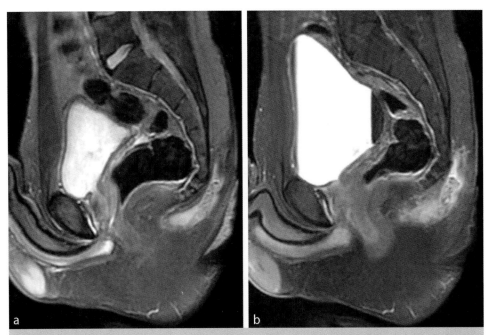

图 255.1 腰骶交界区 MRI 矢状位 T2 图像（a）显示，窦道高信号由皮下组织延伸至尾骨区伴周围炎性改变。MRI 增强矢状位脂肪抑制 T1 图像（b）显示，窦道走行区及肛周区域强化

■ 临床表现

19 岁男性，表现为肛周疼痛（图 255.1）。

■ 推荐阅读

Rufener SL, Ibrahim M, Raybaud CA, et al. Congenital spine and spinal cord malformations – pictorial review. Am J Roentgenol, 2010, 194 Suppl: S26 – S37

Taylor SA, Halligan S, Bartram CI. Pilonidal sinus disease: MR imaging distinction from fistula in ano. Radiology, 2003, 226: 662 – 667

■ 主要影像学表现

腰骶交界区后方窦道。

■ Top 3 鉴别诊断

• **皮毛窦道** 皮毛窦道是由发育过程中皮肤外胚层成分进入神经外胚层所导致。窦道被覆鳞状上皮，可表浅或延伸进入深部椎旁组织甚至进入椎管。位于中线或旁中线，常包括皮样或上皮样成分；硬脊膜下皮样成分常侵犯脊髓圆锥或马尾。患者常表现为体检中意外发现的腰骶交界区凹陷和（或）毛发，而与病变继发进入硬脊膜囊引起的局部感染或脊膜炎相关症状少见。超声检查可用于本病的初步筛查。与皮下脂肪组织相比，皮肤窦道常为低回声；与周围脑脊液相比，鞘内成分为高回声。通过 MRI 扫描可确诊，表现为不同长度的液体信号（T1 低信号或 T2 高信号）窦道在皮下组织内延伸。窦道走行区可见炎性强化。评估其椎管内范围很重要。皮样成分常为肉眼可见的脂肪；表皮样成分与脑脊液信号相类似，但表现为弥散受限。鞘内皮样或表皮样成分破裂可致化学性脊膜炎。应仔细评估脊髓和圆锥的变化情况，寻找低位脊髓或影像学上提示与皮毛窦道相关的脊髓栓系。

• **藏毛窦道** 藏毛窦道最初被认为是发育异常表现，但目前普遍认同其为继发于浅表毛囊炎感染的后天性病变。毛囊感染可引起继发性炎性反应，导致窦道被覆上皮细胞和肉芽组织。好发于年轻男性，可表现为慢性刺激或肛门上方被覆的骶骨区不适或急性脓肿形成。窦道常位于中线，并向深部、前部延伸，指向尾骨。如病变延伸至坐骨肛门窝，则易于与肛瘘相混淆。MRI 扫描显示窦道内和走行区 T2 信号异常升高，常见炎性强化；脓肿可见环形强化。病变位于外侧少见，但也可能发生。外科切除要求窦道完整切除，复发率可达 30%。

• **肛瘘** 肛瘘是由内外括约肌之间肛腺感染所引起。脓肿形成可致局部炎症反应，常伴瘘管形成并延伸至会阴。因为窦道与肛管腔直接相连，窦道指的是瘘管而非窦。脓肿和窦道可为多发，故术前 MRI 扫描对于最初处理和治疗方案的确定至关重要。MRI 扫描中，肛瘘表现为 T2 信号升高，瘘管周围和走行区 T1 炎性强化。局限性脓肿可见环形强化。外科切除困难且复发率高，特别是多发性病变。

■ 诊 断

藏毛窦道

■ 关键点

• 皮毛窦道是由皮肤外胚层成分进入神经外胚层所致。

• 皮毛窦道发生时，评估（表）皮样成分和脊髓栓系共存很重要。

• 藏毛窦道由浅表感染所引起，可向前延伸至椎旁组织。

• 肛门瘘由括约肌之间肛腺感染所致，常延伸至会阴。

病例 256

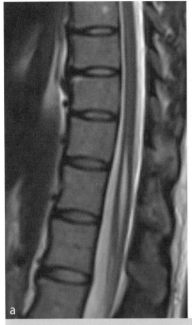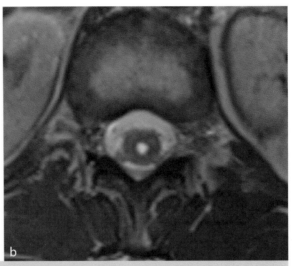

图 256.1 MRI 矢状位 T2 图像 (a) 显示，脊髓远端/圆锥中央液体信号升高伴头、尾侧呈锥形。轴位 T2 图像 (b) 显示位于脊髓中央，形态呈圆形，横向长度 3mm

■ 临床表现

年轻人，表现为非特异性背痛（图 256.1）。

■ 推荐阅读

Sherman JL, Barkovich AJ, Citrin CM. The MR appearance of syringomyelia: new observations. Am J Roentgenol, 1987, 148: 381 – 391

Sigal R, Denys A, Halimi P, et al. Ventriculus terminalis of the conus medullaris: MR imaging in for patients with congenital dilatation. Am J Neuroradiol, 1991, 733 – 737

■ 主要影像学表现

脊髓远端液体聚积。

■ Top 3 鉴别诊断

• **脊髓中央管突出** 脊髓中央管突出是一种常见表现，可无症状或偶然发现。可短暂发生于新生儿期或持续至成年。MRI 扫描显示圆形或类圆形脑脊液信号充盈区与脊髓中央管相连，横断面最大长度 <2~3mm。

• **终室** 终室是指脊髓中央管在圆锥水平局限性膨大，也被称作第五脑室。在绝大多数病例中，终室偶然发现于无症状患者。偶尔胎儿脊髓延长或脊髓发育异常时可出现症状。导致神经系统症状和需治疗的巨大病变罕见。影像学典型表现包括脊髓远端或圆锥处中央圆形或类圆形脑脊液信号区域。横断面上长度 <4mm，在头尾方向可有数厘米或更少的延伸。在横断面上长度达数厘米的巨大病变相对少见，特点为病变位于圆锥区。

• **空洞** 脊髓积水是指脊髓中央管扩张，而脊髓空洞指的是脊髓内与中央管分隔的脑脊液腔。影像学上二者常被混淆，术语"空洞"或"脊髓空洞"常用于描述脊髓内异常脑脊液信号聚积区。脊髓空洞可为单独表现或发生于某些潜在的异常情况下，如基亚里畸形（Ⅰ型）或相关的脊髓肿瘤，脊髓受压或创伤。取决于潜在的病因和慢性发展，可出现潜在的脊髓水肿和不同的脊髓大小，包括正常大小脊髓，局限性增大或萎缩。最常出现于颈髓，其次为胸髓。一旦发现空洞，常需进一步评估神经轴，包括颅颈交界区影像学检查，有时需增强扫描以排除潜在的脊髓肿瘤。

■ 其他鉴别诊断

• **脊髓软化** 脊髓软化由潜在的脊髓损伤所导致，包括缺血性、创伤性或出血性疾病。与脑实质内脑软化灶相类似，表现为局限性体积减小伴脑脊液信号和周围胶质增生。局限性脊髓体积减小为有价值的鉴别特点。即使其他所鉴别疾病也可表现为脊髓体积减小，但更典型的表现为正常大小脊髓或局限性脊髓扩大。

• **脊髓囊性肿瘤** 室管膜瘤为成人最常见的脊髓肿瘤，常表现为瘤内出血或囊性成分和（或）其头或尾端空洞。肿瘤本身可引起脊髓扩大，表现为实质性强化。星形细胞瘤为儿童最常见的脊髓肿瘤，表现为囊性成分和相关的空洞，但与室管膜瘤相比较少。血管网状细胞瘤为高度血管化脊髓肿瘤，可单发或与 VHL 综合征有关。病变较小时可见实质性强化，病变较大时表现为囊性占位性病变含软脊膜下强化结节。

■ 诊　断

终室

■ 关键点

• 脊髓中央管突出常偶然发现，常 <2~3mm。
• 终室（第五脑室）是指脊髓中央管在圆锥水平局限性膨大。
• 空洞是指脊髓内异常脑脊液信号，可见潜在异常或脊髓损伤。
• 脊髓肿瘤含有固有的囊性成分，或导致脊髓空洞，常位于其头或尾端。

病例 257

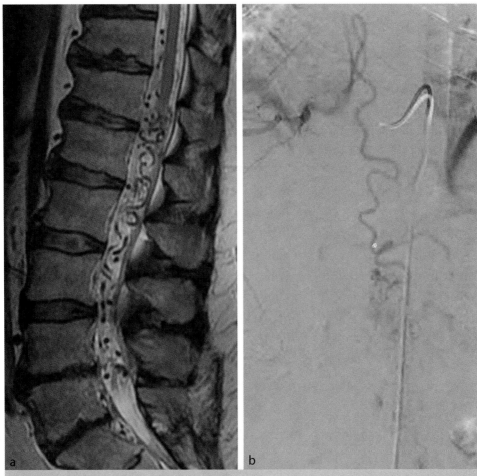

图 257.1　MRI 矢状位 T2 图像（a）显示，腰椎多发迂曲的髓外硬脊膜下血管流空信号。随后 T_{10} 右侧肋间动脉注射后的 DSA 动脉期图像（b）显示，脊髓前动脉扩大，硬脊膜下静脉丛通过动静脉分流早期充盈。图片由 Matthew Moore，MD 提供

■ 临床表现

　　55 岁男性，表现为进行性下肢无力（图 257.1）。

■ 推荐阅读

Krings T, Geibprasert S. Spinal dural arteriovenous fistulas. Am J Neuroradiol, 2009, 30: 639-648

Rodesch G, Lasjaunias P. Spinal cord arteriove-nous shunts: from imaging to management. Eur J Radiol, 2003, 46: 221-232

■ **主要影像学表现**

明显的椎旁流空信号。

■ **Top 3 鉴别诊断**

• **硬脊膜动静脉瘘（AVF）** 脊柱动静脉分流性病变共有 4 种类型。最常见的为 I 型硬脊膜 AVF，约占所有病例 70%～80%，为硬脊膜自身内动静脉直接相连（无中间病灶）。病变引流进入扩张的软脑膜静脉，矢状位 T2 可见髓外硬脊膜下迂曲的流空信号和矢状位增强 T1 可见多发强化的迂曲血管。动静脉分流引起静脉高压，导致慢性脊髓缺血。脊髓缺血表现为"火焰"样脊髓水肿区而周围正常，T2 显示最佳。患者常为男性，表现为 40～60 岁时进行性下肢无力，运动后加剧。脊髓血管造影是诊断、定位和治疗（包括血管内栓塞）的金标准。应仔细辨别，避免损伤脊柱动脉及其分支，包括 Adamkiewicz 动脉（常见于 $T_{8～12}$ 左侧）。IV 型硬脊膜 AVF 或"髓周瘘"是另一种真性 AVF，MRI 扫描中可与 I 型硬脊膜 AVF 相混淆。

• **脊髓动静脉畸形（AVM）** 其余两种脊柱动静脉分流性病变（II 型和 III 型）代表真性 AVM 伴中间病灶。二者表现为明显的髓外流空信号，与 I 型和 IV 型病变不同的是存在髓内成分，也就是病灶。脊柱 II 型 AVM 与脑 AVM 相类似，含有髓内病灶，有粗大的供血动脉和粗大的引流静脉。患者常表现为急性发作的病灶内或蛛网膜下腔出血的相关症状。III 型或青少年型 AVM 为罕见病变，好发于 30 岁以下。巨大的 AVM 含有髓内及髓外成分，可明显累及椎旁软组织。

• **下腔静脉（IVC）闭塞侧支静脉血流** IVC 闭塞可导致明显的硬脊膜外和（或）硬脊膜下侧支静脉。IVC 闭塞常见原因包括创伤、外在压迫、肿瘤侵袭及高凝状态。评估 IVC 血栓的证据中，邻近的占位效应或 IVC 滤器相关的内部磁敏感性伪影很重要。应针对潜在的病因进行治疗。

■ **其他鉴别诊断**

• **脊髓肿瘤伴血流增加** 椎旁流空信号可见于多种硬脊膜下肿瘤，可为髓内或髓外。血管网状细胞瘤常表现为膨大的髓内占位性病变伴迂曲流空信号。病变较小时可见实质性强化，病变较大时表现为囊性占位性病变含强化的附壁结节。偶尔，室管膜瘤和副神经节瘤由于血流增加可出现流空现象。强化的占位性病变常见，可作为这些疾病的鉴别点。

• **脑脊液搏动** T2 脊髓背侧可见正常脑脊液搏动，但界限不清，易与脊柱动静脉分流性病变中界限清楚的血管流空信号相鉴别。非 T2 中缺乏相应的异常，据此可辨别这种常见的伪影。

■ **诊 断**

硬脊膜动静脉瘘（I 型）

■ **关键点**

• I 型硬脊膜 AVF 导致血管分流伴脊髓缺血和进行性下肢无力。

• 脊髓 AVM 与脑 AVM 相类似，具有血管病灶和动静脉分流。

• IVC 闭塞可见硬脊膜外和（或）硬脊膜下侧支静脉，类似于 AVF 或 AVM。

• 血管网状细胞瘤、室管膜瘤和副神经节瘤可有明显的椎旁流空信号。

病例 258

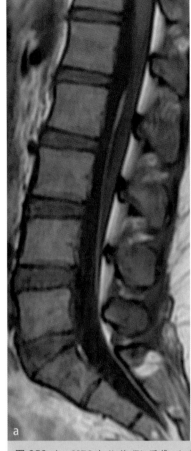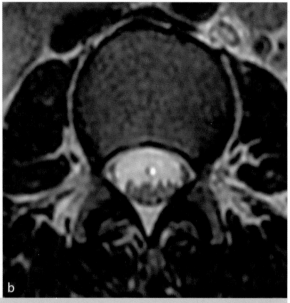

图 258.1　MRI 矢状位 T1 图像（a）显示，沿终丝/马尾走行的高信号线性区，开始于 $L_{1\sim2}$ 水平并向下延伸。轴位 T2 图像（b）显示终丝左外侧圆形高信号区，中心位于硬脊膜囊内

■ 临床表现

年轻男性，表现为慢性背痛（图 258.1）。

■ 推荐阅读

Rufener SL，Ibrahim M，Raybaud CA，et al. Congenital spine and spinal cord malformations-pictorial review. Am J Roentgenol，2010，194 Suppl：S26 - S37

■ 主要影像学表现

鞘内脂肪。

■ Top 3 鉴别诊断

• **终丝脂肪浸润**　终丝脂肪浸润也称为终丝纤维脂肪性增粗或终丝脂肪瘤，腰椎 MRI 扫描中，终丝脂肪浸润是相对常见的表现。患者通常无症状，但在少部分患者中，病变可与脊髓栓系临床症状相关。低位脊髓最常见于有症状的患者。影像学表现为特征性沿正常大小或轻度增粗脊髓走行的线性脂肪信号（T1/T2 信号升高，脂肪抑制序列信号降低）。常由圆锥延伸至硬脊膜囊终端，横断面长度 < 2 ~ 3mm。可见化学位移伪影。

• **软脊膜下脂肪瘤**　软脊膜下脂肪瘤是指孤立于脊髓的局限性脂肪浸润。可发生于任何水平，但最常见于胸椎，常位于背侧。当位于腰椎时，常侵犯脊柱远端或圆锥，并不沿终丝延伸。脂肪瘤大小差异明显，可从数毫米至数厘米。软脊膜下脂肪瘤可偶然发现，或与椎管闭合不全以及受累脊柱水平相关的神经缺损有关。

• **终丝脂肪瘤**　终丝脂肪瘤是指沿脊髓远端和圆锥的脂肪浸润，表面无椎管闭合不全。脊髓呈低位，常延伸至腰骶交界区，脊髓与相关的脂肪瘤间存在模糊的界限。患者常表现为脊髓栓系临床症状和进行性神经功能缺损症状。

■ 其他鉴别诊断

• **脂肪脊髓膨出**　脂肪脊髓脊膜膨出和脂肪脊髓膨出由初级神经胚形成过程缺陷造成，致使间充质成分（脂肪组织）进入神经管。脂肪组织与皮下脂肪相连续并通过后侧的骨缺损与神经板连接，被覆皮肤完整。脂肪脊髓脊膜膨出和脂肪脊髓膨出关键的鉴别点在于脂肪组织与神经板的连接位置。脂肪脊髓膨出的连接处位于椎管内，而脂肪脊髓脊膜膨出的连接处位于椎管外。MRI 扫描显示脂肪成分最佳，因为其在脂肪抑制序列中容易识别，且对评估神经板良好。

• **畸胎瘤**　畸胎瘤是生殖细胞肿瘤，含有全部 3 个胚层的成分。好发于骶部（骶尾部畸胎瘤），胎儿期或新生儿早期即可诊断。鞘内畸胎瘤极罕见，与其他部位畸胎瘤具有相类似的影像学特点。病变通常含有囊性和实质性成分和特征性肉眼可见的脂肪。其余成分包括钙化、牙齿和毛发。预后取决于内部或外部位置的分类。MRI 扫描显示以骶部为中心巨大的占位性病变，广泛延伸至相邻区域和结构。特征性的钙化、肉眼可见的脂肪组织、脂肪 – 液平面有助于辨别。实质性成分不均匀强化。

■ 诊　断

终丝脂肪浸润

■ 关键点

• 终丝脂肪浸润呈线性，大小为 2 ~ 3mm，通常无症状，多为偶然发现。

• 软脊膜下脂肪瘤是孤立于脊髓的局限性脂肪浸润，并不沿终丝延伸。

• 终丝脂肪瘤侵犯低位脊髓远端，而表面无椎管闭合不全。

• 脂肪脊髓膨出发生于椎管闭合不全，神经板 – 脂肪连接处位于硬脊膜囊。

病例 259

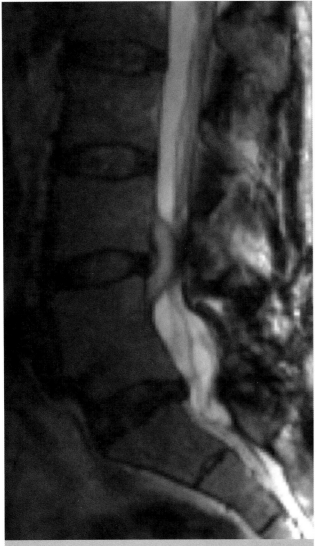

图 259.1 MRI 矢状位 T2 图像显示，以 $L_{3\sim4}$ 水平为中心的腹侧硬脊膜外高信号占位性病变。可见先天性分隔异常，L_4 和 L_5 部分融合，L_5 至 S_1 椎间盘脱水伴膨出

■ **临床表现**

中年男性，表现为背痛，其余病史不详（图 259.1）。

■ **推荐阅读**

Chhabra A，Batra K，Satti S，et al. Spinal epidural space：anatomy，normal variations，and pathological lesions. Neurographics，2006，5（1）：31~37

■ 主要影像学表现

硬脊膜外占位性病变。

■ Top 3 鉴别诊断

● **椎间盘脱出** 椎间盘脱出（椎间盘疾病）是指破碎的椎间盘移位疝出至腹侧硬脊膜外间隙。常见椎间盘脱水伴完整的终板高度降低。脱出部分与原有椎间盘相连且信号相类似，除非出现分离。可表现为周围强化。硬脊膜外血肿可见于邻近的椎间盘急性脱出。

● **硬脊膜外血肿** 硬脊膜外血肿可为自发性或由创伤、短暂性静脉高压（咳嗽）、医源性或凝血功能障碍所引起。最常见于硬脊膜外静脉丛破裂。成年人好发于脊柱胸腰段背侧，儿童好发于颈胸椎。常表现为双凸型，周围被硬脊膜外脂肪包绕。急性出血在 T1 呈等信号，而亚急性、慢性出血 T1 呈高信号。出血在 T2 信号多样，这种变化取决于血液成分降解。在梯波回波序列，出血性血液成分呈低信号。可见周围强化；局限性强化提示血液外渗。

● **硬脊膜外脓肿** 硬脊膜外脓肿常与椎间盘 - 骨髓炎有关。病变好发于腹侧，常伴椎旁蜂窝织炎或脓肿形成。常由远隔感染的血行播散或外科手术、硬脊膜外麻醉的直接种植所致，后者少见，可发生于双侧。金黄色葡萄球菌（70% ~ 75%）为最常见细菌；结核分枝杆菌感染最常见于免疫功能低下患者。金黄色葡萄球菌感染以椎间盘间隙为中心，而结核性脊柱炎椎间盘相对正常。硬脊膜外脓肿呈液体信号，伴周围环形强化和相邻硬脊膜强化。

■ 其他鉴别诊断

● **转移瘤** 硬脊膜外病灶常与椎弓根或椎体后侧病变相连。脊柱部位可有病理性压缩性骨折。病变通常 T1 呈低信号，T2 信号多样伴弥漫性或不均匀强化，此情况取决于是否存在坏死或出血。常见的原发性肿瘤包括乳腺癌、肺癌和前列腺癌。非霍奇金淋巴瘤也可表现为硬脊膜外占位性病变，淋巴瘤在 CT 扫描中呈等 - 高密度，MRI 扫描中 T1 呈等信号，T2 信号多样伴明显强化。

● **硬脊膜外脂肪瘤** 脂肪瘤是指硬脊膜外脂肪异常增生，最常见于脊柱胸腰段。即使为特发性，但常见病因包括过量类固醇（外源性或内源性）和肥胖。所有序列中病变呈脂肪信号不伴强化。对椎管和神经结构可造成压迫。

● **滑膜囊肿** 滑膜囊肿由退行性椎小关节病引起，最常发生于腰椎。可延伸至硬脊膜外间隙背外侧或通过神经孔。囊肿呈液体信号，边缘在 T2 呈低信号。可见周围强化，也可出现出血或钙化。患者常表现为疼痛或神经根病症状。

■ 诊　断

硬脊膜外脓肿

■ 关键点

● 椎间盘脱出发生于硬脊膜囊腹侧，此与原有椎间盘信号相类似。

● 硬脊膜外血肿最常见于背侧，可为自发性或由于某些刺激因素所致。

● 硬脊膜外脓肿呈环形强化，常与椎间盘 - 骨髓炎有关。

● 滑膜囊肿由退行性椎小关节病而引起，可压迫背外侧硬脊膜囊。

病例 260

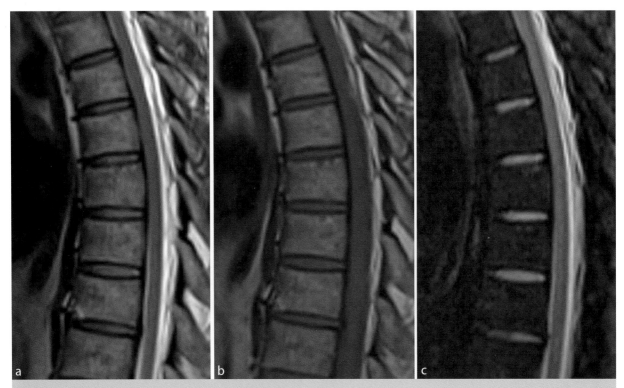

图 260.1 MRI 矢状位 T2（a）、T1（b）和 STIR 序列（c）显示，背侧硬脊膜外长段液体聚集，在全脉冲序列包括脂肪抑制 STIR 序列中呈高信号。硬脊膜囊向前移位，线性低信号贯穿硬脊膜外

■ 临床表现

年轻男性，表现为背痛和头痛（图 260.1）。

■ 推荐阅读

Koch BL, Moosbrugger EA, Egelhoff JC. Symptomatic spinal epidural collections after lumbar puncture in children. Am J Neuroradiol, 2007, 28: 1811 – 1816

■ 主要影像学表现

硬脊膜外液体聚积。

■ Top 3 鉴别诊断

• **硬脊膜外血肿** 硬脊膜外血肿常见原因包括创伤或医源性损伤（如腰椎穿刺）。较少见原因有潜在性凝血功能障碍或血管畸形，自发性或不明原因。患者表现为疼痛，伴或不伴神经功能缺损。硬脊膜外血肿可累及数个椎体节段或为局限性。最常见于胸腰区，其次为颈椎。CT 扫描显示为硬脊膜外高密度区，MRI 扫描根据出血时间不同而表现多样。急性出血 T1 呈等信号，亚急性期呈高信号，T2 呈高信号但不均匀。矢状位序列可见硬脊膜外脂肪形成的血肿"帽子"。慢性期，由于含铁血黄素沉积，各系列均呈低信号，梯度回波（GRE）序列有助于显示血液成分形成的磁敏感性伪影。可见周围炎性强化。治疗方式包括保守治疗与手术减压，采用何种方法取决于血肿大小及严重程度。

• **硬脊膜外脓肿** 硬脊膜外脓肿常见原因包括椎间盘 - 骨髓炎，常发生于腹侧硬脊膜外间隙。少见原因可发生于背侧硬脊膜外间隙包括术后并发症，医源性和椎小关节脓毒性关节炎。椎间盘 - 骨髓炎常为化脓性，由金黄色葡萄球菌血行播散所引起。结核性脊柱炎少见，常侵犯胸椎。感染过程可局限或播散至相邻软组织和结构。蜂窝织性表现为界限不清的炎性信号伴强化。随着感染过程进展，脓肿表现为环形强化的液性区，可局限或播散至整个硬脊膜外间隙。细菌性脓肿呈限制性扩散。治疗包括静脉应用抗生素治疗和脓液手术引流。

• **脑脊液瘘** 脑脊液瘘常见于医源性（如腰椎穿刺），术后并发症，创伤或自发性。患者常表现为体位性头痛，坐或站立时加重，平卧后缓解。绝大多数保守治疗后自愈，包括持续卧床休息，咖啡因或脱水治疗。某些难治病例中，可能需要硬脊膜外血贴治疗或外科修补。影像学上呈脑脊液密度（CT 扫描）和信号（MRI 扫描）的脊柱液体聚集区可压迫硬脊膜囊。远离瘘口的区域可显示由于脑脊液不足和硬脊膜外静脉扩张导致的硬脊膜囊萎缩。CT 脊髓造影或放射性核素脑池成像可用于寻找瘘口位置。颅内低压的表现包括：脑下垂，硬膜增厚伴硬膜下聚积和弥漫性间质强化。

■ 其他鉴别诊断

• **硬脊膜外脂肪瘤** 硬脊膜外脂肪瘤是指硬脊膜外脂肪异常增生。最常见于脊柱胸腰段，好发于男性。病因包括过量类固醇（外源性或内源性）和肥胖。即使为特发性，患者可无症状或表现为压迫性神经病症状。MRI 扫描显示硬脊膜外间隙脂肪异常增生的信号升高（T1/T2 信号升高，脂肪抑制序列信号降低）伴硬脊膜囊受压。轴位图像可见特征性 Y 形或多边形，这种表现是由于硬脊膜椎体韧带附着于硬脊膜囊所致。治疗措施包括医学管理并针对潜在的病因。

■ 诊　断

硬脊膜外血肿

■ 关键点

• 血肿常由创伤所致或自发产生，T1 呈等 - 高信号，T2 呈高信号，GRE 序列呈低信号。

• 硬脊膜外脓肿常见椎间盘 - 骨髓炎而引起，表现为环形强化的液体聚积区。

• 脑脊液瘘表现为液体聚积压迫硬脊膜囊或低压所造成的硬脊膜囊萎缩。

病例 261

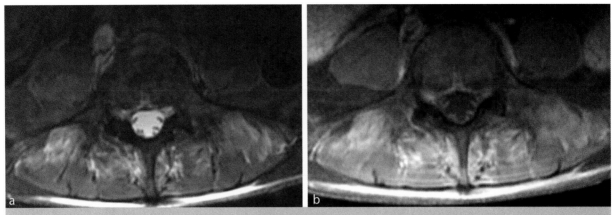

图 261.1　MRI 轴位 T2 图像（a）和 MRI 增强不完全脂肪抑制 T1 像（b）显示，T2 像信号异常升高，腰椎旁肌肉组织强化。下降的马尾神经根异常强化

■ **临床表现**

22 岁男性，表现为慢性免疫缺陷伴背痛（图 261.1）。

■ **推荐阅读**

May DA, Disler DG, Jones EA, et al. Abnormal signal intensity in skeletal muscle at MR imaging: patterns, pearls, and pitfalls. Radiographics, 2000, 20: S295 – S315

■ 主要影像学表现

弥漫性和对称性椎旁肌肉组织信号伴强化。

■ Top 3 鉴别诊断

- **肌炎** 肌炎是指各种潜在性因素所引起肌肉组织的炎症，病因包括感染性、炎症性、放射性、自身免疫性和特发性原因。感染性肌炎可能为细菌性或病毒性，影响免疫活性或免疫功能低下患者。传播途径包括远隔感染血行播散或邻近部位的感染局部播散，如软组织或骨感染。感染早期显示肌肉水肿，界限不清，弥漫性 T2 信号升高伴或不伴强化。细菌感染可进展至脓肿形成，液性聚集伴环形强化，此与软组织占位性病变相类似。放疗可引起血管和软组织损伤，表现为局限于治疗区域的弥漫性肌肉水肿，可见弥漫性炎性反应强化。自身免疫病因，如多发性肌炎和皮肌炎，常侵犯四肢，最终扩展至颈部肌肉。MRI 扫描显示弥漫性、对称性肌肉水肿，慢性期可见进行性萎缩。

- **创伤** 椎旁肌肉损伤可导致局限性（最常见）或弥漫性水肿伴或不伴出血。MRI 扫描中异常信号的范围及程度取决于损伤的类型和严重程度。MRI 扫描表现为受累的肌肉组织和周围软组织 T2 信号异常升高。出血病灶可表现为多种信号，此取决于出血阶段。肌肉组织内血肿可呈肿块样，可见炎性区域强化。在严重的创伤病例中，评估脊柱以及周围韧带结构和创伤所致的脊髓损伤尤为重要。

- **失神经支配** 失神经支配可由多种原因而引起，包括创伤，感染，先天性或退行性压迫。在开始的几天，失神经支配的 MRI 扫描表现通常正常。亚急性期，可见肌肉水肿，表现为弥散性 T2 信号升高区域；这种表现最早可在最初失神经支配损伤后 2d 出现，2~4 周达高峰。如潜在病因得到纠正，信号和功能常可恢复，可见强化区域。如病因持续存在至慢性期，肌肉萎缩随后被脂肪所替代。

■ 其他鉴别诊断

- **横纹肌溶解症** 横纹肌溶解症是一种严重的肌肉损伤，由细胞膜失去完整性所致。潜在病因包括损伤、缺血、过度锻炼和自身免疫性原因。由于细胞膜失去完整性，导致细胞内成分向细胞外部转移，这与肌肉水肿相关。严重病例中，并发症包括肾衰竭和筋膜隔室综合征。MRI 扫描可见受累肌肉组织 T2 信号异常升高，可见强化区域。当出现肌坏死时，可见线状和点状异常信号伴强化，也称为"点彩"征。

■ 诊　断

肌炎（感染性）

■ 关键点

- 肌炎是指感染伴肌肉组织水肿，由于病因不同影像学表现多样。
- 椎旁肌肉损伤可导致局限性或弥漫性水肿伴或不伴出血。
- 失神经支配表现为亚急性期肌肉水肿，慢性期脂肪浸润。
- 横纹肌溶解症是严重的肌肉损伤，可导致肾衰竭和筋膜隔室综合征。

病例 262

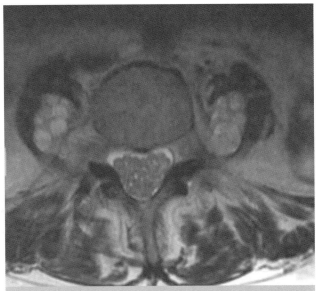

图 262.1 MRI 轴位 T2 图像显示，马尾神经根和沿腰大肌肌肉组织的硬脊膜外神经根弥漫性增粗伴信号升高

■ 临床表现

青年男性，表现为长期的神经功能缺损（图 262.1）。

■ 推荐阅读

Cellerini M，Salti S，Desideri V，et al. MR imaging of the cauda equina in hereditary motor sensory neuroathies：correlations with sural nerve biopsy. Am J Neuroradiol，2000，21：1793 – 1798

Rodriguez D，Young Poussaint T. Neuroimaging findings in neurofibromatosis type 1 and 2. Neuroimaging Clin N Am，2004，14：149 – 170，vii

Zapadka M. Diffuse cauda equina nerve root enhancement. JAOCR J Am Osteopath Coll Radiol，2012，1：29 – 32

■ **主要影像学表现**

弥漫性多发神经根增粗。

■ **Top 3 鉴别诊断**

• **慢性炎性脱髓鞘性多发性神经病（CIDP）**
CIDP 是一种慢性、获得性、涉及运动神经与感觉神经的多发性神经疾病。患者常表现为受累的四肢肌无力伴感觉障碍，症状可持续数月至数年，并呈缓慢进展。少于 1/3 的病例存有前驱感染或接种史。病理学表现可见脱髓鞘与修复反复发生形成特征性的"洋葱皮"改变。MRI 扫描可见受累的马尾神经根局限性或弥漫性增粗，T2 呈高信号伴强化，常延伸至椎体外周围神经。皮质类固醇治疗可改善症状。

• **1 型神经纤维瘤（NF1）** NF1 也称为 von Recklinghausen 病，是最常见的神经皮肤综合征。本病可为偶发或常染色体显性遗传，缺陷基因影响作为肿瘤抑制基因的 17q12 染色体，导致神经纤维素合成降低。累及脑、颅骨、眼眶、脊柱、肌肉骨骼系统和皮肤系统。NF1 的脊柱病变包括多发性神经纤维瘤，可延伸通过并扩展至神经孔。神经纤维瘤较施万细胞瘤更易形成"靶"征，指的是周围升高而中央降低的 T2 信号。体积大的腹膜后丛状神经纤维瘤具有恶变倾向，以间隔生长为特点。脊柱其他表现包括脊柱侧凸，硬脊膜扩张伴椎体后部扇贝样改变，胸椎外侧脊膜膨出。罕见的是，髓内病变可见于 NF1 患者。

• **遗传性运动感觉性神经病（HMSN）**
HMSN 是指一组遗传性异常，可导致弥漫性神经根增粗，神经系统症状可影响运动和感觉神经传导通路。两种最常见的综合征包括夏科 - 马里 - 图思病和德热里纳 - 索塔斯病。由于特定性潜在的综合征，临床表现多样，然而，症状通常为慢性和进行性。影像学表现为弥散性，梭形增粗，异常信号和椎体外周围神经和（或）马尾神经根强化。在某些病例中，可见神经根强化不伴增粗。与运动神经相关的神经功能受损可导致失神经支配。急性期，失神经支配可致受累肌肉组织水肿；慢性期，肌肉萎缩，体积减小伴脂肪替代，一旦出现，可作为有价值的鉴别点。本病确诊依赖绯肠神经活检。

■ **其他鉴别诊断**

• **格林巴利综合征（GBS）** GBS 表现为急性单向的炎性脱髓鞘性多发性神经病，此被认为是由前驱感染或接种后的自身免疫反应所引起。患者表现为双下肢进行性上升性无力，感觉未受影响。MRI 扫描显示马尾神经根光滑增强，腹侧运动神经根最先受累。远端脊髓和圆锥也可见强化。可见轻微的神经根增粗。治疗包括血浆置换和（或）免疫球蛋白静脉注射。

■ **诊　断**

慢性炎性脱髓鞘性多发性神经病

■ **关键点**

• CIDP 是一种慢性、获得性、涉及运动神经与感觉神经的多发性神经病，表现为上升性运动无力。

• NF1 表现为神经纤维瘤、脊柱侧凸、硬脊膜扩张、椎体扇贝样改变和外侧脊膜膨出。

• HMSN 导致弥漫性神经根增粗，运动和感觉缺陷和肌肉失神经支配。

• GBS 是指急性单向的脱髓鞘性多发性神经病，表现为进行性上升性肌无力。

病例 263

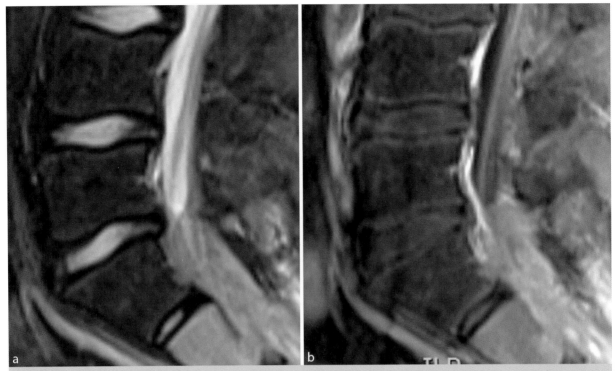

图 263.1 腰骶交界区 MRI 轴位 STIR 序列（a）显示，S_2 椎体弥漫性高信号骨髓浸润，皮质向后突破延伸至硬脊膜外间隙。MRI 增强扫描矢状位脂肪抑制 T1 图像（b）显示均匀强化

■ 临床表现

青年男性，表现为腰痛（图 263.1）。

■ 推荐阅读

Diel J, Ortiz O, Losada RA, et al. The sacrum: pathologic spectrum, multimodality imaging, and subspecialty approach. Radiographics, 2001, 21: 83 - 104

■ 主要影像学表现

成人骶部占位性病变。

■ Top 3 鉴别诊断

• **转移瘤** 转移性疾病常侵犯脊柱。常见原发性肿瘤包括乳腺癌、肺癌和前列腺癌。乳腺癌和肺癌常为溶解性，其次为肾癌及甲状腺癌。前列腺癌（偶为乳腺癌）常出现硬化性转移。CT扫描较 MRI 扫描能更好地显示骨受累细节，但 MRI 扫描评估软组织成分更佳。转移瘤 T1 呈低信号，T2 呈高信号伴明显强化。

• **脊索瘤** 脊索瘤为起源于脊索残余成分的恶性肿瘤。在青中年中，常侵犯骶部、颅底和脊柱，好发于男性，为最常见的骶部肿瘤。患者骶部受累表现为局限性疼痛和神经病变。CT 扫描可见中线处扩张的溶解性占位性病变伴病灶中央

高密度。MRI 扫描可见 T2 高信号伴低信号纤维分隔，T1 低 – 等信号伴不均匀明显强化。

• **巨细胞瘤（GCT）** GCT 是一种含有巨细胞的局限性侵袭性病变，可导致骨质重吸收，为第二位常见的骶部原发性骨肿瘤。常规 X 线和 CT 扫描可见溶解性扩张性病变而内部无基质，可见中央坏死或出血。即使某些病变可见薄的硬化性环，但其边缘常为非硬化性。MRI 扫描中 GCT 在 T1 呈低 – 中等信号，在 T2 呈等 – 高信号。内部骨性分隔呈曲线性，T2 呈低信号，可见不均匀明显强化。多位置的液 – 液平面提示叠加动脉瘤样骨性囊肿，该病常与 GCT 有关。

■ 其他鉴别诊断

• **淋巴瘤** 淋巴瘤在脊柱中表现多样，包括骨内，硬脊膜外和多种形式的硬脊膜内侵犯。与原发性相比，继发性淋巴瘤更为常见。骨受累在 CT 扫描中表现为溶解性、渗透性或硬化性。在 MRI 扫描中，T1 呈低信号，T2 呈表现多样的骨髓浸润伴均匀强化。常见硬脊膜外延伸，病变可为多发或孤立。

• **软骨肉瘤** 软骨肉瘤是一种恶性原发性骨肿瘤，可侵犯脊柱。可发生于各个年龄，但以中年患者最常见，表现为局限性疼痛和神经病变。CT 扫描可见扩张性病变，内部为软骨基质，呈"弧形或漩涡形"表现。软组织成分密度多样。

MRI 扫描中，软骨基质在 T2 呈高信号，内部钙化呈低信号，常见不均匀强化。

• **浆细胞瘤** 浆细胞瘤由浆细胞异常增生所造成，可为多发性骨髓瘤的孤立性形式。患者常超过 40 岁。临床表现取决于占位性病变位置，疼痛和神经病变常见。CT 扫描表现为界限不清的扩张性溶解性病变。MRI 扫描中，病变与脊髓相比，T1 呈低 – 等信号，T2 呈等 – 高信号；常见曲线形 T2 低信号区域。大多数病变呈均匀强化。常见病变延伸至硬脊膜外间隙。必须对患者进行随访以排除多发性骨髓瘤。

■ 诊　断

淋巴瘤

■ 关键点

• 转移瘤（乳腺癌、肺癌和前列腺癌）为最常见的侵犯骶部的肿瘤。

• 脊索瘤和软骨肉瘤呈 T2 高信号，伴低信号线性成分。

• GCT 为扩张性溶解性病变，可见中央坏死、出血或与动脉瘤样骨性囊肿并存。

• 骨淋巴瘤在 CT 扫描中表现为溶骨性、渗透性或硬化性，可见典型的均匀强化。

病例 264

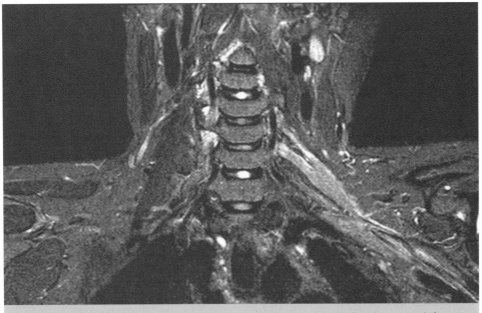

图 264.1　MRI 冠状位 STIR 序列（a）显示，左侧臂丛可见部分异常增粗，信号升高

■ 临床表现

单侧上肢肌张力丧失，伴腱反射减弱（图 264.1）。

■ 推荐阅读

Aralasmak A, Karaali K, Cevikol C, et al. MR imaging findings in brachial plexopathy with thoracic outlet syndrome. Am J Neuroradiol, 2010, 31：410 –417

■ 主要影像学表现

臂丛神经根增粗。

■ Top 3 鉴别诊断

● **创伤** 臂丛由 C_5 至 T_1 神经根所组成，随着向外侧走行延伸成为神经干，分隔为神经束和终末分支。臂丛损伤最常见于产伤和青少年车祸（创伤）所致。产伤常累及 $C_{5~7}$ 神经根（厄尔布麻痹），C_8 至 T_1 神经根受累少见（克兰麻痹）。损伤程度由牵拉（最常见）到撕裂均有可能发生，可根据神经节前损伤和神经节后损伤分类。神经节前损伤不能自愈，而神经节后损伤常可自愈。牵拉伤可导致神经根粗大，T2 信号升高伴强化。可见周围血肿。

● **臂丛神经炎** 臂丛神经炎是指臂丛神经的炎性病变。最常见于乳腺癌及肺尖癌放疗后。少见原因包括：病毒感染，免疫介导的神经病变和特发性。与肿瘤相比，放射性臂丛神经炎表现为弥漫性增厚，模糊的信号异常并局限于治疗范围内；慢性期可见纤维化。病毒性、免疫介导的或特发性臂丛神经炎影像学表现多样，可从正常至神经根粗大，异常信号伴强化，这种表现取决于严重程度和潜在性病因。运动神经的慢性神经炎可致失神经支配。在急性期，失神经支配表现为神经支配的肌肉水肿；慢性期，表现为肌肉萎缩、体积减小及脂肪替代。

● **肿瘤** 继发性肿瘤累及臂丛神经较原发性神经鞘瘤（NST）更为常见。常见的继发性原因包括乳腺癌淋巴转移（最常见），肺癌（肺上沟瘤）直接转移，淋巴瘤侵犯和远隔的原发性或血液的恶性肿瘤血行转移。MRI 扫描表现为局限性或弥散性神经根增粗，T2 信号升高伴异常强化，可呈肿块样。原发性肿瘤包括施万细胞瘤，神经纤维瘤和 1 型神经纤维瘤中恶性周围 NST。这些原发性肿瘤较继发性侵犯更倾向于局限性，表现为 T2 高信号伴强化病变。施万细胞瘤更易出现囊变。神经纤维瘤信号更为均匀，T2 周围信号升高，中心信号降低，呈 "靶" 征。中枢性病变可延伸并扩展至神经孔。

■ 其他鉴别诊断

● **肥大性神经病** 肥大性神经病是指一系列异常所导致的受累神经增粗和退化。可为获得性 [如慢性炎性脱髓鞘性多发性神经病（CIDP）] 或遗传性 [如遗传性运动感觉性神经病（HM-SN）]。两种最常见的先天性综合征（HMSN）包括夏科 - 马里 - 图思病和德热里纳 - 索塔斯病。症状取决于潜在的病因，但大部分患者表现为慢性的，累及运动与感觉神经的进行性神经病变。MRI 扫描表现为弥漫性纺锤样增粗、异常信号和脊柱外周围神经强化。与运动神经相关的神经功能损害可致失神经支配。在急性期，失神经支配表现为受累肌肉水肿；在慢性期，表现为肌肉萎缩、体积减小及脂肪替代。

■ 诊　断

臂丛神经炎

■ 关键点

● 牵拉伤可致神经根增粗，异常信号伴强化，可见周围血肿。

● 臂丛神经炎是指臂丛神经的炎性病变，放疗为最常见原因。

● 肿瘤累及臂丛神经可为继发性（最常见）或原发性 NST 所致。

● 肥大性神经病（CIDP、HMSN）患者常表现为慢性进行性症状。

病例 265

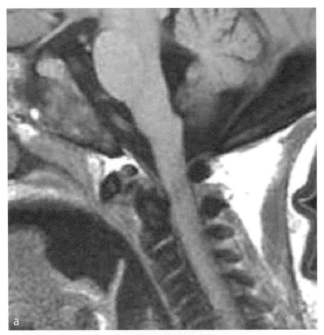

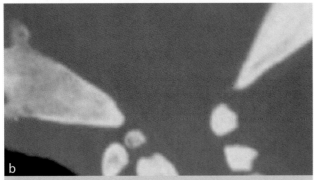

图 265.1 MRI 矢状位 T1 图像（a）和 CT 重建图像（b）显示，沿缩短的齿状突上缘有一骨性碎片，与肥厚的 C_1 前弓相连。MRI 扫描显示，寰枢关节相对于齿状突近端向前半脱位，导致椎管狭窄。由于潜在的骨硬化病，骨结构弥漫性硬化

■ 临床表现

20 岁男性，表现为颈部疼痛伴神经功能缺损（图 265.1）。

■ 推荐阅读

Lustrin ES, Karakas SP, Ortiz AO, et al. Pediatric cervical spine: normal anatomy, variants, and trauma. Radiographics, 2003, 23: 539 - 560

Munera F, Rivas LA, Nune DB, Jr, et al. Imaging evaluation of adult spinal injuries: emphasis on mutidetector CT in cervical spine trauma. Radiology, 2012, 263: 645 - 660

Smoker WR. Craniovertebral junction: normal anatomy, craniometry, and congenital anomalies. Radiographics, 1994, 14: 255 - 277

■ 主要影像学表现

齿状突畸形。

■ Top 3 鉴别诊断

• **齿状突骨折** 齿状突骨折常发生于严重创伤。可分为 3 型。Ⅰ型：翼状韧带附着处，齿尖部撕脱骨折。Ⅱ型：齿突基底部骨折；Ⅲ型：齿突基底部骨折并延伸至 C_2 椎体。Ⅰ型和Ⅲ型骨折在颈椎固定治疗后可恢复稳定，然而Ⅱ型骨折最为常见，出现关节不连续和不稳定风险相对较高。急性期，骨折表现为通过齿状突的透明线，伴周围软组织水肿。骨皮质边缘缺乏和 C_1、C_2 正常发育表现有助于齿状突骨折与先天性齿状突畸形作鉴别，后者如游离齿状突或永久性终末小骨。

• **游离齿状突（齿状突小骨）** 游离齿状突是指 C_2 椎体上缘骨化。常为不稳定型异常，可与齿状突骨折Ⅱ型相混淆。屈伸位有助于描述颈椎不稳定程度。借此有助于对游离齿状突与齿状突骨折进行鉴别，齿状突骨折的继发性表现包括 C_2 椎体上缘发育良好的骨皮质凸起和 C_1 椎体圆形肥厚的前弓。

• **永久性齿状突终末小骨** 永久性齿状突终末小骨是一种先天性融合异常，表现为上缘的终末小骨与齿状突其余部分未融合。正常的融合常发生于 10 岁左右。骨碎片可与齿状突Ⅰ型骨折相混淆。事实上，影像学无法鉴别两者。硬化性边缘有助于其与急性创伤所造成的骨折作鉴别，但是，远端骨折可表现相同。永久性齿状突终末小骨长为偶然发现而并不影响脊柱的稳定性。

■ 其他鉴别诊断

• **齿状突侵蚀** 颈椎的炎性关节病变，特别是类风湿性关节炎和青少年慢性关节炎可导致骨侵蚀、关节翳形成及韧带松弛失稳定性，也可能导致关节僵硬。严重时，骨侵蚀可造成骨折片出现，类似于骨折。骨折片边缘不规则和炎性关节病继发表现有助于与骨折作鉴别。韧带松弛可导致寰枢关节不稳定。

■ 诊　断

游离齿状突（骨硬化病）

■ 关键点

• 齿状突骨折发生于严重创伤，可分为 3 个亚型，Ⅱ型最常见。

• 游离齿状突是指 C_2 椎体上缘骨化，与齿状突Ⅱ型骨折相类似，可不稳定。

• 永久性齿状突终末小骨是一种融合异常，偶然发现且类似于齿状突Ⅰ型骨折。

• 炎性关节病变可导致骨侵蚀，关节翳形成及韧带松弛。

病例 266

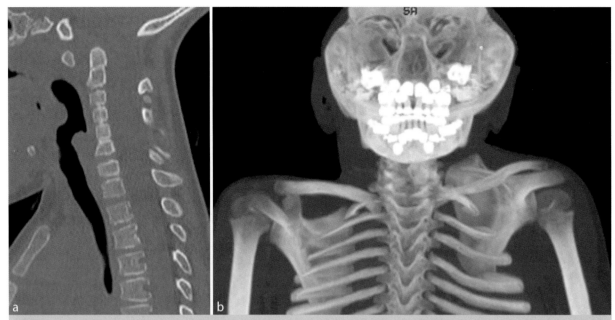

图 266.1 颈椎 CT 矢状位重建图像（a）显示，C$_{3~6}$前后径减小伴部分融合。颅颈交界区异常表现为扁平颅底和扩大的寰枢关节。容积再现冠状位重建图像（b）显示，左侧肩胛骨上升和颈椎下段异常骨关节

■ 临床表现

4 岁女童，表现为颈部和背部畸形（图 266.1）。

■ 推荐阅读

Resnick D. Inflammatory disorders of the vertebral column: seronegative spondyloarthropathies, adult-onset rheumatoid arthritis, and juvenile chronic arthritis. Clin lmaging, 1989, 13: 253 – 268

Ulmer JL, Elster AD, Ginsberg LE, et al. Klippel-Feil syndrome: CT and MR of acquired and congenital abnormalities of cervical spine and cord. J Comput Assist Tomogr, 1993, 17: 215 – 224

■ 主要影像学表现

儿童颈椎节段异常。

■ Top 3 鉴别诊断

• **先天性脊柱融合/克利佩尔－费尔综合征（KFS）**　KFS 是指两个或更多的颈椎节段分隔失败伴或不伴胸椎、腰椎分隔异常。先天性脊柱融合常见于女孩，可为散发，具有家族性，或与多系统综合征有关，如 VACTERL（椎体缺陷、直肠闭锁、心脏缺陷、气管食管瘘、肾脏异常和四肢畸形）。分隔缺陷侵犯椎体伴或不伴后部结构和椎小关节受累。脊柱融合的先天性原因通过椎体体积减小可与继发性原因相鉴别。$C_{2\sim3}$ 最常受累，其次为下颈椎（$C_{5\sim6}$）或上胸椎。临床表现多样，与分隔异常的程度和范围成比例。患者常表现为颈部缩短伴活动受限。颅颈交界区异常与 KFS 有关，可导致不稳定。其他相关畸形包括发育性脊髓异常，血管发育异常和变异，听力丧失和 Sprengel 畸形（先天性高位肩胛）。KFS 可分为 3 型，Ⅰ 型最为严重，颈椎及上胸椎多发性分隔异常伴神经功能缺陷；Ⅱ 型最为常见，有 1 个或数个颈椎节段分隔异常；Ⅲ 型包括颈椎、腰椎或下胸椎融合异常。

• **青少年慢性关节炎（JCA）**　JCA 是一种炎性关节病，常侵犯颈椎和颅颈交界区。慢性炎症常导致侵蚀性改变，脊柱融合/关节僵硬和失稳定。侵蚀性改变常见于寰枢关节，椎小关节和钩椎关节。融合/僵硬常累及椎体和关节突关节。不稳定性与关节病变的炎性成分有关，最常见于颅颈交界区，也可发生于颈椎全段。CT 扫描是理想的评价骨结构的方式，包括特征性融合异常和骨侵蚀；MRI 扫描能够提供最佳的软组织评估，特别是在分辨 T2 图像高信号和强化的炎性滑膜炎和关节翳形成。根据关节病变分布和是否存有类风湿因子，JCA 可分为数组。颈椎受累患者表现为颈痛伴活动受限。青少年类风湿性关节炎可为单关节受累（最常见），常侵犯大关节或多关节受累。合并 Still 病时，表现为幼年时发病的全身受累，包括发热，肝脾肿大和慢性贫血。青少年强直性脊柱炎患者人类白细胞抗原 B－27（HLA－B27）呈阳性，并伴有骶髂关节病变和接骨点病变。

• **脊柱融合手术**　儿童脊柱融合手术常见于创伤、先天性或获得性原因所导致的失稳定。由于存在手术植入材料和（或）被覆的软组织术后改变，故术后异常容易识别。如既往创伤融合手术中无植入材料，可根据椎体相对正常的大小与先天性分隔异常作鉴别。

■ 诊　断

Klippel-Feil 综合征

■ 关键点

• KFS 是指 2 个或更多的颈椎节段分隔失败，常见于女孩。

• KFS 与颅颈交界区脊髓和血管异常有关，也与 Sprengel 畸形有关。

• JCA 是一种炎性关节病，常导致侵蚀性改变，脊柱融合/关节僵硬和失稳定。

• 儿童脊柱融合手术常见于创伤、先天性或获得性原因所导致的失稳定。

病例 267

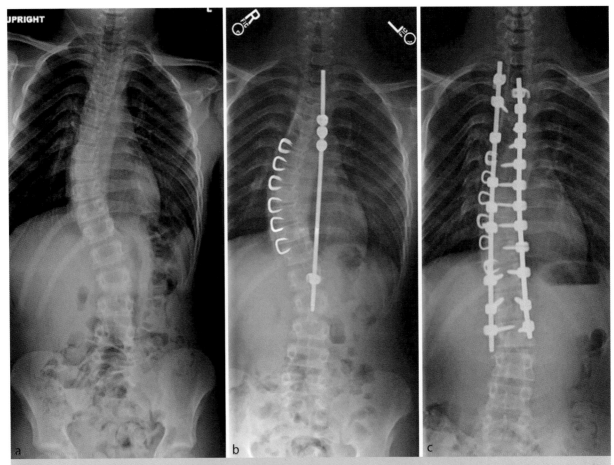

图 267.1　一名 10 岁脊柱侧凸男童 X 线正位片（a）显示，胸椎弯曲右凸，弧顶位于 $T_{9\sim10}$，通过 T_4 上终板和 T_{12} 下终板测量 Cobb 角为 42°。腰椎轻度代偿性弯曲左凸。11 岁时脊柱侧凸 X 线正位片（b）显示，沿侧凸的胸椎可见间断性椎体钉和沿凹陷处放置的生长棒，胸曲为 35°。14 岁时脊柱侧凸 X 线正位片（c）显示，生长棒间断性去除，T_2 至 L_2 椎体融合。胸曲得到明显纠正，经测量 <20°。图 a 或 b 未见髂嵴隆起，与 Risser 评分为 0 一致。图 c 可见髂嵴隆起大致延伸至髂嵴 3/4 处，与 Risser 评分为 3 一致

■ **临床表现**

青少年，学校体检中发现异常（图 267.1）。

■ **推荐阅读**

Kim H，Kim HS，Moon ES，et al. Scoliosis im-　　ics，2010，30：1823 - 1842
aging：what radiologists should know. Radiograph-

▣ 主要影像学表现

骨骼未发育成熟脊柱侧弯。

▣ 诊　断

• **脊柱侧凸** 脊柱侧凸是指 1 个或多个脊柱向一侧凸出，Cobb 角 ≥ 10°，常伴有旋转。约 80% 为特发性，其余的具有潜在的发育性或获得性原因。特发性脊柱侧凸依据患者发病年龄可分为婴儿期（0 ~ 3 岁）、少年期（4 ~ 10 岁）、青年期（11 ~ 18 岁）及成年期。青少年期特发性脊柱侧凸多见于女性，表现为弯曲右凸。

脊柱弯曲在骨骼生长期常增加或进展。一旦骨骼发育成熟，弯曲 < 30° 常稳定，而 > 30° 常继续进展，即使进展速度小于那些骨骼发育未成熟患者。Risser 指数（Risser 征）用于脊柱侧凸研究判断骨骼成熟程度，有助于决定最佳方案和治疗方式。其判定依据为髂嵴顶部骨化程度，指数 0 ~ 5，4 级和 5 级提示骨骼发育成熟，分别代表骨骺与髂骨融合前后。骨骼发育未成熟期间，每 4 ~ 12 个月进行影像学随访，平均每 6 个月进行 1 次。快速生长期应间隔更短。

脊柱弯曲弧顶可为椎体或椎间盘，定义为距离中线最远的脊柱部分。末端椎骨为弯曲的头侧和尾侧具有最大倾斜的椎骨，可用来测量弯曲角度。当测量弯曲角度时，Cobb 角，即头侧末端椎骨上终板和尾侧末端椎骨下终板所成角度。随后的检查中，在同一水平测量弯曲度很重要，这样做可以更好地评价其进展程度。在 Cobb 角测量中存在观察者差异和固有差异，故研究中保持一致性最为重要。原发性弯曲所造成的代偿性继发性弯曲的弯曲角度较小。

X 线作为一种影像学检查方式可用于脊柱侧凸的诊断和随访，特别是在特发性病例中尤其重要。CT 扫描和 MRI 扫描用于不典型弯曲，如早发患者弯曲左凸或快速进展，应排除或进一步评估脊柱侧凸潜在的先天性或继发性原因，如椎体异常，脊髓栓系，占位性病变等。与特发性病例相反，继发性病例可出现伴随的神经功能缺损或疼痛。

特发性脊柱侧凸的治疗方式取决于发病年龄、弯曲严重程度和弯曲进展程度。外部支具试图稳定脊柱弯曲，常用于弯曲度在 20° ~ 45° 的患者。外部支具可有不同程度的成功，发病年龄小和进展迅速的对外部支具反应较差。手术治疗主要适用于特发性脊柱侧凸，弯曲度 > 45° 患者，或进展性弯曲而不能耐受外部支具或外部支具治疗失败患者。手术的终极目标是融合伴纠正弯曲至可能的最大程度。对于骨骼发育未成熟的患者，手术方式不融合，包括内部支具（如沿弯曲椎体的椎体钉）或者"生长"或延长融合棒，为优先选择，直至骨骼发育成熟完成最终的融合。如有可能，为保留活动性，外科医生试图避免颈椎和下腰椎融合。在先天性或获得性原因所致脊柱侧凸的病例中，手术方式取决于潜在的病因。

▣ 关键点

• 脊柱侧凸是指脊柱侧向弯曲，Cobb 角 ≥ 10°，常伴有旋转。

• 特发性脊柱侧凸多见于女性，表现为弯曲右凸。

• Risser 指数用于判断骨骼成熟程度，有助于预测病情进程。

• 治疗方式取决于弯曲严重程度和弯曲进展程度，包括外部支具和手术纠正。

病例 268

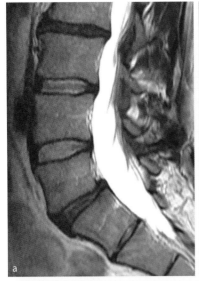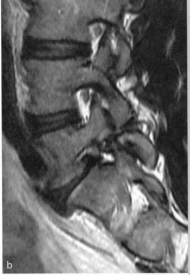

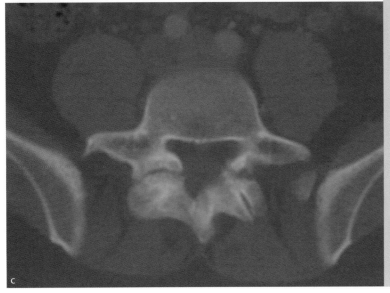

图 268.1　中线处 MRI 矢状位 T2 图像（a）显示，相对于 S₁ 椎体，L₅ 椎体向前 I 级滑脱，L₅ 至 S₁ 椎间盘脱水，L₅ 至 S₁ 椎体高度降低，L₂~₃ 椎间盘脱水。中线外矢状位 T₂ 图像（b）显示，L₅ 峡部缺损，神经孔狭窄，神经根受压。CT 轴位图像（c）显示，椎体水平 L₅ 双侧峡部缺损伴椎管前后径轻度增加

■ 临床表现

34 岁男性，表现为慢性腰痛（图 268.1）。

■ 推荐阅读

Ganju A. Isthmic spondylolisthesis. Neurosurg　Focus，2002，13（1）：E1

■ 主要影像学表现

双侧峡部缺损伴移位。

■ 诊　断

● **脊椎滑脱**　脊椎滑脱是指椎体相对于其他椎体出现异常移位。最常发生于 L$_5$ 至 S$_1$ 水平，其次为 L$_{4\sim5}$ 水平。引起脊椎滑脱的原因包括峡部裂（椎弓峡部缺损）、退行性病变、发育异常、创伤和病理学原因。峡部缺损和退行性改变为脊椎滑脱最常见原因。

椎弓峡部是指椎板、椎弓根、椎小关节和棘突之间的椎弓根部分。该区域骨折可引起脊椎滑脱，当峡部缺损区域出现相关的移位，则产生脊椎滑脱。约 90% 的病例中，脊椎滑脱发生于 L$_5$ 水平，其余的病例中，大部分发生于 L$_4$ 水平。尽管腰椎滑脱的确切病因尚未完全明确，但发育期重复性损伤所致椎弓峡部应力性骨折已被广泛接受。青年运动员的高发病率支持这一观点。

青年期，脊椎滑脱常表现为腰痛和偶见的神经根病变。L$_5$ 神经根最常受累，随着更为明显的滑动，患者症状更为严重。

脊椎滑脱根据半脱位程度分级。Ⅰ级脊椎滑脱是指受累椎体相对下一节段向前移位 0~25%；Ⅱ级脊椎滑脱是指 25%~50%；Ⅲ级脊椎滑脱是指 50%~75%；Ⅳ级脊椎滑脱指的是 >75%。完全性（100%）脊椎滑脱是指脊椎前移。

大多数峡部缺损可在 X 线片上分辨，特别是伴有相关的滑脱。偶尔，当骨质缺损细微时，CT 扫描是必需的。腰椎斜位 X 线片上，峡部缺损表现为特征性椎板（头）和关节面（身体/前肢）之间类似项圈围绕"苏格兰梗"颈部的征象。

在评价神经根受压时，MRI 扫描较 X 线片和 CT 扫描更有优势。中线外矢状位图像中，峡部缺损表现为骨质中断区域伴或不伴水肿性骨髓信号改变。轴位图像中，峡部缺损最初可被误认为关节突关节，然而，峡部缺损与多为垂直走行的腰椎小关节比较具有不同的方向，而且定位于椎体水平而不是椎间盘间隙水平。由于相关的半脱位，发生局限性畸形和椎管前后径增加。另一方面，退行性滑脱由于椎体腹侧和背侧部分均向前移位致使椎管狭窄。

多数脊椎滑脱患者可无症状或保守治疗以及医学监测。在大部分严重进展或医学监测失败的病例中，可能需行手术固定。

■ 关键点

● 脊椎滑脱的原因包括峡部缺损、退行性病变、发育异常、创伤和病理学原因。
● 斜位 X 线片上，峡部缺损表现为特征性项圈围绕"苏格兰梗"颈部的征象。

● 在评价神经根受压时，MRI 扫描较 X 线片和 CT 扫描更具优势。
● 轴位图像中，峡部缺损位于椎体水平，椎管前后径增加。

病例 269

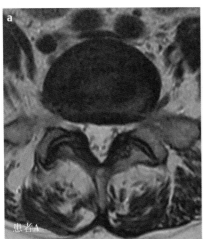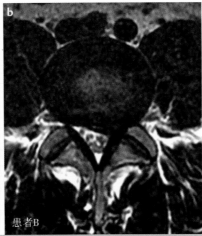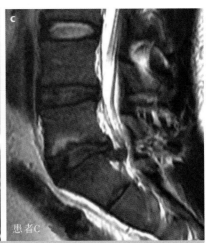

图 269.1 腰椎 MRI 轴位 T_2 图像（a）显示，椎间盘脱水伴广泛膨大，双侧椎小关节和黄韧带肥厚；右侧轻度、左侧微小外侧隐窝狭窄。另一位患者腰椎 MRI 轴位 T_2 图像（b）显示，中央偏左关节下椎间盘突出，左外侧隐窝重度狭窄，左外侧隐窝处下降的神经根受压移位。另一位患者中线外腰椎 MRI 矢状位 T_2 图像（b）显示，马尾和椎间盘后部突出导致下降的神经根受压向后移位。沿 L_5 下方的施莫尔结节可见水肿性终板骨髓信号改变

■ 临床表现

3 例成年患者，表现为慢性腰痛和神经根病（图 269.1）。

■ 推荐阅读

Fardon DF, Milette PC. Combined Task Forces of the North American Spine Society, American Society of Spine Radiology, and American Society of Neuroradiology. Nomenclature and classification of lumbar disc pathology: recommendations of the combined task force of the North American Spine Society. American Society of Spine Radiology, and American Society of Neuroradiology. Spine, 2001, 26：E93 – E113

■ 主要影像学表现

退行性椎间盘疾病。

■ 诊　断

● **椎间盘疾病术语**　此前,多专业学科组建议,用来形容腰椎退行性椎间盘疾病的术语并不标准,仅局限于个别性解释。这样做的结果导致了一定程度的混淆,特别是对于提供参考者,类似的病理学特征由于研究地点不同和提供最终参考的放射科医生不同而描述有所不同。多专业学科组通过为腰椎间盘病理学分类提供可以接受的命名,在报告术语中尽量缩小差距。

随着个人年龄增长,椎间盘出现退行性变伴中央髓核脱水。脱水导致 T2 中椎间盘中央正常的液体信号丧失。大部分急性椎间盘损伤可导致环形撕裂或裂缝,中央髓核部分渗入或突破外周纤维环。可见环形裂缝或撕裂,表现为周围环形局限性 T2 信号升高区域。

椎间盘退行性疾病划分为椎间盘膨大和疝出。椎间盘膨大呈弥漫性,影响 50% ~100% 椎间盘圆周（180°~360°）。并延伸突破椎体边缘。另方面,疝出的椎间盘是指椎间盘成分局限性（<25% 或 90°）或宽基底（25% ~50% 或 90°~180°）延伸突破椎体边缘。疝出可进一步分为椎间盘突出,即在同一成像平面,疝出部分不大于其基底,或椎间盘脱出,即在同一成像平面,疝出的椎间盘部分超过基底或颈部大小。椎间盘突出表现为移位超过椎间盘间隙,由于后部的后纵韧带限制,常为头侧或尾侧方向。椎间盘突出延伸至椎间盘间隙以上,也称为头侧椎间盘突出。移位的椎间盘是突出的椎间盘的一部分,特征为相邻的椎间盘连续性消失。通常,疝出的椎间盘信号特征与相邻的椎间盘相类似,据此可与其他硬脊膜外病变作鉴别。

病理学中,椎间盘的定位与恰当形容椎间盘疾病同等重要。可接受的命名包括中央型、中央偏左（右）型、关节下型、椎间孔型、椎间孔外型或远外侧型。中央型主要影响椎管,导致椎管狭窄。关节下型和中央偏左（右）型可影响包含支配椎体水平以下的下降神经根的外侧隐窝。例如,$L_{4~5}$椎体水平外侧隐窝包含 L_5 神经根。椎间孔型影响位于椎间盘间隙水平的神经孔区神经根。例如,$L_{4~5}$椎体水平神经孔包含 L_4 神经根。

椎间盘疾病合并椎小关节、黄韧带肥厚/内折和椎间盘高度丧失常导致椎管狭窄（获得性）、外侧隐窝和（或）神经孔狭窄。狭窄程度取决于与正常结构对照。轻度狭窄为 <1/3 的狭窄,中度狭窄为 1/3 ~2/3,严重狭窄为 >2/3 狭窄。随着狭窄程度增加神经根移位或受压的可能性将会增加。

■ 关键点

● 椎间盘膨大呈弥漫性,影响 50% ~100% 椎间盘圆周（180°~360°）。

● 疝出的椎间盘突出或脱出,可为局限性（<25% 或 90°）或宽基底（25% ~50% 或 90°~180°）。

● 椎间盘定位包括中央型、中央偏左（右）型、关节下型、椎间孔型和椎间孔外型。

● 椎管、外侧隐窝或神经孔狭窄程度取决于与正常结构对照。

病例 270

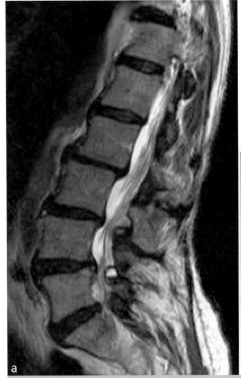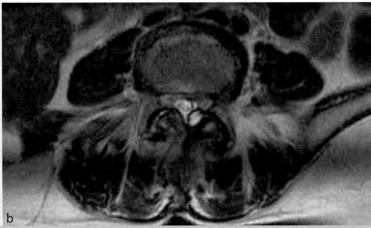

图 270.1 腰椎 MRI 矢状位（a）和轴位（b）T2 图像显示，L_{4-5} 水平硬脊膜囊左背外侧邻近关节面的硬脊膜外高信号占位性病变，周围低信号。占位性病变使硬脊膜囊背侧消失。椎小关节和椎间盘间隙退行性改变

■ 临床表现

中年男性，表现为背痛伴神经根病（图 270.1）。

■ 推荐阅读

Khan AM, Girardi F. Spinal lumbar synovial cysts. Diagnosis and management challenge. Eur Sine J, 2006, 15: 1176 - 1182

■ 主要影像学表现

硬脊膜外囊性占位性病变与退行性椎小关节相邻。

■ 诊 断

• **滑膜囊肿** 滑膜囊肿是一种硬脊膜外病变，由椎小关节退行性关节病所引起。好发于中老年人，常见于女性和退行性脊柱滑脱，常侵犯腰椎下段。

多数滑膜囊肿无症状，常偶然发现，特别是位于关节突关节后方者。前方的病变可引起中央管内、外侧隐窝内或神经孔内神经根受压相关症状。最常见的症状为痛性神经根病。

MRI 扫描作为一种影像学检查方式可供选择，显示退行性关节突关节附近硬脊膜外囊性病变，T2 中病变周围环形低信号。囊内蛋白质成分增多可引起 T1 信号轻度升高，周围可见炎性信号及强化，也可出现出血或钙化。

治疗方案包括镇痛药物保守治疗以及经皮类固醇注射和（或）引流，手术治疗适用于更严重的病例。

■ 关键点

• 滑膜囊肿是一种硬脊膜外病变，由椎小关节退行性关节病所引起。

• 多数滑膜囊肿无症状，病变巨大时可引起神经根受压。

• MRI 扫描显示退行性关节突关节附近囊性病变，T2 中病变周围低信号。

病例 271

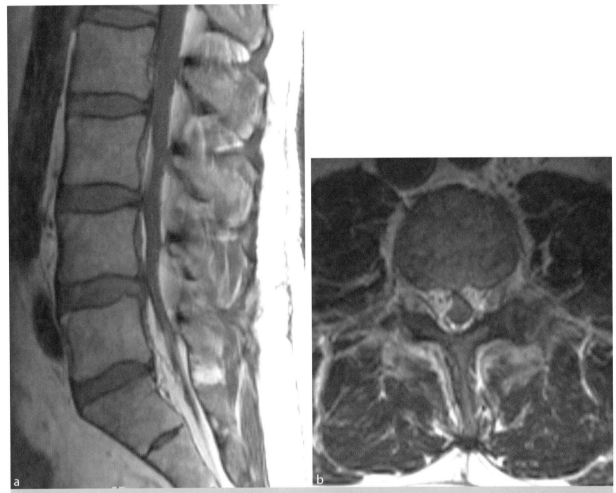

图 271.1　MRI 矢状位 T1 图像（a）显示，腰椎范围内硬脊膜外增生性脂肪增加并压迫硬脊膜囊。背侧可见明显的皮下脂肪。L$_4$ 水平轴位 T2 图像（b）显示，硬脊膜外间隙信号升高伴硬脊膜囊受压，下降的神经根位于中央。硬脊膜囊特征性的外观是，下方的硬脊膜椎体韧带将硬脊膜囊固定于骨结构上方，腹侧中线处显示最佳

■ **临床表现**

43 岁男性，表现为进行性背痛伴神经根病（图 271.1）。

■ **推荐阅读**

Geers C, Lecouvet FE, Behets C, et al. Polygonal deformation of the dural sac in lumbar epidural lipomatosis: anatomic explanation by the presence of meningovertebral ligaments. Am J Neuroradiol, 2003, 24: 1276 – 1282

Shaheen F, Singh M, Gojwari T, et al. Idiopathic epidural lipomatosis. Appl Radiol, 2008, 37: 40A – 40B

■ 主要影像学表现

硬脊膜外脂肪增加并压迫硬脊膜囊。

■ 诊　断

• **硬脊膜外脂肪瘤**　硬脊膜外脂肪瘤是指硬脊膜外脂肪异常增生。最常见于胸腰椎，好发于男性。病因包括：过量类固醇（外源性或内源性）和肥胖，即使其可为特发性。患者可无症状或表现为压迫性神经疾病症状。

MRI 扫描作为一种影像学检查方式，由于能够良好显示软组织而被选择。表现为硬脊膜外间隙脂肪异常增生的信号升高（T1/T2 信号升高，

脂肪抑制序列信号降低）伴硬脊膜囊受压。轴位图像可见特征性的 Y 形或多边形，这种表现是由于硬脊膜椎体韧带附着于硬脊膜囊所致。

治疗方案包括医学监测、减轻体重以及查找可能的类固醇过量的原因。对于严重的症状明显的病例，当药物治疗不可行或失败时，外科减压是必要的方法。

■ 关键点

• 脂肪瘤是指硬脊膜外脂肪异常增生；病因包括肥胖和过量类固醇，也可为特发性。

• MRI 扫描可作为一种检查选择，显示硬脊膜外增生性脂肪增加伴硬脊膜囊受压。

• 由于硬脊膜椎体韧带，轴位图像可见特征性的 Y 形或多边形。

病例 272

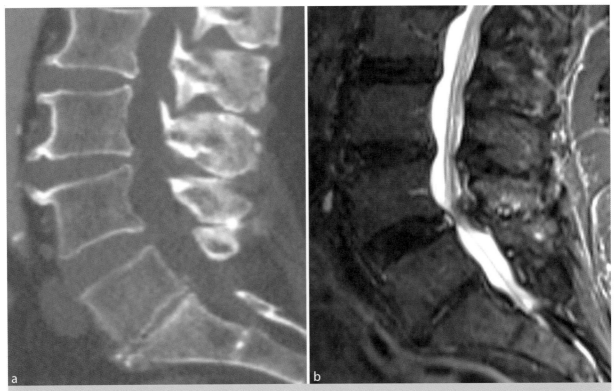

图 272.1 CT 矢状位重建图像 (a) 显示，腰椎多水平退行性改变，L$_5$ 至 S$_1$ 最为明显，异常骨增大、硬化和棘突撞击。MRI 矢状位 STIR 序列 (b) 显示，相类似的表现伴 L$_{4-5}$ 椎间韧带信号升高，受累棘突软骨下囊性改变。在同一水平可见黄韧带肥厚和环形撕裂

■ 临床表现

84 岁男性，表现为腰痛，伸展加重，屈曲缓解，无创伤史（图 272.1）。

■ 推荐阅读

Jinkins JR. Acquired degenerative changes of the intervertebral segments at and suprajacent to the lumbosacral junction. A radioanatomic analysis of the nondiskal structures of the spinal column and perispinal soft tissues. Radiol Clin North Am, 2001, 39: 73 – 99

■ 主要影像学表现

腰椎棘突异常增大伴撞击。

■ 诊　断

● **Baastrup 现象**　Baastrup 现象或疾病，也被称为"棘突吻合"，是指连续的椎骨棘突异常撞击或接触。随年龄增长，发病率升高，主要表现为腰痛，但在一定程度上存在争议。典型症状包括背痛，屈曲时缓解。

X 线片和 CT 扫描显示受累棘突接触，增大伴中间骨硬化。MRI 扫描表现类似，棘间韧带 T2 信号混杂，黄韧带肥厚呈低信号，韧带退化呈高信号。可见相邻的 T2 高信号囊肿。增强扫描棘突间段内及周围可见非特异性炎性强化。其他退行性改变包括退行性椎间盘疾病和椎小关节/黄韧带肥厚，可在几乎所有病例中共存。

治疗方案包括医学止痛、经皮类固醇注射和手术治疗。

■ 关键点

● Baastrup 现象是指连续的椎骨棘突异常撞击或接触。

● 老年人中，典型临床症状包括背痛，屈曲时缓解。

● X 线片和 CT 扫描显示棘突撞击，增大伴中间骨硬化。

● MRI 扫描显示棘间韧带 T2 信号混杂（肥厚呈低信号，退化呈高信号）。

病例 273

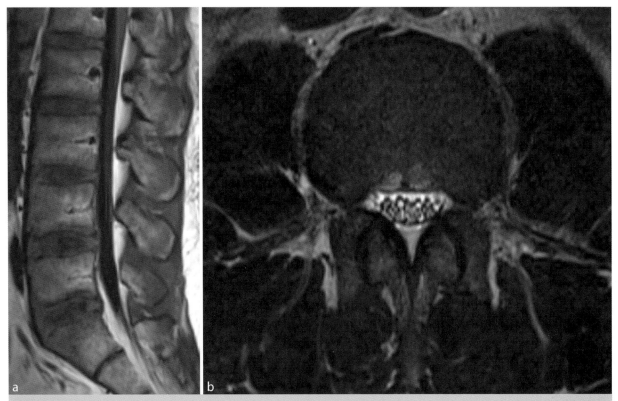

图 273.1 MRI 矢状位 T1 图像（a）和 L₄ 椎体中央水平轴位 T2 图像（b）显示，继发于椎弓根缩短的腰椎管明显狭窄。前后径测量为 8mm

■ 临床表现

36 岁男性，表现为慢性腰痛（图 273.1）。

■ 推荐阅读

Chatha DS, Schweitzer ME. MRI criteria of developmental lumbar spinal stenosis revisited. Bull NYU Hos Jt Dis, 2011, 69：303 - 307

■ 主要影像学表现

腰椎管狭窄。

■ 诊　断

• **先天性腰椎管狭窄**　腰椎管狭窄可为先天性或获得性。获得性原因更常见，由退化性椎间盘或椎小关节疾病所致。先天性原因少见，如先天性椎弓根缩短，可使有症状的退行性椎间盘疾病发病可能性增加，而在椎管大小正常患者中可无症状。

获得性椎管狭窄发生并测量于椎间盘水平，也就是病理性改变的部位。另一方面，先天性椎管狭窄，在矢状位椎体中央水平测量。关于正常与先天性椎管狭窄的临界值测量仍存在较多争议，主要是由于过去确定规范性测量的研究类型不同。早期的研究使用解剖标本和 X 线片，根据椎管的骨性边缘测量。后期的研究使用脊髓造影能够更准确地反映脑脊液内衬的硬脊膜囊大小而不是椎管的骨性边缘。与表面的骨性边缘比较，MRI 扫描在判断正常的椎管和硬脊膜囊内径时能够提供最佳的软组织评价。另外，脑脊液充盈的硬脊膜囊随着下行自然缩小，并终止于上骶部，MRI 扫描中显示最佳。

早期根据解剖标本和 X 线片的研究列出腰椎某处的正常前后径为 12～15mm。应用这些临界值，灵敏度相对高，但特异性相对低。更新的研究应用 MRI 扫描和标准差 2 判断腰椎管狭窄的临界值，推荐以 9mm 作为先天性腰椎管狭窄的临界值，但这一临界值特异性上升而灵敏度下降。以 10mm 作为先天性腰椎管狭窄的临界值，灵敏度和特异性可能最佳。

■ 关键点

• 获得性椎管狭窄测量于椎间盘水平，也就是病理性改变的部位。

• 先天性椎管狭窄，在矢状位椎体中央水平测量，常由椎弓根缩短所致。

• 对于先天性腰椎管狭窄的临界值存在较多争议，10mm 是合理的数据。

病例 274

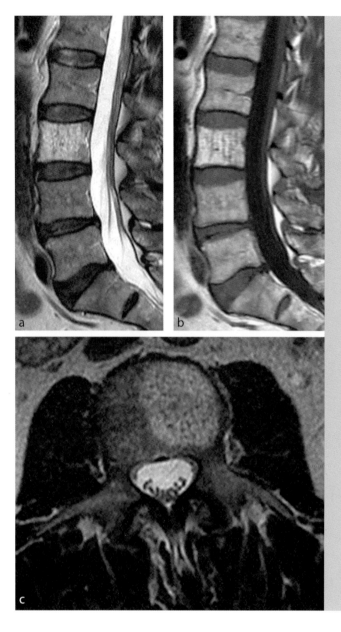

图 274.1　MRI 矢状位 T2（a）和 T1 图像（b）显示，L₃ 椎体内弥漫性信号升高伴明显的纵行条纹，与相邻脊柱节段的骨髓比较呈等信号。L₃ 椎体轴位 T2 图像（c）显示，左侧 T2 像骨髓信号升高的环形区域和骨髓中央等信号局灶性区域，呈特征性"圆点花纹"表现

■ 临床表现

成年男性，表现为慢性腰痛（图 274.1）。

■ 推荐阅读

Rodallec MH，Feydy A，Larousserie F，et al. Diagnostic imaging of solitary tumors of the spine：what to do and say. Radiographics，2008，28：1019 – 1041

■ 主要影像学表现

T1 和 T2 骨髓信号升高，呈条纹样表现。

■ 诊　断

• **椎体血管瘤**　椎体血管瘤为被覆内皮细胞的血管性结构，穿行于脊柱骨小梁之间。可为单发或多发，最常见于胸椎和腰椎。绝大多数病变为偶然发现且无症状。通常血管瘤局限于椎体，即使偶尔可延伸至后部结构；侵袭性或压迫性血管瘤罕见，常见于胸椎，可表现为脊柱外延伸，压迫硬脊膜囊。

X 线片和 CT 扫描可见局限性脂肪密度伴骨小梁间明显的纵行条纹，此可呈现特征性的蜂窝样，在正位、侧位、矢状位、冠状位显示最佳，而轴位图像呈现圆点花纹样。由于病变包含脂肪和血管成分，MRI 扫描中信号多样。脂肪为主的病变在 T1 和 T2 呈高信号，脂肪抑制序列信号消失。在缺乏特征性纵行条纹和轴位圆点花纹样表现的情况下，血管瘤可与局限性黄骨髓表现相同。随着血管成分的增加，信号特点更为多样，表现为 T1 信号降低，脂肪抑制 T2 信号升高区域。侵袭性或压迫性血管瘤倾向于界限清楚，T1 呈中等信号，可见内部流空信号。

典型血管瘤无须治疗或随访。侵袭性或压迫性血管瘤的治疗方式，包括手术减压伴或不伴术前经动脉栓塞和化疗。

■ 关键点

• 椎体血管瘤为被覆内皮细胞的血管性结构，穿行于脊柱骨小梁之间。

• X 线片和 CT 扫描显示特征性蜂窝样或圆点花纹样（轴位 CT 扫描）表现。

• MRI 扫描信号特点取决于脂肪和血管成分，大部分 T1/T2 高信号。

• 压迫性病变少见，影像学特点不典型，可延伸至脊柱外。

病例 275

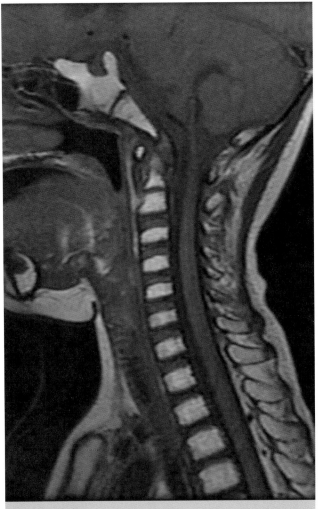

图 275.1　MRI 矢状位 T1 图像显示，脊柱和颅底可见弥漫性、明显的骨髓信号升高。骨髓信号与皮下脂肪相同

■ 临床表现

6 岁男童，患髓母细胞瘤，曾接受治疗（图 275.1）。

■ 推荐阅读

Daldrup-Link HE, Henning T, Link TM. MR imaging of therapy-induced changes of bone marrow. Eur Radiol, 2007, 17: 743 - 761

■ 主要影像学表现

弥散性、广泛的黄骨髓浸润。

■ 诊　断

● **放射性骨髓损伤**　脊柱治疗后放射性损伤的种类和程度取决于治疗时间和放射剂量。治疗相关改变如下。在治疗开始的数天内，可见脊髓水肿，表现为 T1 信号降低和脂肪抑制 T2 信号升高伴短暂性强化。水肿可为局限性或弥漫性，但常限于放射区域。即使水肿在 3d 后或治疗后自然转变或缓解，但在有些病例中，可持续数周。脊髓水肿期后，脊髓信号最初表现为 T1 高信号的出血，正常或脂肪浸润开始。脂肪浸润可开始于任何时间，最早出现于治疗后 10d 或治疗后数月。放射导致的黄骨髓 T1 明显的高信号（与皮下脂肪类似），常为弥漫性，仅限于放射区域。

放疗并发症在成人为不完全性骨折、无血管性坏死（AVN）和骨炎区，表现为局限性骨髓水肿与局限于放射区的过渡性窄带。在儿童中，放疗多导致生长停滞和脊柱侧凸。潜在的长期并发症包括肿瘤形成，良、恶性均可能。良性肿瘤常见于接受放疗的儿童。骨软骨瘤为最常见的放疗诱发的良性肿瘤。动脉瘤样骨囊肿少见。恶性肿瘤包括骨肉瘤（最常见）和恶性纤维组织细胞瘤。

■ 关键点

● 骨髓治疗后放射性改变的种类和程度取决于治疗时间和放射剂量。

● 在治疗开始的数天内，可见骨髓水肿，随后自然转变或缓解。

● 放射诱导的黄骨髓表现为放疗区域 T1 明显的高信号。

● 可能的放疗并发症包括不完全性骨折、AVN、骨炎和肿瘤形成。

（病例 251~275　张　笃　濮璟楠　译，师　蔚　校）

病例 276

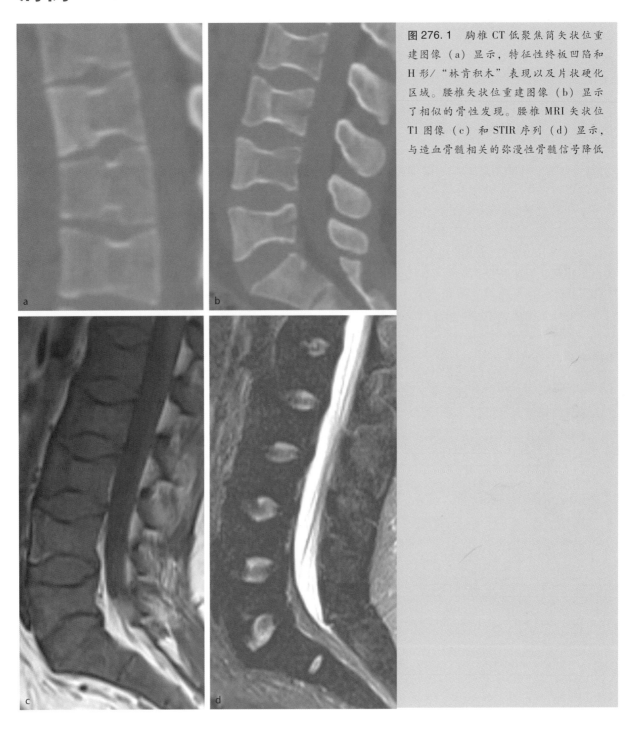

图 276.1 胸椎 CT 低聚焦筒矢状位重建图像（a）显示，特征性终板凹陷和 H 形/"林肯积木"表现以及片状硬化区域。腰椎矢状位重建图像（b）显示了相似的骨性发现。腰椎 MRI 矢状位 T1 图像（c）和 STIR 序列（d）显示，与造血骨髓相关的弥漫性骨髓信号降低

■ 临床表现

22 岁女孩，表现为慢性病和背痛（图 276.1）。

■ 推荐阅读

Lonergan GJ, Cline DB, Abbondanzo SL. Sickle cell anemia. Radiographics, 2001, 21: 971 – 994

■ 主要影像学表现

多水平终板凹陷和 H 形／"林肯积木"表现，以及弥漫性造血骨髓。

■ 诊　断

● **镰状细胞贫血（SCA）** 镰状细胞病（SCD）的特征是形态异常的血红蛋白或红细胞，使其可能导致贫血，其原因是红细胞更新增快和血管腔粘连及聚集所导致的终末器官血管闭塞。在非裔美国人群中，它是最常见的遗传性疾病。SCD 患者有 1 个异常基因，血管闭塞性疾病临床病程相对良性。SCA 是指患者有 2 个异常基因，血管闭塞所致的终末器官缺血临床病程相对严重。在高危人群中对新生儿进行 SCD 筛查是目前常规的做法。SCA 患者常见的表现是儿童期出现的与血管闭塞疾病相关的疼痛。几乎所有的器官都可能受到影响，但是，肺/胸部和肌肉骨骼系统最常受累。

脊柱表现包括骨髓转化、骨梗死以及骨髓炎。一般情况下，红骨髓或造血骨髓在童年主要转换为黄骨髓或脂肪骨髓。由于潜在的贫血，SCA 患者不仅红骨髓增加，还出现骨髓扩张，表现为红细胞的生成增多。MRI 中，与椎间盘和椎旁肌比较，T1 表现为骨髓信号降低区域；STIR 序列信号降低有助于鉴别红骨髓与骨髓浸润性疾病，如白血病或淋巴瘤，后者典型表现是 STIR 序列信号升高。

SCA 患者常见骨梗死。X 线片和 CT 扫描中，梗死最初表现为髓腔内片状透亮区，发展为片状衰减区和硬化环。MRI 扫描更敏感，表现为 T2/STIR 序列信号升高区域以及 T1 薄的、弯曲的低信号环伴强化。脊柱终板下软骨下表面对缺血特别敏感，导致特征性的中央凹陷，称为 H 形或"林肯积木"椎骨，是 SCA 主要的特异性表现。这种特征性表现可见于约 10% 的 SCA 患者。

骨髓炎是 SCA 的一种可怕的并发症，较骨梗死少见，虽然脊柱也可受累，但最常累及长骨骨干。除了常见的细菌，如金黄色葡萄球菌，SCD 患者特别容易发生沙门氏菌感染。影像学检查常表现为透亮区（X 线片和 CT 扫描）或 T2/STIR 序列信号升高（MRI 扫描），伴骨膜反应和强化。长期感染可导致骨膜下和椎旁脓肿。慢性感染最常表现为骨硬化。

SCA 治疗为支持治疗以及脱水和止痛药。细菌感染病例需应用抗生素。

■ 关键点

● SCD 的特征是形态异常的红细胞，导致贫血和血管闭塞。

● SCA 脊柱表现包括骨髓转化和扩张、骨梗死以及骨髓炎。

● 脊柱软骨下缺血导致特征性的 H 形或"林肯积木"椎骨。

病例 277

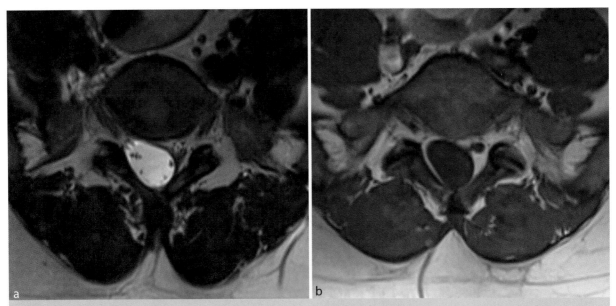

图 277.1　MRI 轴位 T2 图像（a）显示，右侧神经孔处神经根袖不对称性扩大，神经孔处有两套传出神经根。轴位 T1 图像（b）显示高信号硬脊膜外脂肪背景下不对称的硬脊膜囊形态最佳

■ 临床表现

42 岁女性，表现为背痛（图 277.1）。

■ 推荐阅读

Trimba R，Spivak JM，Bendo JA. Conjoined nerve roots of the lumbar spine. Sine J，2012，12：515 – 524

■ 主要影像学表现

成对的神经根位于同一扩大的神经根袖内。

■ 诊　断

● **联合神经根**　联合神经根是成对的相邻水平的神经根位于同一神经根袖内。它们可能分别通过本来水平的神经孔发出或共同通过单一的神经孔发出。这种异常通常发生在一侧，常偶然发现且无症状，偶尔，联合神经根与神经根病有关。手术干预前识别联合神经根的存在很重要，因为变异解剖易使患者出现由于疏忽所造成的神经损伤。

MRI 扫描作为一种非侵袭性影像学检查方式可用来评估联合神经根。轴位图像表现包括受累侧神经根袖不对称性扩大。神经根袖常位于正常的神经根袖本来水平之间的中点处，这样可使影像学表现更明显。轴位 T1 非常有帮助，因为高信号的硬脊膜外脂肪轮廓内是扩大的低信号脑脊液充盈的神经根袖。受累神经根可从其本来水平或同一水平发出。当从同一水平发出时，它们常平行走行，保持分离或出现聚集，这种情况下，与神经鞘瘤相类似。相邻脊柱水平未见神经根发出和特征性的神经根袖形态有助于鉴别和识别联合神经根的存在。常有椎间孔轻度扩大。

CT 脊髓造影可用于确认 MRI 扫描中可疑病例或 MRI 扫描禁忌患者。脊髓造影可以显示硬脊膜囊和神经根的特殊细节，这是因为，在充满造影剂的硬膜囊内神经根与硬脊膜外脂肪之间存在密度差异。冠状位重建图像尤其有帮助，表现与 MRI 扫描相似。

■ 关键点

● 联合神经根是成对的相邻水平的神经根位于同一神经根袖内。

● MRI 扫描和 CT 脊髓造影显示成对神经根位于同一扩大的神经根袖内。

● 受累神经根可从其本来水平或同一水平发出。

病例 278

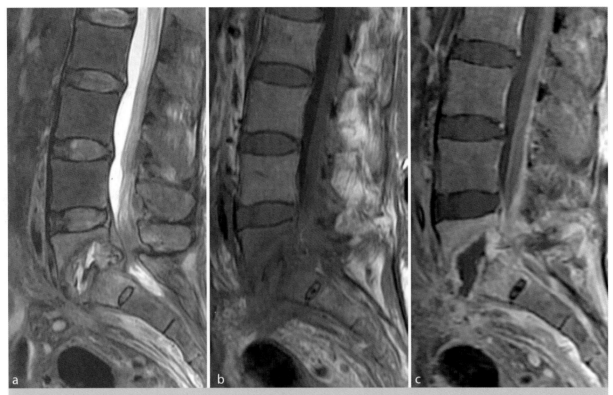

图 278.1　MRI 矢状位 T2 图像（a）显示，L_5 至 S_1 椎间盘间隙内信号异常升高并延伸至 L_5、S_1 椎体，正常的皮质边缘消失，骨髓信号异常升高，椎体高度降低。矢状位增强前（b）和增强后（c）T1 图像显示，中心位于异常强化的椎间盘间隙内的环形强化液体聚集区，延伸至 L_5、S_1 椎体，椎管和椎旁软组织。L_5 至 S_1 水平硬脊膜囊受压伴硬脊膜内、外炎性强化

■ 临床表现

成年男性，表现为进行性背痛（图 278.1）。

■ 推荐阅读

Hong SH, Choi JY, Lee JW, et al. MR imaging assessment of the spine: infection or an limitation? Radiographics, 2009, 29: 599 – 612

■ 主要影像学表现

中心位于椎间盘间隙内的异常信号伴强化并延伸至周围结构。

■ 诊 断

• **椎间盘-骨髓炎** 椎间盘-骨髓炎是指感染侵犯 2 个相邻的椎体和椎间盘间隙。大部分病例是由于远隔部位感染血行播散所致；椎旁直接播散、手术并发症或穿透性创伤是不常见的病因。绝大部分病例是化脓性，结核性脊柱炎不常见。化脓性感染时，病原菌最初播散至椎体软骨下区，这是因为软骨下区血流量增加，然后播散至全部椎体并穿过椎间盘侵犯相邻椎体。

金黄色葡萄球菌是最常见的病原菌，可导致化脓性脊柱炎。链球菌、肠球菌、大肠杆菌和肺炎球菌不常见。沙门氏菌作为一个亚种，常见于镰状细胞病患者。临床上，化脓性脊柱炎患者常表现为起病隐匿、进行性背痛，伴或不伴发热、白细胞计数升高、红细胞沉降率加快和 C 反应蛋白升高，所有这些都提示感染或炎症。腰椎最常受累，其次是胸椎和颈椎。

在感染的早期阶段，X 线片和 CT 扫描可表现正常。随着感染进展，可出现终板破坏，硬化性皮质边缘消失和椎间盘高度降低。慢性病例可出现反应性骨硬化。

MRI 扫描作为一种影像学检查方式可用于疑似脊柱炎病例。化脓性脊柱炎表现为受影响的椎间盘间隙 T1 液体信号降低，T2 液体信号升高，并延伸至相邻椎体，终板皮质边缘消失。增强影像显示椎体和椎间盘间隙强化；强化形式多样，由均匀的至斑片状。局限性脓肿表现为环形强化的液体聚集区，蜂窝织炎表现为界限不清的或不完整的环形强化。感染过程常播散至硬脊膜外空隙、神经孔和（或）椎旁软组织。

多数化脓性脊柱炎通过静脉使用抗生素可成功治愈。然而，局限性脓肿常需要手术或介入性引流。连续的影像学随访可用于记录病情改善或缓解。

■ 关键点

• 椎间盘-骨髓炎是指感染侵犯 2 个相邻的椎体和椎间盘间隙。

• 大部分病例是由于血行播散所致，金黄色葡萄球菌是最常见的病原菌。

• X 线片和 CT 扫描显示硬化性终板皮质边缘消失和椎间盘高度降低。

• MRI 扫描显示椎体和椎间盘液体信号伴强化，脓肿表现为环形强化。

病例 279

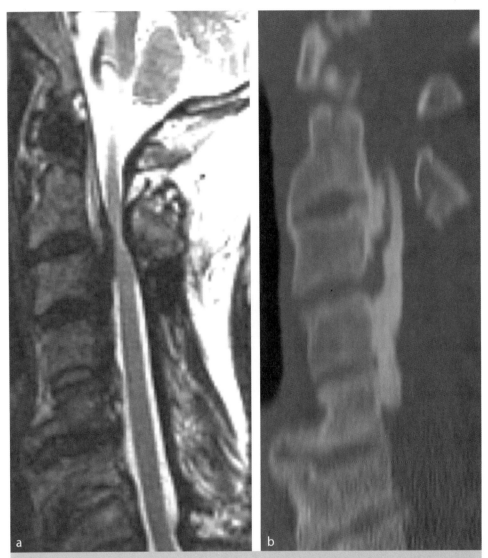

图 279.1 MRI 矢状位 T2 图像（a）显示，信号降低的线性区域沿硬脊膜外前间隙延伸伴下方颈髓严重受压。T2 加权像中，受压脊髓信号升高。CT 矢状位重建图像（b）显示，后纵韧带密度升高或骨化，相应区域 T2 加权像信号降低。两张图像均可见 C_2 齿状突远端和后部结构骨折，以及 $C_{5\sim6}$ 前骨赘形成

■ 临床表现

老年男性，表现为长期颈痛，慢性进行性脊髓病和既往创伤病史（图 279.1）。

■ 推荐阅读

Saetia K，Cho D，Lee S，et al. Ossification of the poetrior longitudinal ligament：a review. Neuro-surg Focus，2011，30：1 – 16

■ 主要影像学表现

后纵韧带密度升高或骨化。

■ 诊　断

• **后纵韧带骨化**（OPLL）　顾名思义，OPLL 是指后纵韧带钙化或骨化。最常见于成年患者颈椎，亚洲人更常见。男女发病率相同。虽然发病机制尚不完全清楚，但其与弥漫性特发性骨肥厚（DISH）和脊柱关节病相关。

患者可无症状或表现为椎管狭窄和脊髓受压相关症状。常见的症状包括相关的脊髓病、神经根病，以及偶见的肠和膀胱功能紊乱，症状发作常隐匿。

OPLL 常通过 X 线片或 CT 扫描诊断；CT 扫描可清楚显示特征性的韧带钙化或骨化区。受累的形式包括弥漫性 OPLL、节段性骨化、弥漫性和节段性混合性骨化以及局限性骨化。局限性骨化是指椎间盘间隙水平受累。骨化可沿硬脊膜延伸。钙化厚度与下方椎管狭窄和脊髓受压程度相关。

MRI 扫描作为一种影像学检查方式可用于评估脊髓和神经孔。在所有序列中，OPLL 区域常为低信号，特别是在 GE 序列。中等信号可见于骨化更为明显的病例中，而不是钙化为主的患者。脊髓压迫和椎孔狭窄容易发现。随着脊髓压迫程度加重，下方的脊髓信号可能发展，常与临床上脊髓病相关。

有症状的和进展性的病例治疗方案包括手术减压伴或不伴融合。

■ 关键点

• OPLL 在成年患者中最常见于颈椎，此与 DISH 有关。

• CT 扫描可清楚显示特征性的韧带和硬脊膜钙化或骨化程度和形式。

• MRI 扫描容易发现脊髓压迫和椎孔狭窄，在所有序列中，OPLL 常为低信号。

病例 280

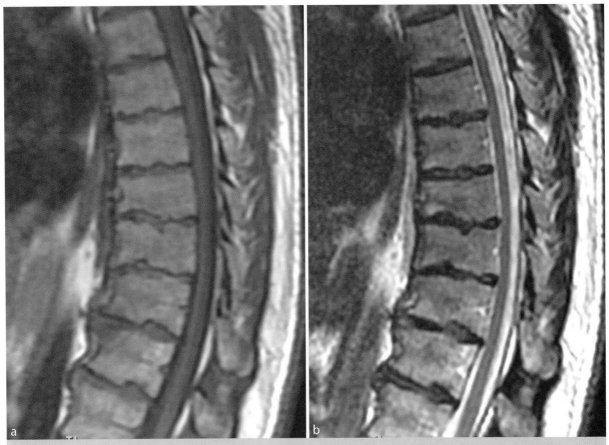

图 280.1 MRI 矢状位 T1（a）和 T2 图像（b）显示，胸椎多水平施莫尔结节畸形，连续的椎体前方楔形改变伴局部脊柱后凸加重。受累的椎间盘表现为不规则及椎间盘脱水。接自 Train B, O'Brien WT Sr. At the Viewbox：Scheuermann disease. J Am Osteopath Coll Radiol, 2012, 1（2）：40

■ **临床表现**

年轻男性，表现为慢性背痛（图 280.1）。

■ **推荐阅读**

Swischuk LE, John SD, Allbery S. Disk degenerative disease in childhood：Scheuermann's disease, Schmorl's nodes, and the limbus vertebra：MRI findings in 12 patients. Pediatr Radiol, 1998, 28：334-338

■ 主要影像学表现

多水平施莫尔结节畸形，前方楔形改变伴脊柱后凸加重。

■ 诊　　断

● **舒尔曼病**　舒尔曼病的特征是连续的椎体节段内大量施莫尔结节畸形，伴椎体楔形改变和局部脊柱后凸加重。该病被认为由骨骼未发育成熟的脊柱软骨性终板破坏所致，是青少年和年轻人慢性背痛相对常见的原因。先天性终板弱化或重复性创伤被认为是最可能的病因。这种情况常侵犯胸椎和胸腰交界区。活动后疼痛加重。

影像学诊断标准包括至少 3 个连续的椎体（2 个椎间盘间隙）内可见多发施莫尔结节畸形，每个水平前方楔形改变至少 5°。继发性表现包括椎间盘不规则和脱水、脊柱侧凸、局部胸椎后凸（>40°被认为异常）和椎缘骨。

治疗常为保守治疗，包括镇痛药、活动修正和物理治疗，偶尔需要使用支架。外科干预罕见，但对于严重的过度脊柱后凸、顽固性疼痛或神经功能缺损的病例，可能需要采用手术。

■ 关键点

● 舒尔曼病被认为是由于先天性终板弱化或重复性创伤所致。

● 诊断标准包括施莫尔结节畸形和至少 3 个连续的椎体前方楔形改变。

● 继发性表现包括椎间盘不规则和脱水、脊柱侧凸、局部胸椎后凸和椎缘骨。

病例 281

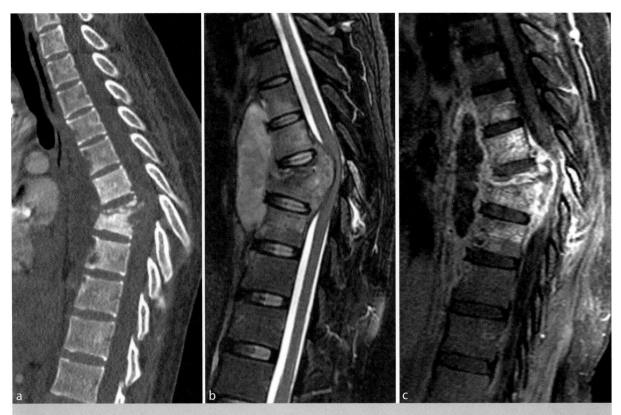

图 281.1　胸椎 CT 矢状位重建（a）图像显示，胸椎中下段的楔形畸形，伴有局部驼背畸形和上终板下方的软骨下骨折。可见椎体后缘不规则、扩张和骨皮质破坏。较不明显的骨皮质不规则可见于多个邻近的椎体前方。主要累及的椎体和邻近椎体可见硬化改变。MRI 矢状位 T2（b）和增强脂肪抑制 T1 图像（c）有相似的表现，另可见到 4 个连续椎体节段内异常骨髓信号伴强化。前方椎旁软组织内可见韧带下播散和巨大的椎旁脓肿伴强化；硬脊膜外前间隙内可见小的硬脊膜外脓肿。沿硬脊膜、椎体后部和椎旁软组织背侧可见炎性强化。脊髓严重受压伴脊髓异常信号（b）。值得注意的是，椎间盘间隙及其信号不受影响

■ 临床表现

中年女性，表现为发热、慢性咳嗽和背痛（图 281.1）。

■ 推荐阅读

Hong SH, Choi JY, Lee JW, et al. MR imaging assessment of the spine: infection or an limitation? Radiographics, 2009, 29: 599－612

■ 主要影像学表现

异常骨髓信号/强化伴椎旁脓肿，椎间盘间隙不受影响。

■ 诊　断

• **结核性（TB）脊柱炎** TB 脊柱炎或 Pott 病，是由结核杆菌所致。常见于老年人或免疫功能低下患者，在结核流行地区可发生于各年龄段，好发于胸椎。临床上，患者表现为发病隐匿，常为慢性感染所导致的背痛。儿童中，脊柱感染可引起生长障碍或停滞。

有时，化脓性脊柱炎和 TB 脊柱炎影像学表现可能相同，受累的 2 个连续的椎体和椎间盘信号异常伴强化。而 TB 脊柱炎在 MRI 扫描中的某些特点更具有特征性和特异性。不同于化脓性感染，TB 脊柱炎缺乏蛋白酶破坏，从而椎间盘相对的不受影响。TB 脊柱炎具有韧带下扩散倾向，表现为多椎体节段受累和跳跃式病变，而化脓性感染常累及 2 个连续的椎体。就椎体异常信号伴强化而言，化脓性感染沿终板影响软骨下区域，TB 脊柱炎虽有相类似的表现，但更易累及整个椎体。驼背畸形常见于慢性 TB 脊柱炎，特点是由于椎体塌陷所致的局部楔形畸形和脊柱后凸。另有提示 TB 脊柱炎的表现为椎旁软组织内巨大的、界限清楚的、薄的、环形强化的寒性脓肿。

治疗方案包括抗 TB 药物和局部积液引流。更为严重的脊髓受压或脊柱不稳定病例中，可能需要手术减压和固定。

■ 关键点

• 与化脓性脊柱炎不同，TB 脊柱炎中椎间盘不受影响。

• TB 脊柱炎具有韧带下扩散倾向，表现为多椎体节段受累和跳跃式病变。

• 椎旁巨大的、界限清楚的和薄的环形强化的寒性脓肿提示 TB 脊柱炎。

病例 282

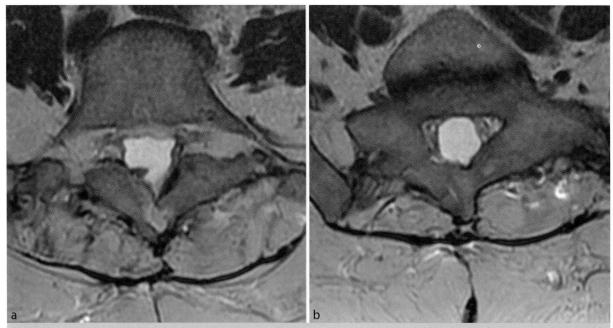

图 282.1　L$_{4~5}$ 水平 MRI 轴位 T2 图像（a）显示，沿硬脊膜囊右后外侧下行的脊神经根丛。L$_5$ 至 S$_1$ 水平 MRI 轴位 T2 图像（b）显示，特征性的"空硬脊膜囊"征，未见下行神经根。椎旁肌脂肪萎缩明显

■ 临床表现

———

72 岁女性，表现为慢性背痛和脊柱手术史（图 282.1）。

■ 推荐阅读

———

Ross JS, Masaryk TJ, Modic MT, et al. MR　　　　1987, 149: 1025 – 1032
imaging of lumbar arachnoiditis. Am J Roentgenol,

■ 主要影像学表现

下行脊神经根外周和中央粘连。

■ 诊　断

● **蛛网膜炎**　蛛网膜炎是指炎症累及脑脊液（CSF）空间。常见原因包括感染、脊柱手术、出血、创伤和鞘内使用仪器进行诊断或治疗。临床表现取决于患者年龄、潜在病因以及炎症过程的严重程度。多数患者表现为慢行疼痛，造成患者身体虚弱。炎症过程导致粘连，从而引起特征性的影像学表现。

MRI 扫描作为一种影像学检查方式可用于疑似蛛网膜炎患者。粘连蛛网膜炎影像学表现可分为 3 类，其中 1 类或所有的 3 类表现可见于所有患者。第 1 类特征是下行脊神经根中央粘连成丛；第 2 类特征是神经根外周粘连到硬脊膜囊上，形成特征性的"空硬脊膜囊"征；第 3 类特征是蛛网膜下腔被软组织团块所代替。蛛网膜炎是一个动态过程，而不是一个静态过程，故影像学是一系列变化表现，随后的检查时可能出现变化或进展。阴性 MRI 扫描结果并不能完全排除蛛网膜炎，特别是在病程早期，这一特点也很重要。

与蛛网膜炎相类似的疾病包括癌症脑脊液扩散，致使下行神经根中央聚集成丛，与第 1 类相似。以及严重的椎管狭窄，表现为软组织团块替代蛛网膜下腔，与第 3 类相似。

■ 关键点

● 蛛网膜炎是指 CSF 空间的炎症，常见原因包括感染和医源性损伤。

● MRI 扫描作为一种影像学检查方式可用于疑似蛛网膜炎患者。

● 蛛网膜炎可导致下行神经根中央或外周（"空硬脊膜囊"征）粘连。

病例 283

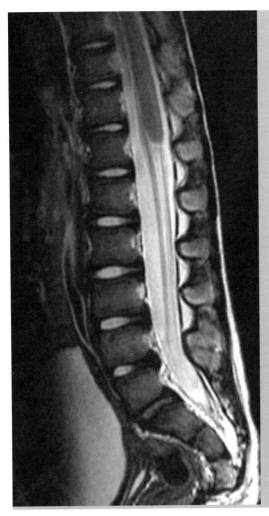

图 283.1 MRI 矢状位 T2 图像显示，T_{12} 中央水平圆锥变钝，S_2 水平以下骶骨缺如。盆腔内可见部分膨胀的膀胱

■ 临床表现

3 岁女孩，表现为脊柱侧凸（图 283.1）。

■ 推荐阅读

Rufener SL, Ibrahim M, Raybaud CA, et al. Congenital spine and spinal cord malformations-picto-rial review. Am J Roentgenol, 2010, 194 Suppl: S26 – S37

■ 主要影像学表现

高位、变钝的圆椎，伴骶骨发育不全。

■ 诊　断

●尾部退化　尾部退化综合征（CRS）或骶骨发育不全是一种罕见的先天畸形，主要影响神经轴远端和脊柱腰骶段。它被认为是妊娠的前4周某种形式的损伤所致。本病也常见相关的泌尿生殖系统和肛门直肠畸形，这是由于在发育时远端神经轴和泄殖腔关系密切。骨骼肌系统的异常，尤其是下肢也可见到。虽然确切的病因尚不清楚，但糖尿病孕妇的胎儿CRS发病率高且与其密切相关。

CRS的临床表现多样，严重程度不一。从相对轻的和无症状到下肢严重畸形融合为并肢畸形（美人鱼综合征）。大部分患者表现出某种形式的神经源性膀胱。其他的神经和（或）骨骼肌缺陷也较常见。

CRS主要有两种类型。1型特点是中断的或钝的高位圆椎（L_1或以上）伴严重的腰骶部异常。2型特点是延长、低位的脊髓栓系伴较不严重的腰骶部异常。1型与其他发育畸形密切相关，临床症状更为严重。

产前超声可以根据检查发现的严重和显著程度明确CRS的诊断。MRI扫描作为一种影像学检查方式可用于描述异常。1型CRS表现为钝的、高位圆锥以及严重的骶骨发育不全。常见脊髓远端明显的中央管。2型CRS表现为胎儿脊髓延长和较不严重的腰骶部异常；腰骶部异常是鉴别CRS与其他原因引起的脊髓栓系的关键。终丝和下行腰骶神经根增粗常见。这两种类型中，评估泌尿生殖系统、肛门直肠和骨骼肌系统（特别是下肢）以明确有无其他异常共存很重要。

治疗包括外科手术松解栓系的脊髓，这种方法可改善神经功能。外科手术修补泌尿生殖系统、肛门直肠和骨骼肌的畸形主要取决于异常的严重程度和功能改善的可能性。

■ 关键点

●CRS是一种罕见的先天畸形，主要影响神经轴远端和脊柱腰骶段。

●糖尿病孕妇的胎儿CRS发病率高且与其密切相关。

●1型CRS特点是中断的或钝的高位圆椎伴严重的腰骶部异常。

●2型CRS特点是延长、低位的脊髓栓系伴较不严重的腰骶部异常。

病例 284

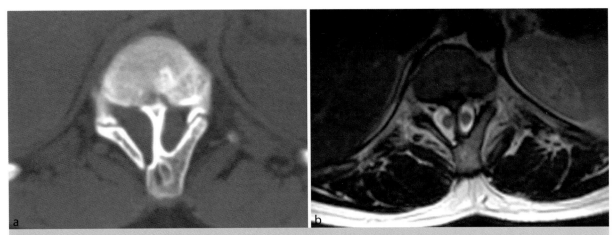

图 284.1 CT 轴位图像（a）显示骨性中隔将椎管分为两部分。MRI 轴位 T2 图像（b）显示，两部分脊髓，每个都有其独立的硬脊膜囊，被中央骨性中隔分开

■ 临床表现

青春期女孩，表现为脊柱弯曲和长期的神经功能缺损（图 284.1）。

■ 推荐阅读

Rufener SL, Ibrahim M, Raybaud CA, et al. Congenital spine and spinal cord malformations-picto- rial review. Am J Roentgenol, 2010, 194 Suppl: S26 - S37

■ 主要影像学表现

脊髓被骨性中隔分成两部分。

■ 诊　断

• **脊髓纵裂**　脊髓纵裂的特征是中线融合异常，导致矢状裂，脊髓被分成不等的两部分，每部分都有腹侧和背侧角。有 2 种亚型，1 型脊髓纵裂由两个分开的硬脊膜囊和脊髓所组成，中间是软骨或骨性中隔。2 型脊髓纵裂特征是两部分脊髓位于同一硬脊膜囊内伴或不伴中间纤维性中隔。两部分脊髓大小可以对称（常见），也可以不对称。不对称的情况常见于硬脊膜囊分开的病例（1 型）。大部分病例发生于上腰段和下胸段，而上胸段或颈段病变罕见。在绝大多数病例中，两部分脊髓与裂隙的远端和近端相融合。相关节段的椎骨异常和脊髓空洞常共存，这种情况在变异的 1 型病例中更为严重。

患者临床表现为脊柱侧凸或脊髓拴系。体检时脊髓纵裂水平常见毛发、皮肤凹陷、脂肪瘤或血管瘤。

■ 关键点

• 脊髓纵裂导致脊髓被分成不等的两部分，都有其独立的腹侧和背侧角。

• 1 型脊髓纵裂由两个分开的硬脊膜囊和脊髓所组成，中间是软骨或骨性中隔。

• 2 型脊髓纵裂特征是两部分脊髓位于同一硬脊膜囊内伴或不伴中间纤维性中隔。

• 患者表现为脊柱侧凸或脊髓拴系，相关畸形在变异的 1 型病例中更为严重。

病例 285

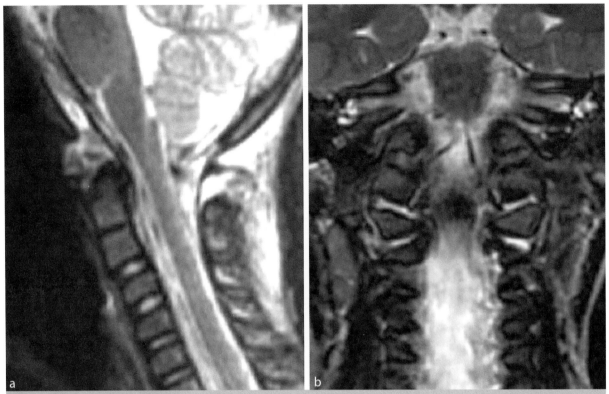

图 285.1　MRI 矢状位 T2 图像（a）显示，颅底/枕部与 C_1 间稳定韧带破坏，而且寰枕关节异常增宽，信号升高。齿尖至颅底点的齿状突尖韧带破坏，由于岩斜区的血肿将覆膜（后纵韧带的延续）从斜坡后缘上抬。冠状位 T2 图像（b）显示，枕髁和 C_1 间距离增宽，T2 加权像可见中等信号，右侧明显。$C_{1~2}$，$C_{2~3}$ 水平 T2 加权像信号升高

■ 临床表现

年轻女孩，车祸伤（MVC）（图 285.1）。

■ 推荐阅读

Benedetti PF，Fahr LM，Kuhns LR，et al. MR imaging findings in spinal ligamentous injury. Am J Roentgenol，2000，175：661 – 665

Hollingshead MC，Castillo M. MRI in acute spinal trauma. Appl Radiol，2007，34 – 41

■ 主要影像学表现

创伤后韧带损伤，伴寰枕关节扩大。

■ 诊　断

• **寰枕关节（AO）脱位**　AO 脱位是一种少见的颅颈交界区损伤，通常由严重的创伤所致；MVC 是主要原因。由于儿童头围相对较大以及稳定颈部的肌肉正处在发育中，所以更容易出现这种损伤。因常并发相关的颅内和脊髓损伤，故通常预后差。尽管大部分病例是致死的，但早期诊断和固定可使生存概率和有意义的恢复概率升高。

X 线片和 CT 扫描可作为创伤的最初检查手段。AO 脱位显示的常见表现，包括在张口齿状突视角和冠状位 CT 重建中颅底点（枕骨大孔前缘）与齿状突距离 ≥10mm 和（或）枕髁与 C_1 距离 ≥4mm。创伤相关的发现包括椎前和椎旁软组织肿胀以及椎体骨折。

在评价稳定韧带、脊髓和软组织结构方面，MRI 扫描明显优于 X 线片和 CT。除确定 AO 关节增宽外，MRI 扫描也是评价稳定韧带完整性的重要手段。稳定 AO 关节的韧带包括覆膜、齿突尖韧带、翼状韧带和前后 AO 韧带/覆膜。覆膜韧带是稳定 AO 关节的关键，同时也是后纵韧带的延续，它附着于斜坡后缘。齿突尖韧带由齿尖向上延伸至颅底点下缘。前 AO 韧带由 C_1 前弓延伸至斜坡前缘，后 AO 韧带由 C_1 后弓延伸至颅后点（枕骨大孔后缘）。韧带的损伤或破坏，特别是覆膜的损伤将会增加不稳定的概率。

诊断和描述脊髓和颅内的损伤尤为重要，也是决定预后的标准。在判断骨和软组织损伤上，CT 扫描和 MRI 扫描起到了互补的作用。

一旦确定适合治疗，AO 脱位可采用石膏固定和内固定。

■ 关键点

• AO 脱位由 MVC 所致，由于儿童头围相对较大更容易发生。

• 影像学表现包括颅底点与齿状突距离 ≥10mm 或枕髁与 C_1 距离 ≥4mm。

• 稳定韧带包括覆膜、齿突尖韧带、翼状韧带和前/后 AO 韧带。

病例 286

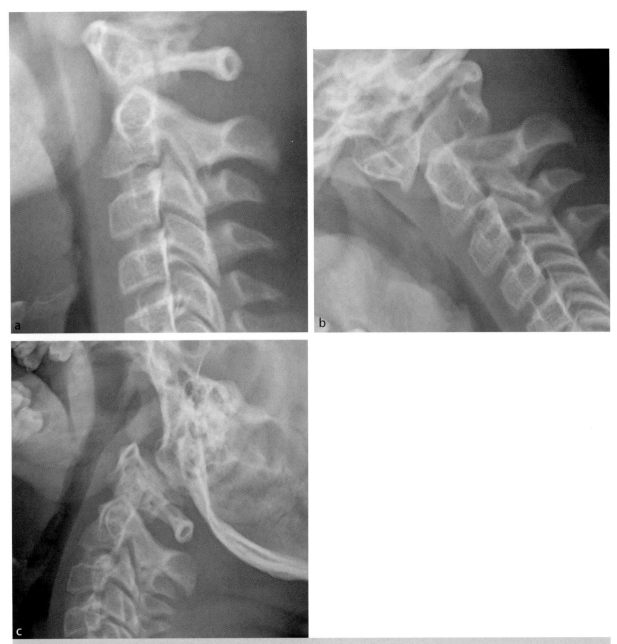

图 286.1　颈椎中立位侧位 X 线片（a）显示寰齿间距（ADI）增大约 6mm。屈曲位侧位 X 线片（b）显示寰齿间距（ADI）增大。伸展位侧位 X 线片（c）显示 ADI 减小伴 C_1 前弓与齿突接触

■ 临床表现

患者表现为间歇性神经功能缺损，其他病史不详（图 286.1）。

■ 推荐阅读

Hung SC，Wu HM，Guo WY. Revisiting anterior atlantoaxial subluxation with overlooked information on MR images. Am J Neuroradiol，2010，31：838 - 843

■ 主要影像学表现

增大的寰齿间距（ADI）在屈曲时增大，伸展时减小。

■ 诊　断

• **寰枢椎不稳（AAI）**　　AAI 是指寰椎（C_1）和枢椎（C_2）之间异常关节和活动。由下方的韧带（更常见）或骨骼的先天性或获得性异常所致。造成头颈部 AAI 的较常见原因包括创伤、类风湿性关节炎（RA）、唐氏综合征、游离齿状突和不愈合的 II 型齿状突骨折。其他原因包括强直性脊柱炎、成骨不全症、1 型神经纤维瘤病、黏多糖病和先天性寰枕融合畸形。患者可无症状或表现为神经功能缺损，而这种症状是由于颅颈交界区脊柱的不稳定造成的脊髓压迫所致。

ADI 是从寰椎前弓骨皮质后缘到齿状突骨皮质前缘，成人为 3 mm，儿童为 5 mm。在稳定性方面，横韧带是寰枢关节稳定的主要结构，防止寰椎相对于枢椎向前或向后过度活动。横韧带损伤或松弛是造成 AAI 的主要原因。在齿状突游离和

II 型齿状突骨折不愈合中，横韧带是完整的，然而寰椎与游离齿状突或骨折的齿状突连接而与枢椎体无关，可导致不稳定。

首先采用 X 线片对 AAI 进行影像学检查。中立位侧位 X 线片中 ADI 增大提示 AAI。验证性屈伸位侧位 X 线片中显示屈曲时 ADI 增大，伸展时 ADI 减小，两者之间距离相差 3 mm，则提示不稳定。CT 扫描有助于确定旋转的半脱位结构，以及更好地评估骨性结构。侵蚀和血管翳形成常见于 RA 患者。唐氏综合征患者中枕骨扁平伴 C_1 弓部发育不良。游离齿状突和 II 型齿状突骨折不愈合患者中，表现为皮质碎片与 C_1 椎弓连接，与 C_2 椎体无关。MRI 扫描可用于评估寰枢关节、脊髓压迫或损伤。在炎症性关节病中，血管翳、齿状突周积液和侵蚀常见于寰枢关节。

■ 关键点

• AAI 是指寰椎（C_1）和枢椎（C_2）之间异常关节和活动。

• AAI 常见原因包括创伤、RA、唐氏综合征、游离齿状突和不愈合的 II 型齿状突骨折。

• X 线片中显示 ADI 异常增大，屈曲时增大，伸展时减小。

• MRI 扫描可用于评估继发性表现，尤其是对于 RA，也可评估脊髓。

病例 287

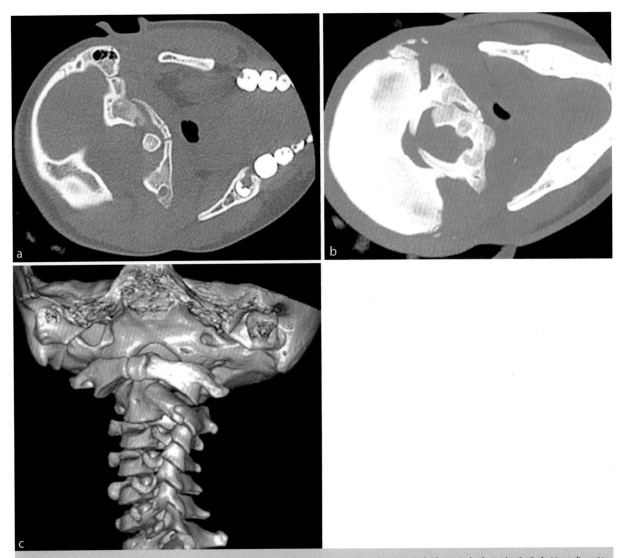

图287.1 CT轴位图像（a）显示，患者头部左旋后 C_1 相对于 C_2 左旋半脱位。寰齿间隙或齿状突周围空间正常。轴位最大密度投影（b）显示，C_1 相对于 C_2 旋转更佳。相对于颈椎其余部分，三维容积成像图像（c）再次显示，C_1 旋转结构

■ 临床表现

6岁男孩，表现为外伤后斜颈（图 287.1）。

■ 推荐阅读

Lustrin ES，Karakas SP，Ortiz AO，et al. Pediatric cervical spine：normal anatomy，variants，and trauma. Radiographics，2003，23：539－560

■ **主要影像学表现**

C_1相对于C_2的异常旋转。

■ **诊　断**

• **寰枢椎旋转半脱位**　$C_{1\sim2}$关节约占整个颈椎旋转结构的一半。寰枢椎旋转半脱位是指$C_{1\sim2}$关节在基线水平异常旋转，造成斜颈。潜在病因包括创伤、感染和炎症过程、先天性异常和自发性或特发性原因。绝大多数情况下，旋转半脱位的C_1前关节面相对于C_2关节面出现交锁和限制，导致关节有限的活动范围；罕见的关节固定也可发生。可有或无$C_{1\sim2}$脱位，表现为C_1相对于C_2向前移位，也可能表现为寰枢关节或齿状突前间隙增宽。寰枢椎旋转半脱位可根据C_1相对于C_2是否存在移位及移位程度分型。Ⅰ型最常见，表现为尚无移位的旋转。

颈椎侧位 X 线片显示C_1旋转，在正位片和张口齿状突位片上显示C_1侧块相对于中线的距离不同。动态 CT 扫描有助于鉴别保守治疗不能缓解或无效的寰枢关节旋转半脱位与固定的病例。首先在患者静止时扫描获得图像。随后患者自行将头向对侧旋转后再次扫描。半脱位在这两个检查中表现为C_1相对于C_2的独立旋转。然而在固定时，C_1和C_2保持一致，不独立旋转。

如果尚无已知的创伤，寻找继发性表现很重要，这样可发现导致寰枢关节旋转半脱位的潜在原因，包括头颈部的先天畸形或感染（Grisel 综合征）。

■ **关键点**

• 寰枢椎旋转半脱位是指$C_{1\sim2}$关节在基线水平异常旋转，造成斜颈。

• 潜在病因包括外伤、先天性异常、炎症和特发性原因。

• X 线片显示C_1旋转，C_1侧块相对于中线的距离不同。

• 动态 CT 扫描有助于鉴别寰枢关节旋转半脱位与固定。

病例 288

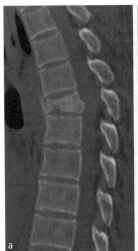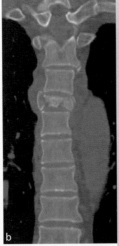

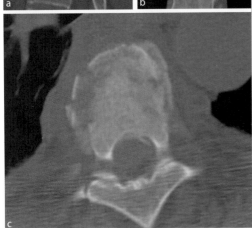

图 288.1　CT 矢状位重建图像（a）显示，中胸段椎体复杂的压缩性骨折，累及脊柱的前中部。受累椎体前后距离增加，椎体骨折部分向后突入椎管。冠状位重建图像（b）显示，椎体高度明显降低和骨折碎片向外侧移位。轴位 CT 图像（c）显示，复杂的粉碎性骨折，骨折碎片向各个方向移位，包括后部成分延伸进入椎管。所有图像均可见椎旁血肿

■ 临床表现

年轻男性，汽车翻滚样碰撞，未系安全带（图 288.1）。

■ 推荐阅读

Atlas SW, Regenbogen V, Rogers LF, et al. The radiographic characterization of burst fractures of the spine. Am J Roentgenol, 1986, 147: 575 – 582

■ 主要影像学表现

复杂的椎体骨折，伴椎体高度降低和骨折碎片散布。

■ 诊　断

• **爆裂骨折**　爆裂骨折是指脊柱椎体复杂的粉碎压缩性骨折，伴骨折碎片分布。常发生于严重创伤，最常见于轴向负荷伤（如高处坠落），好发于胸腰椎交界处。患者表现为与损伤水平相对应的神经功能缺损。症状的严重程度常与损伤的严重程度、是否存有不稳定性和骨折碎片的移位范围相关。

X 线片和 CT 扫描显示椎体压缩性骨折并向皮质后缘延伸，因此至少累及两个椎体；相关的椎体高度降低，骨折碎片向后突入椎管。椎体皮质后缘受累可用于鉴别爆裂骨折和单纯的楔形压缩骨折。骨折的成分也可能涉及后柱（椎弓根、椎小关节、椎板、棘突和相关韧带）。与 Chance 骨折或安全带型骨折不同，爆裂骨折通常在矢状面，而由于潜在的损伤机制，Chance 骨折则在轴面。

前后位 X 线片或 CT 扫描冠状位重建图像可显示椎弓根间距增宽，提示潜在的不稳定性。严重的损伤，可造成脊柱排列不齐和椎小关节脱位。MRI 扫描可用于评估软组织、韧带和脊髓损伤。

治疗包括保守治疗和手术治疗，取决于临床情况和损伤的稳定性。

■ 关键点

• 爆裂骨折是指粉碎性的椎体压缩性损伤，伴骨折碎片分布。

• 影像学表现为椎体压缩性骨折并向皮质后缘延伸。

• 椎弓根间距增宽提示不稳定性，也可见脊柱排列不齐。

• MRI 扫描可用于评估软组织、韧带和脊髓损伤。

病例 289

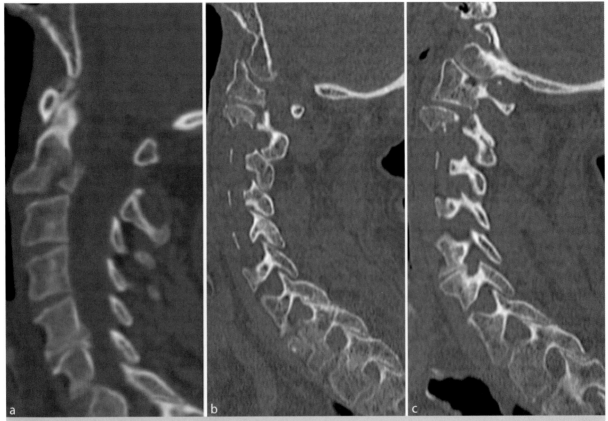

图 289.1 CT 正中矢状位重建图像（a）显示，C$_2$ 椎体后下部的骨折，C$_2$ 相对于 C$_3$ 椎体向前移位，骨折碎片向后移位，并伴有 C$_{2\sim3}$ 椎间盘前部间隙轻微的不对称性增宽。双侧旁矢状位图像（b，c）显示，C$_2$ 双侧移位的峡部骨折

■ 临床表现

52 岁男性，车祸伤（图 289.1）。

■ 推荐阅读

Munera F，Rivas LA，Nunez DB Jr，et al. Imaging evaluation of adult spinal injuries：emphasis on multidetector CT in cervical spine trauma. Radiology，2012，263：645 – 660

■ 主要影像学表现

C₂骨折伴滑脱。

C_2骨折伴滑脱。

■ 诊　断

•**悬吊性骨折**　过伸损伤最常见于颈椎。当损伤严重时，可导致后部结构和（或）椎体后部骨折，伴有椎间盘前部间隙增宽。悬吊性骨折是指 C_2 创性过伸性损伤伴脊柱滑脱。最常由于汽车碰撞（创伤）所造成，此被认为是一种不稳定的损伤。

侧位 X 线片显示 C_2 后部结构和（或）椎体骨折伴滑脱。CT 扫描在发现潜在的骨损伤方面优于 X 线片。MRI 扫描可用于评估潜在的韧带和脊髓损伤。与过屈性损伤不同，过伸性损伤时椎板间线和棘突间关节常不受影响。

■ 关键点

•过伸性损伤可导致后部结构和（或）椎体骨折，伴椎间盘前部间隙增宽。

•悬吊性骨折是指 C_2 创伤性过伸性损伤伴脊柱滑脱。

•侧位 X 线片显示 C_2 后部结构和（或）椎体骨折伴滑脱。

•CT 扫描在发现骨损伤方面优于 X 线片，MRI 扫描评估韧带和脊髓损伤最优。

病例 290

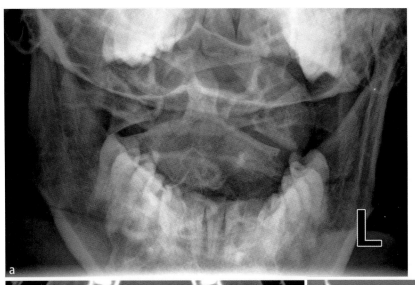
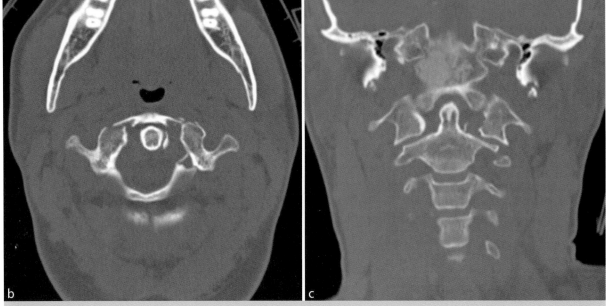

图 290.1 颈椎上段张口齿状突位 X 线片 （a） 显示，齿状突和双侧 C₁ 侧块之间的间隙非对称性增宽，左侧较宽，可见一小骨折碎片，C₁ 左侧侧块相对于 C₂ 向外侧移位。CT 轴位图像 （b） 显示，C₁ 前弓和后弓的双侧骨折伴粉碎性多发骨折碎片区域。CT 冠状位重建图像 （c） 显示了与张口齿状突位 X 线片相似的结果，显示 C₁ 右侧侧块向外侧移位更佳；偶然发现颅底"毛玻璃"样密度

■ 临床表现

成年男性，表现为高速性损伤 （图 290.1）。

■ 推荐阅读

Munera F，Rivas LA，Nunez DB Jr，et al. Imaging evaluation of adult spinal injuries: emphasis on multidetector CT in cervical spine trauma. Radiology，2012，263：645 - 660

■ 主要影像学表现

C_1骨折伴侧块移位。

■ 诊　断

• **Jefferson 骨折/寰椎前后弓骨折**　脊柱 C_1 骨折常由于轴向负荷或过伸性损伤（创伤）所造成，跳水意外是一种常见的病因。由于 C_1 椎体是一个环状结构，骨折发生在 2 个部位，可能涉及前弓和（或）后弓。由于合并稳定韧带的损伤，可能出现 C_1 侧块相对于 C_2 向外侧移位所导致的不稳定。

X 线片中，张口齿状突位评估 C_1 相对于 C_2 的位置是否合适最佳。不稳定性的特征是 C_1 侧块和齿突之间的间隙对称或不对称增宽，同时 C_1 侧块相对于 C_2 向外侧移位并超出 C_2 的外侧缘。CT 扫描轴位图像容易识别椎弓骨折，其在斜矢状位常见。冠状位重建图像在评估骨折部分是否对位和移位中更为理想。

■ 关键点

• C_1骨折常由于轴向负荷或过伸性损伤所造成，跳水意外是一种常见的原因。
• 由于 C_1 是一个环状结构，骨折发生在 2 个部位，可能涉及前弓和（或）后弓。

• X 线片中，张口齿状突位评估 C_1 相对于 C_2 的位置是否合适最佳。
• CT 扫描轴位图像容易识别椎弓骨折，冠状位重建图像在评估对位中更为理想。

病例 291

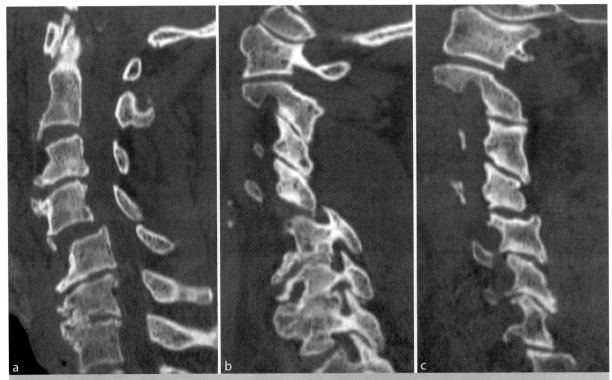

图 291.1　颈椎 CT 正中矢状位重建图像（a）显示，C_4 相对于 C_5 向前 I 度滑脱，C_4 前线、后线、棘突椎板线中断以及 C_{4~5} 椎间盘间隙增宽。通过关节突关节旁中线矢状位重建图像（b，c）显示单侧前移和椎小关节绞索（b）；对侧椎小关节对位整齐（c）。所有图像中均可见全脊柱退行性改变

■ 临床表现

老年男性，车祸伤（图 291.1）。

■ 推荐阅读

Lingawi SS. The naked facet sign. Radiology, 2001, 219: 366－367

Pimentel L, Diegelmann L. Evaluation and management of acute cervical spine trauma. Emerg Med Clin North Am, 2010, 28: 719－738

■ 主要影像学表现

颈椎向前滑脱伴椎小关节错位。

■ 诊　断

• **椎小关节脱位**　屈曲性损伤通常累及脊柱颈段，包括前方泪滴样骨折、椎小关节脱位（双侧或单侧）、前方楔形压缩性骨折、前半脱位和"铲土者"骨折。机动车突然刹车是最常见的潜在性病因。前方泪滴样骨折和双侧椎小关节脱位具有不稳定性。单侧椎小关节脱位发生在有旋转成分的屈曲性损伤。

双侧椎小关节脱位由屈曲性损伤和前、后纵韧带断裂所致。受累节段下椎小关节相对于下方邻近椎体上椎小关节向前上方移位。半脱位的程度可以是部分轻度移位，或是受累水平下椎小关节停留于下一水平上椎小关节处形成完全移位，也可以是椎小关节位置颠倒的绞索状态，表现为受累水平下椎小关节位于下位水平上椎小关节的前方。侧位 X 线片显示受累水平颈线中断，向前滑脱程度大于 50%。也可见相关的骨折。CT 扫描轴位图像中，部分或完全（停留）半脱位可有

裸露的椎小关节，指的是受累水平成对的椎小关节，而无相邻水平的关节。绞索的椎小关节表现为正常的椎小关节位置逆转。屈曲性损伤的继发性表现包括局限性脊柱后凸，椎间盘间隙后部扩大和棘突间距离增宽。

单侧椎小关节脱位由屈曲旋转损伤所致，常累及颈椎中下段。虽然双侧椎小关节常有一定程度的损伤，但脱位为单侧。与双侧椎小关节脱位相同，半脱位可呈部分、完全（停留）或绞索（逆转）。由于受累节段局部旋转，正位 X 线片显示正常的棘突排列消失。侧位 X 线片显示局部正常颈线消失以及不同程度的向前滑脱，但不超过 50%。可见相关的椎小关节、椎体和后部结构骨折。除影像学表现为单侧和受累水平的旋转结构外，单侧椎小关节脱位在 CT 扫描中与双侧椎小关节脱位表现相类似。

■ 关键点

• 双侧椎小关节脱位由屈曲性损伤（创伤）和稳定性纵韧带断裂所致。

• 单侧椎小关节脱位由屈曲旋转损伤而引起。

• X 线显示，双侧椎小关节脱位向前滑脱大于 50%，单侧椎小关节脱位向前滑脱小于 50%。

• CT 扫描中，部分或完全（停留）脱位可见裸露的椎小关节，绞索的椎小关节位置颠倒。

病例 292

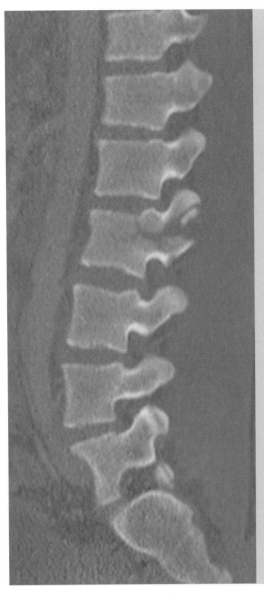

图 292.1 CT 矢状位重建图像显示，移位的水平骨折延伸至 L₂ 椎体后部及后部结构，与屈曲牵张骨折一致

■ 临床表现

系安全带的青春期女孩，车祸伤（图 292.1）。

■ 推荐阅读

Bernstein MP, Mirvis SE, Shanmuganathan K. Chance-type fractures of the thoracolumbar spine: imaging analysis in 53 patients. Am J Roentgenol, 2006, 187: 859 – 868

■ 主要影像学表现

水平移位骨折通过腰椎后部结构和椎体。

■ 诊 断

• Chance 骨折　Chance 或安全带骨折是指系安全带患者在快速行驶的机动车辆突然减速时，由于屈曲性损伤所导致神经弓的水平骨折。安全带的位置决定了脊柱胸腰椎交界处最常累及，相应的内脏损伤发生率高，最常影响的是小肠和肠系膜血管。也可见胰腺、脾脏、肝脏、肾脏和子宫的实质器官损伤。有趣的是，尽管骨折的机制通常认为是不稳定的，尤其是当有一个以上的椎体同时受累时，但患者常无神经功能缺失。

Chance 骨折必然累及椎体后部结构，伴或不伴延伸到椎体。X 线正位片或 CT 扫描冠状位重建图像中，通过椎弓根水平透亮影以及导致空椎体征的棘突骨折碎片移位发现骨折。侧位或矢状位重建图像中，可有棘突分离，严重损伤可有椎体骨折碎片移位。前、后纵韧带断裂导致不稳定。棘突间和椎间盘间隙后部可增宽，这是屈曲性损伤的特征。

MRI 扫描是评估韧带完整性和脊髓损伤的理想手段，也可用于评估椎间盘和椎旁软组织。CT 扫描和 MRI 扫描中，对可见实质器官和空腔脏器的评估很重要。

■ 关键点

• Chance 或安全带骨折是指由于屈曲性损伤（创伤）所导致的神经弓水平骨折。

• Chance 骨折累及后部结构，伴或不伴延伸到椎体。

• X 线正位片常显示横向椎弓根骨折和棘突移位。

• X 线侧位片显示骨折碎片分布伴棘突间和椎间盘间隙后部增宽。

病例 293

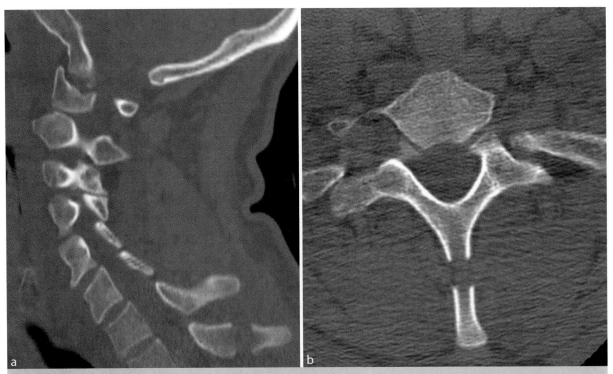

图 293.1　CT 矢状位重建图像（a）显示 T_1 水平棘突骨折移位。颈胸交界区轴位图像（b）显示，棘突骨折移位，皮质边缘缺损，确定为急性骨折

■ 临床表现

成年男性，车祸伤（图 293.1）。

■ 推荐阅读

Lee P, Hunter TB, Taljanovic M. Musculoskeletal colloquialisms: how did we come up with these names? Radiographics, 2004, 24: 1009 - 1027

■ 主要影像学表现

颈胸交界区棘突骨折移位。

■ 诊　断

● Clay-shoveler **骨折**　Clay-shoveler 骨折是指由于过屈性损伤所致颈胸交界区的棘突骨折，C₇ 水平最常受累。以前，这种损伤发生于工人铲土时黏土黏附铲子，引起颈部和脊柱的突然屈曲导致，故由此而得名。目前，最常见的损伤机制包括机动车交通事故和直接创伤。

X 线片和 CT 扫描显示累及下颈椎或上胸椎的棘突骨折，常有一定程度的移位。常见周围软组织损伤。在急性期，骨折缺乏皮质边缘。陈旧性不愈合骨折可见皮质边缘，类似于一未融合的突起。

■ 关键点

● Clay-shoveler 骨折是指过屈性损伤所致的下颈椎（通常 C₇）棘突骨折。

● 目前最常见的损伤机制包括机动车交通事故和直接外伤。

● X 线片和 CT 扫描显示棘突骨折常有一定程度的移位。

● 陈旧性不愈合骨折可见皮质边缘，类似于一未融合的突起。

病例 294

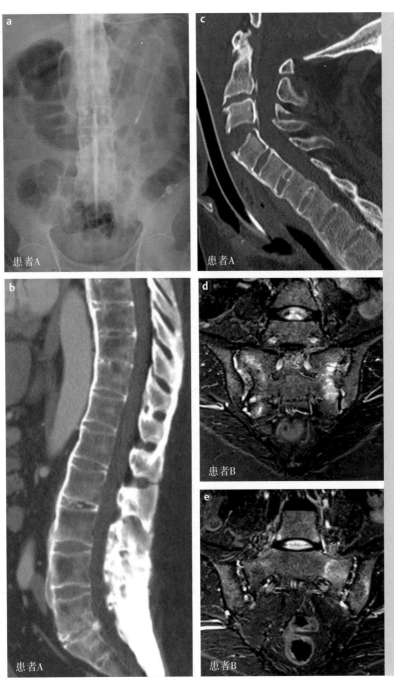

图294.1 KUB（肾、输尿管、膀胱）X线片（a）显示，对称性双侧骶髂关节炎与骶髂关节强直，脊柱外侧骨赘呈"竹节状脊椎"表现，棘间韧带骨化，在整个脊柱中线上形成"匕首"征，支撑管部分显像。同一患者胸腰段脊柱CT矢状位重建图像（b）显示前方骨赘形成、韧带骨化和后方关节强直更佳。同一患者颈椎CT矢状位图像（c）显示，经 $C_{3\sim4}$ 椎间隙急性不稳定骨折，伴有韧带和骨赘断裂。另一患者矢状位STIR序列（d，e）显示，双侧骶髂关节炎和沿 L_5 终板前下局限性信号升高区域（e），与"亮角"征一致

■ **临床表现**

2例患者，表现为慢性背痛，患者A近期有创伤史（图294.1）。

■ **推荐阅读**

Ostergaard M，Lambert RGW. Imaging in anky-losing spondylitis. Ther Adv Musculoskelet Dis, 2012，4：301－311

■ 主要影像学表现

双侧骶髂关节炎伴脊柱骨赘形成和关节强直，患者 A 急性脊柱骨折。

■ 诊　断

• **强直性脊柱炎（AS）**　AS 是一种慢性、炎症性、血清阴性的脊柱关节病，最常累及骶髂（SI）关节和脊柱。它被认为是一种遗传性综合征，在有人类白细胞抗原（HLA）- B27 的人群中发病率增加，与其他脊椎关节病，如银屑病关节炎和反应性关节炎同时发病。患者常表现为青少年时期或相对年轻时的慢性背痛和强直。男性发病率高于女性。

影像学在 AS 患者的病情检查和治疗方面起着重要作用。最初的 X 线片显示 SI 关节受累。SI 关节受累常呈两侧对称性，早期好发于关节的髂骨侧。X 线片表现包括骨侵蚀以及邻近部位的反应性骨硬化。随着病情的发展和加重，强直或融合发生在整个关节。

AS 的早期脊柱受累是由以椎间盘终板界面为中心的肌腱骨止点炎所引起。沿椎体终板前部常见局限性硬化（常规 X 线片或 CT 扫描）和骨水肿（MRI 扫描），称为"亮角"征。可发生邻近部位骨侵蚀，刺激反应性的骨膜新生骨形成，导致椎体因失去其正常的曲度而变"方"。

AS 患者常见骨赘形成，导致沿椎间盘外周纤维环的钙化，在脊柱前方和外侧最明显。广泛的骨赘形成引起脊柱强直，并且由于骨赘的起伏形成典型的"竹节"样外观。累及椎间韧带的肌腱骨止点炎可以导致椎间韧带的骨化和强直，在正位片上形成"匕首"征（连续性中线骨化）。

融合或强直的脊柱极易骨折、失稳以及形成假关节。对于一个已确诊的 AS 患者的创伤、新发疼痛或神经功能缺损应保持高度的警惕。在创伤后的临床及影像学检查中，尤其要重视脊柱稳定性。

MRI 扫描可用于观察活动性疾病以及确定疾病进展的预后。炎性骨髓水肿或强化提示活动性疾病。一些研究表明活动性炎症性疾病与随后脊柱骨赘的发展或进展相关。

■ 关键点

• AS 是一种慢性、炎症性、血清阴性的脊柱关节病，最常累及 SI 关节和脊柱。

• AS 的脊柱 X 线片表现包括方椎体、"竹节"样脊柱和"匕首"征。

• MRI 扫描可见沿椎体终板前部的骨髓水肿，称为"亮角"征。

• 融合或强直的脊柱极易骨折、失稳以及形成假关节。

病例 295

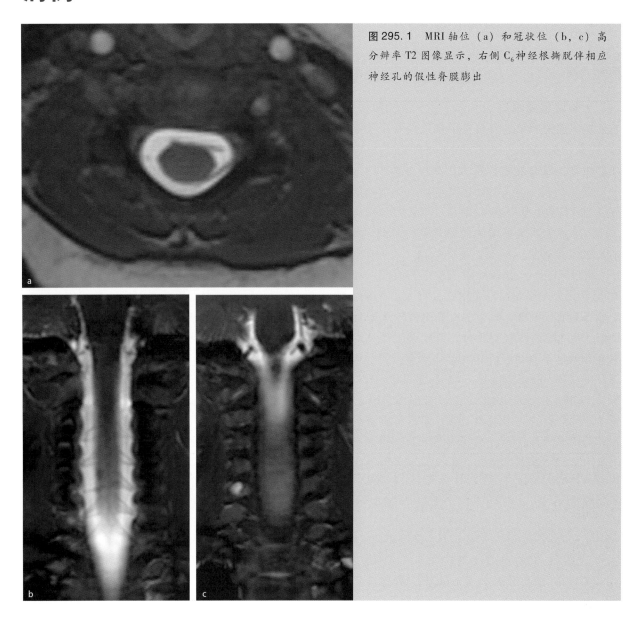

图 295.1　MRI 轴位（a）和冠状位（b，c）高分辨率 T2 图像显示，右侧 C_6 神经根撕脱伴相应神经孔的假性脊膜膨出

■ 临床表现

12 周男婴，表现为出生相关的右上肢神经功能缺损（图 295.1）。

■ 推荐阅读

Smith AB, Gupta N, Strober J, et al. Magnetic resonance neurography in children with birth-related brachial plexus injury. Pediatr Radiol, 2008, 38: 159 – 163

Yoshikawa T, Hayashi N, Yamamoto S, et al. Brachial plexus injury: clinical manifestations, conventional imaging findings, and the latest imaging techniques. Radiographics, 2005, 26 Suppl 1: S133 – S143

■ 主要影像学表现

颈神经根缺如伴假性脊膜膨出。

■ 诊　断

• **神经根撕脱**　臂丛神经根损伤由神经根过度牵拉或伸展所造成。常见的原因包括产伤或严重创伤，如车祸伤（MVC）。损伤形式的特点为节前或节后的牵拉损伤和撕脱。虽然任何平面均可受累，但最常见的损伤部位包括 C_5 和 C_6 水平的上位臂丛神经以及 C_8 和 T_1 水平的下丛神经。出生相关的损伤包括更常见的厄尔布麻痹的上丛损伤和少见的克兰麻痹的下丛损伤。上丛损伤导致肩部和上臂运动障碍；下丛损伤引起前臂、腕、手无力或麻痹。

节前撕脱伤需作神经根移植以恢复神经功能。节后损伤可采用保守治疗或需要神经重建，这种取决于具体的神经损伤和临床功能缺损。

CT 脊髓造影和（或）高分辨率 MRI 扫描是评价节前臂丛神经损伤的最佳影像学方法。两者对每个平面的腹侧和背侧神经根的评估都很准确。撕脱伤的影像学表现包括受累平面神经根不连续或缺如。硬膜撕裂是假性脊膜膨出或局限性神经根袖畸形的常见原因。神经根的缩回部分也可以被识别。MRI 扫描也可用于臂丛节后损伤、软组织损伤以及局限性脊髓损伤的评估。局限性脊髓损伤包括急性期水肿或出血；慢性脊髓损伤可能导致脊髓软化。节后牵拉损伤在 MRI 扫描中可出现信号异常、增厚和强化；这些发现可能提示伤后神经瘤形成或瘢痕。

■ 关键点

• 臂丛神经损伤最常见的原因包括产伤或严重创伤，如 MVC。

• 最常见的臂丛神经损伤部位包括 C_5/C_6（上）和 C_8/T_1（下）。

• CT 脊髓造影和（或）MRI 扫描作为影像学检查方式可用于评估节前神经丛损伤。

• 撕脱表现为神经根不连续，假性脊膜膨出和（或）神经根袖畸形。

病例 296

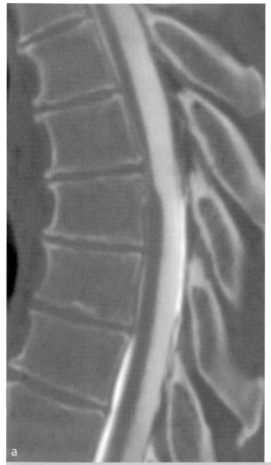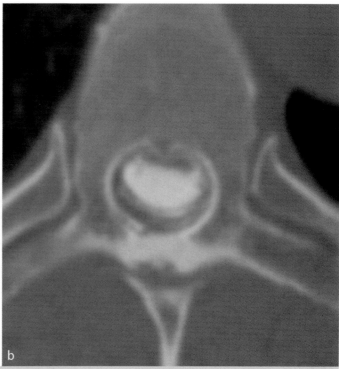

图 296.1 CT 脊髓造影矢状位重建图像（a）显示，胸段脊髓前移，局限性成角和栓系。成角平面和平面以上脊髓萎缩，而平面以下脊髓直径正常。脊髓造影的造影剂在硬脊膜囊内均匀分布，未见占位性病变。椎管腹侧和背侧可见密度相对升高区域，提示造影剂位于硬脊膜外。成角水平 CT 轴位图像（b）显示脊髓前移和体积减小的程度，以及软组织向中央延伸，向前超过硬脊膜

■ 临床表现

63 岁男性，表现为长期的脊髓病（图 296.1）。

■ 推荐阅读

Parmar H，Park P，Brahma B，et al. Imaging of idiopathic spinal cord herniation. Radiograhics，2008，28：511－518

Watters MR，Stears JC，Osborm AG，et al. Transdural spinal cord herniation：imaging and clinical spectra. Am J Neuroradiol，1998，19：1337－1344

■ **主要影像学表现**

脊髓移位、局部成角并栓系。

■ **诊 断**

● **脊髓疝** 脊髓疝是一种罕见病症，特征为部分脊髓通过硬脊膜缺损处疝出。常见的原因包括创伤、医源性和不明的或特发性病因。

颈段脊髓最易向后疝出而胸段脊髓易向前疝出，因为这些部位脊柱生理弯曲导致脊髓与被覆的硬膜接近。在硬脊膜缺损水平有局限性脊髓拴系和相关的脊髓损伤。患者常表现为隐匿性起病的神经功能缺损，病情通常会在数年内进展。

影像学特征性的表现是脊髓移位，局限性栓系伴成角。一旦发现脊髓通过缺损的硬膜延伸，则明确诊断。脊髓常萎缩，伴或不伴 MRI 扫描中疝出水平附近信号异常。

脊髓移位可使脑脊液明显，因此经常被误认为是导致脊髓移位的硬脊膜下囊肿。横断面成像，尤其是 CT 脊髓造影有助于排除潜在的囊肿。硬脊膜囊肿，即使与脑脊液相通，也可显示囊肿壁和与周围脑脊液密度不同的脊髓造影的对比剂。

治疗包括手术松解脊髓栓系和修复硬脊膜缺损。患者的神经功能经手术矫正后常能得到改善。

■ **关键点**

● 脊髓疝是以部分脊髓通过硬脊膜缺损处疝出为特征的疾病。

● 影像学特征性的表现是脊髓移位，局限性栓系伴成角。

● 脊髓移位可使脑脊液明显，可被误认为是硬脊膜下囊肿。

病例 297

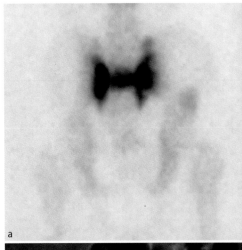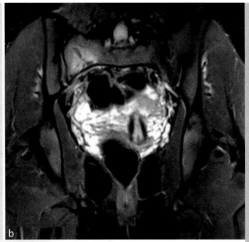

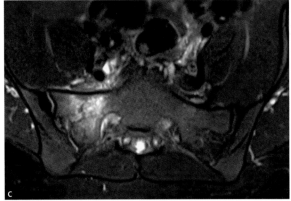

图 297.1 Tc 99m 羟基亚甲基二磷酸（HDP）骨盆骨扫描平面图像（a）显示，骶骨高浓度摄取后呈 H 形。另一位患者 MRI 冠状位（b）和轴位（c）STIR 序列显示，右侧骶骨垂直方向呈低信号的骨折，其周围为高信号的骨髓水肿。图 a 由 Jeffrey P Tan，MD 和 Kamal D. Singh，MD 提供

■ 临床表现

患者 A：64 岁女性，表现为腰痛。患者 B：19 岁女性，表现为跌倒后背部、臀部疼痛（图 297.1）。

■ 推荐阅读

Blake SP, Connors AM. Sacral insufficiency fracture. Br J Radiol, 2004, 77: 897 – 896

Fujii M, Abe K, Hayashi K, et al. Honda sign and variants in patients suspected of having a sacral insufficiency fracture. Clin Nucl Med, 2005, 30: 165 – 169

White JH, Hague C, Nicolaou S, et al. Imaging of sacral fractures. Clin Radiol, 2003, 58: 914 – 921

■ **主要影像学表现**

　　骨扫描显示，骶骨高浓度摄取后呈 H 形，MRI 扫描显示骨髓水肿。

■ **诊　断**

　　● **骶椎骨折**　在脆弱的骨质上施加正常的应力是导致骶骨应力性骨折的原因，而创伤性骶骨骨折的原因是在正常的骨质上施加异常的应力。应力性骨折常见于有骨质疏松症的老年女性，其他的诱发因素包括长期应用皮质类固醇、风湿性关节炎和骨盆放疗。骶骨骨折相关临床症状包括腰部疼痛，可因运动、臀部和腹股沟部位的放疗加重。在骶骨上可有压痛点。

　　核医学影像上，典型的表现是在骶骨翼两侧垂直方向上的摄取，中部由横行的线相连，造成 H 形表现，像本田汽车的标志，因此也称为"本田现象"。其他类型包括"半蝴蝶"图案，形成原因是垂直线的上部缺失；中间横行线变厚的条状图形；H 形中间部分缺如的电车轨道图形。

　　常规 X 线片检查可显示通过骶翼透亮骨折线、骨皮质中断或硬化带。然而由于表面的肠管内气体影响，这些检查常受限。与常规 X 线片相比，CT 扫描能够更灵敏的发现骨折线或硬化。MRI 扫描中可发现 T1 呈低信号的骨折线，骨髓水肿在脂肪抑制 T2 信号升高。另外，MRI 扫描可用于评价潜在的病理发展进程。

　　骶骨应力性骨折的治疗包括休息、镇痛、抗炎治疗、限制负重和理疗。

■ **关键点**

　　● 脆弱的骨质上施加正常的应力可导致骶骨应力性骨折。

　　● 正常的骨质上施加异常的应力可导致创伤性骶骨骨折。

　　● 骨扫描中常见特征性的 H 形表现，也称为"本田现象"。

　　● MRI 扫描可发现骨折线和骨髓水肿，也可评价潜在的病理发展进程。

病例 298

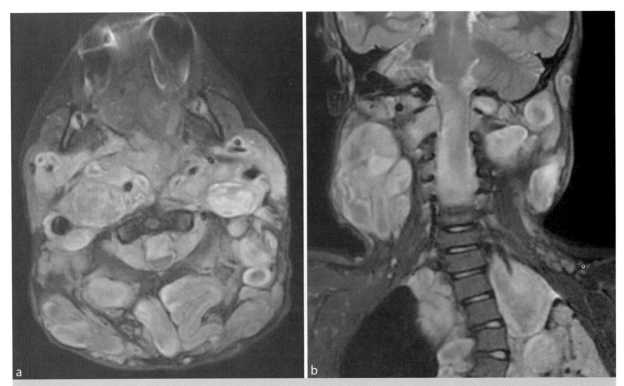

图 298.1　MRI 轴位（a）和冠状位（b）脂肪抑制 T2 图像显示，有多发、巨大且呈分叶状高信号占位性病变，位于椎旁、硬脊膜外和髓外硬脊膜下。$C_{1\sim2}$ 水平可见脊髓压迫（a）。冠状位图像（b）显示，上胸段局限性脊柱侧凸和多个椎旁占位性病变，上颈段病变向椎间孔内延伸及椎间孔扩大

■ 临床表现

9 岁女孩，表现为皮损、毁容和脊柱侧凸（图 298.1）。

■ 推荐阅读

DiMario FJ Jr，Ramsby G，Magnetic resonance imaging lesion analysis in neurofibromatosis type 1. Arch Neurol，1998，55：500 – 505

Egelhoff JC，Bates DJ，Ross JS，et al. Spinal MR findings in neurofibromatosis types 1 and 2. Am

J Neuroradiol，1992，13：1071 – 1077

Rodrigue D，Young Poussaint T. Neuroimaging findings in neurofibromatosis type 1 and 2. Neuroimaging Clin N Am，2004，14：149 – 170，vii

■ 主要影像学表现

椎旁、硬脊膜外和髓外硬脊膜下多发占位性病变。

■ 诊　断

● **1 型神经纤维瘤病（NF1）**　NF1 又被称作冯雷克林霍增氏病，是最常见的神经皮肤综合征。可散发，也可常染色体显性遗传。基因缺陷影响染色体 17q12，导致具有肿瘤抑制作用的神经纤维蛋白生成减少。这种疾病影响大脑、颅骨、眼眶、脊柱、骨骼肌系统和皮肤系统。NF1 的诊断标准至少包括以下 2 条：一级亲属患有该病，6 个或 6 个以上的咖啡斑，2 个或 2 个以上 NF 或 1 个丛状神经纤维瘤（PNF），视觉通路胶质瘤，骨发育不良，腋窝或腹股沟雀斑以及 2 个或 2 个以上 Lisch 结节。

颅内中枢神经系统（CNS）表现包括特征性 NF "点"和低级别肿瘤。NF 点 10 岁以前可增大和缩小，随后其大小和异常信号均减退。与 NF1 相关的最常见的 CNS 肿瘤是低级别视觉通路胶质瘤（OPG）。双侧视神经胶质瘤可确诊 NF1。NF1 也常见的小脑、脑干、顶盖和基底节低级别胶质瘤。除 OPG 外，眼眶表现还有蝶骨翼发育不良，伴有搏动性突眼、牛眼征（球样增大）以及眶内 PNF。血管异常包括局部血管狭窄、烟雾病和动脉瘤形成。MRA 显示最佳。

NF1 的脊柱表现包括双侧多发神经纤维瘤，这些纤维瘤通过神经孔延伸并使其扩大。NF1 比神经鞘瘤更可能出现"靶"征，指的是 T2 图像中，周围信号升高，中央信号降低。大的腹膜后 PNF 有恶变倾向，特点是间歇性生长。其他的脊柱表现包括脊柱后侧凸、硬脊膜膨出伴椎体后部扇贝样改变和胸段外侧脊膜膨出。罕见髓内病变，通常为低级别星形细胞瘤，可见于 NF1 患者。

CNS 和脊柱外的表现包括皮肤神经纤维瘤、咖啡斑、肢体长骨关节病、驼背、"丝带"肋骨，和单肢体全部或部分肥大或过度增生。NF1 和许多肿瘤发病率上升相关，包括嗜铬细胞瘤、甲状腺髓质瘤、胃肠基质瘤、黑色素瘤、肾母细胞瘤、白血病以及淋巴瘤。

■ 关键点

● NF1 是最常见的神经皮肤综合征，由常染色体 17q12 基因缺陷所致。

● 常见的脊柱表现包括多发神经纤维瘤沿神经孔延伸和骨重塑。

● NF1 常见脊柱后凸、硬脊膜膨出伴椎体后部扇贝样改变和外侧脊膜膨出。

病例 299

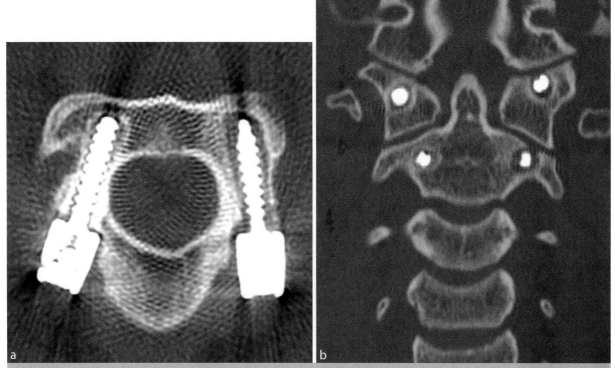

图 299.1 C$_2$ 椎体 CT 轴位图像 (a) 显示，左侧整个固定螺钉和右侧固定螺钉尖端周围异常透亮区。CT 冠状位重建图像 (b) 显示透亮区和皮质上部破坏更佳。C$_1$ 左侧可见相类似表现。右侧沿内固定装置边缘的透亮区不太明显

■ 临床表现

13 岁男童，表现为颈痛（图 299.1）。

■ 推荐阅读

Young PM，Berquist TH，Bancroft LW，et al. Complications of spinal instrumentation. Radiogra- hics，2007，27：775－789

■ 主要影像学表现

脊柱固定螺钉周围透亮区。

■ 诊　断

● **脊柱内固定装置并发症/松动**　脊柱固定融合术用于纠正和重建继发于潜在的先天性、创伤后、肿瘤性或感染/炎症后的解剖对位和功能。手术入路和内固定装置的使用取决于患者的情况和不同的外科医生。并发症可在手术后立即出现，也可在首次手术后数年发生。

手术后影像学检查包括 X 线片和 CT 扫描，适用于寻找合适的对位，内固定装置并发症的证据以及评估骨融合。由于邻近重要的神经血管结构，脊柱常用的椎弓根螺钉需要仔细植入。理想状态下，椎弓根钉应沿椎弓根内侧骨皮质走行，因为该位置可达到最大的固定效果。必须注意不要破坏内侧骨皮质，因为疏忽穿透内侧骨皮质可能导致椎管狭窄。后路融合术中，椎弓根螺钉的尖端要接近但不能超出椎体皮质前缘。使用不当（或不理想）的螺钉植入包括进入椎管、横突孔、椎间盘或椎旁软组织。

放置恰当的螺钉可能会随时间推移出现断裂或松动。断裂的内固定装置并不难识别，但重点是要评估内固定装置移位的程度。评价松动最好的方法是 CT 扫描，表现为椎弓根螺钉周围环形透亮区域。内固定装置松动后可移动，导致脊柱的不稳定。

■ 关键点

● 脊柱固定融合术用于纠正和重建解剖对位和功能。

● 因为邻近重要的神经血管结构，椎弓根螺钉需要仔细植入。

● 不理想的螺钉植入包括进入椎管、横突孔和椎间盘。

● 评价内固定装置松动最好的方法是 CT 扫描，表现为椎弓根螺钉周围环形透亮区域。

病例 300

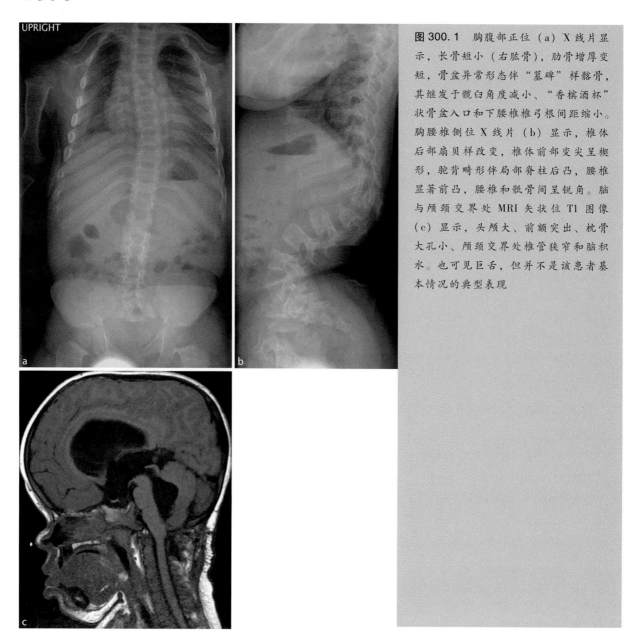

图 300.1 胸腹部正位（a）X 线片显示，长骨短小（右肱骨），肋骨增厚变短，骨盆异常形态伴"墓碑"样髂骨，其继发于髋臼角度减小、"香槟酒杯"状骨盆入口和下腰椎椎弓根间距缩小。胸腰椎侧位 X 线片（b）显示，椎体后部扇贝样改变，椎体前部变尖呈楔形，驼背畸形伴局部脊柱后凸，腰椎显著前凸，腰椎和骶骨间呈锐角。脑与颅颈交界处 MRI 矢状位 T1 图像（c）显示，头颅大、前额突出、枕骨大孔小、颅颈交界处椎管狭窄和脑积水。也可见巨舌，但并不是该患者基本情况的典型表现

■ 临床表现

小男孩，表现为身材矮小（图 300.1）。

■ 推荐阅读

Baujat G，Legeai-Mallet L，Finidori G，et al. 2008，22：3－18 Achondroplasia. Best Pract Res Clin Rheumatol，

■ **主要影像学表现**

肢根型侏儒伴有脊柱、颅颈、胸部和骨盆异常。

■ **诊　断**

• **软骨发育不全** 软骨发育不全是最常见的非致死性骨骼发育不良，也是一种常染色体显性遗传病，其特点是由于软骨基质生成减少和软骨内骨化所引起的骨骼异常。患者有可预见的四肢肢根（近端）短缩、头颅大、面中部发育不全，长鼻和脊柱畸形。认知功能与发育正常。

常规四肢 X 线片显示，四肢近端肢根短缩干骺端钟形扩大，手及手指短缩，呈三叉样，特别是骨骼发育早期。胸部或胸椎 X 线片显示胸廓长且窄，肋骨厚短。

腰椎特征性表现包括下腰段椎弓根间距往下逐渐变小，腰椎前凸增加，椎体前部变尖或楔形改变（最常见于胸腰交界区），椎体后缘扇贝样改变和椎管狭窄。腰骶交界区常呈锐角。骨盆表现为髂骨缩短，髋臼角度（水平）减少和"墓碑"样表现，以及盆腔内轮廓呈"香槟酒杯"状。

颅穹窿和颅颈交界区表现为头不成比例的增大、前额突出、鼻梁塌陷、颅底小以及枕骨大孔狭窄。常有脑干/脊髓压迫以及颅颈交界区不稳定。在新生儿和幼儿中，多有巨脑室和脑外脑脊液腔扩张。脑积水可能系颅颈交界处的脑脊液流动障碍和静脉高压所致。

患者常有继发于面中部发育不良的慢性中耳乳突炎，从而造成咽鼓管缩短，咽部变小，腺样体和扁桃体相对增大。口腔表现包括下巴突出和牙齿对合不齐。

软骨发育不良是软骨发育不全的一种较不严重的形式，表现轻微且局限于脊柱。

■ **关键点**

• 软骨发育不全是最常见的非致死性骨骼发育不良，为常染色体显性遗传。

• 患者有四肢肢根短缩、长鼻、头颅大以及脊柱/骨盆畸形。

• 颅底发育不全导致椎管狭窄，颅颈交界区常不稳定。

• 腰椎影像学表现包括椎弓根间距缩短，脊柱前凸增加和椎管狭窄。

（病例 276~300　王睿智　刘重霄　译，师　蔚　校）

Top 3 神经影像学鉴别诊断病例精粹

鉴别诊断索引

Top 3 神经影像学鉴别诊断病例精粹

注：数字为病例序号

主要影像学表现索引

注：数字为病例序号